Kohlhammer

Bettina Jenny
Philippe Goetschel
Maya Schneebeli
Martina Rossinelli-Isenschmid
Hans-Christoph Steinhausen

KOMPASS
Zürcher Kompetenztraining für Jugendliche mit Autismus-Spektrum-Störungen

Ein Praxishandbuch für Gruppen- und Einzelinterventionen

2., erweiterte und überarbeitete Auflage

Verlag W. Kohlhammer

Dieses Werk einschließlich aller seiner Teile ist urheberrechtlich geschützt. Jede Verwendung außerhalb der engen Grenzen des Urheberrechts ist ohne Zustimmung des Verlags unzulässig und strafbar. Das gilt insbesondere für Vervielfältigungen, Übersetzungen, Mikroverfilmungen und für die Einspeicherung und Verarbeitung in elektronischen Systemen.

Pharmakologische Daten, d. h. u. a. Angaben von Medikamenten, ihren Dosierungen und Applikationen, verändern sich fortlaufend durch klinische Erfahrung, pharmakologische Forschung und Änderung von Produktionsverfahren. Verlag und Autoren haben große Sorgfalt darauf gelegt, dass alle in diesem Buch gemachten Angaben dem derzeitigen Wissensstand entsprechen. Da jedoch die Medizin als Wissenschaft ständig im Fluss ist, da menschliche Irrtümer und Druckfehler nie völlig auszuschließen sind, können Verlag und Autoren hierfür jedoch keine Gewähr und Haftung übernehmen. Jeder Benutzer ist daher dringend angehalten, die gemachten Angaben, insbesondere in Hinsicht auf Arzneimittelnamen, enthaltene Wirkstoffe, spezifische Anwendungsbereiche und Dosierungen anhand des Medikamentenbeipackzettels und der entsprechenden Fachinformationen zu überprüfen und in eigener Verantwortung im Bereich der Patientenversorgung zu handeln. Aufgrund der Auswahl häufig angewendeter Arzneimittel besteht kein Anspruch auf Vollständigkeit.

Die Wiedergabe von Warenbezeichnungen, Handelsnamen und sonstigen Kennzeichen in diesem Buch berechtigt nicht zu der Annahme, dass diese von jedermann frei benutzt werden dürfen. Vielmehr kann es sich auch dann um eingetragene Warenzeichen oder sonstige geschützte Kennzeichen handeln, wenn sie nicht eigens als solche gekennzeichnet sind.

Es konnten nicht alle Rechtsinhaber von Abbildungen ermittelt werden. Sollte dem Verlag gegenüber der Nachweis der Rechtsinhaberschaft geführt werden, wird das branchenübliche Honorar nachträglich gezahlt.

Dieses Werk enthält Hinweise/Links zu externen Websites Dritter, auf deren Inhalt der Verlag keinen Einfluss hat und die der Haftung der jeweiligen Seitenanbieter oder -betreiber unterliegen. Zum Zeitpunkt der Verlinkung wurden die externen Websites auf mögliche Rechtsverstöße überprüft und dabei keine Rechtsverletzung festgestellt. Ohne konkrete Hinweise auf eine solche Rechtsverletzung ist eine permanente inhaltliche Kontrolle der verlinkten Seiten nicht zumutbar. Sollten jedoch Rechtsverletzungen bekannt werden, werden die betroffenen externen Links soweit möglich unverzüglich entfernt.

2, erweiterte und überarbeitete Auflage 2021

Alle Rechte vorbehalten
© W. Kohlhammer GmbH, Stuttgart
Gesamtherstellung: W. Kohlhammer GmbH, Stuttgart

Print:
ISBN 978-3-17-037134-7

E-Book-Formate
pdf: ISBN 978-3-17-037135-4
epub: ISBN 978-3-17-037136-1
mobi: ISBN 978-3-17-037137-8

Autorenverzeichnis

Dr. phil. Bettina Jenny, Leitende Psychologin und Psychotherapeutin an der Fachstelle Autismus der Klinik für Kinder- und Jugendpsychiatrie und Psychotherapie der Psychiatrischen Universitätsklinik Zürich, Neumünsterallee 3, 8032 Zürich.

Lic. phil. Philippe Goetschel, Psychologe und Psychotherapeut, Schulpsychologischer Dienst Kanton Basellland, Baslerstrasse 255, 4123 Allschwil.

M. Sc. Maya Schneebeli, Doktorandin der Translational Neuromodeling Unit der Universität Zürich und ETH Zürich, Wilfriedstr.6, 8032 Zürich.

Lic. phil. Martina Rossinelli-Isenschmid, Ente Ospedaliero Cantonale, Ospedale Regionale di Bellinzona e Valli, Viale Officina 3, 6500 Bellinzona.

Prof. Dr. med. Dr. phil. Hans-Christoph Steinhausen, emeritierter ordentlicher Professor an den Universitäten Zürich (CH) und Aalborg (DK), Titular-Professor am Institut für Psychologie, Universität Basel (CH), Adjunct Professor an der Süd-Dänischen Universität Odense (DK) und Honorary Senior Research Advisor am Centre for Child and Adolescent Mental Health, Capital Region Psychiatry, Kopenhagen (DK).

Psychiatrische Universitätsklinik Zürich
Klinik für Kinder- und Jugendpsychiatrie und Psychotherapie
Neumünsterallee 9
CH-8032 Zürich

Universität Basel
Institut für Psychologie
Klinische Psychologie und Epidemiologie
Missionsstrasse 62a
CH-4055 Basel

Süddänische Universität
Kinder, und Jugendpsychiatrie, Forschungseinheit
J.B. Vinsløws Vej 285
DK-5000 Odense C

Psychiatrie der Hauptstadtregion
Kinder- und Jugendpsychiatrisches Zentrum, Forschungseinheit
Kildegårdsvej 28
DK-2900 Hellerup

Inhalt

Autorenverzeichnis 5

Vorwort 13

1 **Theoretische Einführung** 17
   1.1 Klassifikation und Diagnostik der Autismus-Spektrum-Störungen 17
      1.1.1 Frühkindlicher Autismus (gem. ICD-10 F84.0) 17
      1.1.2 Asperger-Syndrom (gem. ICD-10 F84.5) 19
      1.1.3 Atypischer Autismus (gem. ICD-10 F84.1) 20
      1.1.4 Nicht näher bezeichnete tiefgreifende Entwicklungsstörung (gem. ICD-10 F84.9) 20
      1.1.5 High-Functioning-Autismus 20
      1.1.6 Autismus-Spektrum-Störungen 21
   1.2 Das klinische Bild des Asperger-Syndroms 21
   1.3 Komorbidität 24
   1.4 Epidemiologie und Verlauf der Autismus-Spektrum-Störungen 25
   1.5 Ätiologie der Autismus-Spektrum-Störungen 27
      1.5.1 Neuropsychologische und kognitive Aspekte der Autismus-Spektrum-Störungen 29
   1.6 Interventionen 35
      1.6.1 Inhalte und Ziele eines sozialen Kompetenztrainings 37
      1.6.2 Zentrale Bausteine eines Sozialtrainings für Kinder mit einer Autismus-Spektrum-Störung auf höherem Funktionsniveau 39
      1.6.3 Übersicht über evaluierte Trainingsprogramme 44
      1.6.4 Ausführliche Darstellung ausgewählter evaluierter Trainingsprogramme 45
      1.6.5 Übersicht über nicht evaluierte Trainingsprogramme 56
   1.7 Entwicklung des Zürcher KOMPASS-Trainings 58
      1.7.1 Psychotherapeutischer Hintergrund 60

2	**Konzeption des KOMPASS-Sozialtrainings in der Gruppe**	62
2.1	Konzept	62
2.2	Aufbau	69
2.3	Indikation und Kontraindikation	71
	2.3.1 Indikationsgespräch	73
	2.3.2 Grenzen	73
2.4	Ziele	74
2.5	Rahmenbedingungen	78
	2.5.1 Gruppenzusammensetzung	78
	2.5.2 Räumlichkeiten	79
2.6	Elternarbeit	80
	2.6.1 Informationsabende	81
2.7	Ablauf der KOMPASS-Gruppensitzungen	82
2.8	Arbeitsmaterialien des KOMPASS-Gruppentrainings	84
	2.8.1 Ordner	85
	2.8.2 Informationsblätter	86
	2.8.3 Arbeits- und Protokollblätter	87
	2.8.4 Übungen und Spiele	88
	2.8.5 Trainingsaufgaben	90
	2.8.6 Merkblätter	91
2.9	Trainingsdurchführung	91
	2.9.1 Setting	91
	2.9.2 Therapeuten	91
	2.9.3 Dropouts und Fehlzeiten	93
	2.9.4 Gebrauch des Praxishandbuchs	94
	2.9.5 Unterschiede bei der Trainingsdurchführung in der Schweiz und in Deutschland	95

3	**Einführungsmodul: Kennenlernen**	96
3.1	Administratives	97
3.2	Arbeits- und Protokollblätter	100
3.3	Übungen und Spiele	101
3.4	1. KOMPASS-Sitzung	104
3.5	Verzeichnis der Übungen in Kapitel 3	105

4	**Modul 1: Emotionen**	106
4.1	Einführung in das Modul »Emotionen«	106
	4.1.1 Materialien	109
	4.1.2 Überblick über die Gefühle	110
4.2	Benennen von Gefühlen	111
	4.2.1 Informationsblätter	111
	4.2.2 Arbeits- und Protokollblätter	112
	4.2.3 Übungen und Spiele	113
4.3	Erkennen von mimisch-gestischen Darstellungen von Gefühlen	113
	4.3.1 Informationsblätter	114

	4.3.2	Arbeits- und Protokollblätter	115
	4.3.3	Übungen und Spiele	116
4.4	Mimisch-gestisches Darstellen von Gefühlen		124
	4.4.1	Informationsblätter	125
	4.4.2	Arbeits- und Protokollblätter	126
	4.4.3	Übungen und Spiele	126
4.5	Gefühle und Stimme		133
	4.5.1	Informationsblätter	134
	4.5.2	Arbeits- und Protokollblätter	135
	4.5.3	Übungen und Spiele	136
4.6	Verbinden von Gefühlen und Situationen: Konventionelle und persönliche Verbindungen		139
	4.6.1	Informationsblätter	139
	4.6.2	Arbeits- und Protokollblätter	140
	4.6.3	Übungen und Spiele	141
4.7	Typisches Reagieren auf Gefühle		144
	4.7.1	Informationsblätter	144
	4.7.2	Arbeits- und Protokollblätter	145
	4.7.3	Übungen und Spiele	146
4.8	Verzeichnis der Übungen in Kapitel 4		147

5 Modul 2: Small Talk und Telefongespräch ... 150

5.1	Einführung in das Modul »Small Talk und Telefongespräch«		150
5.2	Hintergrund des Small Talks		152
	5.2.1	Informationsblätter	153
	5.2.2	Arbeits- und Protokollblätter	155
	5.2.3	Übungen und Spiele	156
5.3	Die Nähe-Distanz-Skala		158
	5.3.1	Informationsblätter	159
	5.3.2	Arbeits- und Protokollblätter	160
	5.3.3	Übungen und Spiele	160
5.4	Ablauf von Small Talk: Übersicht		161
	5.4.1	Informationsblätter	161
	5.4.2	Arbeits- und Protokollblätter	163
	5.4.3	Übungen und Spiele	163
5.5	Ablauf von Small Talk: Begrüßung		163
	5.5.1	Informationsblätter	163
	5.5.2	Arbeits- und Protokollblätter	164
	5.5.3	Übungen und Spiele	165
5.6	Ablauf von Small Talk: Einleitungssatz		166
	5.6.1	Informationsblätter	166
	5.6.2	Arbeits- und Protokollblätter	167
	5.6.3	Übungen und Spiele	167
5.7	Ablauf von Small Talk: Antwortsatz, Kommentar und Fortsetzungsfrage		170

	5.7.1	Informationsblätter	171
	5.7.2	Arbeits- und Protokollblätter	172
	5.7.3	Übungen und Spiele	173
5.8	Ablauf von Small Talk: Brückenkommentare		179
	5.8.1	Informationsblätter	179
	5.8.2	Arbeits- und Protokollblätter	180
	5.8.3	Übungen und Spiele	180
5.9	Ablauf von Small Talk: Persönliches Erzählen		182
	5.9.1	Informationsblätter	182
	5.9.2	Arbeits- und Protokollblätter	183
	5.9.3	Übungen und Spiele	183
5.10	Ablauf von Small Talk: Abschlusssatz und Verabschieden		183
	5.10.1	Informationsblätter	183
	5.10.2	Arbeits- und Protokollblätter	184
	5.10.3	Übungen und Spiele	185
5.11	Zusammenfügen der einzelnen Bausteine I: Strukturierte Small Talk-Übungen		185
	5.11.1	Informationsblätter	185
	5.11.2	Arbeits- und Protokollblätter	186
	5.11.3	Übungen und Spiele	186
5.12	Zusammenfügen der einzelnen Bausteine II: Small Talk-Trainingsparcours		188
	5.12.1	Informationsblätter	189
	5.12.2	Arbeits- und Protokollblätter	190
	5.12.3	Übungen und Spiele	191
5.13	Zusammenfügen der einzelnen Bausteine III: Small Talk mit Außenstehenden		194
	5.13.1	Informationsblätter	195
	5.13.2	Arbeits- und Protokollblätter	195
	5.13.3	Übungen und Spiele	196
5.14	Zusammenfügen der einzelnen Bausteine IV: Small Talk mit KOMPASS-Gruppenmitgliedern		196
	5.14.1	Informationsblätter	196
	5.14.2	Arbeits- und Protokollblätter	197
	5.14.3	Übungen und Spiele	198
5.15	Telefongespräch		198
	5.15.1	Informationsblätter	198
	5.15.2	Arbeits- und Protokollblätter	199
	5.15.3	Übungen und Spiele	200
5.16	Verzeichnis der Übungen in Kapitel 5		202

6	**Modul 3: Nonverbale Kommunikation**		**205**
6.1	Einführung in das Modul »Nonverbale Kommunikation«		205
6.2	Erster Eindruck und höfliches Verhalten		207
	6.2.1	Informationsblätter	208
	6.2.2	Arbeits- und Protokollblätter	208

		6.2.3	Übungen und Spiele	210
	6.3	Nonverbale Kommunikation: Einführung		214
		6.3.1	Informationsblätter	214
		6.3.2	Arbeits- und Protokollblätter	215
		6.3.3	Übungen und Spiele	215
	6.4	Körperhaltungen und Nähe-Distanz		215
		6.4.1	Informationsblätter	215
		6.4.2	Arbeits- und Protokollblätter	216
		6.4.3	Übungen und Spiele	217
	6.5	Nonverbale Kommunikation: Gestik		225
		6.5.1	Informationsblätter	225
		6.5.2	Arbeits- und Protokollblätter	226
		6.5.3	Übungen und Spiele	228
	6.6	Nonverbale Kommunikation: Blickkontakt		234
		6.6.1	Informationsblätter	234
		6.6.2	Arbeits- und Protokollblätter	235
		6.6.3	Übungen und Spiele	235
	6.7	Nonverbale Kommunikation: Mimik		236
		6.7.1	Informationsblätter	237
		6.7.2	Arbeits- und Protokollblätter	237
		6.7.3	Übungen und Spiele	239
	6.8	Nonverbale Kommunikation: Stimme		242
		6.8.1	Informationsblätter	242
		6.8.2	Arbeits- und Protokollblätter	243
		6.8.3	Übungen und Spiele	244
	6.9	Nonverbale Kommunikation: Zusammenfügen aller Elemente		247
		6.9.1	Informationsblätter	248
		6.9.2	Arbeits- und Protokollblätter	249
		6.9.3	Übungen und Spiele	251
	6.10	Verzeichnis der Übungen in Kapitel 6		254
7	**Evaluation**			**258**
	7.1	Fragestellungen der KOMPASS-Evaluation		258
	7.2	Datenerhebung		260
	7.3	Vorgehensweise		265
		7.3.1	Therapeutinnen und Therapeuten	265
		7.3.2	Eingangsdiagnostik	265
		7.3.3	KOMPASS-Basistraining	266
		7.3.4	KOMPASS-F für Fortgeschrittene	266
		7.3.5	Externe KOMPASS-Basisgruppen	267
		7.3.6	Missing Data	267
		7.3.7	Wartegruppe	268
		7.3.8	Dropout	269
		7.3.9	Gruppentherapiedauer	269
	7.4	Bemerkungen zur Stichprobe		269

	7.4.1	Komorbiditäten	269
	7.4.2	Medikation	270
	7.4.3	Psychotherapie	270
	7.4.4	Schule und Ausbildung	270
	7.4.5	Sozioökonomischer Status	271
	7.4.6	Nationalität	271
7.5	Statistische Modelle		271
7.6	Vergleich der KOMPASS-Basisgruppe mit der Warte-Kontrollgruppe		272
7.7	Vergleich der KOMPASS-F-Gruppe mit der Katamnesegruppe des Basistrainings (Kontrollgruppe)		276
7.8	Angaben von Aussenstehenden: Lehrpersonen und Ausbilder		280
7.9	Angaben der Teilnehmer (KOMPASS-F)		281
7.10	Angaben der Therapeuten		282
7.11	Katamnese der KOMPASS-Basisgruppe		283
7.12	Katamnese der KOMPASS-F-Gruppe		287
7.13	Verlauf der KOMPASS-Basis- und Fortgeschrittenengruppe mit Unterskalen		289
7.14	Testpsychologische Verlaufsergebnisse		295
7.15	Vergleich der internen KOMPASS-Basisgruppen mit den externen Gruppen		296
7.16	Moderierende Faktoren		299
7.17	Behandlungszufriedenheit		300
7.18	Zusammenfassung der Ergebnisse		301
7.19	Diskussion		302
	7.19.1	Wirksamkeit	302
	7.19.2	Das KOMPASS-Konzept	308
	7.19.3	Untersuchungsdesign	309
	7.19.4	Stichprobe	312
7.20	Limitationen und Stärken		315

Literatur **318**

Anhang: Übersicht der Materialien zum Download **333**

Vorwort

Im vorliegenden Praxishandbuch[1] werden das Zürcher Gruppentraining KOMPASS, Kompetenztraining für Jugendliche mit Autismus-Spektrum-Störungen, und die Daten zu dessen Evaluation vorgestellt. Dabei handelt es sich um ein Training sozialer Kompetenzen, das sich an Jugendliche und junge Erwachsene im Alter von rund zwölf bis 25 Jahren richtet, die an einer Autismus-Spektrum-Störung mit hohem Funktionsniveau (Asperger-Syndrom, Atypischer Autismus, High-Functioning-Autismus) leiden. Sie wünschen sich Kontakt und Freundschaft, wissen allerdings nicht, wie sie diese aufbauen oder aufrechterhalten können. Tag für Tag empfinden viele ihre Andersartigkeit, fühlen sich von Gleichaltrigen nicht akzeptiert und stoßen aufgrund ihrer sozialen Ungeschicklichkeit nicht selten auf Ablehnung. Diese tägliche Auseinandersetzung mit den eigenen Schwierigkeiten und der zunehmende soziale Anpassungsdruck im Jugend- und Erwachsenenalter führen zu einem wachsenden Leidensdruck. Der Begriff KOMPASS soll nicht nur als Abkürzung verstanden werden, sondern auch verdeutlichen, dass den Jugendlichen mit einer Autismus-Spektrum-Störung damit eine Orientierungshilfe in der sozialen Welt zur Verfügung gestellt wird.

Bislang ist das Behandlungsangebot für Jugendliche und junge Erwachsene mit einer Autismus-Spektrum-Störung auf höherem Funktionsniveau im deutschsprachigen Raum meistens nicht spezifisch auf deren besondere Bedürfnisse zugeschnitten. Die beiden Erstautoren[2] Bettina Jenny und Philippe Goetschel haben auf diese Versorgungslücke mit der Entwicklung ihres KOMPASS-Sozialtrainings reagiert. Bettina Jenny hat den theoretischen Hintergrund formuliert, das Praxishandbuch konzipiert und aufgrund eines Vorentwurfs von Martina Isenschmid geschrieben. Hans-Christoph Steinhausen hat das Forschungsprojekt zu einem Sozialtraining in der Gruppe für Jugendliche und junge Erwachsene mit einer Autismus-Spektrum-Störung wie auch die Erstellung des Praxishandbuchs gefördert.

Das KOMPASS-Praxishandbuch bietet im 1. Kapitel eine theoretische Einführung in die Klassifikation der Autismus-Spektrum-Störungen, das klinische Störungsbild und die Komorbiditäten, die Epidemiologie sowie Hinweise auf die Ätiologie und im Besonderen neuropsychologische Aspekte. Ferner gibt es einen Überblick über

---

1 Der Theorieteil des Manuals stellt einen Teil der Dissertation der Erstautorin dar.
2 Zur besseren Lesbarkeit wird im Manual die grammatisch männliche Form in herkömmlicher Weise auch als geschlechtsneutrale Kollektivform verwendet. Aufgrund der ungleichen Geschlechterverteilung bei Autismus-Spektrum-Störungen bilden männliche Jugendliche ohnehin die größere Klientengruppe.

evaluierte Interventionsprogramme in der Gruppe, die Ziele eines Sozialtrainings und die zentralen Bausteine einer Gruppenintervention für Kinder mit einer Autismus-Spektrum-Störung. Das Kapitel schließt mit einer Zusammenfassung der Entwicklungsgeschichte des KOMPASS-Gruppentrainings.

Das 2. Kapitel schildert den Hintergrund des KOMPASS-Sozialtrainings: Es geht auf das Konzept und den Aufbau ein, Indikation und Ziele, Rahmenbedingungen, Gruppenzusammensetzung und Räumlichkeiten sowie die Eltern- und Bezugspersonenarbeit und beschreibt neben den Materialien und deren Gebrauch auch die Durchführung des Gruppentrainings.

Das erste von vier Modulen folgt im 3. Kapitel. Erläutert wird das Einführungsmodul »Kennenlernen« (E) mit den administrativen Informationen und dem gegenseitigen Kennenlernen der Gruppenmitglieder. Im 4. Kapitel steht das Modul »Emotionen« (M1) mit den Gefühlsbegriffen, dem Erkennen und Ausdrücken von Emotionen sowie dem Reagieren auf Gefühle im Vordergrund. Das Modul »Small Talk« (M2) mit dem wechselseitigen, sozialen Plaudern und dem Telefongespräch wird im 5. Kapitel dargestellt. Im 6. Kapitel folgt das Modul »Nonverbale Kommunikation« (M3) mit Übungen zum Ersteindruck und höflichen Verhalten, zur kommunikativen Mimik und Gestik, zu Körperhaltung und Stimme. Für jede Einheit werden Informations-, Protokoll- und Arbeitsblätter sowie Übungen und Spiele beschrieben. Das notwendige Material wird in einer Übersicht im Anhang (▶ Übersicht der Materialien zum Download) einzeln aufgelistet und steht auf der Internetseite des Kohlhammer Verlags (https://dl.kohlhammer.de/978-3-17-037134-7) zur Verfügung. Im Text wird des Öfteren mit einer halbfett gedruckten, drei- bis fünfstelligen Zeichenfolge auf dieses Material verwiesen; dabei geben die ersten beiden Zeichen das Modul und die letzten ein bis drei Zeichen die Materialart an, z. B. **EM10** für das Einführungsmodul, Material 10, oder **M3A12** für Modul 3, Arbeitsblatt 12.

Die Ergebnisse der Evaluation des KOMPASS-Gruppentrainings werden im 7. Kapitel dargestellt und diskutiert. Den Schluss bilden das Literaturverzeichnis sowie der Anhang mit einer Übersicht über alle elektronisch verfügbaren Trainingsmaterialien. Die neue Auflage umfasst zusätzliches Material: Es kamen drei neue Arbeitsblätter, zehn neue Materialien und 22 neue Tondateien hinzu. Zudem wurden 42 neue Übungen entwickelt, sodass sich das Übungsmaterial um einen Drittel vergrößert hat. Manche Übungen wurden überarbeitet und präzisiert und einige wenige, für die zum Beispiel Computerprogramme nicht mehr zur Verfügung stehen, gestrichen. Zudem wurde das Konzept im 2. Kapitel noch weiter präzisiert. Das 7. Kapitel zur Evaluation ist komplett neu. Es umfasst die abschließende Evaluation, die auszugsweise und mit Anpassungen aus Jenny, Goetschel, Schneebeli, Köpfli & Walitza (2019) übernommen worden ist.

Wir danken lic. phil. Martina Isenschmid, die ihre Masterarbeit zu KOMPASS geschrieben hat, M.Sc. Peter Rötlisberger und M.Sc. Camille Schär, unsere ehemaligen wissenschaftlichen Hilfsassistenten, M.Sc. Sandra Schneebeli, die früher einmal als Teilnehmerin KOMPASS besucht hat, M.Sc. Susanne Köpfli, die ihre Masterarbeit zur KOMPASS-Evaluation geschrieben hat, sowie M.Sc. Maya Schneebeli und für die Dateneingabe. Die umfassende abschließende statistische Auswertung erfolgte durch den großen Einsatz von M.Sc. Maya Schneebeli, teilweise im Rahmen ihrer Arbeit an der Forschungsabteilung der KJPP. Herzlichen Dank auch an Dr. sc. nat. Matthias Staib für die große Unterstützung in statistischen Fragen. Dr. med. Ronnie Gundelfinger, der leitende Arzt der Fachstelle Autismus der KJPP, hat die Entwicklung und Evaluation von KOMPASS immer unterstützt.

Besonders dankbar sind wir den Jugendlichen mit einer Autismus-Spektrum-Störung, von denen wir viel lernen durften und die unsere Sicht auf die Welt und die sozialen Mechanismen des Zusammenlebens erweitert haben. Ihnen und ihren Familien gilt unser Respekt dafür, wie sie den komplexen sozialen Alltag bewältigen.

Zürich, im Herbst 2011
Ergänzungen im Herbst 2020

Bettina Jenny,
Philippe Goetschel,
Maya Schneebeli
Martina Rossinelli-Isenschmid und
Hans-Christoph Steinhausen

1 Theoretische Einführung

1.1 Klassifikation und Diagnostik der Autismus-Spektrum-Störungen

Einleitend wird der Frühkindliche Autismus vorgestellt, da sich die anderen autistischen Störungen wie das Asperger-Syndrom und der Atypische Autismus von dieser Form des Autismus ableiten lassen (Poustka et al. 2008).

Die Forschung zum Asperger-Syndrom blickt auf einen recht kurzen Zeitraum zurück (Baron-Cohen und Klin 2006). Erst 1992, respektive 1994, wurde das Asperger-Syndrom mit seinen diagnostischen Kriterien in die Internationale Klassifikation der WHO (ICD-10) beziehungsweise in das diagnostische und statistische Manual (DSM-IV) der American Psychiatric Association (1994) aufgenommen (Remschmidt und Kamp-Becker 2006). In beiden Klassifikationssystemen werden die autistischen Störungen den tiefgreifenden Entwicklungsstörungen zugeordnet. Bei den tiefgreifenden Entwicklungsstörungen handelt es sich um Störungen, die drei Kriterien erfüllen: sie unterliegen wahrscheinlich biologischen Ursachen, sind schon von Geburt an vorhanden oder treten in den ersten Lebensjahren auf und persistieren. Das heißt, die Entwicklung ist nicht nur verzögert, sondern deviant (Poustka et al. 2008).

1.1.1 Frühkindlicher Autismus (gem. ICD-10 F84.0)

Die am besten bekannte autistische Störung ist der Frühkindliche Autismus, die auch klassischer Autismus oder nach Leo Kanner, dem Autor der Erstbeschreibung von 1943, Kanner-Syndrom genannt wird. Die Diagnose Frühkindlicher Autismus (F84.0) beinhaltet nach den Forschungskriterien der ICD-10 (WHO 1992; Remschmidt et al. 2006) Verhaltensauffälligkeiten in drei Bereichen.

»A. Vor dem dritten Lebensjahr manifestiert sich eine auffällige und beeinträchtigte Entwicklung in mindestens einem der folgenden Bereiche:
1. rezeptive oder expressive Sprache, wie sie in der sozialen Kommunikation verwandt wird;
2. Entwicklung selektiver sozialer Zuwendung oder reziproker sozialer Interaktion;
3. funktionales oder symbolisches Spielen.
B. Insgesamt müssen mindestens sechs Symptome von 1., 2. und 3. vorliegen, davon mindestens zwei von 1. und mindestens je eins von 2. und 3.:
1. Qualitative Beeinträchtigung der gegenseitigen sozialen Interaktion in mindestens drei der folgenden Bereiche:

1 Theoretische Einführung

   a. Unfähigkeit, Blickkontakt, Mimik, Körperhaltung und Gestik zur Regulation sozialer Interaktionen zu verwenden;
   b. Unfähigkeit, Beziehungen zu Gleichaltrigen aufzunehmen, mit gemeinsamen Interessen, Aktivitäten und Gefühlen (in einer für das geistige Alter angemessenen Art und Weise, trotz hinreichender Möglichkeiten);
   c. Mangel an sozio-emotionaler Gegenseitigkeit, die sich in einer Beeinträchtigung oder devianten Reaktion auf die Emotionen anderer äußert; oder Mangel an Verhaltensmodulation entsprechend dem sozialen Kontext; oder nur labile Integration sozialen, emotionalen und kommunikativen Verhaltens;
   d. Mangel, spontan Freude, Interessen oder Tätigkeiten mit anderen zu teilen (z. B. Mangel, anderen Menschen Dinge, die für die Betroffenen von Bedeutung sind, zu zeigen, zu bringen oder zu erklären).
2. Qualitative Auffälligkeiten der Kommunikation in mindestens einem der folgenden Bereiche:
   a. Verspätung oder vollständige Störung der Entwicklung der gesprochenen Sprache, die nicht begleitet ist durch einen Kompensationsversuch durch Gestik oder Mimik als Alternative zur Kommunikation (vorausgehend oft fehlendes kommunikatives Geplapper);
   b. relative Unfähigkeit, einen sprachlichen Kontakt zu beginnen oder aufrechtzuerhalten (auf dem jeweiligen Sprachniveau), bei dem es einen gegenseitigen Kommunikationsaustausch mit anderen Personen gibt;
   c. stereotype und repetitive Verwendung der Sprache oder idiosynkratischer Gebrauch von Wörtern oder Phrasen;
   d. Mangel an verschiedenen spontanen Als-ob-Spielen oder (bei jungen Betroffenen) sozialen Imitationsspielen.
3. Begrenzte, repetitive und stereotype Verhaltensmuster, Interessen und Aktivitäten in mindestens einem der folgenden Bereiche:
   a. umfassende Beschäftigung mit gewöhnlich mehreren stereotypen und begrenzten Interessen, die in Inhalt und Schwerpunkt abnorm sind; es kann sich aber auch um ein oder mehrere Interessen ungewöhnlicher Intensität und Begrenztheit handeln;
   b. offensichtlich zwanghafte Anhänglichkeit an spezifische, nicht-funktionale Handlungen oder Ritualen;
   c. stereotype und repetitive motorische Manierismen mit Hand- oder Fingerschlagen oder Verbiegen, oder komplexe Bewegungen des ganzen Körpers;
   d. vorherrschende Beschäftigung mit Teilobjekten oder nicht funktionalen Elementen des Spielmaterials (z. B. ihr Geruch, die Oberflächenbeschaffenheit oder das von ihnen hervorgebrachte Geräusch oder ihre Vibration).
C. Das klinische Bild darf sich nicht einer anderen Störung zuordnen lassen (z. B. andere tiefgreifenden Entwicklungsstörung, Sprachentwicklungsstörung, Intelligenzminderung, Bindungsstörung, Schizophrenie).«

Die Auffälligkeiten in diesen Bereichen äußern sich bei Menschen mit Frühkindlichem Autismus in einem Mangel an Verständnis für und der Äußerung von Gefühlen, in einer fehlenden Modulation des Verhaltens entsprechend des sozialen Kontextes, in mangelndem Interesse an Menschen, mangelnder Flexibilität sowie in einem Bedürfnis nach Wiederholung, das sich in stereotypem Verhalten zeigt. Es kommt häufig zu einer übermäßigen Bindung an unbelebte Objekte und zu Sonderinteressen, die meistens unüblich sind und den Alltag dieser Personen sowie den ihrer Mitmenschen dominieren (Remschmidt et al. 2006). Die zeitliche Beanspruchung zusammen mit der notwendigen Konzentration und Energie, die in diese Sonderinteressen gesteckt werden, führen häufig zu sozialer Isolation (Poustka et al. 2008; Bennett et al. 2008).

Bis zu 70 % aller Kinder mit Frühkindlichem Autismus weisen eine leichte oder deutliche intellektuelle Beeinträchtigung auf (Chakrabarti und Fombonne 2001;

Fombonne 2005) (▶ Kap. 1.3). Die Sonderinteressen, die manchmal den Eindruck einer überdurchschnittlichen Intelligenz geben können, sind eher als Inselbegabungen zu sehen, welche aus einem insgesamt unterdurchschnittlichen Leistungsprofil herausragen (Remschmidt et al. 2006). Bis zu 70 % der Kinder mit Frühkindlichem Autismus entwickeln keine funktionale verbale Sprache (Chakrabarti und Fombonne 2001).

1.1.2 Asperger-Syndrom (gem. ICD-10 F84.5)

Hans Asperger, der 1944 das Syndrom erstmalig beschrieb, verwendete den Begriff der Autistischen Psychopathie. Lorna Wing rückte das Störungsbild zu Beginn der 1980er-Jahre wieder in die Aufmerksamkeit der Kliniker und Forscher. Erst 1992 wurde es in die ICD-10 und 1994 in das DSM-IV aufgenommen und international bekannt (Remschmidt et al. 2006). Das Asperger-Syndrom unterscheidet sich vom Frühkindlichen Autismus durch zwei Aspekte: Es lässt sich weder eine sprachliche noch eine allgemeine Entwicklungsverzögerung feststellen (Baron-Cohen 2006).

Die diagnostischen Kriterien des Asperger-Syndroms (F84.5) lauten nach den Forschungskriterien der ICD-10 (Remschmidt et al. 2006):

> »A. Es fehlt eine klinisch eindeutige allgemeine Verzögerung der gesprochenen oder rezeptiven Sprache oder der kognitiven Entwicklung. Die Diagnose verlangt, dass einzelne Worte bereits im zweiten Lebensjahr oder früher und kommunikative Phrasen im dritten Lebensjahr oder früher benutzt werden. Selbsthilfefertigkeiten, adaptives Verhalten und die Neugierde an der Umgebung sollten während der ersten drei Lebensjahre einer normalen intellektuellen Entwicklung entsprechen. Allerdings können Meilensteine der motorischen Entwicklung etwas verspätet auftreten und eine motorische Ungeschicklichkeit ist ein häufiges (aber kein notwendiges) diagnostisches Merkmal. Isolierte Spezialfertigkeiten, oft verbunden mit einer auffälligen Beschäftigung sind häufig, aber für die Diagnose nicht erforderlich.
> B. Qualitative Beeinträchtigung der gegenseitigen sozialen Interaktion (entsprechend den Kriterien für Frühkindlichen Autismus).
> C. Ein ungewöhnlich intensives, umschriebenes Interesse oder begrenzte, repetitive und stereotype Verhaltensmuster, Interessen und Aktivitäten (entspricht dem Kriterium für Autismus, hier sind aber motorische Manierismen, ein besonderes Beschäftigtsein mit Teilobjekten oder mit nicht-funktionalen Elementen von Spielmaterial ungewöhnlich).
> D. Die Störung ist nicht einer anderen tiefgreifenden Entwicklungsstörung oder sonst einer Störung (F21, F20.6, F94.1, F94.2, F60.5, F42) zuzuordnen.«

Die Sprache von Menschen mit einem Asperger-Syndrom kann insofern auffällig sein, da sie ohne Anpassung an den Zuhörer und seine Interessen erfolgt und die Stimme monoton und nur mit geringer Modulation versehen ist.

Während sich die diagnostischen Kriterien von ICD-10 und DSM-IV gleichen, finden sich in der neueren Forschungsliteratur weitere, abweichende Vorschläge zur Definition (Remschmidt et al. 2006; Poustka et al. 2008): die diagnostischen Kriterien nach Gillberg (Gillberg und Gillberg 1989, Gillberg 2002), nach Szatmari (Szatmari et al. 1989) und nach Klin (Klin et al. 2005). Besonders diskutiert werden das Kriterium des Erstmanifestationsalters, der Einschluss der sprachlichen Auffälligkeiten im verbalen und nonverbalen Bereich sowie der motorischen Ungeschicklichkeit und die Bedeutung der Spezialinteressen. Außerdem werden die Ausschlusskriterien einer verzögerten Sprachentwicklung und einer nicht durchschnittlichen Intelligenz infrage gestellt. Ferner ist noch nicht ausreichend geklärt, inwieweit sich der sogenannte High-Functioning-Autismus (▶ Kap. 1.1.5) vom Asperger-Syndrom abgrenzen lässt (Ghaziuddin und Mountain-Kimchi 2004). Im Bereich der exekutiven Funktionen (▶ Kap. 1.5.1) finden Ozonoff et al. (1991a) sowie Ozonoff et al. (1991b) Unterschiede, Verté et al. (2006) hingegen keine.

1.1.3 Atypischer Autismus (gem. ICD-10 F84.1)

Beim Atypischen Autismus handelt es sich um eine Störung, bei der mindestens ein für die Diagnose des Frühkindlichen Autismus erforderliches Kriterium nicht erfüllt ist. Nach ICD-10 (Remschmidt et al. 2006) werden drei Typen von Atypischem Autismus unterschieden:

- *Autismus mit atypischem Erkrankungsalter (F84.10)*: Die diagnostischen Kriterien des Frühkindlichen Autismus sind erfüllt, das Manifestationsalter ist jedoch verspätet, die auffällige oder beeinträchtigte Entwicklung wird erst nach dem dritten Lebensjahr deutlich.
- *Autismus mit atypischer Symptomatologie (F84.11)*: Es fehlen notwendige Symptome aus einem der folgenden drei Bereiche – soziale Interaktion, Kommunikation oder repetitiv-stereotype Verhaltensweisen.
- *Autismus mit atypischem Erkrankungsalter und atypischer Symptomatologie (F84.12)*: Sowohl das Erkrankungsalter als auch die Symptomatologie entsprechen nicht den Kriterien für die Diagnose eines Frühkindlichen Autismus.

1.1.4 Nicht näher bezeichnete tiefgreifende Entwicklungsstörung (gem. ICD-10 F84.9)

Diese Restkategorie wird verwendet, wenn die allgemeine Beschreibung für eine tiefgreifende Entwicklungsstörung zutrifft, ein Mangel an ausreichenden Informationen oder widersprüchliche Befunde aber dazu führen, dass die Kriterien für die einzelnen F84 Kodierungen nicht erfüllt werden können. Diese Restkategorie taucht häufig in Studien aus dem englischsprachigen Raum unter der Bezeichnung *Pervasive Developmental Disorder Not Otherwise Specified* (PDD NOS) auf.

1.1.5 High-Functioning-Autismus

Der High-Functioning-Autismus stellt eine Untergruppe des Frühkindlichen Autismus dar. Es gibt Menschen mit Frühkindlichem Autismus, die eine durchschnittliche Intelligenz (IQ > 85) oder eine Lernbehinderung (70 < IQ < 85) haben und trotz einer anfänglich verzögerten Sprachentwicklung meist über gute verbale Fähigkeiten verfügen (Poustka et al. 2008). Seit Lorna Wing werden sie in der Literatur oft zu einer eigenen Gruppe, der des High-Functioning-Autismus zusammengefasst. Die ICD-10 und das DSM-IV kennen keine entsprechende nosologische Klassifikation.

Diese hat sich jedoch in der Praxis bewährt, um die Kinder zu beschreiben, welche sich im Verlauf ihrer Entwicklung phänomenologisch vom Frühkindlichen Autismus weg hin zum Asperger-Syndrom entwickeln (Poustka et al. 2008).

1.1.6 Autismus-Spektrum-Störungen

Es ist stark umstritten, ob es sich bei den zuvor beschriebenen Störungen tatsächlich um unterschiedliche Störungen handelt (Schopler et al. 1998, zit. nach Solomon et al. 2004). Aufbauend auf empirischen Arbeiten (Lord et al. 2000; Lord et al. 2001, zit. nach Poustka et al. 2008) sind Theorien entwickelt worden, wonach sich die autistischen Störungen nicht kategorial voneinander unterscheiden, sondern auf einem Kontinuum anzuordnen sind, bei welchem sich die Symptomatik nicht qualitativ, sondern quantitativ bezüglich des Ausprägungsgrads unterscheidet (Poustka et al. 2008). Besonders umstritten ist die Frage der Unterscheidung zwischen Asperger-Syndrom und Atypischem Autismus (Koyama et al. 2007). Häufig wird daher von Autismus-Spektrum-Störungen gesprochen, welche sowohl den Frühkindlichen Autismus als auch das Asperger-Syndrom und den Atypischen Autismus beinhalten (Remschmidt et al. 2006).

Vom Begriff der Autismus-Spektrum-Störungen sind gemäß dem aktuellen Forschungsstand die Begriffe »autistische Züge« und »Broader Autism Phenotype« abzugrenzen. Beide besagen, dass es Menschen gibt, die verschiedene Verhaltensmerkmale zeigen, die denjenigen von Menschen mit Autismus entsprechen, obwohl nicht alle notwendigen Kriterien für eine klinische Diagnose erfüllt sind. Meistens sind soziale und kommunikative Beeinträchtigungen zu beobachten, während repetitive Verhaltensweisen, sensorische Auffälligkeiten und manchmal auch eingeschränkte Interessen fehlen (Skuse 2010).

1.2 Das klinische Bild des Asperger-Syndroms

Die besonderen Verhaltensmerkmale von Menschen mit einer Störung aus dem autistischen Spektrum führen zu Einschränkungen und Beeinträchtigungen im alltäglichen Umgang und im Zusammenleben mit ihren Mitmenschen. Kinder mit Asperger-Syndrom werden zwar früh von den Eltern und weiteren Bezugspersonen – gerade auch im Vergleich zu möglicherweise vorhandenen Geschwisterkindern – als »anders« erlebt, fallen aber meist erst beim Eintritt in eine feste soziale Gruppe auf, also in einer Spielgruppe, dem Kindergarten oder der Schule. Zuvor war jedoch das Spielverhalten meist schon qualitativ auffällig, da Imitations-, Rollen- und Phantasiespiele oftmals fehlten. In der Kleinkindzeit dominieren Schwierigkeiten mit der Emotionsregulation zum Beispiel bei Veränderungen oder Neuem, dominantes Spiel- und Interaktionsverhalten, eine auffällige Spielentwicklung mit eher sich wiederholenden und unflexiblen Spiel- und Interessenmustern und wenig Rollen-

und Phantasiespiel sowie »ungezogene« Verhaltensweisen, welche soziale Konventionen verletzen. Manchmal entwickeln sich auch erst in der mittleren Kindheit als problematisch erlebte Verhaltensweisen, wenn die Komplexität der sozialen Interaktionen und der organisatorischen Anforderungen in der Schule zunimmt.

Menschen mit Asperger-Syndrom wirken trotz ihres sozialen Interesses, das sich immer wieder neben den Phasen des Rückzugs zeigt, sehr auf sich bezogen, wenig an partnerschaftlichem Austausch interessiert sowie oft unempathisch, emotional wenig schwingungsfähig und dadurch gefühlskalt. Sie suchen weniger geteilte Aufmerksamkeit und stellen seltener geteilte Freude her. Die impliziten und meist subtilen Regeln (z. B. Teilen) und Konventionen (z. B. Grüßen) des sozialen Zusammenlebens verstehen sie oft nicht und verhalten sich dementsprechend so, dass sie als unsozial, egoistisch oder schlecht erzogen erlebt werden.

Diese Kinder verfügen nicht über das notwegige Verhaltensrepertoire, um mit anderen entsprechend den gegebenen Konventionen zu interagieren. Gemäß der Studie von Knott et al. (2006) nehmen Kinder mit Asperger-Syndrom und High-Functioning-Autismus ihre sozialen Schwächen durchaus wahr: Im Schnitt schätzen sie ihre sozialen Fertigkeiten (z. B. Umgang mit Gruppen, Affektregulation) und Kompetenzen (z. B. Entwicklung von Freundschaften) signifikant tiefer ein (eine Standardabweichung) als die gleichaltrige Kontrollgruppe. Die Eltern schätzen die sozialen Möglichkeiten sogar noch tiefer ein (fast zwei Standardabweichungen unter dem Mittel der Kontrollgruppe), sie stimmen jedoch mit den Kindern darin überein, in welchen Bereichen die Schwierigkeiten liegen.

Dieser Mangel an sozialen Fertigkeiten verhindert, dass die Betroffenen zeitgerecht bestimmte Meilensteine der kindlichen Entwicklung bewältigen und befriedigende familiäre Beziehungen und Kontakte zu Gleichaltrigen pflegen können. Im Vergleich zu Gleichaltrigen haben Kinder und Jugendliche mit Asperger-Syndrom in der Folge weniger Freunde (Koning und Magill-Evans 2001). Aufgrund ihrer geringeren sozialen Responsivität sind sie in Gruppen, die sich nicht primär über ein gemeinsames Interesse definieren, oft nicht integriert und nehmen eine Außenseiterposition ein: Sie werden durch Gleichaltrige und Geschwister sozial ausgegrenzt und geschnitten, geschlagen und geplagt oder sogar gemobbt (Little 2001). Attwood (2018) zeigt auf, dass Kinder mit Asperger-Syndrom sowohl wegen ihrer passiven, zurückgezogenen, unsicheren Art als auch ihrer aktiven, dominierenden, sozial ungeschickten Verhaltensweise von anderen Kindern eingeschüchtert und tyrannisiert werden. Das Risiko wird dadurch erhöht, dass sie unstrukturierte, freie Zeiten (z. B. Pausen) oft alleine verbringen, über einen geringen sozialen Status verfügen und sich kaum zu wehren wissen (Attwood 2018.). Kinder mit Asperger-Syndrom fühlen sich einsamer (Bauminger und Kasari 2000), verfügen oft über ein unreifes oder ungewöhnliches Konzept von Freundschaft (Botroff et al. 1995, zit. n. Attwood 2000) und erleben Freundschaften als weniger unterstützend (Bauminger und Kasari 2000).

Menschen mit Asperger-Syndrom wirken kommunikativ unbeholfen, indem sie Gespräche nicht angemessen beginnen, aufrechterhalten und beenden. Das etwas oberflächliche soziale Plaudern zur Festigung des Kontakts oder zur Überbrückung gemeinsam verbrachter Zeit (Small Talk) fehlt oft. Gespräche verlaufen meist nach einem von zwei Mustern: Entweder ergibt sich ein eher starrer Wechsel von Fragen und unkommentierten Antworten oder der Betroffene beginnt über ein ihm wichtiges Thema zu monologisieren, ohne Kommentare, Fragen oder Hinweise des Gegenübers hinsichtlich eines geringen Interesses am Gesprächsgegenstand ausreichend zu beachten. Schnell können sich im Gespräch Missverständnisse ergeben, da die Betroffenen weniger zwischen den Zeilen lesen und daher das Gemeinte nicht aus dem faktisch Formulierten ableiten können. Unbeabsichtigt können sie verletzende Bemerkungen machen, da sie sich zu wenig bewusst sind, wie das Gesagte vom Gegenüber aufgenommen wird. Sie zeigen wenig Körpersprache oder eine übertriebene, was sich auch in einer eher flachen Mimik oder im Grimassieren ausdrückt, und sie verstehen nonverbale Signale nicht als Hinweis, wie eine Aussage zu interpretieren ist. Subtile Zeichen werden meist nicht verstanden. Ihre Formulierungen wirken oft nicht altersgemäß, mal zu altklug, dann wieder zu naiv. Ihre Stimme ist meist wenig moduliert, zeigt wenig Betonungen oder andere Rhythmisierungen und kann auch zu laut oder zu leise sein.

Sobald die besonderen Interessengebiete der Menschen mit Asperger-Syndrom in das Gespräch einfließen, werden ihr großes Wissen und ihre diesbezügliche Konzentrationsfähigkeit deutlich. Dieses Wissen ist eher lexikalischer, sachlicher und oft technischer Natur und ignoriert manchmal die Einbindung in größere Zusammenhänge. Die Betroffenen zeigen eine hohe Motivation, sich damit auch auf Kosten von sozialen Aktivitäten zu beschäftigen. Schon in jungen Jahren kann ein hinsichtlich der kognitiven als auch sozialen Komponenten auffälliges Spielverhalten beobachtet werden (z. B. kein Imitations-, Rollen-, Phantasie- oder Gruppenspiel).

Menschen mit Asperger-Syndrom wirken oft bis in das Erwachsenenalter motorisch ungeschickt und gestalten motorische Tätigkeiten unökonomisch. Sie haben Mühe, sich auf Neues, Unerwartetes einzulassen und reagieren entsprechend unflexibel bei Veränderungen von Abläufen oder geplanten Aktivitäten, bei spontanen Ideen, wie auch auf jahreszeitlich bedingte Veränderungen (z. B. Kleiderwechsel). Manche zeigen sensorische Überempfindlichkeiten vor allem gegenüber Geräuschen, aber auch Gerüchen und Geschmacksempfindungen, Helligkeit oder bestimmten Berührungen zum Beispiel durch Kleider. Jugendliche schenken einer angemessenen Körperpflege häufig wenig Beachtung.

Menschen mit Asperger-Syndrom sind schneller als andere und leicht zu irritieren und verfügen manchmal über eine ungenügende Emotionsregulation, sodass für Außenstehende ganz unerwartet heftige emotionale Ausbrüche zu beobachten sind. Bereits im Kindesalter erleben Menschen mit Asperger-Syndrom ihre Andersartigkeit. Aufgrund ihrer reduzierten Fähigkeit zum Perspektivenwechsel attribuieren sie die Ursache jedoch lange dem Gegenüber und nicht dem eigenen Verhalten (»Die anderen sind ganz anders.«). Bis hinein in das Jugendalter haben sie oft nur ein begrenztes Verständnis für den eigenen Anteil an den sozialen Schwierigkeiten, da auch die Introspektionsfähigkeit aufgrund der mangelnden Theory of Mind (▶ Kap. 1.5.1) weniger gut entwickelt ist. Zudem wollen viele gerade in der Pubertät nur ja nicht auffallen und sich nicht von den anderen Jugendlichen unterscheiden. Dadurch ist die Veränderungsmotivation oft stark eingeschränkt und wird erst gegen Ende des Jugendalters oder im jungen Erwachsenenalter größer, was auch Auswirkungen auf die Therapieplanung hat.

Das klinische Erscheinungsbild der Mädchen mit Asperger-Syndrom unterscheidet sich in verschiedener Hinsicht von demjenigen der Jungen, was die Diagnose oft erschwert. Mädchen gehen mit ihren Schwierigkeiten und ihrem erlebten Anderssein anders um. Sie ahmen andere nach oder kopieren sie sogar bis in die Körpersprache hinein, passen sich so stark an, dass sie kaum mehr eine eigene Meinung zu haben scheinen, und fügen sich fast bis zur Unsichtbarkeit in eine Gruppe ein. Oft suchen sie sich eine gute Freundin, welche sie durch ihr Vorbild und ihre Solidarität an sozialen Stolpersteinen vorbeiführt. Somit fallen sie in sozialen Situationen weniger auf und werden seltener als störende Problemkinder wahrgenommen. Mädchen mit Autismus zeigen mehr So-tun-als-ob- und Phantasiespiel als Jungen und unterscheiden sich darin kaum von nicht betroffenen Mädchen (Knickmeyer et al. 2008). Ihre Spezialinteressen sind oft sozialer und weniger technischer Art: In Phantasiespielen mit Tieren und Puppen spielen sie (erlebte) soziale Situationen exzessiv nach, um sie zu verstehen und einzuüben. Anhand von Geschichten und Vorabend-Fernsehserien versuchen sie intuitiv, ihr soziales Verständnis zu trainieren.

Menschen mit Asperger-Syndrom weisen viele *Stärken* auf, welche sich aber oft nicht in denselben Situationen wie ihre Schwächen zeigen. »*Menschen mit Asperger-Syndrom sind, aufgrund der beschriebenen Entwicklung, aber auch sehr loyal anderen gegenüber, sie lügen oder täuschen andere Menschen nicht. Sie sind zuverlässig und halten sich auch verlässlich an einmal akzeptierte Regeln. Sie sind unvoreingenommen anderen Menschen gegenüber und betrachten andere Menschen ohne Vorurteile. Sie machen sich nicht abhängig von Moden oder Meinungen anderer und sagen offen und ohne Scheu, was sie denken. Dabei sprechen sie in einer eindeutigen, unzweideutigen Sprache und verfügen in vielen Bereichen über einen großen Wortschatz. Sie haben Spaß an ungewöhnlichen Wortbildungen und Wortspielen. In speziellen Wissensbereichen verfügen sie über ein bewundernswertes Wissen, dass sie gerne und ausführlich preisgeben*« (Remschmidt et al. 2006, S. 76). Oft sind es dieselben Verhaltensmerkmale, welche je nach Betrachtungsweise und Situation wie die Kehrseite einer Münze mal eine Stärke und mal eine Schwäche darstellen. So kann der sorgfältige Blick für Details zum Verlust des Gesamtüberblicks führen, aber auch zum Erkennen von wesentlichen Unterschieden, oder die sachliche Kommunikation verhindert zwar das Heraushören kommunikativer Zwischentöne, führt aber zu einem transparenten Austausch, bei dem alle Beteiligten wissen, woran sie sind.

Eine Übersicht zu den gängigen diagnostischen Instrumenten, eingeteilt nach kategorialen Skalen (Screening-Fragebogen, Beobachtungsskalen, Interviews), dimensionalen Fragebogen, Selbstbeurteilungsbogen sowie Skalen zur Verlaufs- und Förderdiagnostik, aber auch spezifischen Skalen zum Asperger-Syndrom, findet sich in Bölte (2010).

1.3 Komorbidität

In der Metaanalyse von Fombonne (2005) weisen 70 % aller Kinder im gesamten autistischen Spektrum eine mäßige oder schwere *Intelligenzminderung* auf. Chakrabarti und Fombonne (2001) finden in ihrer Einzelstudie für das gesamte Spektrum eine deutlich niedrigere Komorbidität von 25% mit einer Intelligenzminderung. Definitionsgemäß kommt es beim Asperger-Syndrom zu keiner Beeinträchtigung der Intelligenz. 20% der Kinder mit Frühkindlichem Autismus haben eine schwere, 50% eine leichte geistige Behinderung, während 30% keine intellektuelle Beeinträchtigung zeigen (Fombonne 2005). Baird et al. (2006) fanden ähnliche Zahlen. Diese letzte Gruppe von normal intelligenten Kindern mit Frühkindlichem Autismus wäre dann dem High-Functioning-Autismus zuzuordnen.

Menschen mit Autismus weisen manchmal auch andere *psychische Störungen* auf. Heutzutage wird deshalb diskutiert, ob zusätzliche Symptome bei Autismus eine Zweit- oder Drittdiagnose rechtfertigen (Poustka et al. 2008). Die Übersichten von Tsai (1996) und Skuse (2010) verweisen auf ein erhöhtes Risiko für Aufmerksamkeitsstörungen und Hyperaktivität, Tic-Störungen, affektive Störungen (Angststörungen, Phobien, depressive Störungen), Zwangsstörungen und Autoaggression, wobei die Prozentzahlen je nach Studie schwanken. Remschmidt et al. (2006) erwähnen zudem Essstörungen, Mutismus, Schizophrenie und Persönlichkeitsstörungen. Rund zwei Drittel (65%) aller Menschen mit Asperger-Syndrom weisen mindestens eine psychische Komorbidität auf (Ghaziuddin et al. 1998, zit. nach Remschmidt et al. 2006), wobei im Kindesalter vor allem Aufmerksamkeitsprobleme und Hyperaktivität (Goldstein und Schwebach 2004). und im Jugendalter eher depressive Symptome auftreten.

Bei rund 10% der Kinder (Chakrabarti und Fombonne 2001) finden sich auch verschiedene *organische Syndrome* wie zum Beispiel Epilepsie, das Fragile X-Syndrom, das Prader-Willi-Syndrom oder die tuberöse Sklerose, welche mit Verhaltensweisen auftreten, die phänomenologisch denjenigen der autistischen Störungen ähnlich sind (Poustka et al. 2008). Etwa 30% der Menschen mit einer Autismus-Spektrum-Störung (Tsai 1996) entwickeln unabhängig von ihrer Intelligenz im Verlauf ihres Lebens eine *Epilepsie*, deutlich häufiger tritt diese bei Kindern mit Frühkindlichem Autismus und einer schweren intellektuellen Retardierung auf (Fombonne 2005).

Eine Übersicht über die *Differentialdiagnostik* zu weiteren tiefgreifenden Entwicklungsstörungen sowie zu anderen psychiatrischen und somatischen Störungen bietet Bölte (2010).

1.4 Epidemiologie und Verlauf der Autismus-Spektrum-Störungen

Epidemiologische Studien zu den Autismus-Spektrum-Störungen werden schon seit über 40 Jahren durchgeführt. Vor allem in den letzten Jahren konnte eine starke Zunahme der Aktivität in diesem Forschungsbereich beobachtet werden (Fombonne 2005). Die Ergebnisse dieser Studien sind nur schwer miteinander zu vergleichen, da sich die diagnostischen Kriterien und die Nomenklatur laufend verändert haben. Die Studie von Chakrabarti et al. (2001), welche als eine der besten epidemiologischen

Arbeiten gilt (Rutter 2005), und die Metaanalyse von Fombonne (2005), die insgesamt 34 epidemiologische Studien zu den tiefgreifenden Entwicklungsstörungen bei Kindern analysiert, weisen folgende Anzahl Betroffener pro 10 000 Menschen aus – die etwas niedrigeren Werte stammen aus der Studie von Chakrabarti et al. (2001):

- Tiefgreifende Entwicklungsstörungen (insgesamt): 60–62.6 pro 10 000
- Frühkindlicher Autismus: 13–16.8 pro 10 000
- Asperger-Syndrom: 3–8.4 pro 10 000

Baird et al. (2006) fanden in ihrer Kohorte in England noch höhere Prävalenzzahlen.

Schaut man sich die Resultate der epidemiologischen Studien aus den letzten zehn Jahren an, kann eine Zunahme der Autismus-Spektrum-Störungen beobachtet werden (Fombonne 2005). Ob es sich dabei um eine tatsächliche Zunahme handelt oder ob sich diese Veränderung auf die Entwicklung immer genauerer diagnostischer Kriterien zurückführen lässt, ist umstritten (Remschmidt et al. 2006; Poustka et al. 2008). Es ist aber davon auszugehen, dass diese Zunahme die Folge eines höheren Informationsniveaus sowohl unter Fachleuten als auch Eltern ist sowie neuerer und effektiverer Diagnoseinstrumente wie auch veränderter Diagnosekriterien (Fombonne 2005). So zeigt sich beispielsweise in der Studie von Wazana et al. (2007) ein 1,5-facher Anstieg der Prävalenzraten für eine Autismus-Diagnose bei einem Wechsel von den Kriterien des DSM-III zu den Kriterien des DSM-IV. Zudem sind die meisten älteren Studien methodologisch nicht mit den aktuellen zu vergleichen (Poustka et al. 2008). Bölte et al. (2007) machen auch auf die Probleme der Sensitivität und Spezifität der verwendeten diagnostischen Instrumente aufmerksam. Nach Fombonnes Metaanalyse (2005) liegen weder ethnische Effekte noch Zusammenhänge mit bestimmten sozioökonomischen Gesellschaftsschichten vor.

Der Punkt, in dem sich alle Autoren einig sind, ist die trotz schwankender Zahlen charakteristische *Geschlechterverteilung* zuungunsten der Jungen. Durchschnittlich kann von einem Verhältnis von 4:1 gesprochen werden (Fombonne 2005). Dieses Ungleichgewicht zeigt sich bei den autistischen Störungen mit einem höheren Funktionsniveau, wie zum Beispiel beim Asperger-Syndrom, mit einer Durchschnittsschätzung von etwa 6–8:1 noch deutlicher (Fombonne 2005). In der Gruppe der Kinder mit einer Intelligenzminderung steigt die Rate der betroffenen Mädchen markant an, es findet sich ein Verhältnis von 2:1 (Fombonne 2005; Skuse 2010). Zudem sind die Mädchen im Allgemeinen schwerer von den Störungen betroffen (Poustka et al. 2008). Skuse (2010) diskutiert als mögliche Erklärungen für den Geschlechtsunterschied bei Autismus genetische, endokrinologische und auf den diagnostischen Kriterien beruhende Ansätze.

Die Autismus-Spektrum-Störungen remittieren im Alter nicht, sondern es finden sich im *Verlauf* der Kindheit oft eine Zuspitzung der mangelnden sozialen und später beruflichen Integration und bis in das Erwachsenenalter hinein ein Rückzug auf die Sonderinteressen. Wie die Studie von Gillberg et al. (2010) zeigt, bleiben die Diagnosen bis in das Erwachsenenalter recht stabil. Im Alter von vier bis fünf Jahren findet sich häufig eine starke Ausprägung der Symptomatik, weswegen diagnostische Instrumente wie zum Beispiel das Autismus-Interview (ADI-R; Bölte et al. 2006) gezielt nach dieser Zeitspanne fragen. Kinder mit einer Autismus-Spektrum-Störung auf hohem Funktionsniveau zeigen oft ein klares soziales Interesse, welches aber aufgrund der mangelnden sozialen, kommunikativen und emotionalen Kompetenzen nicht zur altersgemäßen sozialen Integration in die Gleichaltrigengruppe und zum erfolgreichen Aufbau von Freundschaften führt. Im Jugendalter verstärkt sich dann der soziale Anpassungsdruck, wodurch oft auch ein hoher Leidensdruck entsteht, der zu einer sekundären depressiven, ängstlichen oder vermehrt zwanghaften Symptomatik bis zu Suizidalität führen kann (Remschmidt et al. 2006; Gillberg et al. 2010). Ghaziuddin et al. (2002) sprechen sogar von einer Prävalenz von 30–40 % für suizidale Handlungen. Die Symptomatik verstärkt sich mit fortschreitendem Alter durch das immer komplexere soziale Umfeld und die Erkenntnis der eigenen Andersartigkeit. Während sich nach der Schulzeit mehr soziale Nischen für Menschen mit einer Autismus-Spektrum-Störung ergeben und ihnen die Kommunikation mit Erwachsenen manchmal einfacher fällt, führen die Defizite der sozialen Kompetenzen jedoch zu geringeren schulischen und beruflichen Qualifikationen, und nur ein geringer Teil der Erwachsenen geht einem selbstständigen Leben und einer Arbeit auf dem freien Markt nach (Howlin und Goode 1998, zit. nach Krasny et al. 2003). Auch Engström et al. (2003) fanden in ihrer Untersuchung ein beträchtlich tieferes allgemeines psychosoziales Funktionsniveau im Erwachsenenalter gemessen an der Beschäftigungsrate, der Anzahl von Partnerschaften und dem Ausmaß der erforderlichen Unterstützungsleistungen. Demgegenüber sind die Befunde aus der Studie von Gillberg et al. (2010) weniger ungünstig: In der von den Autoren untersuchten Gruppe führte lediglich ein Viertel ein deutlich eingeschränktes Leben ohne Berufstätigkeit und Freunde. In ihrem Beitrag geben Gillberg et al. (2010) einen zusammenfassenden Überblick über den aktuellen Forschungsstand zu Verlaufsuntersuchungen bei Menschen mit dem Asperger-Syndrom.

1.5 Ätiologie der Autismus-Spektrum-Störungen

Für das Asperger-Syndrom ist die Erkenntnislage zu den Ursachen deutlich schlechter als für den Frühkindlichen Autismus, da es erst spät in den 1980er-Jahren in das Forschungsinteresse gerückt ist. Gemäß den aktuellen Forschungsbefunden werden aber dieselben Faktoren für das ganze autistische Spektrum diskutiert.

Die tiefgreifenden Entwicklungsstörungen weisen eine mehrdimensionale Ätiologie mit einem Schwerpunkt bei biologischen Faktoren (Remschmidt et al. 2006; Poustka et al. 2008) auf, wofür der frühe Störungsbeginn, die hohe Verhaltenskonkordanz bei eineiigen im Vergleich zu zweieiigen Zwillingen, die hohe Komorbidität mit einer Intelligenzminderung, die hohe Rate neurologischer Auffälligkeiten und neuropsychologischer Funktionsstörungen (▶ Kap. 1.5.1) sowie die Assoziation mit bekannten genetischen Erkrankungen (▶ Kap. 1.3) sprechen. Mehr als 90 % der Betroffenen weisen keine organische Störung auf, die das autistische Störungsbild erklären kann, und die Erkrankung ist vermutlich genetisch bedingt (Fombonne 2005), was vor allem auch für das Asperger-Syndrom gilt. Die aktuellen Befunde und offenen Fragen in diesem Forschungsgebiet diskutieren Freitag (2007, 2010) und Skuse (2010) in ihren Übersichtsarbeiten.

Die wenigen Familien- und Zwillingsstudien zum Asperger-Syndrom verweisen deutlich auf eine familiäre Häufung des Syndroms sowie einzelner autistischer Verhaltensweisen (*broader autism phenotype*), wie die Übersichten von Skuse (2010) und Freitag (2010) zeigen. Die These des Broader Autism Phenotype besagt, dass sich autistische Verhaltensweisen und die dahinter liegenden Prozesse der Informationsverarbeitung sowie genetische Befunde auch in einem Teil der nicht klinisch auffälligen Normalbevölkerung auf einem Kontinuum finden. Da diese auch durchaus Vorteile mit sich bringen, setzen sie sich weiterhin genetisch durch. Die Forschung konzentriert sich aktuell auf molekulargenetische Kopplungs- und Assoziationsstudien (Freitag 2007, 2010).

Das Asperger-Syndrom ist eine *zerebrale Störung*. Die genetischen Veränderungen führen zu einem veränderten Aufbau und veränderten Funktionen, wofür sowohl strukturelle und funktionelle Auffälligkeiten in bestimmten Hirnregionen als auch biochemische Anomalien sprechen. Im Fokus der Aufmerksamkeit stehen der Temporallappen und das limbische System, mit einem Schwerpunkt auf der Funktion der Amygdala. Auch bei den Funktionen des Frontallappens wurden Auffälligkeiten entdeckt, wie sie für Schwierigkeiten mit exekutiven Funktionen typisch sind. Es gibt zudem Hinweise auf Besonderheiten der Sinneswahrnehmung und damit einhergehend einer gestörten Informationsverarbeitung. Seit einigen Jahren mehren sich die Hinweise, dass der Mensch wie andere Primaten über ein sogenanntes Spiegelneuronensystem verfügt, das für das Verständnis von Handlungen wie auch für Imitation und Empathie bedeutsam sein könnte. Greimel et al. (2009) geben eine Übersicht über die aktuellen Befunde.

Baron-Cohen (2006) verfolgt eine These, die genetische und neuropsychologische sowie -anatomische Ansätze verbindet: Autistische Menschen interpretieren Wahrgenommenes weniger mit dem *Empathising System*, welches mit der Amygdala, dem orbitalen und medialen frontalen Kortex sowie dem superioren temporalen Sulcus zusammenhängt. Sie aktivieren eher das *Systemising System*, welches nach wiederkehrenden Mustern und Regeln im wahrgenommenen Geschehen sucht, um eine Aussage über das Kommende zu machen. Baron-Cohen stellt die Hypothese der Hyper-Systematisierung (*hyper-systemizing theory*) auf, wonach autistische Menschen Informationen auf einem zu hohen Systematisierungsniveau verarbeiten, und sich somit verschiedene Symptome (z. B. Rigidität, Spezialinteressen) erklären lassen. Seine Studien zeigen, dass sich diese hohe Ausprägung des Systematisierungsniveaus auch in der Verwandtschaft von Menschen mit einer Autismus-Spektrum-Störung findet, was wiederum auf die These des Weiteren autistischen Phänotyps (*broader autism phenotype*) verweist. Kinder mit Asperger-Syndrom haben öfter Mütter und Väter, welche Systematisierer sind. Somit schließt Baron-Cohen auf eine Vererbung des hohen Systematisierungsgrades, welcher unter anderem zur autistischen Symptomatik führen kann.

In Bezug auf die These der schwachen zentralen Kohärenz (weak coherence) beziehungsweise der detailorientieren Verarbeitung (local processing) stellen Happé und Frith (2006) ähnliche Überlegungen an (▶ Kap. 1.5.1). Auch diese Autoren haben bei klinisch unauffälligen Eltern autistischer Menschen vermehrt einen detailorientierten Verarbeitungsstil gefunden (Happè et al. 2001), was ebenfalls für das Vorhandensein eines Broader Autism Phenotype spricht.

In geringerem Umfang spielen auch Umweltfaktoren eine Rolle (Poustka et al. 2008; Dawson 2008): Der Einfluss von Toxinen (z. B. Umweltgifte, Pestizide) und Viren (z. B. Masern, Röteln, Mumps), intrauterine Umweltfaktoren (z. B. Grippeerkrankungen) und eine erhöhte Hormonkonzentration im Zusammenhang mit Fruchtbarkeitsbehandlungen, aber auch ein Zusammenhang mit Autoimmunerkrankungen stehen zur Debatte (Dawson 2008). Die immer wieder diskutierten Hypothesen eines Zusammenhangs von Autismus mit Impfungen, Lebensmittelunverträglichkeiten (z. B. Gluten, Casein) oder Antibiotikamedikation konnten bisher nicht wissenschaftlich nachgewiesen werden, sondern beruhen auf Einzelfallstudien (Poustka et al. 2008).

Vermutlich existiert eine Interaktion zwischen genetischen und umweltbedingten Faktoren, bei der verschiedene Gene miteinander interagieren und Umweltfaktoren die Anfälligkeit erhöhen, eine autistische Störung zu entwickeln (Dawson 2008). Dawson (2008) fasst Befunde zusammen, die zeigen, dass autistische Verhaltensweisen nicht im Zusammenhang mit einer stabilen Hirnschädigung stehen, sondern durch dynamische postpartale Veränderungen im Gehirn und somit des Verhaltens charakterisiert sind. Gemäß einem kumulativen Risikomodell senkt eine Anhäufung von frühen Risikofaktoren, die allenfalls durch Umweltfaktoren bedingt sind, die Schwelle zur Entwicklung suboptimaler neuronaler Prozesse.

1.5.1 Neuropsychologische und kognitive Aspekte der Autismus-Spektrum-Störungen

Wissenschaftlich werden neben dem spezifischen kognitiven Profil drei wichtige neuropsychologische Theorien diskutiert, welche die verschiedenen Auffälligkeiten autistischer Menschen erklären sollen: die Theory of Mind, die Theorie der Zentralen Kohärenz beziehungsweise der globalen versus lokalen Informationsverarbeitung und die Theorie der exekutiven Funktionen. Remschmidt et al. (2006) gehen davon aus, dass »*autistische Menschen über ein nicht hinreichend integriertes Gehirn verfügen, sodass die einzelnen psychischen Funktionen unzureichend aufeinander abgestimmt und weder entwicklungsangemessen noch situationsangemessen koordiniert sind*« (S. 51). Keines der neuropsychologischen Konstrukte kann alle Auffälligkeiten erklären, die für das autistische Spektrum spezifisch sind. Außerdem weisen Menschen mit einer Autismus-Spektrum-Störung spezifische Auffälligkeiten bei der Wahrnehmung auf. Das Wissen um die neuropsychologischen Besonderheiten kann Bezugspersonen helfen, die Wahrnehmungs-, Denk- und Handlungsweise autistischer Menschen besser zu verstehen und einzuordnen (Jenny 2011). Therapeuten sollten sich in ihrer Arbeit mit von ASS-Betroffenen jeweils in Erinnerung rufen, dass eine andere Wahrnehmung der Welt, auch zu einer anderen Interaktion mit der Welt und zu Dissonanzen mit der Wahrnehmung und Deutung durch Nicht-Betroffene führt, wie die konkreten Alltagsbeispiele in Jenny (2011) aufzeigen.

Kognitives Profil

Obgleich der Frühkindliche Autismus häufig mit geistiger Behinderung einhergeht (▶ Kap. 1.1.1), so variiert die Intelligenz beim Asperger-Syndrom definitionsgemäß zwischen durchschnittlich bis überdurchschnittlich, was auch als Voraussetzung für die guten therapeutischen Fortschritte erachtet wird (Krasny et al. 2003). Verschiedene Studien untersuchen das Leistungsprofil von Menschen mit einem Asperger-Syndrom. Dabei konnte zum Beispiel im Hamburg-Wechsler-Intelligenztest HAWIK-III (Tewes et al. 2000) beobachtet werden, dass Kinder mit Asperger-Syndrom häufig deutlich besser im Verbalteil als im Handlungsteil abschneiden, während sich bei Kindern mit High-Functioning-Autismus genau der umgekehrte Fall zeigt. (Ozonoff et al. 1991a; Lincoln et al. 1995; zit. nach Remschmidt et al. 2006). Die Studie von Ghaziuddin et al. (2004) zeigt aber, dass die meisten Probanden die für ihre Diagnosegruppe typischen Profile aufweisen, manche aber auch ein gemischtes Bild oder sogar das für die andere Diagnosegruppe typische Profil zeigen. Dickerson et al. (2008) haben das Intelligenzprofil von Kindern mit High-Functioning-Autismus oder Asperger-Syndrom für die revidierte Fassung des HAWIK, den HAWIK-IV (Petermann und Petermann 2007) genauer untersucht: Der Index »Wahrnehmungsgebundenes Logisches Denken«, der keine zeitgebundenen motorischen Aufgaben beinhaltet, stellt nun zusammen mit dem Index »Sprachverständnis« die relative Stärke mit statistisch betrachtet überdurchschnittlichen Leistungen dar, während die Indizes »Arbeitsgedächtnis« und »Verarbeitungsgeschwindigkeit« relative Schwächen darstellen und unterdurchschnittlich ausfallen. Früher schnitten die Kinder im Mosaiktest am besten ab, heute stehen neu die Subtests »Matrizen« und »Bildkonzepte« an oberster Stelle der nonverbalen Tests. Ähnlich wie die Kinder mit einer Aufmerksamkeitsstörung waren die Kinder mit einer autistischen Störung am schlechtesten beim Subtest »Buchstaben-Zahlen-Folgen«, der eine hohe Leistung des Arbeitsgedächtnisses erfordert.

Theory of Mind

Die Theory of Mind ist die Fähigkeit, sich in die Vorstellungswelt anderer hineinzuversetzen. »*Mit dem Begriff ›Theory-of-Mind‹ ist die Fähigkeit gemeint, psychische Zustände (Gefühle und Gedanken) anderen Personen und sich selbst zuzuschreiben, also die Fähigkeit, die eigenen Gedanken, Gefühle, Wünsche, Absichten und Vorstellungen und diejenigen anderer zu erkennen, zu verstehen und vorherzusagen*« (Remschmidt et al. 2006, S. 46). Baron-Cohen et al. (1985) sprechen von alltagspsychologischen Konzepten, die es dem Menschen ermöglichen, sich selbst und dem Gegenüber mentale Zustände zuzuschreiben. Sie beziehen sich dabei auf Konzepte aus der Primatenforschung. Der kognitive Verarbeitungsstil, der für das Repräsentieren von mentalen Zuständen verantwortlich ist, wird *Mentalisieren* (mentalising) genannt (Frith und Happé 1994; Happé 1997). Bei der Diskussion um die Theory of Mind ist zu beachten, dass nicht alle sozialen und kommunikativen Fertigkeiten die Fähigkeit zu Mentalisieren voraussetzen (Frith und Happé 1994). Die Entwicklung der Emotionserkennung stellt einen Teil der Entwicklung der Theory of Mind dar und wird oft gemeinsam mit den Begriffen *Mindreading* oder *Empathizing* (Baron-Cohen et al. 2004) genannt.

Das Wissen darüber, dass jede Person Gedanken und Gefühle hat und dass diese sich von denen einer anderen Person oder von deren Realität unterscheiden können, bildet die Grundlage für das Verstehen sozialer Situationen (Colle et al. 2006). Dieses Wissen, das aus der Theory of Mind resultiert, entwickelt sich bei Kindern im Verlauf des vierten Lebensjahres. In diesem Alter verändern sie sich von naiven Idealisten, die ihre Überzeugungen für reale Tatbestände halten, zu jungen Menschen, die wissen, dass ihre Ansichten möglicherweise nicht der Realität entsprechen (Baron-Cohen 2001; Remschmidt et al. 2006). Roeyers und Warreyn (2010) geben einen umfassenden Überblick über die Entwicklung der Theory of Mind und deren Vorläufer Imitation, geteilte Aufmerksamkeit und symbolisches Spiel.

Zahlreiche Studien (z. B. Baron-Cohen et al. 1985; Baron-Cohen 2001) konnten zeigen, dass Menschen mit einer Autismus-Spektrum-Störung Defizite in der Entwicklung der Theory of Mind aufweisen (Ozonoff und Miller 1995; Happé 1995), was mit dem Begriff *Mind-Blindness* (Frith et al. 1994; Happé 1997) umschrieben wird. Während diese Schwäche beim Frühkindlichen Autismus sehr deutlich ist und bereits einfache Stufen der Entwicklung der Theory of Mind betrifft, sind die Beeinträchtigungen beim Asperger-Syndrom und High-Functioning-Autismus subtiler (Baron-Cohen 2001; Beaumont und Sofronoff 2008), stellen eher eine Entwicklungsverzögerung dar und betreffen dann erst die schwierigste Stufe, wie zum Beispiel die Interpretation von nonverbaler Kommunikation oder das Erkennen von Fauxpas-Situationen (z. B. Baron-Cohen 2001; Baron-Cohen et al. 2001; Beaumont und Sofronoff 2008). Viele der Schwierigkeit der Theory of Mind lassen sich bei Menschen mit Asperger-Syndrom kaum in Laborsituationen aufspüren, da sie mit ihrer guten Intelligenz und den verbalen Fähigkeiten vieles kompensieren können und erst in der realen sozialen Situation oder bei anspruchsvollen sozialen Tests auffallen, die Mentalisieren in einem sozialen Kontext erfordern (Baron-Cohen et al. 2001; Klin et al. 2003). Einige Autoren haben Wege gefunden, um verschiedene Aspekte von sozialer Kognition im Rahmen eines Tests zu beobachten, der auch die Schwächen gut begabter Menschen mit Asperger-Syndrom erfasst: Hierzu zählen Klin (2000) mit dem *Social Attribution Task* (SAT), Kaland (Kaland et al. 2002; Kaland et al. 2008) mit ihren *Strange Stories* und *Stories from Everyday Life*, aber auch Heavey et al. (2000) mit dem *Awkward Moments Test* und Dziobek et al. (2006) mit dem *Movie for the Assessment of Social Cognition* (MASC) – beide arbeiten mit Filmsequenzen, – sowie Golan et al. (2006a) mit der *Cambridge Mindreading Face-Voice Battery* (CAM), Baron-Cohen et al. (2001) mit dem *Reading the Mind in the Eyes Test* und Golan et al. (2006b) mit dem *Reading the Mind in the Voice Test* – alle drei stützen sich vor allem auf das Erfassen emotionaler Informationen. Zu bedenken ist, dass nicht alle sozialen Kompetenzen Mentalisieren benötigen (Frith et al. 1994; Happé 1997), was Untersuchungen mit sich bewegenden Objekten, denen soziale Intentionen zugeschrieben werden, schön aufzeigen (Castelli et al. 2002): Während sich im PET-Scan keine Unterschiede zwischen Menschen mit Asperger-Syndrom und Kontrollpersonen zeigen, wenn diese auf einem Bildschirm Objekte beobachten, die sich zufällig oder auf ein gemeinsames Ziel hin bewegen (Jagen, Fangen, Kämpfen), schneiden die Kontrollpersonen bedeutend besser ab, wenn sich die Objekte interagierend und scheinbar mit impliziten Absichten bewegen (z. B. Austricksen).

Die Folgen einer fehlenden Theory of Mind oder der mangelnden Fähigkeit der *Intersubjektivität* (Remschmidt et al. 2006, S. 47) zeigen sich vor allem im sozialen Bereich: Die nonverbalen Hinweisreize eines Menschen, wie Prosodie oder Mimik, werden nicht beachtet, d. h. sie werden nicht verwendet, um Rückschlüsse hinsichtlich dessen Gedanken und Gefühle zu ziehen (Baron-Cohen et al. 2001). Subtilere soziale Vorgänge, wie Stimmungen, Witze oder Sarkasmen, werden nicht verstanden (Poustka et al. 2008). Zudem ist das Verhalten anderer Menschen ohne eine Theory of Mind weder verständlich noch vorhersagbar.

Nach der Übersichtsarbeit von Bruning et al. (2005) finden sich Defizite der Theory of Mind auch bei anderen psychiatrischen Störungsbildern, wie schizophrenen und bipolaren Erkrankungen. Diese entwickeln sich aber erst im Verlauf der Erkrankung und bilden sich nach der Remission wieder zurück. Zudem weisen auch Kinder mit einer Aufmerksamkeitsstörung Schwierigkeiten mit der Theory of Mind auf.

Untersuchungen zur Theory of Mind nutzen sehr unterschiedliche Aufgabenstellungen und kommen zu unterschiedlichen Ergebnissen (Bruning et al. 2005). Die Theory of Mind scheint mit dem Mentalisierungssystem zusammenzuhängen, welches als Netzwerk zwischen den Temporalregionen, den Parietalregionen, dem medialen präfrontalen Kortex und der Amygdala fungiert und bei Menschen mit Autismus eine geringere Aktivierung zeigt (Frith 2001; Castelli et al. 2002). Bei Betroffenen wird eine reduzierte funktionelle Verbindung zwischen dem bei Mentalisierungsaufgaben hoch aktiven extrastriatalen Kortex und dem superioren temporalen Sulcus an der Verbindungsstelle zwischen Temporal- und Parietalregion beobachtet (Castelli et al. 2002). Die Autoren schließen auf eine Art Flaschenhals bei der Interaktion zwischen verschiedenen Wahrnehmungsprozessen. Eine besondere Rolle bei der Verarbeitung von Informationen von Gesichtern spielt der Gyrus fusiformis (Schultz et al. 2003). Diese Region scheint auch zusammen mit anderen Regionen (Amygdala, Temporalregionen, medialer präfrontaler Kortex, inferolateraler frontaler Kortex, superiore temporale Sulci) eine Rolle bei der sozialen Attribuierung von wahrgenommenen Situationen zu spielen (Schultz et al. 2003). Menschen mit Autismus zeigen zum Beispiel bei der Verarbeitung von Gesichtern signifikant weniger rechtshemisphärische Aktivierung im Bereich des Gyrus fusiformis als Kontrollpersonen (Bruning et al. 2005). Ferner geben auch Untersuchungen über die Augenbewegungen interessante Hinweise auf die Ursachen der sozialen Defizite: Menschen mit Autismus beobachten zum Beispiel in Gesprächen eher die sich bewegende Mundpartie oder unwesentliche Details und die verbalen Äußerungen, während sich Kontrollpersonen auf die Augenpartie konzentrieren sowie nonverbale Hinweise wie die Blickrichtung verfolgen und dadurch oft Informationen erfassen, noch ehe sie verbalisiert werden, oder solche, die im Gegensatz zum verbalen Inhalt stehen (Klin et al. 2003).

Zentrale Kohärenz und globale versus lokale Informationsverarbeitung

Die Zentrale Kohärenz (Happé und Frith 2006) ist die Fähigkeit, übergreifende (soziale) Muster und den gesamten Kontext zu erfassen. Frith (1989) konzeptualisierte sie als die spontane Tendenz normal entwickelter Menschen, Reize zu einem kohärenten, bedeutsamen Ganzen zu integrieren. Wahrnehmung und Denken werden im Sinne der Gestaltpsychologie und der kognitionspsychologischen Theorie der Feld(un)abhängigkeit durch zentrale Kohärenz bestimmt: Reize (Menschen, Objekte, Situationen, Gefühle) werden immer in Bezug auf ihren Kontext gesehen und zu einer höheren Ordnung im Sinne einer kohärenten Gestalt zusammengefügt.

Bei den Autismus-Spektrum-Störungen ist die Fähigkeit zur zentralen Kohärenz nur schwach ausgeprägt. Dagegen ist die Tendenz sehr stark, Reize isoliert und kontextfrei zu verarbeiten (Frith und Happé 1994; Happé 1997; Müller 2008). Diese Befunde könnten die Resultate aus Untersuchungen mit dem Hamburg-Wechsler-Intelligenztest (Tewes et al. 2000) erklären, wonach Menschen mit Autismus überdurchschnittlich gut im Subtest *Mosaike* abschnitten (Shah und Frith 1993; Happé 1997) oder bei den sogenannten *Embedded Figures* (Witkin et al. 1971) einfache Figuren finden, welche im Kontext einer komplexeren Figur lokalisiert werden müssen (Happé 1997; Happé et al. 2006). Zur Lösung dieser Aufgaben ist es von Vorteil, sich auf Details zu konzentrieren und ein Ganzes segmentiert wahrnehmen zu können.

Bei Menschen mit Asperger-Syndrom scheint die Zentrale Kohärenz weniger beeinträchtigt zu sein als beim Frühkindlichen Autismus (Jolliffe und Baron-Cohen 2001; Beaumont et al. 2008). Eine Hypothese besagt, dass diese Beeinträchtigung erst ab einer bestimmten zu verarbeitenden Informationsmenge auftritt (Jolliffe et al. 2001), während eine andere Hypothese postuliert, es handle sich um keine Schwäche, sondern die Fähigkeit zur Zentralen Kohärenz sei auf einem Kontinuum anzuordnen (local versus global coherence) und durch zwei unterschiedliche, aber gleichwertige Informationsverarbeitungsstile, die globale und die lokale Informationsverarbeitung (local versus global processing), repräsentiert (Happé et al. 2006). Menschen mit Autismus setzen zwar öfters den detailorientierten Verarbeitungsstil ein, können aber bei Aufgaben, die explizit eine ganzheitliche Verarbeitung fordern, in diesen wechseln. Somit geht es möglicherweise weniger um eine Schwäche der globalen Verarbeitung und eher um eine auffallende Stärke der Detailorientierung. Müller (2008) gibt eine Übersicht über verschiedene Aufgaben, bei denen sich dieser Verarbeitungsstil anschaulich zeigt, und diskutiert die Vor- und Nachteile dieser Informationsverarbeitung. Befunde, wonach die Eltern – besonders die Väter – von Menschen mit Autismus ebenfalls signifikant öfter einen Verarbeitungsstil der Local Coherence anwenden, sprechen dafür, dass dieser Stil auch in der nicht klinisch auffälligen Bevölkerung im Sinne eines Broader Autism Phenotype vorhanden ist und durchaus Vorteile mit sich bringt (Happè et al. 2001). Zur Interpretation von sozialen Situationen ist eine ganzheitliche und kontextgebundene Wahrnehmung unentbehrlich (Berger et al. 2003, zit. nach Happé et al. 2006). Die Theorie der schwachen zentralen Kohärenz kann einen Teil der sozialen Schwierigkeiten von Menschen mit einer Autismus-Spektrum-Störung erklären. Die anatomischen Strukturen hinter der Zentralen Kohärenz sind noch unklar.

Exekutive Funktionen

Bei den exekutiven Funktionen (Pennington und Ozonoff 1996) geht es um das Lösen von Problemen, um die Fähigkeit zu planen und zielgerichtet zu handeln (von

Cramon und von Cramon 2000). »*Exekutive Funktionen stellen Denkprozesse höherer Ordnung dar, die für die Verhaltensplanung, -steuerung und -kontrolle entscheidend sind. Sie umfassen: Handlungsplanung, Impulskontrolle, Kontrolle der Aufmerksamkeit und der motorischen Funktionen, Widerstand gegen Störungen, die Unterdrückung (Inhibition) drängender, aber den Handlungsablauf störender Reaktionen sowie Zielgerichtetheit, organisierte Suche und Flexibilität in Denken und Handeln (im Sinne von Generierung neuer Lösungsmöglichkeiten)*« (Remschmidt et al. 2006, S. 44).

Menschen mit einer Autismus-Spektrum-Störung zeigen Defizite in den exekutiven Funktionen (Verté et al. 2006), die auch bei verschiedenen anderen psychischen Erkrankungen auftreten, wie zum Beispiel bei der Aufmerksamkeitsdefizit-Hyperaktivitätsstörung, dem Tourette-Syndrom oder Störungen des Sozialverhaltens (Pennington et al. 1996). Es fehlt ihnen an der ausreichenden Inhibition, um zielgerichtet planen zu können und sich nicht ablenken zu lassen. Diese fehlende Inhibition wird auch bei der Kontrolle von Emotionen sichtbar: Menschen mit einem Asperger-Syndrom zeigen beispielsweise oftmals die Tendenz impulsiv und aggressiv zu reagieren, wenn sie wütend sind. Sie scheinen nicht in der Lage zu sein, erst nach alternativen Verhaltensweisen zu suchen, sondern reagieren häufig sofort mit physischer Gewalt, ohne zu überlegen (Sofronoff et al. 2007). Auch Veränderungsängste, die autismus-typischen Spezialinteressen und das fehlende vorausschauende Denken (z. B. Gefahren erkennen) lassen sich durch eine Störung der exekutiven Funktionen erklären (Ozonoff et al. 1991a; Freitag 2009).

Ein immer wieder benutztes Paradigma, um die exekutiven Funktionen zu erfassen, stellt das Testverfahren *Turm von London* (Tucha und Lange 2004) dar. Bei diesem Test geht es darum, einen aus verschiedenen Bestandteilen bestehenden Turm nachzubauen, wobei jeder Schritt gut geplant werden muss. Verschiedene Studien, unter anderem die von Manjiviona und Prior (1999), konnten die Schwierigkeiten aufzeigen, die Menschen mit einem Asperger-Syndrom mit dieser Aufgabe haben. Das kognitive Profil im Bereich der exekutiven Funktionen unterscheidet sich innerhalb des autistischen Spektrums nur unwesentlich (Verté et al. 2006): Kinder mit Asperger-Syndrom, High-Functioning-Autismus oder einer nicht näher bezeichneten Entwicklungsstörung weisen im Vergleich zu gesunden Kontrollkindern vor allem Schwierigkeiten mit kognitiver Flexibilität, Handlungsplanung, verbaler Flüssigkeit und Inhibition auf. Diese Erkenntnisse aus der neuropsychologischen Forschung legen Auffälligkeiten im Frontallappen nahe (Baron-Cohen 2004).

Wahrnehmung und Aufmerksamkeit

Wahrnehmung und Aufmerksamkeit sind diejenigen elementaren kognitiven Prozesse, die bei Kindern mit Autismus-Spektrum-Störungen früh und bleibend eingeschränkt sind. Freitag (2009) gibt eine Übersicht über die Befundlage: Bei den Besonderheiten der auditorischen Wahrnehmung erwähnt die Autorin, dass autistische Kleinkinder die mütterliche Stimme nicht präferieren (Klin 1991) und die automatische Hinwendung zu Sprachlauten herabgesetzt ist (Lepisto et al. 2006), während ältere Kinder komplexe Klänge (Gomot et al. 2008) und Prosodie (Ceponiene et al. 2003) schlechter verarbeiten. Des Weiteren ist die visuelle Wahrnehmung von Kindern mit einer Störung aus dem autistischen Spektrum verändert: Die Wahrnehmung von Gesichtern und entsprechenden Gefühlen ist eingeschränkt (Dawson et al. 2005), Gesichter werden ähnlich wie Gegenstände verarbeitet (Hobson et al. 1988; van der Geest et al. 2002), und die Wahrnehmung von Bewegungen bereitet Schwierigkeiten (Freitag et al. 2008). Es finden sich aber auch Stärken bei der Wahrnehmung von Formen und Farben (Dakin und Frith 2005). Bereits Einjährige sind mit Blick und Aufmerksamkeit weniger auf ihre Bezugspersonen bezogen (Osterling et al. 2002). Die bei ein- bis zweijährigen Kindern mit Autismus eingeschränkte geteilte und gemeinsame Aufmerksamkeit, wie auch die damit einhergehenden Verhaltensweisen des Gebens und Zeigens, des Deutens, des Blickkontakts und andere nonverbale Kommunikationsaspekte stehen möglicherweise im Zusammenhang mit den auditorischen und visuellen Wahrnehmungsbesonderheiten (Freitag 2009).

1.6 Interventionen

Kinder und Jugendliche mit einer Autismus-Spektrum-Störung auf hohem Funktionsniveau benötigen in der Entwicklung ihrer sozio-emotionalen und kommunikativen Fertigkeiten Unterstützung und Hilfe bei der Interaktion mit Gleichaltrigen. Sie erleben trotz ihrer durchschnittlichen Intelligenz ständig Misserfolge aufgrund ihrer Unfähigkeit, soziale Situationen zu verstehen und sich adäquat zu verhalten. Zudem besuchen sie aufgrund ihrer kognitiven Fähigkeiten zumindest in den ersten Schuljahren mehrheitlich und später immer noch häufig eine Regelschule und sind so täglich sozialen Erwartungen ausgesetzt, denen sie oft nicht gerecht werden können. Menschen mit geringerem Funktionsniveau hingegen besuchen meistens Sonderschulen, sind diesem sozialen Druck damit weniger stark ausgesetzt und erleben ihre Andersartigkeit nicht im selben Ausmaß (Rao et al. 2008).

Seit der Aufnahme der Autismus-Spektrum-Störungen in die Klassifikationssysteme wurde versucht, den Defiziten durch Therapie entgegenzuwirken (Ozonoff und Miller 1995). Kinder und Jugendliche mit Autismus-Spektrum-Störungen, die nicht unter einer größeren kognitiven oder sprachlichen Entwicklungsverzögerung leiden, können unter geeigneter Behandlung bedeutsame Fortschritte in allen Bereichen machen, wenngleich sie bei den subtileren sozialen und kommunikativen Prozessen lebenslang Schwierigkeiten haben werden (Krasny et al. 2003). Die Interventionen unterscheiden sich in der therapeutischen Orientierung, in der Anzahl der Teilnehmer (Einzel- oder Gruppensetting) und in den Zielen (Matson und Swiezy 1994). Die Behandlung erfolgt mehrheitlich im ambulanten, je nach Schweregrad der Beeinträchtigung und zusätzlicher Belastungsfaktoren aber auch zeitweise im teilstationären oder stationären Setting.

Gruppenpsychotherapien sind kostengünstiger als Psychotherapien im Einzelsetting (Hoag und Burlingame 1997). Zudem konnten verschiedene Studien belegen, dass hinsichtlich der Wirksamkeit keine Unterschiede zwischen Einzel- und Gruppentherapie zu finden sind (Hoag und Burlingame 1997; McRoberts et al. 1998). Gerade für das Training sozialer Kompetenzen und bei Kindern und Jugendlichen mit einer Autismus-Spektrum-Störung (Gresham et al. 2001, zit. nach Tse et al. 2007; Poustka et al. 2008) scheint ein Gruppensetting besonders geeignet, da es die sofortige Einübung der erlernten Fertigkeiten in einem kleinen, geschützten, aber trotzdem realitätsnahen Rahmen ermöglicht (Solomon et al. 2004). Die gemeinsamen Aktivitäten mit den Gruppenmitgliedern, die angenehm und erfolgreich verlaufen, erhöhen das Interesse daran, Zeit mit Gleichaltrigen zu verbringen und Freundschaften zu pflegen. Zudem haben die Teilnehmer die Möglichkeit, neue Kontakte mit Gleichaltrigen zu knüpfen und ein Gefühl der Gruppenidentität zu entwickeln. Nicht zuletzt besteht auch die Möglichkeit, sich gegenseitig als Modell für einen erfolgreichen Umgang mit der Beeinträchtigung zu sehen (Poustka et al. 2008).

Barry et al. (2003) diskutieren verschiedene *Interventionsformen im Gruppensetting* für Kinder und Jugendliche mit einer Autismus-Spektrum-Störung. Sie untersuchten Trainings zur Verbesserung der sozialen Fertigkeiten – im schulischen Rahmen und bei mehreren wöchentlichen Sitzungen –, Trainings unter Einbezug unauffälliger Gleichaltriger als »Co-Therapeuten«, ambulante Gruppentherapien und -trainings an Kliniken und weiteren Fachinstitutionen sowie Selbsthilfegruppen. Bei Rogers (2000) finden sich Darstellungen zu evaluierten Trainingsprogrammen zur Verbesserung der Beziehung zu Erwachsenen (Eltern-Kind-Interaktion, Interaktion mit anderen Erwachsenen). Jenny (2010) gibt eine ausführlichere Übersicht über evaluierte und nicht evaluierte Gruppentrainings für Kinder und Jugendliche mit einer Autismus-Spektrum-Störung.

Die Frage, inwieweit sich soziale Kompetenzen allgemein bei Kindern mit Autismus-Spektrum-Störungen anhaltend verbessern lassen, ist gemäß verschiedenen *Wirksamkeitsstudien* noch offen. Gezielt trainierte soziale Fertigkeiten lassen sich in verschiedenen Behandlungssettings eindeutig verbessern (z. B. Solomon et al. 2004; Smith et al. 2007), die Generalisierung des Erlernten in den Alltag scheint jedoch ein schwieriger und nicht immer erfolgreicher Schritt zu sein (Ozonoff und Miller 1995; Marriage et al. 1995; Barry et al. 2003; Solomon et al. 2004). Gresham et al. (2001, zit. nach Tse et al. 2007) teilen die sozialen Defizite im autistischen Spektrum in Schwächen des Erwerbs (acquisition), der Ausführung (performance) und der Flüssigkeit (fluency) ein. Interventionen, welche der Erwerbsschwäche entgegenwirken, machen unausgesprochene Regeln und Bedeutungen explizit und umfassen die *Social Stories* (Gray 1994a), die *Comic Strip Conversations* (Gray 1994b) und das *Hidden curriculum* (Bieber 1994). Interventionen, die sich den inadäquaten oder unangemessenen sozialen Verhaltensweisen widmen, zeigen Problemlösungen auf und nutzen die positive Verstärkung bei sozialem Lernen. In diese Gruppe gehören die *Social Autopsies* (Bieber 1994). Interventionen, welche den flüssigen Einsatz der erlernten sozialen Verhaltensweisen verbessern, setzen auf vermehrtes Üben, zum Beispiel mithilfe von Erinnerungskarten, wie bei den *Social Skripts* (Barnhill 2002).

Unter den zahlreichen Wirksamkeitsstudien zur Verbesserung der sozialen und kommunikativen Kompetenzen bei Kindern und Jugendlichen mit Autismus-Spektrum-Störungen beziehen sich die meisten auf Einzelfallstudien oder auf die Arbeit im Einzelsetting (Rogers 2000; Krasny et al. 2003). Zur Behandlung von

Kindern und Jugendlichen im Gruppensetting gibt es wenige Studien. Williams White et al. (2007) haben dazu eine Übersicht zusammengestellt. Diese Studien aus den letzten 20 Jahren lassen sich unter anderem aufgrund unterschiedlicher Patientenpopulationen, diagnostischer Klassifikationssysteme und verschiedener Zielsetzungen, vor allem aber wegen der meist sehr kleinen Stichproben, der unterschiedlichen Dauer und der unterschiedlichen Messinstrumente nur schwer vergleichen (Jenny 2010): Nur drei der 13 Studien weisen eine Kontrollgruppe und zwei eine katamnestische Untersuchung nach rund zwei Monaten auf. Diese Übersicht zeigt aber, dass sich die sozialen und kommunikativen Kompetenzen von Kindern und Jugendlichen erweitern lassen. Vier Studien weisen einen Transfer des Gelernten in andere Situationen außerhalb der Trainingsgruppe nach. Über eine Generalisierung auf andere soziale oder kommunikative Fähigkeiten berichten nur zwei Studien und zwei weitere in eingeschränktem Maße.

Die meisten Behandlungsansätze sind pädagogisch, psychoedukativ oder kognitiv-verhaltenstherapeutisch. Eine Übersicht über die wichtigsten Grundsätze im erzieherischen Kontext findet sich bei Remschmidt et al. (2006). Lediglich in vier der 13 evaluierten Studien wurde mit einem manualisierten Training gearbeitet (Jenny 2010). Außer dem Trainingsprogramm von Herbrecht et al. (2008) finden sich im deutschsprachigen Markt kaum spezifische und evaluierte Programme zur Verbesserung der sozialen Fertigkeiten (Krasny et al. 2003). Das KOMPASS-Praxishandbuch möchte hier das bestehende Angebot ergänzen.

1.6.1 Inhalte und Ziele eines sozialen Kompetenztrainings

Die Autistische Störung kann nicht ursächlich, sondern nur symptomatisch behandelt werden. Dabei sollen die sozialen Basisfertigkeiten und somit die wesentlichen Defizite des autistischen Formenkreises besprochen und geübt werden, um soziale Integration und eine hohe Lebensqualität zu ermöglichen.

Der Begriff der sozialen Fertigkeiten ist gemäß Rao et al. (2008) in den evaluierten Trainingsprogrammen oft nicht klar definiert. Nach Beidel et al. (2000, zit. nach Rao et al. 2008) umfasst er verbales und nonverbales Verhalten, das die interpersonale Kommunikation ermöglicht, wie zum Beispiel Lächeln und Blickkontakt, Fragen und Antworten, Geben und Akzeptieren von Komplimenten. Nach Weiss und Harris (2001, zit. n. Rao et al. 2008) ist der Begriff weitergefasst, und der Mangel an sozialen Fertigkeiten beinhaltet die fehlende Orientierung auf soziale Stimuli, nicht flexibles Blickverhalten, Probleme bei der Kontaktaufnahme, Schwierigkeiten bei der Interpretation von verbalen und nonverbalen sozialen Hinweisen (Codes), unangemessene emotionale Reaktionen und das Fehlen von Empathie.

Remschmidt et al. (2006) formulieren folgende allgemeinen Interventionsziele:

1. Minderung und Modifikation der Symptomatik
2. Abbau störender und den Betroffenen in seiner Entwicklung beeinträchtigender Verhaltensweisen
3. Aufbau konstruktiver und adaptiver Verhaltensweisen sowie angemessener Bewältigungsstrategien

4. Einbezug der Familie und des weiteren sozialen Umfelds (z. B. Schule, Arbeitsplatz, Freizeit, Therapie)

Es geht somit also nicht darum, die betroffenen Menschen um den Preis ihrer einzigartigen Persönlichkeit vollständig sozial anzupassen, sondern ihnen Verhaltensalternativen aufzuzeigen und diese einzuüben, sodass sie flexibel und situationsabhängig aus verschiedenen Verhaltensweisen auswählen können.

Krasny et al. (2003) nennen folgende konkrete Trainingsinhalte:

1. *Kompetenzen der Kontaktgestaltung*: Blickkontakt, nonverbales Verhalten, Nähe-Distanz, Lautstärke, Mimik
2. *Kompetenzen der Gesprächsführung*: Beginnen, Aufrechterhalten und Beenden von Gesprächen, wechselseitige Kommunikation, Kommentieren und Fragen, Sich-Einfügen in ein laufendes Gespräch, Finden angemessener Gesprächsthemen
3. *Kompetenzen zur Gestaltung von Spielen und Freundschaften*: Erwerb eines Konzepts von Freundschaft, Begrüßen, Einfügen in eine Gruppe, Teilen, Abwechseln, Kompromisse schließen, Regeln einhalten
4. *Kompetenzen der Emotionswahrnehmung*: Erkennen und Bezeichnen von Emotionen, Perspektivenwechsel, Empathie
5. *Kompetenzen für soziales Problemlösen*: praktische Lösungen für soziale Problemstellungen, Selbstkontrolle, Coping

Remschmidt et al. (2006) ergänzen als weiteren Inhalt das Erlernen spezifischer Problemlösefertigkeiten im Umgang mit typischen sozialen Situationen, die häufig nicht angemessen bewältigt werden (z. B. Pausen, unstrukturierte Umbruchzeiten). Zudem nennen sie explizit auch das Training lebenspraktischer Fähigkeiten, da viele Menschen mit Asperger-Syndrom im familiären und öffentlichen Raum deutlich eine nicht altersgemäße Selbstständigkeit zeigen. Und schließlich fordern sie das Erlernen von Techniken zur verbesserten Emotionsregulation (z. B. Umgang mit Kritik und Frustrationen). Bauminger (2002) hat die sozialen Zielkompetenzen noch in Teilfertigkeiten aufgeschlüsselt.

In den evaluierten Gruppenprogrammen werden viele *Themen* behandelt (Jenny 2010): Das Erkennen und Verstehen von Emotionen, der Gefühlsausdruck und die Formulierung der eigenen Befindlichkeit werden geübt und spezifische soziale Fertigkeiten wie das Begrüßen, Helfen, Teilen, Verhandeln und die Kooperation oder das Formulieren von Komplimenten wie auch das Einhalten sozialer Regeln werden besprochen. Bei den kommunikativen Kompetenzen stehen Gesprächsführung, Auswahl von Gesprächsthemen, Fragen stellen und aufmerksames Zuhören im Vordergrund. In manchen Programmen liegt der Fokus auch auf der nonverbalen Kommunikation, der Theory of Mind sowie auf den Problemlösefertigkeiten. Gemäß der Übersichtsarbeit von Rao et al. (2008), die Studien zu Interventionen im Einzel- und im Gruppensetting betrachtet, werden soziale Fertigkeiten sehr unterschiedlich definiert und dementsprechend unterschiedliche soziale Fertigkeiten trainiert: Meistens geht es um sehr einfache (z. B. Begrüßen, Gesprächsbeginn), manchmal aber auch um sehr komplexe soziale Verhaltensweisen (z. B. Problemlösefertigkeiten, Selbstbeherrschung).

Viele Übungsmethoden werden dabei eingesetzt (Jenny 2010): Modelllernen, Rollenspiel, Gruppendiskussionen und Spiele sind fester Bestandteil der evaluierten Behandlungsprogramme. Soziale Geschichten (social scripts, social stories nach Gray 1998), konkrete Verhaltensinstruktionen, das Vermitteln der sozial-kognitiven Prinzipien und Video-Feedback werden ebenfalls manchmal eingesetzt. Gelegentlich werden auch Aktivitäten außerhalb der Gruppe organisiert. Alle Programme weisen einen hohen Strukturierungsgrad auf mit einem recht festen Ablauf (inkl. Snack-Pause).

Alle Autoren betonen die Wichtigkeit von *Psychoedukation*, damit der Betroffene, die Eltern wie auch das Umfeld (z. B. Großeltern, Lehrpersonen und Klassenkameraden, Ausbildner und Arbeitskollegen) ein angemessenes Störungskonzept entwickeln können. Aus den breit gefassten Inhalten und der Anlage als längerfristige Behandlung folgt, dass mit der Therapie möglichst früh begonnen werden sollte. Der Aufbau von Fähigkeiten, die normal entwickelte Kinder nebenbei und intuitiv erlernen, wie zum Beispiel die Theory of Mind, benötigt viel Zeit, explizite Anleitungen und aufgrund der Generalisierungsschwäche wiederholte Übungen in verschiedenen realen Situationen.

1.6.2 Zentrale Bausteine eines Sozialtrainings für Kinder mit einer Autismus-Spektrum-Störung auf höherem Funktionsniveau

An dieser Stelle sollen die wichtigsten Bausteine eines sozialen Kompetenztrainings für Kinder und Jugendliche mit einer Störung aus dem Autismus-Spektrum dargestellt werden, einschließlich der Ziele und Techniken, um diese zu erreichen. Die Interventionen müssen hoch strukturiert sowie direktiver und konkreter als bei anderen Psychotherapien sein (Remschmidt et al. 2006). Howlin et al. (1999) betrachten das explizite Lehren sozialer Verhaltensweisen – beginnend mit einfachen Fertigkeiten und aufbauend auch bei komplexeren – als besonders Erfolg versprechend, wenn sie in kleine Einzelkomponenten aufgeteilt und dann wieder zu einem Ganzen zusammengefügt werden. Sofronoff et al. (2007) und Attwood (2000) fordern aufgrund ihrer Literaturübersicht, dass sich die Behandlung unabhängig von der therapeutischen Ausrichtung an den kognitiven Charakteristika des Lernens von Kindern mit einer autistischen Störung orientieren soll.

Die theoretischen Überlegungen und Anregungen von Krasny et al. (2003), die sich auf Gruppentrainings beziehen, aber direkt auch auf das Einzelsetting übertragbar sind, dienen als Grundlage für das eigene Konzept. Krasny bezieht sich dabei auch auf den TEACCH-Ansatz (z. B. Häußler et al. 2003), der bei der Frage, wie Menschen mit Autismus pädagogisch und therapeutisch gefördert werden können, eine Vorreiterrolle übernommen hat und die Wichtigkeit von Strukturierung und Visualisierung verweist. Zudem hat der verhaltenstherapeutische Ansatz seine Arbeit beeinflusst. Wo nicht anders gekennzeichnet, stammen die folgenden Ausführungen aus der Arbeit von Krasny et al. (2003).

1. *Konkretisierung des Abstrakten*: Menschen mit einer Autismus-Spektrum-Störung zeigen Schwierigkeiten im Verständnis von abstrakten Regeln und Geschehnissen,

da sie diese nicht ausreichen konkretisieren können (Konkretisierungsschwäche). Gerade soziale Kompetenzen basieren aber auf abstrakten Informationen, die von Menschen mit einer normalen Entwicklung im Laufe ihres Lebens intuitiv angesammelt und gelernt werden. Es ist deswegen sehr wichtig, in der Therapie mit autistischen Menschen stets zu versuchen, sich so konkret wie möglich auszudrücken und die zu vermittelnden Informationen so konkret und übersichtlich wie möglich darzustellen. Das Verhalten, das man als Therapeut vom Klienten erwartet, muss explizit verbalisiert werden, sodass kein Raum für andere Interpretationen zur Verfügung steht. »Wenn-dann-Regeln« helfen den Teilnehmern, auf spezifische Situationen auf eine spezifische Art und Weise zu reagieren.

2. *Einsatz von Visualisierungshilfen:* Visuelle Hilfen, die verhaltenstherapeutisch gedacht als sogenannte »prompts« eingesetzt werden können, stellen eine große Stütze für Menschen mit einer Autismus-Spektrum-Störung dar, die im Verlauf des Trainings nach und nach ausgeblendet werden können. Visualisierungen helfen auch, Abstraktes zu konkretisieren oder Konkretes zu abstrahieren.

3. *Struktur und Vorhersagbarkeit:* Menschen mit einer Autismus-Spektrum-Störung zeigen sich weniger flexibel als Menschen ohne Autismus-Spektrum-Störung. Man geht davon aus, dass dies auch mit den Defiziten der exekutiven Funktionen zusammenhängt. Es hat sich deshalb als hilfreich erwiesen, ein großes Ausmaß an Struktur und Vorhersagbarkeit in der Therapie zu gewährleisten, wobei gleichzeitig auch Spielraum für flexible Reaktionen und Veränderungen bestehen bleiben soll.

4. *Sequentielles und progressives Einüben*: Ein zu lernendes Verhalten kann in viele kleine Fertigkeiten aufgeteilt werden, die getrennt geübt und dann zu einem Ganzen zusammengefügt werden können. Dies entspricht in etwa der Verkettung (»chaining«) in der Verhaltenstherapie. Wurde ein Verhalten gelernt, muss es aber dennoch weiter geübt werden, damit es nicht schnell wieder vergessen wird. Dunlop et al. (2002) präzisieren, dass diese Verhaltensfragmente in einen Kontext gesetzt werden müssen, der die Bedeutung für das Ganze aufzeigt, damit die Reintegration in einen komplexen Verhaltensablauf in verschiedenen Situationen gelingt.

5. *Angebot multipler und unterschiedlicher Lernmöglichkeiten:* Ebenso wie Menschen ohne Autismus zeigen auch Menschen mit einer Autismus-Spektrum-Störung Präferenzen für bestimmte Lerntechniken und profitieren davon, wenn Wissen auf verschiedenen Ebenen vermittelt und eingeübt wird. Es ist deshalb empfehlenswert, die Hintergrundinformationen zu einem Thema schriftlich auszugeben, zu diskutieren und dann in der (Klein-)Gruppe mithilfe von Rollenspielen, Übungen und weiteren Spielen umzusetzen.

6. *Auf andere gerichtete Aktivitäten*: Aufgrund der eingeschränkten sozio-emotionalen Gegenseitigkeit ist das Interesse am Gegenüber bei autistischen Menschen oft nur gering ausgeprägt. Es ist ein wichtiger Teil des Gruppentrainings dieses Interesse zu wecken, indem die Teilnehmer zum Beispiel nichts alleine tun sollen, was sie nicht auch zusammen mit einem anderen Teilnehmer machen können. So sollen die Teilnehmer erleben, dass soziale Aktivitäten Freude bereiten und gemeinsames Tun unterstützend wirken können. Dementsprechend sollte bei jeder Gelegenheit die soziale Wahrnehmung, also das Erkennen und Unterscheiden von relevanten und nicht relevanten sozialen Hinweisreizen, explizit geübt werden.

7. *Unterstützung des Selbstwertes:* Das wiederholt wahrgenommene Versagen und die geringe Akzeptanz durch das Umfeld können bedeutsame Auswirkungen auf das Selbstwertgefühl von Menschen mit einer Autismus-Spektrum-Störung haben. Es ist deshalb wichtig, ihnen auch die positiven Seiten ihrer Störung aufzuzeigen, wie zum Beispiel das gute Gedächtnis, die Fähigkeit zur Visualisierung, Loyalität und den Blick für das Detail. Zudem sollen sie häufig in ihren Stärken bestätigt werden. Komplimentenrunden zum Beispiel können helfen, sich nicht nur auf die eigenen Schwächen zu konzentrieren, sondern diese zu akzeptieren und den Fokus auf die Stärken zu richten. Damit können Introspektion und Identitätsbildung gefördert werden.
8. *Auswahl relevanter Ziele*: In der Therapie mit Menschen mit einer Autismus-Spektrum-Störung soll an grundlegenden Fertigkeiten gearbeitet werden, wie zum Beispiel Blickkontakt und Begrüßung (▶ Kap. 1.6.1). Wichtig ist es, den Teilnehmern immer zu erklären, warum eine bestimmte Fertigkeit für sie wesentlich ist.
9. *Generalisierung*: Damit eine Therapie auch als wirkungsvoll bezeichnet werden kann, müssen die erlernten Fertigkeiten auf den Alltag übertragen werden. Um dieses wichtige Ziel erreichen zu können, bedarf es vieler Übungen mit unterschiedlichen Personen und in unterschiedlichen Settings. Dies kann zum Beispiel durch das Einbeziehen von Eltern und Lehrpersonen/Ausbildern erleichtert werden, die jede Woche über das aktuell bearbeitete Thema informiert und gebeten werden, dem Teilnehmer Möglichkeiten zu schaffen, sein Wissen anzuwenden.

Die folgenden Bausteine sollten gemäß KOMPASS-Autoren erfahrungsgemäß ebenfalls beachtet werden:

10. *Beachten der neuropsychologischen Hintergründe*: Menschen mit einer Autismus-Spektrum-Störung weisen Schwierigkeiten mit der Theory of Mind, der ganzheitlichen oder globalen Informationsverarbeitung sowie den exekutiven Funktionen auf (▶ Kap. 1.5). Zudem zeigen sie eine Stärke bei der lokalen, an Details orientierten Informationsverarbeitung und ein Bedürfnis zu systematisieren. Eine Behandlung sollte dieses Profil berücksichtigen und nicht Fertigkeiten voraussetzen, die Menschen ohne eine Autismus-Spektrum-Störung gut liegen (z. B. Selbstreflexion, Beachten emotionaler Signale, einen Überblick bekommen, So-tun-als-ob/virtuelles Probehandeln).
11. *Ressourcenorientierung*: Wenn die Intervention auf den Stärken der Menschen mit einer Autismus-Spektrum-Störung aufbaut, ist sie erfolgreicher. Zu den Stärken gehören die Detailverarbeitung, das Systematisieren und die Sachorientierung. Entsprechend sollten auch soziale Konzepte sachlich-explizit und systematisierend vermittelt und die gute Beobachtungsgabe für Details genutzt werden.
12. *Rationales vor emotionalem Verstehen*: Zu den Ressourcen gehört der intellektuelle, sachliche Zugang zum Leben, der genutzt wird, um den intuitiven emotionalen Zugang, der schwächer entwickelt ist, zu unterstützen. Preißmann (2009) empfiehlt Therapeuten, mit konkreten Beispielen, Ratschlägen, Empfehlungen und bei der Exploration auch mal Auswahlantworten zu arbeiten, da es Menschen mit autistischen Schwierigkeiten schwerfällt, sich fiktive und demnach abstrakte Situationen, wie es letztlicher jeder Bezug vom Therapiezimmer aus in die vergan-

gene oder zukünftige Alltagserfahrung darstellt, vorzustellen. Therapeuten sind meist sehr gut dafür ausgebildet, ihre Klienten dabei zu unterstützen, aus ihren emotionalen Erfahrungen eine rationale Erkenntnis zu ziehen. Eine Therapie geht symbolisch ausgedrückt »vom Bauch zum Kopf« bzw. »von unten nach oben«. Für Menschen mit einer Autismus-Spektrum-Störung ist dies oft das ungünstigere Vorgehen, da sie unter anderem wegen der Schwäche der Theory of Mind Schwierigkeiten mit der Wahrnehmung und Interpretation ihre eigenen und fremder sozioemotionaler Signale und der emotionalen Selbstreflexion haben: Sie benötigen rationale Erklärungen und verständnisorientierte Übungen und haben danach vielleicht ein emotionales »Aha-Erlebnis« zum Beispiel im Sinne davon, dass es nun Spaß macht, jemandem ein Kompliment zu machen, dass sie sich am Arbeitsplatz im Umgang mit anderen Menschen sicherer fühlen oder dass die Beziehung zu jemandem vertrauter geworden ist. Die Therapie geht also »vom Kopf zum Bauch« bzw. »von oben nach unten«.

13. *Implizites explizit machen*: Da Menschen mit einer Autismus-Spektrum-Störung sozio-emotionales und kommunikatives Verhalten nicht primär intuitiv und inzidentell lernen, sondern die sozialen Regeln des Zusammenseins bewusst erlernen und in ihrer Bedeutung verstehen müssen, müssen sozioemotionale Kompetenzen gezielt so aufbereitet werden, dass sie kognitiv verstanden und vermittelt werden können. Menschen ohne eine Autismus-Spektrum-Störung denken oft, dass irgendeine implizite Erwartung oder soziale Regel selbstverständlich sei, da sie auf einem stillschweigenden kollektiven Einverständnis beruht. Für Menschen mit einer Autismus-Spektrum-Störung ist dieses angeblich so Selbstverständliche und auf dem sogenannten gesunden Menschenverstand Beruhende meistens alles andere als selbstverständlich. Sie benötigen oft eine explizite Formulierung, explizite Erklärung und eine explizite Anleitung.

14. *Konzepte statt einzelne Verhaltensweisen*: Es sollte bei der Therapie von Jugendlichen und Erwachsenen im hochfunktionalen Bereich nicht darum gehen, isoliert einzelne Fertigkeiten »anzutrainieren«, wie es Mesibov und Lord (1993, zit. nach Häußler et al. 2003) bei den primär fähigkeitsbezogenen Ansätzen bemängeln. Die einzelnen Kompetenzen müssen immer in einen Kontext gesetzt und das übergeordnete Verhaltenskonzept oder eine allgemeingültige Anleitung vermittelt werden. Wenn man anhand eines Rezeptes gelernt hat, wie man Kochrezepte liest und anwendet, kann später auch andere Gerichte ab Rezept kochen, im Verlauf mal eine Zutat ersetzen und eigene Ideen auf der Rezeptgrundlage ausprobieren und mit der Zeit die immer wiederkehrenden Abläufe so weit generalisieren, dass man auch ohne Rezept kochen oder sogar ein ganz eigenes Menü entwickeln kann. Jede zu erlernende soziale Verhaltensweise wird demnach so konzeptualisiert, dass sie möglichst viel Spielraum für eigene Ausgestaltung, Variation und Anpassung an die Gegebenheiten bietet. So werden auch der Transfer auf neue Situationen und die Generalisierung des Erlernten ermöglicht.

15. *Prompting*: Diese verhaltenstherapeutische Vorgehensweise ist in der Therapie beim Erlernen neuer sozialer Strategien und Kompetenzen sehr hilfreich oder fast unerlässlich. Menschen mit einer Autismus-Spektrum-Störung lernen wie andere Menschen am Erfolg. Bei ihnen besteht mehr als bei anderen die Gefahr, dass sie bei Misserfolg aufgeben, da Fehler und Misserfolg zu Unklarheit, Un-

sicherheit und einer Art Kontrollverlust führen. Daher sollen sie möglichst nahe an ihrer Leistungsgrenze üben, sodass jede Übung möglichst schnell zu einem Erfolgserlebnis wird. »Prompts« helfen, dass das Verhalten (z. B. Einsatz von Gestik) erfolgreich gezeigt werden kann. Zu Beginn sollten jeweils mehr spezifische Prompts (z. B. Bild von Gesten, ▶ Abb. 1.1) eingesetzt werden, die dann später nur noch eine Erinnerungs- oder Platzhalterfunktion haben (z. B. Mühlesteine als Erinnerungshilfe, mehr Gesten einzusetzen) ausgeschlichen werden, bis sie nicht mehr nötig sind. Sollte das Verhalten nicht mehr sicher oder wieder zu selten gezeigt werden, können wieder »Prompts« verwendet werden.

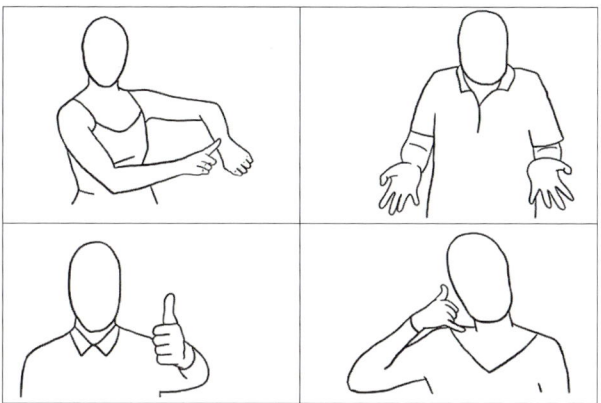

Abb. 1.1: Zeige (beschreibende) Gestik

16. *Shaping:* Nach Howlin et al. (1999) soll der Schwierigkeitsgrad der Aufgaben und Übungen laufend gesteigert werden. Mit dem verhaltenstherapeutischen Begriff »Shaping« ist gemeint, dass ein Verhalten zuerst im Ansatz da ist, und dann durch weiteres Üben immer mehr verfeinert wird und mehr Merkmale umfasst und der Teilnehmer auch allfällige Ausnahmen dazu kennt.
17. *Abstrahieren von Konkretem*: Die KOMPASS-Autoren sind der Ansicht, dass auch die umgekehrte Problematik zur Konkretisierungsschwäche, nämlich die Abstraktionsschwäche, beachtet werden muss. Menschen mit einer Autismus-Spektrum-Störung fällt es immer wieder schwer, aus einzelnen konkreten Informationen ein übergeordnetes Konzept zu bilden, was mit der präferierten lokalen Informationsverarbeitung von Menschen mit einer Autismus-Spektrum-Störung zu tun hat. So geschieht aber implizites Lernen: Man erkennt in Einzelbeobachtungen oder Informationen den roten Faden und deduziert die zugrundeliegende konzeptuelle Idee. Erst das abstrakte Konzept kann man zur Generalisierung auf neue Situationen nutzen. Der Therapeut muss dem Klienten mit einer Autismus-Spektrum-Störung helfen, diese abstrakten Konzepte zu erkennen und zu verstehen.
18. *Inzidentelles Lernen:* Das Lernen in der natürlichen Umgebung und nicht innerhalb einer gezielten Übungssituation ist besonders wirksam.

Es gibt keine ideale Therapie für Menschen mit einer Autismus-Spektrum-Störung, weder im Einzel- noch im Gruppensetting. Die Interventionen müssen individuell an den Betroffenen angepasst werden und seine Entwicklung berücksichtigen. Nach Remschmidt et al. (2006) sollte »*die Intervention – neben Verhaltensaspekten – kognitive, emotionale, motivationale und körperliche Faktoren in gleichem Masse berücksichtigen, um dem Menschen mit Asperger-Syndrom in seiner Ganzheitlichkeit gerecht zu werden und ihn auf allen Ebenen zu fördern*« (S. 190).

1.6.3 Übersicht über evaluierte Trainingsprogramme

Bei einer Literaturrecherche fanden sich bis Herbst 2008 vierzehn evaluierte Gruppentrainings für Kinder und Jugendliche mit einer Autismus-Spektrum-Störung im höheren Funktionsbereich. Mit Ausnahme des Sozialtrainings von Herbrecht et al. (2008) liegen den Autoren die dort verwendeten Manuale oder eine konkrete Beschreibung der Übungen und Aufgaben nicht vor. Wie die Übersicht von Jenny (2010) zeigt, werden eine Vielzahl von Themen und Methoden (▶ Kap. 1.6.1) angewendet. An dieser Stelle sollen die Studien der Vollständigkeit halber in der Reihenfolge ihres Erscheinungsjahres kurz erwähnt werden.

- *Mesibov (1984)* beschreibt ein Gruppentraining (in Kombination mit Einzelstunden) der sozialen Kompetenzen für sprechende autistische Jugendliche ab 14 Jahren und Erwachsene. Neben dem gezielten Einüben sozialer Fertigkeiten soll sich eine langfristige Begegnungsgruppe im Sinne einer Selbsthilfegruppe entwickeln.
- Die Gruppenbehandlung von *Williams (1989)* für Kinder im Alter von neun bis 15 Jahren findet wöchentlich in der Schule statt und umfasst unter anderem direkte Verhaltensinstruktionen für den schulischen Alltag.
- Das Gruppentraining von *Marriage et al. (1995, zit. nach Krasny et al. 2003)*, das mit einer parallelen Elterngruppe durchgeführt wird, richtet sich an Kinder von acht bis zwölf Jahren mit Asperger-Syndrom.
- Das Sozialtraining in der Gruppe von Ozonoff und Miller (1995), das auch soziale Anlässe außerhalb der Gruppe umfasst, vermittelt Jugendlichen mit Autismus-Spektrum-Störungen im Alter von elf bis 15 Jahren spezifische Interaktions- und Gesprächskompetenzen sowie explizit ein Training der Theory of Mind.
- Das Gruppentraining von *Barry et al. (2003)* für Kinder mit High-Functioning-Autismus im Alter von sechs bis neun Jahren, verwendet auf Regeln basierende Instruktionen in Form von sozialen Geschichten.
- *Solomon et al. (2004)* haben ein Gruppenprogramm mit begleitender Elterngruppe für durchschnittlich intelligente oder lernbehinderte Kinder im Alter von acht bis zwölf Jahren mit Autismus-Spektrum-Störungen zusammengestellt, das auch gruppentherapeutische Prozesse berücksichtigt.
- Das Gruppentraining von *Sloman und Leef (2004, zit. nach Tse et al. 2007)* für Neun- bis 14-Jährige mit Asperger-Syndrom bietet eine parallele Elterngruppe und arbeitet schwerpunktmäßig mit der Technik des Rollenspiels.
- *Baumingers (2002, 2006)* multimodales kognitiv-verhaltenstherapeutisches Sozialtraining für Kinder und Jugendliche mit High-Functioning-Autismus oder As-

perger-Syndrom wird in der Schule durch die Lehrperson durchgeführt und bezieht Trainingseinheiten mit einem unauffälligen, gleichaltrigen Kind mit ein. In der zweiten Studie (2006) werden zudem wöchentliche Einzeltrainings angeboten.
- Das Gruppentraining von *Gevers et al.* (2006) bezieht sich auf ein manualisiertes Programm (Steernemann et al. 1996), das für Kinder von acht bis elf Jahren mit sozialen Beeinträchtigungen inklusive einer Autismus-Spektrum-Störung entwickelt wurde. Es wird zudem eine psychoedukative Elterngruppe angeboten.
- *Dunlop et al.* (2002) haben ein Gruppenprogramm für Kinder von sechs bis elf Jahren und für Jugendliche von zwölf bis 16 Jahren mit Asperger-Syndrom zusammengestellt und evaluiert. Da *diese* Evaluationsstudie nur online und nicht in einer Fachzeitschrift publiziert ist, wurde es nicht in die Übersicht von Jenny (2010) aufgenommen. Das Besondere an dieser Studie ist, dass die Eltern in einem Interview vor dem Training drei individuelle Zielkompetenzen für ihre Kinder formulieren konnten, die anschließend auch überprüft wurden.
- Das manualisierte Gruppentraining von *Sofronoff et al.* (2007) für Kinder von zehn bis 14 Jahren mit begleitender Elterngruppe arbeitet mit einem Belohnungssystem, es setzt auch die Social Stories von Gray (1998) ein und legt einen Schwerpunkt auf die Gefühlserkennung und -regulation.
- *Tse et al.* (2007) stellen ein Sozialtraining für Jugendliche mit Autismus-Spektrum-Störungen im Alter von 13–18 Jahren vor. Sie arbeiten mit dem Manual von Goldstein und McGinnis (2000, zit. nach Tse et al. 2007), das nicht spezifisch für die Behandlung von autistischen Jugendlichen entwickelt wurde. Sie setzen vor allem Rollenspiele ein und organisieren auch soziale Aktivitäten außerhalb der Gruppe.
- Das manualisierte Intensivtraining von *Lopata et al.* (2008) wird während der langen Sommerferien täglich durchgeführt und richtet sich an Kinder mit Asperger-Syndrom, High-Functioning-Autismus oder einer tiefgreifenden Entwicklungsstörung (NOS) im Alter von sechs bis 13 Jahren. Es wird mit dem Manual von Lopata et al. (2006, zit. nach Lopata et al. 2008) und nach dem Programm Skillstreaming (Goldstein et al. 2000; McGinnis und Goldstein 1997) gearbeitet und zudem eine begleitende Elterngruppe angeboten.
- Das KONTAKT-Gruppentraining von *Herbrecht et al.* (2008) für Kinder und Jugendliche mit guten intellektuellen und verbalen Fähigkeiten mit einer Autismus-Spektrum-Störung im Alter von acht bis 19 Jahren ist an verhaltenstherapeutischen Prinzipien ausgerichtet und beinhaltet ein Verstärkersystem. Trainingsschwerpunkte sind die Emotionserkennung sowie die Verbesserung der Fremd- und Eigenwahrnehmung, aber auch konventionelle soziale Verhaltensweisen.

1.6.4 Ausführliche Darstellung ausgewählter evaluierter Trainingsprogramme

Im Folgenden werden das sehr breit evaluierte PEERS-Programm, auch wenn es nur auf Englisch publiziert ist, sowie die auf Deutsch erschienen evaluierten Gruppentrainings dargestellt.

1 Theoretische Einführung

Das PEERS-Programm

Laugeson und Frankel (2010) entwickelten das manualisierte PEERS-Programm für Jugendliche zur Entwicklung von Freundschaften. Da es sehr gut beforscht ist, wird es etwas ausführlicher dargestellt. Es basiert auf dem Childrens Friendship Training (CFT Frankel und Myatt 2003). Es stellt eine Intervention über 14 wöchentliche Sitzungen à 90 Minuten für Jugendliche und deren Eltern zur gezielten Verbesserung von Freundschaftskompetenzen dar. Mindestens ein Elternteil pro Jugendlichen besucht regelmäßig jeweils parallel zu den Jugendlichen die Elterngruppe, überwacht die Hausaufgaben und unterstützt die Tochter oder den Sohn beratend bei sozialen Herausforderungen. Das Programm ist psychoedukativ und kognitiv-verhaltenstherapeutisch aufgebaut und umfasst didaktische Lektionen, Rollenspiel und Übungen für die Jugendlichen sowie in der Elterngruppe Besprechen der Hausaufgaben und von Informationsmaterial zu den behandelten Themen. Die Themen sind vielfältig und werden mittels Instruktionen zu sozialen Verhaltensweisen vermittelt: verbale und nonverbale Kommunikation, elektronische Kommunikation, Identifizierung relevanter sozialer Gruppen und Aktivitäten zur Entwicklung eines sozialen Netzes und Entwicklung von Freundschaft, adäquate Kontaktaufnahme, Teamfertigkeiten, Humor, Umgang mit freundschaftlichem Necken, Umgang mit peinlichem Feedback und Plagen (»Bullying«), Verbesserung eines schlechten Rufs, Umgang mit Tratsch und Gerüchten, Konfliktlösungsstrategien.

Die erste Evaluation von Laugeson et al. (2009) des damals noch zwölf Sitzungen umfassende PEERS-Programm schloss N = 5 Mädchen und N = 28 Jungen im Alter von 13–17 Jahren (M = 14,6 Jahre), die randomisiert entweder einer Interventions- (N = 16) oder einer Wartegruppe (N = 17) zugeteilt wurden, ein. Die Teilnehmer konnten gemäß Elternangaben und Beurteilung der Teilnehmer im Vergleich zur Wartegruppe ihr Wissen über soziale Regeln im Zusammenhang mit Freundschaft verbessern, die Anzahl der Einladungen steigern und berichteten von mehr Qualität in ihren Freundschaften. Die Teilnehmer wurden aber nicht häufiger von anderen zu Treffen aufgefordert. Dass sich in der Behandlungsgruppe auch die Qualität von bestehenden Freundschaften verbesserte, hing v. a. damit zusammen, dass sie sich in der Wartegruppe verschlechtert (Schohl et al. 2014). Die Lehrer beobachteten keine signifikanten Unterschiede zwischen der Behandlungs- und Wartegruppe. Die Evaluation von Frankel et al. (2010) mit einer größeren Stichprobe von N = 68 nach demselben Untersuchungsdesign bestätigte die Ergebnisse für Kinder, die im Schnitt 8,5 Jahre alt waren.

Bei der erneuten Evaluation des PEERS-Programms (Laugeson et al. 2012) wurde auch der Effekt auf die autistische Symptomatik beobachtet. Eine Stichprobe von N = 23 Jungen und N = 5 Mädchen im Alter von 12–17 Jahren (M = 14,6 Jahre) wurde in drei Gruppen von 8–10 Teilnehmern untersucht. Die zuerst rekrutierten Teilnehmer wurden einer Wartegruppe (N = 14) zugeordnet, die späteren Probanden der Behandlungsgruppe (N = 14). Das Wissen über soziale Kompetenzen, konkrete soziale Fertigkeiten und die Häufigkeit der Interaktionen mit Gleichaltrigen nahmen gemäß Elternangaben in der Interventionsgruppe signifikant stärker zu als in der Wartegruppe. Die soziale Reaktivität verbesserte sich ebenfalls signifikant und die autistischen Symptome nahmen ab. Auch die etwas längerfristigen Effekte mit einer Katamneseuntersuchung nach 14 Wochen (N = 12) wurde untersucht. Es zeigte sich, dass alle Behandlungseffekte beibehalten werden konnten. Sie fanden zudem Verbesserungen in den sozialen Kompetenzen nach Gruppenende, die den bereits während der Behandlung festgestellten, aber dort noch nicht signifikanten Trend fortsetzten. Während sich in den Lehrerangaben keine signifikanten Unterschiede für den Vergleich der Interventions- mit der Wartegruppe zeigten, verbesserte sich aber das allgemeine soziale Funktionsniveau bei der Nachuntersuchung der Behandlungsgruppe.

Langzeiteffekte des PEERS-Programm untersuchen Mandelberg et al. (2014). Aus einer Stichprobe von 82 ehemaligen PEERS-Teilnehmern, die damals 12–18 Jahre alt waren, beteiligten sich 53 Familien (64 % response rate) an der Nachuntersuchung 1–5 Jahre (Durchschnitt 2,5 Jahre) nach Therapieende. Die nicht teilnehmenden Jugendlichen unterschieden sich nicht signifikant von den an der Studie teilnehmenden. 62 % der Teilnehmer gehörten zu bereits früher untersuchten Stichproben (Laugeson et al. 2009 und 2012), 38 % nahmen an Gruppen der PEERS-Clinic, die aber nicht untersucht worden waren, teil. Die meisten während der Behandlung erreichten Verbesserungen der sozialen Fertigkeiten, um Freundschaften zu entwickeln und zu pflegen, konnten gemäß Eltern und Jugendlichen auch langfristig beibehalten werden. Im Bereich der sozialen Reaktivität und der sozialen Fertigkeiten konnten sogar weitere Verbesserungen nach der Behandlung festgestellt werden. Im Besonderen wurden die ehemaligen Teilnehmer vermehrt eingeladen und organisierten selbst auch Treffen. Die Autoren gehen davon aus, dass der intensive Einbezug der Eltern die Generalisierung zu Langzeit Trainingseffekten begünstigt.

Schohl et al. (2014), eine Autorengruppe, die unabhängig von den Autoren des PEERS-Programms ist, führten eine *Replikationsstudie* zu PEERS mit 58 Jugendlichen (Jungen-N = 47, Mädchen-N = 11) im Alter von 11–16 Jahren (M = 13,7 Jahre) durch, die randomisiert einer Wartegruppe (N = 29) und einer Interventionsgruppe (N = 29) zugeteilt wurden. Die Teilnehmer des Programms verbesserten im Prä-Post-Vergleich zur unbehandelten Wartegruppe ihr Wissen über Freundschaftskonzepte und Kompetenzen zur Entwicklung von Freundschaft sowie die Anzahl von freundschaftlichen Treffen während der Gruppendauer signifikant, nicht jedoch die Qualität ihrer Freundschaften. In dieser Replikationsstudie verbesserten sich die sozialen Kompetenzen in den Eltern- und Lehrerangaben nicht signifikant, aber deskriptiv. Zudem zeigt sich gemäß Elternangaben ein signifikanter Unterschied in den autistischen Kernsymptomen (gemessen mit dem SRS), die sich auch in der Warteliste signifikant, aber weniger deutlich verbesserten. Auch soziale Angst und weitere Verhaltensauffälligkeiten nahmen in der Therapiegruppe signifikant ab. Die Lehrpersonen beobachten jedoch nur eine Verbesserung der allgemeinen Verhaltensauffälligkeiten, nicht jedoch der sozialen Kompetenzen und der autistischen Symptomatik.

Außerdem untersuchten Laugeson et al. (2014), welche Wirksamkeit eine *Adaptation von PEERS für das Schulsetting* aufweist, wenn Lehrpersonen das Programm durchführten. Das Programm wurde in einer Privatschule für Jugendliche mit einer Autismus-Spektrum-Störung implementiert und für N = 73 Schülerinnen (N = 9) und Schüler (N = 64) im Alter von 12–14 Jahren (M = 13 Jahre) fünf Mal pro Woche während 30 Minuten über 14 Wochen hinweg durchgeführt. Die Autoren verglichen

N = 40 Schüler, die PEERS besucht haben, mit N = 33 Schülern, welche dieselbe Schule in einem anderen Gebäude besuchten und in einem alternativen Curriculum zu sozialen Kompetenzen unterrichtet wurden. Im Unterschied zur Kontrollgruppe verbesserten sich im Lehrerurteil das soziale Funktionsniveau und die soziale Reaktivität bei der Therapiegruppe signifikant mehr. Die PEERS-Schüler selbst berichteten von signifikant mehr sozialen Aktivitäten (Treffen, Einladungen) und einem besseren Wissen über Freundschaftskompetenzen als die Kontrollschüler.

Chang et al. (2014) suchten in einer Stichprobe von 49 Jungen und elf Mädchen im Alter von 12–17 Jahren, die das PEERS-Programm absolviert hatten, nach *Prädiktoren* für die Verbesserung der sozialen Kompetenzen durch die Behandlung. 63 % der Varianz konnte durch die bei Trainingsbeginn besseren Werte in den von den Eltern berichteten sozialen Fertigkeiten (v. a. Verantwortungsgefühl, Selbstkontrolle) und das von den Teilnehmern wahrgenommene tiefere soziale Funktionsniveau erklären. Die Autoren schließen, dass das Training für Teilnehmer mit guten Basiskompetenzen, die ihre sozialen Schwächen wahrnehmen können, wirksamer ist.

Vaughan van Hecke et al. (2015) untersuchten anhand des PEERS-Programms, ob ein soziales Kompetenztraining das »*neuronale Funktionieren*« verändert. Sie teilten Jugendliche mit einer Autismus-Spektrum-Störung randomisiert der Gruppenbehandlung (N = 35) oder der Wartegruppe (N = 31) zu und verglichen sie mit einer Stichprobe von Jugendlichen ohne Autismus-Spektrum-Störung (N = 30). Sie fanden nur bei den behandelten Probanden mit einer Autismus-Spektrum-Störung eine Veränderung, die zu einer Angleichung des EEG-Musters an nicht-autistische Jugendliche führte.

Schließlich setzten Gantman et al. (2012) ein für *Erwachsene* adaptiertes 14 Wochen dauerndes PEERS-Programm mit jungen Erwachsenen ein. In einer randomisiert kontrollierten Studie untersuchten sie die Wirksamkeit an N = 17 jungen Erwachsenen (zwölf Männer, fünf Frauen) mit einer Autismus-Spektrum-Störung im hochfunktionalen Spektrum im Alter von 18–23 Jahren. Zehn Teilnehmer begannen das Training sofort, neun bildeten die Wartegruppe und begannen 14 Wochen später. Die behandelten Probanden berichteten nach dem Training von signifikant geringeren Einsamkeitsgefühlen und einem verbesserten sozialen Wissen. Bezugspersonen beobachteten signifikante Verbesserungen in den sozialen Kompetenzen im Allgemeinen, der sozialen Reaktivität und Empathie sowie vermehrten Verabredungen. Somit wirkt das Programm bei jungen Erwachsenen ähnlich wie bei Jugendlichen, Kinder und im schulischen Setting.

KONTAKT und KONTAKT-S

Das *KONTAKT-Gruppentraining* von Herbrecht et al. (2008) war das erste manualisierte und in einer Pilotstudie evaluierte Gruppentrainingsprogramm im deutschsprachigen Raum. Es richtet sich an Kinder und Jugendliche im Alter von 8–19 Jahren mit einer Autismus-Spektrum-Störung und ausreichenden kognitiven und verbalen Fähigkeiten. Die Gruppen sind grundsätzlich offen, umfassen jeweils vier bis sieben Teilnehmende und zwei Therapeuten und haben keine feste Dauer, sondern bestehen über mehrere Jahre mit wechselnden Teilnehmenden. Die jüngere

Gruppe, die sich wöchentlich für 60 Minuten trifft, umfasst Kinder im Alter von acht bis 13 Jahren. Die ältere Gruppe wird von Jugendlichen im Alter von 13–18 Jahren besucht und findet vierzehntäglich für 90 Minuten statt. Zudem finden vierteljährliche Gruppengespräche mit den Eltern zum Erfahrungsaustausch und zur Information über das Programm statt.

KONTAKT legt einen deutlichen Schwerpunkt auf die Verbesserung der Emotionserkennung sowie der Fremd- und Eigenwahrnehmung. Daneben werden die Kontaktaufnahme, das Erlernen und Einhalten sozialer Regeln, das Erarbeiten von Konfliktlösungsstrategien und das Erlernen prosozialer Verhaltensweisen geübt. In der ersten Stufe dieses Gruppentrainings stehen das Kennenlernen, die Entwicklung eines Gemeinschaftsgefühls und das Erkennen der Basisemotionen im Vordergrund. In der zweiten Stufe geht es um die Verknüpfung von Emotionen und Situationen, das Verbalisieren von Emotionen, den Perspektivenwechsel sowie um einfache soziale Fertigkeiten wie Sich-Verabreden. In der dritten Stufe werden komplexere soziale Fertigkeiten eingeübt und die Selbst- und Fremdwahrnehmung stärker gefördert.

Das Training bezieht sich auf verhaltenstherapeutischen Prinzipien und beinhaltet ein Verstärkersystem. Es wird auf die Strukturierung von Abläufen, die Kombination von theoretischen und praktischen Elementen, auf Gruppenregeln, ein schrittweises Vorgehen mit ansteigendem Schwierigkeitsgrad sowie auf die Berücksichtigung von individuellen Problemen geachtet und mit einem Token-System zur Verstärkung gearbeitet. Die Therapiebausteine beinhalten strukturierte Gruppenspiele, Training der Emotionserkennung, Gruppenaktivitäten, Rollenspiele, Diskussionen, Feedback und Hausaufgaben. Im Manual werden konkrete Hinweise zum Emotionstraining, zu neuen Gruppenspielen und -aktivitäten, Themen für Gruppengespräche und Rollenspielen gemacht und ein Trainingsaufbau über zehn Sitzungen vorgeschlagen, auch wenn das Gruppentraining zum Erreichen der genannten Ziele wesentlich länger dauere, wie die Autoren schreiben.

Es findet sich bisher eine Pilotstudie zu KONTAKT (Herbrecht et al. 2009). Es ist ein Prä-Post-Vergleich nach elf Monaten Therapie, wobei die Therapie danach noch weiterlief. Die Studie bezieht sich auf eine Kinder- und zwei Jugendlichen-Gruppen mit insgesamt 15 Jungen und zwei Mädchen im Alter von 9–20 Jahren mit einer Autismus-Spektrum-Störung und erfasst einen Zeitraum von elf Monaten. Die eine Jugendlichen-Gruppe ($N=7$) hatte bereits vor der Prä-Messung ein Gruppentraining erhalten und erhielt 17 Trainingssitzungen à 90 Minuten, die andere Jugendlichen-Gruppe ($N=4$) dauerte 15 Sitzungen à 90 Minuten, und die Kinder-Gruppe umfasste 29 Sitzungen à 60 Minuten. Neben einer Prä-Messung fand eine Post-Messung nach drei Vierteln des Trainings statt und eine Katamnese einige Wochen nach Ende des Trainings, bevor die Gruppe nach den Sommerferien fortgesetzt wurde. Hinzu kam eine Prozessdiagnostik mit zwei Untersuchungszeitpunkten im Gruppenverlauf. Die quantitativen Daten der Eltern zeigten nur in einigen wenigen Teilbereichen eine (fast) signifikante Symptomreduktion und diejenigen der Lehrer ($N=5$) keine signifikante Verbesserung. Das verblindete Expertenrating des Verhaltens der Teilnehmenden in den Gruppenstunden zeigte eine Verbesserung in den Bereichen der Interaktion und Kommunikation. Die Kindergruppe hatte dabei mehr vom Training profitiert als die beiden Jugendlichen-Gruppen.

Choque Olsson et al. (2017) führten eine *Replikationsstudie* des auf Schwedisch übersetzte KONTAKT-Programms in einer randomisierten Multizenter-Verlaufsstudie gegenüber einer Standardbehandlung und mit einer Katamnese nach drei Monaten durch. Für die Untersuchung wurde aus KONTAKT ein standardisiertes Manual für ein zwölf Wochen dauerndes Trainingsprogramm zusammengestellt (Bölte und Choque Olssion 2011), das im Weiteren zur Abgrenzung gegen das Original-Trainings als schwedische und standardisierte Variante KONTAKT-S bezeichnet wird. Es wurde in 13 ambulanten kinder- und jugendpsychiatrischen Einrichtungen für Kindergruppen während 60 Minuten und Jugendlichengruppen 90 Minuten durchgeführt. Die Therapeuten wurden für die KONTAKT-S Durchführung trainiert und supervidiert. Die Standardbehandlung umfasste unter anderem Einzeltherapie (inkl. kognitive Verhaltenstherapie), Beratung, Psychoedukation, Medikation, Ergotherapie. Der Verlauf wurde mit N = 296 durchschnittlich begabten Kindern und Jugendlichen (Mädchen-N = 88, Jungen-N = 208) im Alter von 8–17 Jahren evaluiert. Im SRS (Constantino und Gruber 2005) zeigte sich bei den Elternangaben in beiden Bedingungen eine, wenn auch nicht signifikante, Symptomabnahme während der Intervention wie auch im Vergleich vor der Intervention zur Katamnese, es wurde aber kein signifikanter Gruppeneffekt gefunden. Wenn nur die Jugendlichengruppen, die zu Beginn ein höheres Symptomniveau aufwiesen, betrachtet wurden, zeigte sich ein signifikanter Interaktionseffekt, da die Eltern in der KONTAKT-S-Gruppe eine deutlichere Symptomabnahme während der Intervention und im Vergleich zur Katamnese berichteten als bei der Standardbehandlung. Auch wenn man sich nur auf die Mädchen fokussierte, wurde ein signifikanter Interaktionseffekt während der Intervention, aber nicht im Katamnesevergleich gefunden. Die Angaben der in Bezug auf die Zugehörigkeit der Probanden zur KONTAKT-S- oder Standard-Gruppe verblindeten Lehrpersonen, die eine hohe Quote an fehlenden Daten aufwies, zeigen keine signifikanten Verbesserungen im Behandlungsverlauf oder im Vergleich zur Katamnese.

TOMTASS

Das Theory of Mind-Training TOMTASS von Paschke-Müller et al. (2013) richtet sich an Kinder und Jugendliche mit einer Autismus-Spektrum-Störung im hochfunktionalen Bereich im Alter von 7–18 Jahren mit einem IQ > 70 und altersgemäßen sprachlichen Ausdrucksfähigkeiten. Kinder und Jugendliche mit geringer Veränderungs- oder Teilnahmemotivation, stark expansivem Verhalten und stark ausgeprägten Ritualen bzw. zwanghaften Verhaltensweisen werden nicht eingeschlossen. Ungünstig ist auch die Teilnahme von Kindern und Jugendlichen mit sehr individuellen Problemen und einem hohen Bedarf an individueller Klärung. Es sollen altershomogene Gruppen für 7–12-jährige Kinder und 13–18-jährige Jugendliche gebildet werden. Die Gruppe findet wöchentlich für eine Dauer von 75 Minuten statt und umfasst 24 Sitzungen. Die Autoren schlagen bei zwei Therapeuten jeweils vier bis sechs Teilnehmer vor.

Durch gezieltes Training der Fähigkeiten zur Theory of Mind (ToM) soll die Generalisierung in den Alltag der Teilnehmer erleichtert werden. Die acht Module

1.6 Interventionen

bauen aufeinander auf und werden zunehmend komplexer. TOMTASS umfasst nach einem Vorgespräch drei Trainingsstufen mit insgesamt acht thematischen Modulen und dann ein Nachgespräch. In der ersten sogenannten ›Motivationsstufe‹ werden das Thema Kennenlernen (drei Sitzungen), der erste Elternabend und das zweite Modul ›Psychoedukation‹ (drei Sitzungen) behandelt, um »ein Störungsbewusstsein zu schaffen« (S. 24). Die zweite sogenannte ›Basisstufe‹ trainiert die Basisfertigkeiten. Sie umfasst die Module 3–5 ToM-Gefühle (vier Sitzungen), ToM-Gedanken (zwei Sitzungen) und ToM-Sprache (zwei Sitzungen) sowie den zweiten Elternabend. In der letzten, der ›Aufbaustufe‹ werden die Basisfertigkeiten auf Alltagssituationen angewendet und die Module 6–8 Kontaktaufnahme und Freundschaft (fünf Sitzungen), Konflikte und Kritik (drei Sitzungen) und Körperübungen, Entspannung und Stresstoleranz (zwei Sitzungen) sowie der dritte Elternabend durchgeführt.

TOMTASS ist ein lösungsorientiertes, standardisiertes Gruppentraining zur Verbesserung der Theory of Mind. Konzeptuell bezieht sich TOMTASS auf verhaltenstherapeutische Prinzipien und den TEACCH-Ansatz (Häußler 2005). Besonders bei den Übungen zur Theory of Mind werden mithilfe von Bildern und Comics die zu bearbeitenden Geschichten visualisiert. Zudem wird den Teilnehmern zur Stressregulation die progressive Muskelentspannung beigebracht. Auch Achtsamkeitsübungen haben Platz und zeigen den Einfluss der Dialektisch-Behavioralen Therapie für Jugendliche, bei denen es um individuelle Strategien zur Wahrnehmung unangenehmer Gefühle und Stressregulation geht. Das Training beinhaltet ein Token-System zur Verstärkung. Die Themen werden in Anlehnung an das KONTAKT-Programm (Herbrecht et al. 2008) in Gruppenspielen, Gruppengesprächen, gemeinsamen Aktivitäten und Rollenspielen umgesetzt. Die wöchentlichen Hausaufgaben stellen eine Nachbereitung besprochener Inhalte oder eine Vorbereitung auf neue Themen dar. TOMTASS ist kein fest standardisiertes Manual, sondern zu jedem Modul stehen verschiedene Übungen zur Auswahl, aus denen man sich die für die Gruppe geeigneten heraussucht. In der vorgegebenen Stundenzahl können nicht ganz alle Übungen durchgeführt werden. Die benötigten Materialien sind im Manual abgedruckt und von einer CD herunterladbar.

TOMTASS wurde in einer Prä-Post-Verlaufsuntersuchung ohne Vergleich zu einer unbehandelten Kontrollgruppe evaluiert (Biscaldi et al. 2016), in welcher die Probanden der im Manual erwähnten Pilotstudie enthalten sind. TOMTASS wurde bei n = 38 hochfunktionalen Patienten mit einer Autismus-Spektrum-Störung eingesetzt, die in der Freiburger Autismus-Ambulanz der Universitätsklinik für Psychiatrie, Psychotherapie und Psychosomatik im Kindes- und Jugendalter behandelt wurden. Die Behandlung wurde mittels eines Prä-Post-Vergleichs mit der Skala zur sozialen Reaktivität (SRS, Bölte und Poustka 2008) und dem Inventar zur Erfassung der Lebensqualität bei Kindern und Jugendlichen (ILK, Mattejat und Remschmidt 2006) sowie einem Videorating (Stunde 2–4 vs. Stunde 21–23) evaluiert. Die Studie bezieht sich auf vier Kindergruppen (8–12 Jahre) und fünf Jugendgruppen (13–18 Jahre) mit ausschließlich männlichen Teilnehmern im Alter von 7,7–18,3 Jahren (Durchschnitt 13,2 Jahre) und IQ 70–136 (Durchschnitt IQ = 100.6). Das Ausmaß der autistischen Symptomatik verringert sich gemäß Elternurteil in SRS signifikant. Es wird zudem eine leichte, aber nicht signifikante Verbesserung der Lebensqualität im Elternurteil des ILK festgestellt, während das Selbsturteil des ILK keine Verbesserung zeigt. Die entsprechende selbst zusammengestellte »Veränderungs-Version« zeigt jedoch im Selbsturteil und Elternurteil eine positive Veränderung. Die Videoanalyse, die von in Bezug auf den Zeitpunkt verblindeten Ratern bewertet wurden, zeigt im Gesamtwert keine Zunahme an beobachteten sozialen Verhaltensweisen.

GATE

Das Gruppentraining für Autismus im Erwachsenenalter von Gawronski et al. (2012) richtet sich an (junge) Erwachsene mit einem IQ > 70 und angemessenen sprachlichen Ausdrucksfähigkeiten. Eine GATE-Gruppe besteht aus sechs Teilnehmern und zwei Therapeuten und trifft sich für 15 Sitzungen wöchentlich für 90 Minuten.

Die erste Sitzung dient der Einführung, dem Vorstellen der Teilnehmer sowie dem Sammeln bzw. Äußern von Erwartungen und Befürchtungen. Die zweite Sitzung befasst sich mit Psychoedukation zu Autismus-Spektrum-Störungen, die dritte mit Depression bei Menschen mit Autismus, da diese häufig komorbid auftritt. Dann folgt in der nächsten Sitzung eine Einführung in Entspannungstechniken und das Konzept der Achtsamkeit. In der fünften Sitzung wird ein Stressmodell vorgestellt und Stressauslöser der Teilnehmer diskutiert. In den folgenden vier Sitzungen geht es um den individuellen Umgang mit Stress und die Umsetzung der Strategien gegen Stress. Danach folgen zwei Sitzungen zur Analyse sozialer Situationen, bei der vor allem auf nonverbale Signale und das Erkennen von Gefühlen eingegangen wird. Die letzten vier Sitzungen behandeln die Themen Small Talk, Freundschaft, Konflikte sowie Ressourcen und einen Abschluss.

Die Gruppensitzungen folgen immer demselben Ablauf: Nach der Begrüßung und Besprechung von aktuellen Informationen sowie des Stundenablaufs wird ab der 5. Sitzung eine Achtsamkeitsübung durchgeführt. Als nächstes werden die Hausaufgaben, die meist eine Art Übung und Selbstreflexion im Alltag umfassen, besprochen. Nun folgt das eigentliche Sitzungsthema, das allenfalls durch eine kurze Pause von fünf Minuten unterbrochen wird. Die Sitzung wird durch das Erklären der neuen »Hausaufgaben« und einen Ausblick auf die Folgesitzung abgeschlossen. Jede Stunde wird durch die Therapeuten mittels Power Point-Präsentation, die online herunterladbar ist, durchgeführt und umfasst neben der Theorievermittlung auch Verhaltensübungen in der Gruppe. Die Informations- und Arbeitsblätter sind im Manual abgedruckt und können ebenfalls online von der Verlags-Homepage heruntergeladen werden.

GATE basiert auf einem kognitiv-behaviouralen Therapiekonzept. Die Grundlage der Trainingsentwicklung war eine bedarfsanalytische Untersuchung der Wünsche und Erwartungen Erwachsener mit einer Autismus-Spektrum-Störung an eine Therapie. Entsprechend wurden die Schwerpunkte im Training unter anderem auf die Stressreduktion, Verbesserung der sozialen Kompetenzen sowie das Benennen und Erkennen von Emotionen wie auch den Umgang mit komorbiden Störungen (v. a. Depression) gelegt. GATE dient der angemessenen Bewältigung von Stress sowie der Erweiterung des Verhaltensrepertoires im Kontakt mit anderen. Dazu müssen sowohl Fertigkeiten erlernt werden, um verlässlich die psychische Verfassung anderer einzuschätzen, als auch Kompetenzen im Kontakt mit anderen (z. B. Small-Talk).

Im Manual finden sich Angaben zu einer Pilotevaluation von zwei Gruppentherapien (N = 10). Das Durchschnittsalter der sieben Männer und drei Frauen betrug 31 Jahre und sie waren durchschnittlich intelligent (M = 107, SD = 12). Das Erleben allgemeiner Wirkfaktoren wurde mittels des Stundenbogens für die allgemeine und differenzielle Einzelpsychotherapie (STEP Krampen 2002), der nach jeder Sitzung abgegeben und dann gemittelt wurde, erfasst und als gut eingeschätzt. Als besonders hilfreich wurden die Sitzungen zum Umgang mit sozialem Stress, zum Kommunizieren in sozialen Situationen und zu sozialen Konflikten wahrgenommen. Mit dem Beck-Depressionsinventar (BDI 2, Hautzinger et al. 2006) wurde das Ausmaß komorbider depressiver Symptome erfasst. Sowohl vor als auch nach der Gruppentherapie zeigen die Werte eine milde bis mäßige Ausprägung, die bei Gruppenende deskriptiv tiefer lag, aber nicht statistisch signifikant war. Im Weiteren wurde mithilfe eines selbst entwickelten Fragebogens eine Prozessdiagnostik zur Befindlichkeit, dem Maß, wie hilfreich der Sitzungsinhalt erlebt wurde, der Gestimmtheit auf die nächste Sitzung und der Therapeuteneinschätzung durchgeführt. So zeigten die Teilnehmer, dass sie die Gruppenbehandlung als positiv wahrnahmen.

FASTER

Die Freiburger Asperger Spezifische Therapie für Erwachsene von Ebert et al. (2013) richtet sich an Erwachsene mit einer Autismus-Spektrum-Störung im hochfunktionalen Bereich (IQ > 80) und guter Motivation. Das Gruppentraining dauert ca. 30 wöchentliche Termine à 90 Min. und bietet für 6–8 Teilnehmer in einem geschlossenen Setting Platz. Gemäß schriftlichern Aussagen der Autoren werden die Gruppen aktuell über 120 Minuten durchgeführt, um den Bedürfnissen der Gruppenteilnehmer besser gerecht zu werden. FASTER wurde für das Gruppensetting entwickelt, kann aber auch in der Einzeltherapie eingesetzt werden, was sich vor allem bei schweren komorbiden Ängsten, Zwängen und Persönlichkeitsakzentuierungen anbietet. Gemäß Autoren gibt es aktuell auch ein zehnwöchiges stationäres FASTER-Programm, das die Inhalte des ambulanten Programms enthalte und darüber hinaus mit spezifischen Angeboten der Pflege, Musiktherapie und Ergotherapie verbunden werde. Das stationäre FASTER-Training beinhalte eine Mischung aus Einzel- und Gruppentherapie.

FASTER umfasst drei aufeinander aufbauende Module, die jeweils mit einem Angehörigentreffen abgeschlossen werden. Im Basismodul stehen das Kennenlernen, die Erarbeitung der individuellen Verhaltensziele, der Gruppenziele wie auch die Psychoedukation mit der Erarbeitung eines adäquaten Krankheitsmodells und eines Stärken-Schwächen-Profils im Zentrum. Im Aufbaumodul werden das Konzept der Achtsamkeit und das Modell der Situationsanalyse vermittelt sowie die Themen Emotionserkennung, basale verbale und nonverbale Kommunikation (Zuhören, ein Gespräch beginnen, aufrechterhalten und beenden, nonverbale Signale senden und deren Wirkung verstehen) und Konfliktverhalten behandelt. Im Vertiefungsmodul werden komplexere Aspekte von Kommunikation (z. B. Zuhören, Anliegen formulieren) und Interaktion (z. B. Freundschaft, Partnerschaft, Small Talk) besprochen und geübt. Rollenspiele mit Videofeedback werden v. a. im Vertiefungsmodul eingesetzt. Mittels Hausaufgaben vertiefen die Teilnehmer das behandelte Thema und bereiten sich auf das Thema der nächsten Stunde vor. Die Arbeitsmaterialien und Protokollbogen können von einer CD ausgedruckt werden.

FASTER umfasst verhaltenstherapeutische, psychoedukative, übende und sozialpsychiatrische Elemente, bezieht sich aber auch auf bewährte Strategien aus der Dialektisch Behavioralen Therapie (Linehan 1993) und aus der Kinder- und Jugendpsychiatrie wie zum Beispiel TEACCH (Häußler et al. 2003). Zu den Gruppenzielen gehören der Aufbau von Stressbewältigungsstrategien, die Förderung kommunikativer und sozialer Fertigkeiten (inkl. Planung von sozialen Aktivitäten außerhalb der Gruppe und Aufbau von sozialkontakten innerhalb und außerhalb der Gruppe) auch der Abbau dysfunktionaler Strategien, indem die Wirkung der Teilnehmer und ihrer bisherigen sozialen Strategien auf andere besprochen werden. Individuelle Ziele können zum Beispiel folgende Themen umfassen: Aufbau einer Tagesstruktur, Suche nach einem Ausbildungsplatz, einen Tanzkurs besuchen, Übernahme von mehr Verantwortung in der Familie.

Zum Zeitpunkt dieser Publikation liegt eine Prä-Post-Vergleichsstudie aufgrund von mehreren Dropouts mit lediglich Daten von n = 11–12 Probanden aus fünf verschiedenen Therapiegruppen vor. Der Depressionswert (gem. Becks Depressionsinventar BDI, Hautzinger et al. 1994) nahm im Verlauf signifikant (p = .03) ab. Der Selbstwert zeigte gem. Multidimensionaler Selbstwertskala (MSWS von Schütz und Sellin 2006) Veränderungen in den Faktoren Emotionaler Selbstwert (p = .04), Sicherheit im Kontakt (p = .04), Allgemeiner Selbstwert (p = .03), aber knapp im Gesamtwert sowie den Faktoren Umgang mit Kritik und Leistungsbezogene Selbstwerteinschätzung. Die Lebensqualität (gem. WHO Quality of Life abbrevated version von Angermeyer, Kilian und Matschinger 2000) zeigte eine signifikante Zunahme im Bereich ›Physisch‹ (p = .04) zu körperlichen Beschwerden, Energie und Erholung und im Bereich ›Umwelt‹ (p = .05) zu Wohn-, Ausbildungs- und Arbeitsbedingungen, finanziellen Ressourcen und Sozialversorgung. Die Bereiche ›Psychisch‹ (Gefühle, Denken, Lernen, Körperbild, Selbstachtung) und ›Soziale Beziehungen‹ (soziale Unterstützung, sexuelle Aktivität) blieben aber unverändert. Gemäß Aussage der Autoren Ende 2016 ist eine Evaluation mit einer größeren Stichprobe in Planung, es liegen aber noch keine neuen Ergebnisse vor.

SOSTA

Das SOSTA-Trainingsprogramm von Cholemkery et al. (2014) richtet sich an Kinder und Jugendliche im Alter von 8–20 Jahren mit einer Autismus-Spektrum-Störung und ausreichenden kognitiven (IQ > 70) und verbalen Fähigkeiten sowie freiwilliger Teilnahme und einer gewissen Eigenmotivation. Die Kindergruppen (9–13 Jahre) umfassen 4–5 Teilnehmer und die Jugendlichengruppen (14–20 Jahre) 5–7 Teilnehmer und durch jeweils zwei Therapeuten betreut. Das wöchentliche Training wurde mit zwölf manualisierten Sitzungen à 90 Minuten evaluiert. Es wird aber empfohlen sechs zusätzliche Puffersitzungen (»Aktiver Nachmittag«) in den Verlauf einzubauen, um mehr üben und vertiefen sowie gruppenspezifische Themen bearbeiten zu können, den Transfer zu unterstützen oder auch Gruppenaktivitäten (z. B. Party) zu planen und durchzuführen.

SOSTA ist ein manualisiertes Training und behandelt folgende Themen: Benennen, Erkennen und Üben des emotionalen Ausdrucks, Kommunikationsregeln, Kontaktaufnahme und Gestaltung, Fremd- und Selbstwahrnehmung sowie Umgang mit schwierigen Situationen. Das Training umfasst zwölf strukturierte und sechs freie Sitzungen sowie drei Elternabende. Jeder dritte Termin ist eine der freien Sitzungen und dient der Wiederholung und freien Gestaltung gemeinsamer Aktivitäten zur Förderung von Selbstständigkeit und Transfer des Gelernten in Alltagssituationen. Das strukturierte und standardisierte Manual gibt genau vor, in welcher der zwölf vorgegebenen Sitzungen welches Thema mit welchen Übungen behandelt wird. Zudem gibt es in regelmäßigem Rhythmus sechs freie Sitzungen, an denen Themen wiederholt und vertieft werden können. Thematisch sind die Sitzungen wie folgt vorgegeben: 1. Kennenlernen und Einführung 2. Kommunikation 3. Gefühle erkennen 4. Gefühle ausdrücken 5. Gefühle und Situation 6. Impulskontrolle und Selbstregulation von Wut 7. Interaktion und Problemlösen I: Soziale Fehleranalyse (»social autopsies«) 8. Interaktion und Problemlösen II: Kontaktaufnahme und »social scripts« 9. Soziale Wahrnehmung: Freundliches und selbstbewusstes Verhalten 10. Selbst- und Fremdwahrnehmung: Stärken 11. Selbst- und Fremdwahrnehmung II: »social skripts« oder Problemlösen nach dem sogenannten SODA-Modell und 12. Abschluss.

Der Ablauf der Sitzungen ist immer gleich und umfasst nach einer Einführung, einer Wiederholung der Gruppenregeln und der Eingangsrunde den Themenblock und Gruppenspiele. Dann folgt der Wochenauftrag, wie die Hausaufgaben genannt werden. Schließlich folgt die Abschlussrunde, in der die Teilnehmer benennen, was ihnen gefallen und was ihnen nicht gefallen hat, und jeder Teilnehmer von den Therapeuten ein ausschließlich positives Feedback erhält. In jeder Sitzung werden sogenannte Wochenaufträge zur Vertiefung der besprochenen Themen verteilt. Alle Arbeits- und Informationsblätter sowie weitere Übungsmaterialien können von der Verlags-Homepage (https://dl.kohlhammer.de/978-3-17-037134-7) heruntergeladen werden.

SOSTA ist ein verhaltenstherapeutisches Training mit einer operanten und kognitiven Vorgehensweise. Es arbeitet mit einem Verstärkerplan, um gemeinsam festgelegte Verhaltensweisen (»Verhaltensregeln«) zu trainieren. Durch die positive Verstärkung soll die Auftretenswahrscheinlichkeit des Zielverhaltens erhöht werden. Negative Verstärkung wird kaum eingesetzt. Bei mangelnder Kooperation, störendem und oppositionellem Verhalten, aggressivem Verhalten und Konflikten kommt Verstärkerentzug oder eine verhaltenstherapeutische Auszeit zum Tragen. Pro Stunde können die Teilnehmer gesamthaft vier Punkte für das Einhalten von festen und variablen Gruppenregeln wie auch individuelle Ziele und Wochenaufträge erhalten. Am Ende jeder Sitzung wird der Verstärkerplan abgerechnet und die Teilnehmer können ihre Punkte gegen etwas aus einer »Belohnungskiste« eintauschen. Rollen- und Gruppenspiele, die nicht ausschließlich spezifisch eine soziale Fertigkeit üben, sondern übliche Kinderspiele für Interaktion, Bewegung und Spaß sind, sind ein wichtiger Teil bei SOSTA.

Die Ziele umfassen den Aufbau sozialer Kompetenzen, die Verbesserung der sozialen Motivation, des Perspektivenwechsels und der Anpassungsfähigkeit sowie das Erlernen von Selbststeuerungsfähigkeiten.

SOSTA ist neben dem mit der schwedischen Stichprobe untersuchten KONTAKT-Programm das einzige manualisierte Gruppentraining im deutschsprachigen Raum, das in Deutschland mit einer kontrolliert randomisierten Stichprobe an sechs verschiedenen Universitätskliniken für Kinder- und Jugendpsychiatrie mit einer Spezialisierung auf die Diagnostik und Behandlung von Patienten mit einer Autismus-Spektrum-Störung (SOSTA-net) evaluiert wurde (Freitag et al. 2016). Es ist eine Prä-Post-Untersuchung (IG-N = 101) mit einer Kontrollgruppe (KG-N = 108), welche die normale zur Verfügung stehende Behandlung für die Patienten und das Elterntraining (drei Termine) erhalten hat, und einer Katamnese nach drei Monaten. Die manualgetreue Umsetzung wurde durch Videoaufnahmen und nachfolgender Kodierung von mindestens einer der Therapiestunden überprüft. Die Evaluationsstudie bezieht sich auf Daten aus 14 Gruppen, die jeweils wöchentlich für zwölf Sitzungen für Kinder und Jugendliche, die in altershomogene Gruppen (Umfang 4–5 Jahre) zusammengefasst waren, durchgeführt worden sind und zusätzlich drei Elterngruppentermine umfassten. Die Stichprobe (N = 209, IG-N = 101 bzw. KG-N = 108) umfasst 194 Jungen (IG = 96 bzw. KG = 98) und 15 Mädchen (IG = 5 bzw. KG = 10) mit einem Durchschnittsalter von 12,7 bzw. 12,9 mit einem IQ > 70 (IG-Durchschnitts-IQ = 102,5 bzw. KG-Durchschnitts-IQ = 101,4), die im Zeitraum von sechs Monaten vor Trainingsbeginn keine weitere gravierende psychiatrische Erkrankung oder schwere aggressive Verhaltensstörungen aufwiesen. Der Prä-Post-Vergleich des Fragebogens zur sozialen Reaktivität (SRS, Bölte et al. 2008) zeigt gemäß Elternangaben eine Symptomabnahme des Gesamtwertes in der Interventions- wie auch der Kontrollgruppe, wobei diese in der Interventionsgruppe signifikant höher ist als in der Kontrollgruppe ($p = .01$, ES $= .35$). In der Katamnese nach drei Monaten bleiben die Werte der Interventionsgruppe signifikant tiefer als in der Kontrollgruppe ($p = .02$, ES $= .34$). Die Angaben der Lehrer im SRS zeigen deskriptiv eine größere Symptomabnahme in der Interventionsgruppe, doch der Vergleich zur Kontrollgruppe ist wie auch beim SDQ nicht signifikant. Nach drei Monaten unterschieden sich die Gruppen nicht mehr. Im Weiteren wurden bei der Katamnese in der Interventionsgruppe signifikant weniger allgemeine Verhaltensprobleme gemessen am Gesamtwert des Strength and Difficulties Questionnaire (SDQ, Rothenberger et al. 2008) als in der Kontrollgruppe gefunden. Im Bereich der ängstlich-depressiven Symptomatik des CBCLs (Achenbach 1991a) und ›Probleme mit Gleichaltrigen‹ des SDQ wurde gemäß Elternangaben keine Verbesserungen bei Gruppenende oder nach drei Monaten gefunden. Auch in der Selbstbeurteilung mittels des Depressionsinventars für Kinder und Jugendliche (DIKJ, Stiensmeier-Pelster et al. 2000) zeigte sich keine signifikante Veränderung. Ein höherer SRS-Wert in den Eltern- oder Lehrerangaben, also eine höhere Symptombelastung im Bereich der sozialen Reaktivität, wie auch ein höherer IQ korrelierten mit einem besseren Erfolg bei Therapieende und der Katamnese-Messung. Alter und Geschlecht hatten keinen Einfluss.

1.6.5 Übersicht über nicht evaluierte Trainingsprogramme

Einige Trainingsprogramme sind bisher offensichtlich nicht evaluiert worden, bieten aber eine Fülle von Ideen für den Einsatz in der Einzel- und Gruppentherapie.

1.6 Interventionen

- Die *Social Skills Groups* nach dem *TEACCH-Ansatz* (Treatment and Education of Autistic and other Communication disabled Children) von Schopler et al. (1995) sind seit den 1980er-Jahren in den USA verbreitet und werden in abgewandelter Form als gruppenpädagogisches Angebot in Deutschland unter dem Begriff *SOKO-Gruppenangebote zur Förderung Sozialer Kompetenzen bei Menschen mit Autismus* von Häußler et al. (2003) durchgeführt. Ein ähnliches Angebot, das sich auch auf den TEACCH-Ansatz beruft, ist in der Schweiz das *Sozialtraining für Kinder und Jugendliche mit Autismus* von sieben bis 15 Jahren, das die Stiftung Kind & Autismus anbietet.
- Das *Manual zum Training der Theory of Mind* von Steernemann et al. (1996) wurde für Kinder mit sozialen Beeinträchtigungen inklusive einer Autismus-Spektrum-Störung zusammengestellt und in der Studie von Gevers et al. (2006) eingesetzt.
- Das Programm *Skillstreaming* von Goldstein et al. (2000; McGinnis und Goldstein 1997) wurde nicht spezifisch für autistische Kinder und Jugendliche entwickelt, hat sich aber gemäß den Studien von Tse et al. (2007) und Lopata et al. (2008) gerade auch bei diesen Kindern bewährt.
- Das Trainingsprogramm *Relationship Development Intervention (RDI)* von Gutstein und Sheeley (2002) ist modular dem Entwicklungsverlauf folgend aufgebaut und richtet sich an Kinder und Jugendliche aus dem ganzen autistischen Spektrum (inkl. Frühkindlicher Autismus), mit unterschiedlichen intellektuellen und verbalen Funktionsniveaus (inkl. nicht-verbale, geistig behinderte Kinder). Die Übungen werden in erster Linie im Zweierkontakt zwischen Therapeut und Kind beziehungsweise betroffenem Kind und Eltern durchgeführt. Auf den fortgeschrittenen Stufen werden auch Kleingruppen Betroffener gebildet. Die Übungen eignen sich sehr gut als Ausgangspunkt, um eigene Übungen zu entwickeln und einen entwicklungsorientierten Aufbau bestimmter sozialer Fertigkeiten zusammenzustellen. Das Programm ist nur für das Einzeltraining evaluiert, nicht für das Gruppensetting. Es zeigen sich deutliche Fortschritte bei der wechselseitigen Interaktion und Kommunikation sowie eine Zunahme an Flexibilität bei einer Abnahme von problematischen Verhaltensweisen (z. B. Gutstein et al. 2007).
- Das *Social Skills Training for Children and Adolescents with Asperger Syndrome and Social-Communication Problems* von Baker (2003) wurde zwar aufgrund jahrelanger Erfahrung mit Gruppentrainings mit Kindern mit einer Autismus-Spektrum-Störung (Baker, o.J.) entwickelt, das entsprechende Manual richtet sich aber an Eltern und Lehrpersonen, die im Einzelsetting mit dem Kind oder Jugendlichen arbeiten. Baker (o.J.) nimmt dabei Bezug auf das Skillstreaming-Trainingskonzept von McGinnis et al. (1997). Einfache soziale Fertigkeiten werden in strukturierten Lektionen instruiert und dann in den freieren Gruppenzeiten eingeübt. Die Zusammenarbeit mit dem Elternhaus und den Schulen ist sehr eng, um die Generalisierung zu unterstützen. Die Gruppentreffen werden über 12 Wochen durchgeführt, danach können die Kinder austreten und neue zur Gruppe stoßen.
- Vermeulen (2002) hat das psychoedukative Programm *Ich bin was Besonderes* für Eltern, Lehrpersonen und Therapeuten zusammengestellt, die anhand praktischer Arbeitsmaterialien einem Kind oder Jugendlichen (ab einem Entwicklungsalter von vier Jahren) im Einzelsetting oder in einer Gruppe die Diagnose erklären möchten.

- *The »I LAUGH« Approach* wurde als sozial-kognitives Trainingsprogramm für Jugendliche mit einer Autismus-Spektrum-Störung von Winner (2002, 2003) im Rahmen ihrer Arbeit als Logopädin und Therapeutin an einer amerikanischen High-School zusammengestellt.
- Csoti (2003) hat einen manualisierten Kurs *Social Awareness Skills for Children* für Kinder im Alter von sieben bis 16 Jahren mit Autismus-Spektrum-Störungen und anderen Verhaltensauffälligkeiten zusammengestellt, der ursprünglich von Fachpersonen (z. B. Therapeuten, Lehrpersonen) oder Eltern im Einzelsetting durchgeführt wird, dessen Materialien aber auch in einem Gruppensetting bearbeitet werden können.
- Cornish und Ross (2004) haben ein manualisiertes Gruppentraining für Jugendliche mit Asperger-Syndrom und anderen Verhaltensauffälligkeiten im Alter von 13–17 Jahren für Schulen entwickelt, das *Social Skills Training for Adoles-cents with General Moderate Learning Difficulties*.
- Kiker Painter (2006) hat das Gruppenprogramm für Kinder und Jugendliche *Step-by-Step Program* für *Social Skills Groups for Children and Adolescents with Asperger's Syndrome* ausgearbeitet, das sich an Kliniker, Lehrpersonen und weitere Fachpersonen richtet.
- Schließlich finden sich vor allem auf dem amerikanischen Markt noch viele nicht evaluierte Manuale, mithilfe derer vor allem Lehrpersonen und Eltern mit Kindern und Jugendlichen mit einer Autismus-Spektrum-Störung gezielt an grundlegenden sozialen Fertigkeiten arbeiten können. Die *Social Stories* von Gray (1994a, 1998) und das Konzept der *Comic Strip Conversations* von Gray (1994a, 1998), aber auch das *Hidden Curriculum* und die Technik der *Social Autopsies* von Bieber (1994) sind gerade auch im Umgang mit schwierigen Verhaltensweisen von Kindern mit Autismus ein bewährtes Mittel.

1.7 Entwicklung des Zürcher KOMPASS-Trainings

Für die Behandlung von Kindern und Jugendlichen mit einer Autismus-Spektrum-Störung kann nicht auf bereits vorhandene Interventionsprogramme zurückgegriffen werden, da diese bestimmte grundlegende sozio-kognitive Fähigkeiten (z. B. das Erfassen von emotionalen und mentalen Zuständen des Gegenübers) und Fertigkeiten (z. B. den kommunikativen Austausch) voraussetzen, die den Kindern fehlen (Ozonoff und Miller 1995; Rao et al. 2008). Rao et al. (2008) fordern die Entwicklung einfach handhabbarer Manuale, die in der natürlichen Umwelt der Kinder wie etwa der Schule oder dezentralen Versorgungseinrichtungen implementiert werden können. Seit 2004 wird daher das Gruppentraining KOMPASS am Zentrum für Kinder- und Jugendpsychiatrie in Zürich von den beiden Psychologen und personzentrierten Psychotherapeuten Bettina Jenny und Philippe Goetschel entwickelt und durchgeführt.

Das Vorgehen, das von Jenny (2010; Jenny und Schär 2010) beschrieben wird, entspricht in etwa den Vorschlägen von Smith et al. (2006), wie die Forschung zu psychosozialen Behandlungsprogrammen für Menschen mit einer autistischen Störung aufgebaut werden soll. Bereits früher wurde ein Gruppenkonzept für nicht-autistische Kinder mit einem Mangel an sozialen und emotionalen Kompetenzen entwickelt, erprobt und evaluiert (Jenny et al. 2006; Jenny und Käppler 2008). Die Therapeuten blicken auf eine langjährige einzeltherapeutische Erfahrung mit nicht-autistischen und autistischen Kindern und Jugendlichen und weisen ein breites Erfahrungsspektrum in der Diagnostik und Beratung von Kindern mit einer autistischen Störung auf. Schließlich wurde 2004 ein Gruppentraining als Pilotprojekt durchgeführt, das Konzept wurde verbessert, erweitert und im Praxishandbuch niedergeschrieben. Als letzter Schritt erfolgte die 2018 abgeschlossene Evaluation zur Wirksamkeit des Sozialtrainings im Vergleich zu einer Warte-Kontrollgruppe (▶ Kap. 7). Unterdessen wurde auch das KOMPASS-F-Training für Fortgeschrittene publiziert (Jenny et al. 2019). Es richtet sich an Jugendliche und junge Erwachsene mit einer Autismus-Spektrum-Störung im hochfunktionalen Bereich richtet, die bereits das hier beschriebene KOMPASS-Basistraining erfolgreich besucht haben.

Entsprechend anderen aktuellen Ansätzen wurde mit KOMPASS bewusst keine Gruppentherapie, sondern ein *Gruppentraining* entwickelt. In der Gruppentherapie wird das Gruppengeschehen mit den wechselseitigen Beziehungen als therapeutischer Prozess genutzt und die Gruppe als Medium für zu korrigierende emotionale Erfahrungen verstanden (Haar et al. 1979). Ziel ist eine intrapsychische Veränderung. Im Gruppentraining hingegen werden bei definierten Verhaltensauffälligkeiten und -defiziten spezifische Interventionen eingesetzt. Die Gruppe stellt hierfür einen Übungsraum dar, und psychodynamische Prozesse stehen im Hintergrund, was aber keineswegs bedeutet, dass die Interaktionen innerhalb der Gruppe nicht von Bedeutung sind. Das Gruppentraining ist stärker strukturiert, und die zu bearbeitenden Themen werden nicht laufend von den Teilnehmenden vorgegeben. Das Gruppentraining stellt eine besonders geeignete Interventionsform für Kinder mit einer autistischen Störung dar, da die soziale Interaktion gefördert wird und die erlernten Fertigkeiten in einer recht realistischen Umgebung mit Gleichaltrigen geübt werden können, was die Generalisierung in den Alltag erleichtert (Barry et al. 2003).

Bei Menschen mit einer Autismus-Spektrum-Störung zeigt sich ein weiterer Vorteil des Gruppentrainings statt einer Therapie, der bei anderen Diagnosegruppen nicht bedeutsam ist. Diese Menschen tun sich mit Einzeltherapie oft schwer, da diese zu einem wesentlichen Teil auf der Beziehung zwischen Klient und Therapeut aufbaut und diese Beziehung für das Verständnis und die Veränderungen der real gelebten Beziehungen nutzt. In den Gruppentrainings steht der Beziehungsaspekt zu den Therapeuten und unten den Mitgliedern nicht im Vordergrund.

Nach Remschmidt et al. (2006) soll eine therapeutische Intervention, die Kindern mit einer autistischen Störung gerecht wird, entwicklungsorientiert ausgerichtet sein, störungsspezifisch vorgehen, multimodal die Bandbreite der sich als wirksam erwiesenen Methoden unterschiedlicher Therapietraditionen nutzen sowie auf einem vertieften Verständnis und umfangreicher Erfahrung im klinischen Umgang mit Kindern mit Autismus-Spektrum-Störungen beruhen.

1.7.1 Psychotherapeutischer Hintergrund

Die KOMPASS-Gruppenbehandlung wurde aus einem humanistischen Menschenbild und einer personzentrierten Haltung heraus entwickelt und aus personzentrierten Grundlagen hergeleitet. Der personzentrierte Ansatz stellt aufgrund der zentralen Stellung von Beziehung und Kommunikation ein in hohem Maße geeignetes Behandlungskonzept für Menschen mit autistischen Interaktions- und Kommunikationsproblemen dar. »Die personzentrierte Haltung ist primär eine Art und Weise des Seins, die ihren Ausdruck findet in Einstellungen und Verhaltensweisen, die wachstumsförderndes Klima schaffen. Sie ist mehr eine basale Philosophie als nur eine Technik oder eine Methode« (Rogers 1982, zit. nach Korunka 1992, S. 71).

Das KOMPASS-Training steht auf der Basis des personzentrierten Therapieansatzes, wie er für die Kindertherapie (Weinberger 2001; Boeck-Singelmann et al. 2002; Behr et al. 2008) weiterentwickelt und auf das Gruppensetting übertragen (Jenny et al. 2006; Jenny und Käppler 2008) wurde. Die personzentrierte Therapie hat sich in vielen Studien bei der Behandlung von Kindern und Jugendlichen (Casey und Berman 1985; Weisz et al. 1987; Weisz et al. 1995; Heekerens 1996; Schmidtchen et al. 1995; Schmidtchen 1996; Beelmann und Schneider 2003; Bratton et al. 2005) im Einzel- wie auch Gruppensetting (Hoag und Burlingame 1997; McRoberts et al. 1998) als wirksam erwiesen, wie in der Übersichtsarbeit von Hölldampf und Behr (2008) detailliert diskutiert wird.

Das KOMPASS-Training, das auf prozess- und ressourcenorientierte Aspekte fokussiert, entstand aus der Auseinandersetzung mit den Autismus-spezifischen Bedürfnissen und dem Versuch zu verstehen, wie autistische Menschen die Welt wahrnehmen und erleben. Mitterhuber und Wolschlager (2001) betonen, dass erst ausreichendes Wissen um eine Störung und deren Entstehungsbedingungen empathisches Mitvollziehen, eine Zugangsweise zu fremden und zunächst unverständlichen Erlebensformen und entsprechend ein Beziehungsangebot ermöglicht (»wissendes Verstehen«, S. 149). Auch bei autistischen Menschen muss das therapeutische Angebot im Sinne der Grundhaltungen »in Entsprechung zu den Wahrnehmungsmöglichkeiten und zum Kontaktverhalten der Klienten umgesetzt werden« (Mitterhuber und Wolschlager 2001, S. 149). Der Therapeut muss sich immer die Frage stellen, worauf sich die Empathie zu richten hat, was ein Verständnis für die autistische Wahrnehmungswelt bedingt.

Langjährige eigene klinische Erfahrung der Autoren wie auch die Literatur (z. B. von Zülow 2009) zeigen, dass eine hilfreiche psychologische Haltung bei autistischen Menschen klarer strukturiert, weniger gesprächsorientiert und konkreter erfolgen muss, als dies bei anderen Klientengruppen notwendig ist. Eine auf die autistische Person zentrierte Therapie muss auch deren Anliegen ernst nehmen, ihre Entwicklungsdefizite kompensieren zu wollen. Eine nachhaltige Möglichkeit, die den Klienten auch bald befähigt, neue soziale Erfahrungen zu machen, besteht zum Beispiel darin, ihm – angeleitet durch Fragen oder Beobachtungsübungen – dabei zu helfen, die impliziten Informationen über die nicht-autistische soziale Welt, in welcher er leben muss und oft auch leben möchte, zu entdecken, und ihm diese dann zur Verfügung zu stellen (▶ Kap. 2.1). Aufgrund der störungsspezifischen Voraussetzungen und dem Verständnis der spezifischen Bedürfnisse autistischer Menschen ergänzt die therapeutische Vorgehensweise eine konkrete Informationsvermittlung und handlungsorientierte Übungen (Jenny und Schär 2010). Auf dieser Basis wurden im KOMPASS-Training auch auf der Ebene der therapeutischen Techniken vielfältige Mittel eingesetzt.

Auf der Ebene der therapeutischen Methoden werden auch viele verhaltenstherapeutische Techniken wie Prompting, Shaping und Chaining eingesetzt (▶ Kap. 2.1). Es erfolgt aber weder eine Verhaltensanalyse noch werden Techniken wie zum Beispiel Entspannungsübungen, Selbstinstruktionen oder systematische Verstärkersysteme für Verhaltensweisen eingesetzt. Auch methodische Überlegungen des TEACCH-Ansatzes wurden aufgegriffen (▶ Kap. 2.1).

Sich auf die Person und die Gruppe als Ganzes zu konzentrieren bedeutet, dass jede Sitzung je nach Persönlichkeit und intellektuellem, sozialem und emotionalem Entwicklungsstand der Teilnehmer, je nach Gruppenprozess, aktueller Gruppendynamik und Verlauf der vorhergehenden Sitzungen neu geplant werden muss. Der aktuelle Gruppenprozess oder wichtige Anliegen einzelner Gruppenmitglieder sind immer wichtiger als die geplanten Lektionen. Vorrang vor pädagogischen Zielen haben stets die Beziehungsklärung und -verbesserung (Behr 1989). Wann immer im Gruppenverlauf Fragen auftauchen, die die Beziehungsgestaltung der Teilnehmer untereinander oder zu den Therapeuten betreffen, werden diese angesprochen. Meistens erfolgt dies im Plenum, manchmal aber auch nur unter den Betroffenen. Die Übungen und Informationen über das implizite soziale Wissen sind nur dann hilfreich und der sozialen und kommunikativen Entwicklung des Betroffenen nachhaltig förderlich, wenn sie in die therapeutische Beziehung und das reale Gruppengeschehen eingebettet sind. Entsprechend werden die Ziele in den Bereichen Emotionen, Small Talk und Nonverbale Kommunikation in jeder Gruppe auf etwas anderen Wegen erreicht. Das KOMPASS-Praxishandbuch ist daher eine thematisch geordnete Sammlung von Materialien, die sich bewährt haben, und kein Manual mit fertig geplanten Gruppenstunden.

Das KOMPASS-Gruppentraining umfasst mit dem psychotherapeutischen auch einen pädagogischen Anteil, der für die Strukturierung von Erfahrungs- und Lernmöglichkeiten (Specht 1993) verantwortlich ist. Die Forderung von Rogers (1988), wonach Kompetenzen gelehrt werden sollen, die ein flexibles Reagieren auf eine sich verändernde Umwelt erlauben, wird erfüllt. Dies ist für autistische Menschen existentiell wichtig: Die soziale Umwelt besteht nur aus Veränderung.

Eine ausführliche Diskussion der personzentrierten Basis des Vorgehens bei KOMPASS findet sich in Jenny und Schär (2010).

2 Konzeption des KOMPASS-Sozialtrainings in der Gruppe

2.1 Konzept

> »Ich wusste nicht, was ›abmachen‹ bedeutet, wie man Kinder einlädt oder was man zusammen reden könnte. Welche Person musste man wie und wann grüßen? Meine Mutter erklärte mir, dass dies anderen Zehnjährigen im Alltag mühelos gelingt. Ich musste alles durch Logik, bildliche Erklärungen und Beobachtungen lernen. Was andere intuitiv nebenbei beim Älterwerden wahrnehmen und lernen, bereitete mir grosse Mühe« (Schneebeli 2009, S. 26).

Die Grundhaltung bei KOMPASS ist personzentriert, prozess- und ressourcenorientiert (▶ Kap. 1.7). Der Respekt vor den manchmal andersartigen Bedürfnissen und dem »anderen« Erleben von Menschen mit einer Störung aus dem autistischen Spektrum steht im Zentrum. Der Begriff Kompetenztraining soll betonen, dass Menschen mit einer Autismus-Spektrum-Störung über viele Kompetenzen verfügen, die als Ressourcen eingesetzt werden können (siehe Ressourcenorientierung), dass sie aber auch neue Kompetenzen erlernen. Das KOMPASS-Training fokussiert in gleichem Maße auf das soziale Verstehen wie auf konkrete soziale Verhaltensweisen. Ohne das Verstehen des Hintergrunds spezifischer sozialer Kompetenzen bleibt das Erlernte angelernt und bedeutungslos.

Es wird davon ausgegangen, dass jede soziale Fertigkeit bewusst erlernt und intellektuell nachvollzogen werden kann. Da Menschen mit einer Autismus-Spektrum-Störung sozio-emotionales und kommunikatives Verhalten nicht primär inzidentell lernen, sondern die sozialen Regeln des Zusammenseins bewusst erlernen und in ihrer Bedeutung verstehen müssen, wird eine Auswahl sozialer Kompetenzen (z. B. wechselseitige Kommunikation oder soziales Plaudern) gezielt so aufbereitet, dass sie kognitiv verstanden und vermittelt werden können. Rogers (1988) weist darauf hin, dass Menschen, wenn sie entdecken, dass sie etwas können, auch handeln. So werden die Handlungsmöglichkeiten erweitert, was den Betroffenen die Wahl gibt, sich neuen sozialen Erfahrungen zuzuwenden und soziale Situationen erfolgreich zu bewältigen.

Es geht um soziale Regeln, die für die meisten Menschen selbstverständlich sind (z. B. Abwechseln im Gespräch), aber auch um deren Ausnahmen, die für Menschen mit einer autistischen Störung nicht durch den sogenannten »ge-

2.1 Konzept

sunden Menschenverstand« – die in einer Gemeinschaft geteilte, aktuell gültige Sichtweise – erfassbar sind. Im KOMPASS-Sozialtraining geht es nicht darum, den Jugendlichen nur sozial akzeptables Verhalten anzutrainieren, wie es Mesibov und Lord (1993, zit. nach Häußler et al. 2003) bei den primär fähigkeitsbezogenen Ansätzen bemängeln. Es soll die kognitive und die affektive Erlebensweise erweitert werden. Zu jedem Verhaltensaspekt werden die Überlegungen dazu, Motivationen und Interpretationen explizit gemacht. Jede zu erlernende soziale Verhaltensweise wird demnach so konzeptualisiert, dass sie möglichst viel Spielraum für eigene Ausgestaltung, Variation und Anpassung bietet. So werden auch der Transfer auf neue Situationen und die Generalisierung des Erlernten ermöglicht.

Neben dem gezielten Erlernen von sozialen Verhaltensweisen wird, wann immer möglich, auch inzidentell gelernt: Spontan gezeigte soziale Kompetenzen werden anerkennend aufgegriffen, oder es werden freiere Situationen (z. B. Pause, soziale Aktivität) geschaffen, um das Erlernte spontan anzuwenden und durch Feedback weiter auszudifferenzieren. Die etwas weniger strukturierteren Zeiten vor und nach dem Gruppentraining oder während der Pause werden dazu genutzt, beiläufig bestimmte Verhaltensweisen zu fördern (z. B. Tischmanieren, Hilfsbereitschaft).

Im KOMPASS-Training werden die zu erlernenden sozialen Fertigkeiten gemäß den Empfehlungen von Krasny et al. (2003) möglichst konkret dargestellt und explizit operationalisiert. Es ist zu beachten, dass es Menschen mit autistischen Schwierigkeiten schwerfällt, sich fiktive Situationen vorzustellen (Preißmann 2009), da sie abstrakt sind. Daher empfiehlt Preißmann Therapeuten, mit konkreten Beispielen, Ratschlägen, Empfehlungen und bei der Exploration auch mal Auswahlantworten zu arbeiten. Bei jeder Zielkompetenz (z. B. Erkennen und Verstehen von Emotionen) werden deren verschiedene Aspekte und Hintergründe dargestellt sowie die dahinterstehenden sozialen Prinzipien und Konzepte explizit besprochen (Hadwin et al. 1996).

Die zu erlernende soziale Kompetenz (z. B. Small Talk) wird daher, wo immer dies möglich ist, in kleine, aufeinander aufbauende Teilschritte gegliedert, die zuerst separat vermittelt und geübt und dann zu einem ganzen Verhaltensablauf zusammengefügt werden (Howlin et al. 1999; Krasny et al. 2003; Remschmidt et al. 2006). Bei der Operationalisierung der Fertigkeiten wird darauf geachtet, die für das autistische Spektrum typischen Stärken zu nutzen, wie zum Beispiel das hohe Systematisierungsvermögen (z. B. Ordnen der verschiedenen Gefühlsqualitäten, grafische Darstellung eines Gesprächsablaufs). Aufgrund der Gliederung in Teilfertigkeiten und des Bereitstellens von Hilfen (z. B. individueller Coach während des Small Talk-Parcours, Small Talk-Zeiger) kann zudem mit langsam ansteigendem Schwierigkeitsgrad geübt werden, sodass jeder einzelne Schritt mit großer Wahrscheinlichkeit erfolgreich bewältigt werden kann.

An dieser Stelle sollen die von Krasny et al. (2003) beschriebenen Bausteine (▶ Kap. 1.6.2), die grundlegend für das therapeutische Arbeiten mit und das Lernen von Menschen mit einer Autismus-Spektrum-Störung sind, im Hinblick auf deren Umsetzung im KOMPASS-Gruppentraining betrachtet werden:

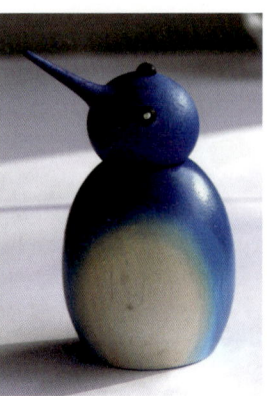

Abb. 2.1: Visualisierungshilfe

a. *Beachten der neuropsychologischen Hintergründe*: KOMPASS-F beachtet die kognitiven Besonderheiten (▶ Kap. 1.7) von Menschen mit einer Autismus-Spektrum-Störung. Die Förderung der Theory of Mind ist erst im Training für Fortgeschrittene KOMPASS-F (Jenny et al. 2019) ein eigenständiges, explizites Thema (Modul 6), wird aber bereits im Basistraining bei jedem Thema und in jeder Therapiesitzung beachtet. Die Therapie spricht die Schwierigkeiten, sich in eine andere Person hineinzuversetzen explizit an und vermittelt Fähigkeiten, wie man sich in den gegebenen sozialen Situationen verhalten kann. Die sozialen Kompetenzen werden so aufgeschlüsselt, dass sie der eher an Details orientierten Informationsverarbeitung entgegenkommen und den Kontext explizit darlegen. Besonderheiten von Menschen mit einer Autismus-Spektrum-Störung. Den Schwierigkeiten mit den exekutiven Funktionen KOMPASS betreffend, werden zum Beispiel durch die klare Nummerierung der Materialien und den Ordner, den strukturierten Therapieablauf mit den Routinen, aber auch den Vorgaben zur Fehleranzahl auf den Arbeitsblättern mit den Fehlertexten oder der Strukturierung der vermittelten sozialen Fertigkeiten bzw. des sozialen Wissens begegnet. Strukturiertes, regelbasiertes, explizites und analytisches Lernen sind wichtige Komponenten des KOMPASS-Trainings und kommen dem Bedürfnis nach »Systemizing« nach. Das Training bemüht sich, den Teilnehmern zu helfen, weniger Vorhersagefehler zu machen und besser mit diesen umzugehen. Die folgenden Strategien stehen ebenfalls im Einklang mit den kognitiven Stärken und Schwächen von Menschen mit einer Autismus-Spektrum-Störung.
b. *Ressourcenorientierung*: Bei der Operationalisierung der Fertigkeiten wird darauf geachtet, die für Menschen aus dem autistischen Spektrum typischen Stärken zu nutzen. Das gute Systematisierungsvermögen wird immer wieder genutzt (z. B. schematische Darstellung der mimischen und stimmlichen Elemente des Emotionsausdrucks, grafische Darstellung von Small Talk). Die Stärke in der Detailverarbeitung wird vor allem zur genauen Beobachtung der sozioemotionalen Signale genutzt (z. B. Emotionserkennung, nonverbale Kommunikation). Die Sachorientierung wird im kognitiven Ansatz unter anderem mit den Infoblättern

umgesetzt und zeigt sich auch in den Strategien »Implizites explizit machen« und »Rationales vor emotionalem Verstehen«. Das Zusammensein in der Gruppe und die Gruppendynamik profitieren enorm von den Stärken der Jugendlichen und jungen Erwachsenen: Die Teilnehmer sind meist loyal, solidarisch, tolerant, respektvoll, offen, ohne Hintergedanken und zeigen noch viele weitere Stärken.

c. *Sequentielle und progressive Einübung*: Das explizite Lernen von sozialen Verhaltensweisen soll, auf einfachen Fertigkeiten aufbauend, auch komplexere Fertigkeiten vermitteln (Howlin et al. 1999). Jede zu erlernende sozioemotionale Kompetenz wird bei KOMPASS in kleine Teilschritte gegliedert, die zuerst separat vermittelt und geübt und dann miteinander verbunden werden (Remschmidt et al. 2006). Dabei kommen je nach Struktur der zu erlernenden Kompetenz zwei unterschiedliche Umsetzungen dieser Forderung zum Einsatz. Die einen (z. B. 1. Modul ›Emotionen‹ und 3. Modul ›nonverbale Kommunikation‹) bestehen aus verschiedenen, gleichwertigen Teilkompetenzen (z. B. im 1. Modul Benennen, Erkennen und Darstellen von sowie Reagieren auf Emotionen oder im 2. Modul Nähe-Distanz, Körperhaltung, Gestik, Blickkontakt, Mimik und Stimme), die wie in einem Netz alle miteinander zusammenhängen. In diesem Fall wird jede Teilkompetenz, evtl. wiederum in Teilschritte aufgeteilt, geübt und dann mit allen anderen Teilkompetenzen (z. B. ganzheitliche nonverbale Präsentation) verbunden. Die anderen Kompetenzen besitzen einen inneren Aufbau, der einen bestimmten Ablauf der Teilkompetenzen vorgibt oder suggeriert. In dem Fall wird die Kompetenz (z. B. 2. Modul Small Talk) in aufeinander aufbauende Teilschritte (z. B. 1. Begrüßen 2. Einleitung 3. Antwort 4. Kommentar oder Brückenkommentar 5. Fortsetzungsfrage 6. Gesprächsabschluss 7. Verabschiedung) gegliedert, die zuerst separat vermittelt und geübt und dann zu einem ganzen Verhaltensablauf zusammengefügt werden.

d. *Shaping*: Aufgrund der Gliederung in Teilfertigkeiten und dem Bereitstellen von »Prompts« (z. B. Hinweiskarten) kann bei KOMPASS mit langsam ansteigendem Schwierigkeitsgrad geübt werden, sodass jeder einzelne Schritt mit großer Wahrscheinlichkeit erfolgreich bewältigt werden kann. Wenn ein Verhalten im Grundsatz oder in Ansätzen da ist, wird weiter daran gearbeitet, bis es die Zielform erreicht und automatisiert ist. Zum Beispiel wird bei der nonverbalen Kommunikation das Element ›Gestik‹ einzeln geübt, dann in konventionelle, beschreibende und emotionale Gestik differenziert, als nächstes mit verbalen Aussagen gekoppelt und schließlich mit den anderen nonverbalen Elementen verbunden.

e. *Rationales vor emotionalem Verstehen*: KOMPASS ist eine Therapie, die »vom Kopf zum Bauch« bzw. »von oben nach unten« geht, da das rationale Verstehen zuerst anvisiert und dann daraus das emotionale Verstehen begünstigt wird. Bei jeder Zielkompetenz (z. B. soziale Kommunikation) werden deren verschiedene Aspekte und Hintergründe dargestellt sowie die dahinterstehenden sozialen Prinzipien und Konzepte explizit besprochen (Hadwin et al. 1996).

f. *Implizites explizit machen*: Bei KOMPASS wird davon ausgegangen, dass (fast) jede soziale Fertigkeit bewusst erlernt und intellektuell nachvollzogen werden kann (Hadwin et al. 1996). Es soll die kognitive und die affektive Erlebensweise erweitert werden. Zu jedem Thema steht ein Infoblatt (▶ Kap. 2.8.2) zur Verfügung, das explizit zu jedem Verhaltensaspekt die Überlegungen und Hintergründe sowie Motivationen und Interpretationen detailliert erklärt. Rogers (1988) weist darauf hin, dass Menschen, wenn sie entdecken, dass sie etwas können, auch handeln. So werden die Handlungsmöglichkeiten erweitert, was den Betroffenen die Wahl gibt, sich neuen sozialen Erfahrungen zuzuwenden und soziale Situationen erfolgreich zu bewältigen.

g. *Konzepte statt einzelner Verhaltensweisen*: Im KOMPASS-Sozialtraining geht es nicht darum, den Teilnehmern nur sozial akzeptables Verhalten anzutrainieren, sondern die Teilnehmer sollen die sozialen Konzepte verstehen und wissen, durch welche Verhaltensweisen sich diese im Alltag konkretisieren. Die Verhaltensweisen lernen sie nicht einzeln und situationsabhängig, sondern als übergeordnetes Schema (z. B. Emotionen) oder als Anleitung (z. B. Small Talk, Reagieren auf Gefühle anderer).

h. *Konkretisierung des Abstrakten:* Im KOMPASS-Training werden die zu erlernenden Fertigkeiten, wann immer möglich, konkret und teilweise sogar in vorgegebenen Verhaltensschritten operationalisiert. Im Modul ›Small Talk‹ zum Beispiel wird viel Zeit darauf verwendet, die Gesprächsthemen, -partner und -situationen zu konkretisieren. Auch der Einsatz von Visualisierungen ist zum Konkretisieren hilfreich (z. B. Stimmungszeiger, Brückenkommentare).

i. *Abstrahieren von Konkretem*: Um Konkretes zu abstrahieren, damit es vom Einzelfall unabhängig wird und besser generalisiert werden kann, setzt KOMPASS oft Visualisierungen (z. B. Grafik zum Small Talk) und Systematisierungen (z. B. mimische und stimmliche Elemente von Emotionen) ein.

j. *Prompting:* Damit die Betroffenen durch Erfolg lernen, zum Transfer in den Alltag motiviert werden, Selbstvertrauen in ihre sozialen Fähigkeiten entwickeln und ihr Selbstwertgefühl aufbauen können, werden bei allen KOMPASS-Übungen jeweils gerade so viele Hilfsmittel oder »Prompts« (z. B. Erinnerungsstützen, Coach, Platzhalter) bereitgestellt, dass die Übung für die Betroffenen erfolgreich verläuft und sie dabei ein angenehmes emotionales Erlebnis haben. Der Stimmungs- und Small Talk-Zeiger oder die Regulierungskarten sind solche Prompts. Wenn eine Reiseanekdote zuerst mit Farben und Notizen vorbereitet wird, damit sie nonverbal gut gestaltet ist, sind dies Prompts. Auch wenn in einem Spiel zum Formulieren von Einleitungssätzen für einen Small Talk, als Erinnerungsstützen Kärtchen mit den Kategorien für Themengruppen aufliegen, ist dies ein Prompt.

k. *Einsatz von Visualisierungshilfen:* Mit verschiedenen Visualisierungsmitteln wird in KOMPASS versucht, Abstraktes so gut wie möglich konkret werden zu lassen. Hintergrundinformationen zu den einzelnen Modulen werden in schriftlicher Form gegeben (▶ Kap. 2.8.2) und farblich von Arbeits- oder Protokollblättern unterschieden. Auch die Regulierungskarten (▶ Kap. 3.1) stellen Visualisierungen dar: So kann man beispielsweise einem Teilnehmer verdeutlichen, dass er zu leise spricht, indem man ihm eine Karte mit einem Megafon vorlegt. Das ständige Wiederholen der verbalen Aufforderung, das den Gruppenablauf stört und die Aufmerksamkeit vom Sachinhalt ablenken würde, wird damit verhindert. Dieses Vorgehen wird außerdem vom Teilnehmer auch besser aufgenommen. Einem ähnlichen Prinzip folgen Hinweiskarten/Prompts (z. B. zum Blickkontakt).

l. *Struktur und Vorhersagbarkeit*: Diese beiden Strategien sind bei der Arbeit mit Menschen mit einer Autismus-Spektrum-Störung wesentlich und gehen somit auf die Schwäche der exekutiven Funktionen, das Bedürfnis nach Systemizing und die Schwierigkeiten im Umgang mit Vorhersagefehlern ein. Bei KOMPASS wird nur so viel Struktur wie nötig und so wenig wie möglich eingesetzt, um allenfalls nicht adaptive rigide Verhaltensweisen zu unterstützen, flexibles Anpassen an neue Umstände zu fördern und spontanes Verhalten zu üben. Die KOMPASS-Gruppensitzungen sind strukturiert und laufen immer nach demselben Muster ab (▶ Kap. 2.7). Auch die Info-, Arbeits-, Protokoll- und Trainingsaufgabenblätter sind immer wieder gleich aufgebaut. Auf grafische Verzierungen jeder Art, wie sonst bei modernen Arbeitsblättern üblich, wird konsequent verzichtet. Zudem laufen Übungen, Wettbewerbe und Spiele immer wieder nach demselben Schema ab und auch die Arbeitsblätter beziehen sich auf ähnliche Meta-Fertigkeiten (z. B. eigene Gedanken zu einem Thema, Beispielsituationen vervollständigen, Fehlersuche im Text des Infoblattes). Zudem sind die ausgegebenen Materialien mithilfe eines festen Farbkonzepts identifizierbar (▶ Kap. 2.8) und auch thematische Konzepte im Sinne von Anleitungen (z. B. Reagieren auf die Gefühle anderer) oder Checklisten strukturiert. Neben und in dem strukturierten Setting muss zugleich auch Spielraum für flexible Anpassungen an aktuelle Bedürfnisse der Gruppe oder Einzelner bleiben, die jeweils transparent aufgezeigt und begründet werden.

m. *Generalisierung*: Die Generalisierung wird vor allem durch den Einsatz von Protokollblättern (▶ Kap. 2.8.3) und durch die Trainingsaufgaben angestrebt (▶ Kap. 2.8.5). Besonders die Arbeitsblätter, mithilfe derer sie sich eigene Gedanken über ihre Position zu einem bestimmten Thema (z. B. Meine Gefühle – Deine Gefühle) machen, unterstützen den Transfer des Gelernten. Auch die Interviews (z. B. zum Thema Small Talk) und Beobachtungsprotokolle (z. B. nonverbale Kommunikationselemente) verbinden die Alltagswelt mit der der Therapiestunde. Diese erfordern ein erstes Umsetzen des Erlernten in den Alltag – das Ziel des Trainings.

n. *Inzidentelles Lernen*: Neben dem gezielten Erlernen von sozialen Verhaltensweisen wird, wann immer möglich, auch inzidentell gelernt: Spontan gezeigte soziale Kompetenzen werden anerkennend aufgegriffen, oder es werden freiere Situationen (z. B. Pause, soziale Aktivität) geschaffen, um das Erlernte spontan anzuwenden und durch konstruktives Feedback weiter auszudifferenzieren. Die wenig strukturierteren Zeiten vor und nach dem Gruppentraining oder während der Pause werden dazu genutzt, beiläufig bestimmte Verhaltensweisen zu fördern (z. B. Small Talk, Tischsitten, prosoziales Verhalten, emotionale Teilhabe). Die Therapeuten geben den Teilnehmern immer wieder eine Rückmeldung, wie ihr Verhalten wahrgenommen wird und nach welchen sozialen Regeln sie dies beurteilen. Dabei werden ebenso gute soziale Kompetenzen wie auch ungünstige Verhaltensweisen aufgegriffen. Dies geschieht möglichst unmittelbar, wenn das Verhalten gezeigt wurde. Manchmal ist dies ganz kurz, wie zum Beispiel in den folgenden Situationen: »Weil du deine Körperhaltung etwas gedreht hast, hat B. gemerkt, dass du ihm zuhörst und er dir wichtig ist.« Oder »Wenn du deine Antwort so schnell und vernuschelt sprichst, denke ich, dass es gar nicht wichtig ist, dass ich und die anderen der Gruppe sie verstehen.« Manchmal braucht es auch eine längere Rückmeldung und Erklärung: Zum Beispiel kann einer jungen Frau, die in der Snackpause immer sofort aufsteht und das Einschenken des Saftes für alle übernimmt, erklärt werden, dass dieses Verhalten grundsätzlich soziale Pluspunkte gibt. Wenn man aber zu hilfsbereit ist, kann es sein, dass man nicht mehr ernst genommen und unter dem Etikett ›naiv‹ ausgenutzt wird. Zusätzlich wird erklärt, dass Menschen nicht gerne beobachten, wie sich ein anderer sozial oder sogar altruistisch verhält, während sie selbst es sich egoistisch bequem machen. Die meisten Menschen nutzen dies nicht dazu, sich selbst zu bessern und sozialer zu verhalten, sondern indem sie das soziale Verhalten oder die Person, die es gezeigt hat, abwerten.

o. *Angebot multipler und unterschiedlicher Lernmöglichkeiten:* Dieser Punkt findet im KOMPASS-Gruppentraining seine Umsetzung durch die Vielfalt der verwendeten Lernmaterialien, die im Praxishandbuch aufgezeigt sind. Mit Video-Feedback, schriftlichen Informationen, schriftlichen Übungen, praktischen Übungen, Rollenspielen, Regelspielen, Besprechen in der Gruppe, Interviews und Beobachtungsaufgaben werden die Sitzungen und das Lernen abwechslungsreich gestaltet.

p. *Auf die Anderen gerichtete Aktivitäten:* Im KOMPASS-Sozialtraining wird der Entwicklung eines Gruppengefühls große Beachtung geschenkt (▶ Kap. 2.4 Ziele). Die Teilnehmenden arbeiten während den Sitzungen immer wieder in (Klein-)Gruppen und stehen auch oft im Kontakt mit anderen, wenn sie zu Hause die Trainingsaufgaben bearbeiten (z. B. mit Familienmitgliedern, KOMPASS-Teilnehmern). Prosoziales Verhalten wird immer wieder gefördert und beachtet.

q. *Unterstützung des Selbstwerts:* Der Förderung eines guten Selbstwertgefühls wird viel Raum gegeben. Es wird stark ressourcenorientiert gearbeitet: Die Stärken der Teilnehmer werden wahrgenommen, verbalisiert, erarbeitet und unterstützt sowie ungünstige Selbstwahrnehmungen, Verhaltensweisen, Vorstellungen und Bewertungen verändert. Die Therapeuten geben im Hinblick auf den Zuwachs sozialer Kompetenz viel positives Feedback, um den Teilnehmern zu zeigen, dass sie mit ihrem Verhalten wahrgenommen werden. Sie loben individuell: Zum Beispiel wird bei einem Teilnehmer explizit wertgeschätzt, dass er in den Pausen mehr und länger von sich erzählt und sich als jemanden wahrnimmt, der für die Gruppe wichtig ist, beim anderen aber, dass er seinen Mitteilungsdrang zugunsten anderer zurücknehmen kann und nicht ins Monologisieren fällt. Konstruktives Feedback fördert das Selbstvertrauen. Da das Lob wie auch die Kritik immer ganz konkret formuliert und begründet wird, bleiben die Teilnehmer nicht in der Abhängigkeit vom Therapeuten, sondern werden in ihrer zunehmend differenzierteren Selbst- und Fremdwahrnehmung unterstützt. Das bei KOMPASS eingesetzte Lob bedeutet nicht, dass der Teilnehmer etwas tut, das dem Therapeuten gefällt, sondern dass er nun spontan oder in einer Übung genau das tut oder zeigt, was er zu lernen wünscht (z. B. aktives Zuhören, Gefälligkeit zum Beziehungsaufbau zu einem anderen Teilnehmer).

r. *Auswahl relevanter Ziele:* Bei KOMPASS geht es um soziale Regeln und Grundkompetenzen, die für die meisten Menschen selbstverständlich sind (z. B. die unausgesprochenen Höflichkeitsregeln, Strategien zur Pflege von Freundschaften), Menschen mit einer Autismus-Spektrum-Störung aber nicht als selbstverständlich erleben. In Anlehnung an Rogers (1988, S. 170), wonach signifikantes Lernen stattfindet, »*wenn der Lerninhalt vom Lernenden als für seine eigenen Zwecke relevant wahrgenommen wird*«, werden die Ziele der Trainingsstunden so festgelegt, dass sie für die Teilnehmer relevant sind, deren Schwierigkeiten ansprechen und ihren Bedürfnissen entsprechen. Dem Verfolgen individueller Ziele sind durch das vorgegebene Gruppenkonzept und die Themen gewisse Grenzen gesetzt. Dennoch wird immer wieder mit einzelnen Teilnehmern an spezifischen Themen (z. B. lautes Sprechen, Körpersprache, Unterlassen sozial unangemessener Verhaltensweisen) gearbeitet.

2.2 Aufbau

»*Wie man wo, wann, mit wem und wie grüßt, spricht oder erzählt, muss ich lernen wie Vokabeln einer Fremdsprache*« (Schneebeli 2009, S. 51).

Das KOMPASS-Gruppentraining ist in ein Basistraining und ein Fortgeschrittenentraining zur Förderung sozialer Kompetenzen geteilt. Das Basistraining umfasst drei Module (▶ Tab. 2.1), welche in dem vorliegenden KOMPASS-Praxishandbuch beschrieben werden: 1. »Emotionen«, 2. »Small Talk und Telefongespräch« und 3. »Nonverbale Kommunikation«. Auf das Fortgeschrittenentraining, welches die Module »Komplexe Kommunikation«, »Komplexe Interaktion« und »Theory of Mind« enthält, wird in diesem Buch nicht eingegangen. Die entsprechenden Materialien sind im Buch »KOMPASS-F: Zürcher Kompetenztraining für Fortgeschrittene für Jugendliche und junge Erwachsene mit einer Autismus-Spektrum-Störung« (Jenny et al. 2019) publiziert.

Jedes Modul ist in verschiedene Einheiten gegliedert. Für jede Einheit werden Informations-, Protokoll- und Arbeitsblätter sowie Übungen und Spiele beschrieben (▶ Tab. 2.2). Das notwendige Material wird im Anhang aufgelistet und steht auf der Internetseite des Kohlhammer Verlags (https://dl.kohlhammer.de/978-3-17-037134-7) zur Verfügung. Aufgaben, die sich als Trainingsaufgaben eignen, sind mit dem Symbol »⊠« gekennzeichnet. Bei einigen Trainingsaufgaben ist die Mitarbeit von Bezugspersonen (z. B. Eltern) notwendig (▶ Kap. 2.6).

Bei den einzelnen Aufgaben finden sich bewusst keine Zeitangaben. Die Dauer der sogenannten Lektionen variiert je nach Gruppenzusammensetzung. Wesentliche Faktoren sind dabei das Alter, die intellektuellen Fähigkeiten, der Beeinträchtigungsgrad durch die autistische Störung, die Gruppengröße, die Motivation der Teilnehmer und die aktuelle Gruppendynamik. Ältere Jugendliche mit Asperger-Syndrom – gut bis überdurchschnittlich intelligent und gut motiviert – bewältigen einerseits die meisten Lektionen schneller, andererseits dauern Aufgaben, die einen Diskussionsteil und Selbstreflexion sowie Feedback umfassen bei dieser Klientengruppe oft länger, da sie fundierter ausfallen und sich die meisten Teilnehmer äußern möchten.

Tab. 2.1: Übersicht über das KOMPASS-Training

Modul 1: Emotionen	Modul 2: Small Talk und Telefongespräch	Modul 3: Nonverbale Kommunikation
Benennen von Gefühlen	Einführung in das Thema Small Talk	Erster Eindruck und höfliches Verhalten
Erkennen von mimisch-gestischen Darstellungen von Gefühlen	Hintergrund des Small Talks	Nonverbale Kommunikation: Einführung
Mimisch-gestisches Darstellen von Gefühlen	Die Nähe-Distanz-Skala	Körperhaltungen und Nähe-Distanz
Gefühle und Stimme	Ablauf von Small Talk: Übersicht	Nonverbale Kommunikation: Gestik
Verbinden von Gefühlen und Situationen	Ablauf von Small Talk: Begrüßen	Nonverbale Kommunikation: Blickverhalten
Typisches Reagieren auf Gefühle	Ablauf von Small Talk: Einleitungssatz	Nonverbale Kommunikation: Mimik
	Ablauf von Small Talk: Antwortsatz, Kommentar und Fortsetzungsfrage	Nonverbale Kommunikation: Stimme
	Ablauf von Small Talk: Brückenkommentare	Nonverbale Kommunikation: Zusammenfügen aller Elemente
	Ablauf von Small Talk: Von sich erzählen	
	Ablauf von Small Talk: Abschlusssatz und Verabschieden	
	Zusammenfügen der einzelnen Bausteine I: Small Talk mit den Bezugspersonen	
	Zusammenfügen der einzelnen Bausteine II: Small Talk-Trainingsparcours	
	Zusammenfügen der einzelnen Bausteine III: Small Talk mit Außenstehenden	
	Zusammenfügen der einzelnen Bausteine IV: Small Talk mit Gruppenmitgliedern	
	Telefongespräch	

Tab. 2.2: Übersicht über die KOMPASS-Materialien

	Modul E: Einführung	Modul 1: Emotionen	Modul 2: Small Talk und Telefongespräch	Modul 3: Nonverbale Kommunikation
Informationsblätter	–	4	8	7
Arbeitsblätter	3	8	8	13
Beobachtungsprotokolle	–	6	12	8
Materialien	13	13	12	15
Übungen und Spiele	6	43	42	58
Videosequenzen	–	22	2	–
Trainingsaufgabenblätter	zu jeder Trainingsstunde			

2.3 Indikation und Kontraindikation

> »Kindergarten: ... dass die gleichaltrigen Kinder in der Schule um mich herum schon sahen, dass ich irgendwie anders war. Ich selbst merkte nicht bewusst, dass ich mich anders verhielt. Damals hatte ich nie das Gefühl, einsam oder alleine zu sein. Primarschule: ... Trotz der Schwierigkeiten nahm ich persönlich nicht wahr, dass ich anders bin. ... Gymnasium: ... Als mir bewusstwurde, dass ich irgendwie anders bin, verstärkten sich meine Unsicherheiten und Fruste, die ich schon immer kannte. Ich fühlte mich unverstanden, glaubte auch, niemand könne mich verstehen. Doch ich verstand auch nicht, was mir eigentlich Schwierigkeiten bereitete. Ich fühlte mich als Schwächling und minderwertig. ... Später wollte ich diese Störung nicht mehr haben und versuchte, ›so zu sein wie die anderen‹« (Schneebeli 2009, S. 23, 28, 31 und 61).

Das KOMPASS-Gruppensozialtraining richtet sich an Teilnehmer und junge Erwachsene mit einer Störung aus dem autistischen Spektrum mit hohem Funktionsniveau. Bei den meisten Teilnehmern handelt es sich um das Asperger-Syndrom, bei manchen um atypischen Autismus und bei wenigen um High-Functioning-Autismus. Die Teilnehmenden müssen über eine zumindest durchschnittliche Intelligenz sowie überfließende Lese- und Schreibfertigkeiten verfügen. Die Fertigkeiten des KOMPASS-Basistrainings können auch für Menschen mit einer Lernbehinderung im Rahmen einer Gruppen- oder Einzelbehandlung erlernt werden.

KOMPASS eignet sich sowohl für Jugendliche als auch für junge Erwachsene. Es wurde bisher mit Jugendlichen ab 13 Jahren und jungen Erwachsenen bis 24 Jahren durchgeführt. Das Material ist aber auch in Erwachsenen-Gruppen oder im Einzelsetting mit Erwachsenen anwendbar, wie Psychiater und Psychotherapeuten für Erwachsene berichten. KOMPASS richtet sich an jugendliche Mädchen und junge Frauen wie auch an männliche Jugendliche und junge Männer.

Wenn junge Erwachsene gemeinsam mit Jugendlichen am Training teilnehmen, muss die Lebenssituation der Erwachsenen genau angeschaut werden. Solange sie eher wie Jugendliche leben, vielleicht noch bei den Eltern oder in einer Wohngemeinschaft wohnen, möglicherweise finanziell noch nicht ganz unabhängig sind und eher Jugendliche denn 30-Jährige als Gleichaltrige betrachten, passen sie gut zu den noch minderjährigen Teilnehmern. Bisher haben wir aber nie gemeinsam mit Jugendlichen Erwachsene in die Gruppe aufgenommen, die bereits vollkommen unabhängig und »wie autonome Erwachsene« lebten, fest angestellt waren und vielleicht Kinder hatten. Falls die Teilnehmer in einer kombinierten Gruppe geduzt und gleichzeitig die Therapeuten gesiezt werden, müssen auch die jungen Erwachsenen akzeptieren, von den Therapeuten mit »Du« angesprochen zu werden, diese selbst aber zu siezen.

Zudem sollten die Teilnehmer über ein differenziertes Störungsbewusstsein verfügen und sich in gewissem Maße mit ihrer Diagnose identifizieren. Sie sollen sich angesprochen fühlen, wenn zum Beispiel zwischen der Wahrnehmungsweise »von Menschen mit Asperger-Syndrom« bzw. Wendungen wie »Menschen mit einer autistischen Denkweise« und derjenigen von Nicht-Betroffenen unterschieden wird. Es geht nicht darum, dass die Teilnehmer nicht auch mal mit ihrer Diagnose und den damit einhergehenden Schwierigkeiten hadern, das wird sogar gut durch die Gruppe aufgefangen. Wer sich aber in der Diagnose nicht wiedererkennt und sie ablehnt, ist meist gar nicht bereit, sich auf das Erlernen der sozialen Kompetenzen einzulassen. Es gibt auch Menschen mit einer Autismus-Spektrum-Störung, welche die im KOMPASS-Training angebotenen sozioemotionalen Kompetenzen als für sie und ihre Art der Lebensführung überflüssig erachten. Zudem eignet sich KOMPASS nicht für Menschen mit einer Autismus-Spektrum-Störung, die die Haltung vertreten, dass sie die Erwartungen der nicht-autistischen Gesellschaft nicht interessiert und sie sich auch nicht zu einem gewissen Maß anpassen möchten.

Auch eine gute Portion Eigenmotivation, die durchaus noch von extrinsischer Motivation sowie einem wohlwollenden Druck des sozialen Umfeldes ergänzt sein darf, ist notwendig. Dass dies nicht selbstverständlich ist, zeigen die Überlegungen von Preißmann (2009), wonach sich sogar Erwachsene mit einer Autismus-Spektrum-Störung selten selbst um eine Behandlung bemühen, sondern die Therapie meist durch die Vermittlung Dritter zustande kommt. Zudem weist sie darauf hin, dass Betroffene ihre Behandlungsmotivation anfangs nicht wirklich deutlich machen können. Bereits die Teilnahme an einer Gruppe mit Gleichaltrigen kann für viele Jugendliche und junge Erwachsene motivierend sein. Außerdem finden sich in der Gruppe immer Teilnehmer, die sich bereits intensiv mit ihren Schwierigkeiten auseinandergesetzt haben und genau wissen, was sie für die soziale und berufliche Integration noch lernen möchten, wodurch sie durchaus auch als Modell für etwas weniger reife Jugendliche dienen können.

Grundsätzlich sind komorbide Erkrankungen (inkl. latenter Suizidalität) auch bei stationärer Behandlung kein Ausschlusskriterium, sofern die Teilnahme mit dem Stationsalltag koordiniert werden kann. Bedingung dafür ist aber, dass zumindest einer der beiden Therapeuten, idealerweise aber beide psychiatrisch ausgebildet sind und über eine anerkannte Psychotherapieausbildung verfügen. Oft stellt die Gruppe eine Art Normalität dar, wenn sie außerhalb der Station durchgeführt wird. Zum einen sind die Teilnehmer nicht Teil des Stationsalltags und der Gruppendynamik auf der Station und zum anderen gehören sie zum Leben »draußen«. Manche Teilnehmer waren vor dem stationären Aufenthalt bereits Teilnehmer einer KOMPASS-Gruppe und werden nach dem Aufenthalt auch weiter teilnehmen. So bietet KOMPASS Kontinuität an.

2.3.1 Indikationsgespräch

Mit jedem potenziellen Gruppenteilnehmer sowie in den meisten Fällen mit seinen Eltern (▶ Kap. 2.6) wird mindestens ein Indikationsgespräch geführt. Der Therapeut soll dabei eine Vorstellung über die Lebensumstände des Jugendlichen beziehungsweise jungen Erwachsenen gewinnen. Folgende Informationen sind wichtig: Schule/Ausbildung oder evtl. Art der Anstellung sowie Unterstützungsbedarf dabei, Freizeitgestaltung, soziales Umfeld, Wohnsituation. Auch nach spezifischen Ängsten und rigiden Verhaltensweisen sollte gefragt sowie die relevanten sensorischen Besonderheiten (u. a. Licht- und Lärmempfindlichkeit) sollten angesprochen werden.

Außerdem wird das KOMPASS-Konzept (Merkblatt: KOMPASS-Gruppenkonzept, **EM9**, das auch schriftlich abgegeben wird, vorgestellt, der Gruppenablauf skizziert sowie auf die Trainingsaufgaben mit dem Belohnungssystem und die Videoaufnahmen (Merkblatt: Einführung – Videoaufnahmeerlaubnis, **EM5**) verwiesen. Zudem wird die Motivation für das Gruppentraining bzw. die behandelten Themen diskutiert. Auch die Ziele des Betroffenen, der Eltern und gegebenenfalls des weiteren Umfeldes werden diskutiert und definiert. Unrealistische Erwartungen der Teilnehmer oder des Umfeldes an das Gruppentraining werden ebenfalls aufgegriffen. Es ist nicht die Aufgabe der Therapeuten, die Bewerber für das KOMPASS-Training zu einer Teilnahme zu überreden, wie es sich manchmal Bezugspersonen wie Eltern und Ausbilder wünschen. Die Teilnahme muss noch freiwillig sein und in eigener Einsicht in Problembereiche, Veränderungsbereitschaft und Lernmotivation begründet sein. Patrick (2012, S. 49) sagt dazu: »*Der erste Schritt zur Veränderung einer Verhaltensweise ist immer die Akzeptanz der Tatsache, dass eine Veränderung notwendig ist. Das kann für jemanden bereits die größte Herausforderung darstellen.*«

2.3.2 Grenzen

Das KOMPASS-Training ist nicht für alle Teilnehmer und junge Erwachsene geeignet. Es muss eine klare psychiatrische Diagnose aus dem autistischen Spektrum vorliegen. Obgleich zuweisende Stellen immer wieder davon ausgehen, dass auch Teilnehmer mit einer anderen psychiatrischen Störung davon profitieren könnten, ist das Training eng auf die Bedürfnisse und den Lernprozess von Klienten mit einer Autismus-Spektrum-Störung zugeschnitten. Wer zu stark autistisch beeinträchtigt ist, wäre mit einer Gruppe von acht bis zehn Teilnehmer und zwei Therapeuten überfordert. Auch ausgeprägte sensorische Besonderheiten, wie sie im autistischen

Spektrum gehäuft auftreten, müssen beachtet werden: Für manche wäre eine Gruppe in dieser Größe zu laut, andere vertragen die unvermeidlichen unabsichtlichen Berührungen, die sich in einer sich bewegenden Gruppe in einem vielleicht kleinen Raum ergeben, nicht. Zudem müssen minimale soziale Fertigkeiten sowie die Fähigkeit zu einer gewissen selbständigen Emotionsregulation vorhanden sein, wie sie zum Beispiel für eine Beschulung in einer Kleingruppenschule oder die Ausbildung an einem geschützten Arbeitsplatz notwendig sind. Menschen mit Autismus, die in der Schule oder am Arbeitsplatz für noch für viele Situationen einen »Schatten« (Hilfsperson) benötigen und nicht selbständig eine Aufgabe bearbeiten können, wären für das KOMPASS-Sozialtraining in der Gruppe ungeeignet. Auch für Betroffene mit einer Intelligenzminderung oder für jüngere Kinder ist das Training unter anderem aufgrund der schriftlichen Aufgaben, aber auch wegen der notwendigen Selbstreflexionsfähigkeiten zu schwierig.

Kinder, Jugendliche und Erwachsene, die sich nicht für das KOMPASS-Gruppentraining eignen, können aber durchaus von einzelnen Materialien und vielen Übungen profitieren, wenn diese im Einzelsetting oder in einer Kleinstgruppe mit zwei Kindern sowie gewissen inhaltlichen Anpassungen eingesetzt werden (▶ Kap. 2.9.1).

2.4 Ziele

> »Später wollte ich diese Störung nicht mehr haben und versuchte, ›so zu sein wie die anderen‹, im richtigen Moment das richtige Wort zu finden, um das Passende zu sagen. Ich wünsche mir so sehr zu verstehen, was so alles um mich herum geschieht. Ich wollte einfach mit den anderen fröhlich sein und mitlachen können. Aber wie, wenn man oft nicht alles schnell nachvollziehen kann? Das ging natürlich nicht, und wieder fühlte ich mich im sozialen Bereich als Außenseiter und Schwächling« (Schneebeli 2009, S. 61).

Wie bereits ausgeführt, sind die Autismus-Spektrum-Störungen tiefgreifende Beeinträchtigungen, welche fast alle Lebensbereiche beeinflussen und zu einer Vielzahl von Schwierigkeiten beim Zusammentreffen mit der nicht-autistischen Welt führen (▶ Kap. 1.2). Das KOMPASS-Gruppentraining kann nicht alle Problembereiche angehen, sondern bietet nur Übungsmaterial für den kleinen Ausschnitt der sozioemotionalen und kommunikativen Fertigkeiten. Das KOMPASS-Sozialtraining vermittelt einige grundlegende Fertigkeiten, die in sozialen Situationen hilfreich sind oder gefordert werden. Im KOMPASS-Fortgeschrittenentraining (Jenny et al. 2019), das nicht in diesem Handbuch behandelt wird, werden komplexere soziale und kommunikative Fertigkeiten erarbeitet.

KOMPASS soll Jugendlichen und jungen Erwachsenen mit einer Autismus-Spektrum-Störung helfen, die soziale Welt zu entdecken und zu erforschen, sich in der sozialen Umgebung zurechtzufinden und darin »navigieren« zu können. Die

2.4 Ziele

Teilnehmer sollen lernen, zu wählen, wann und wie sie bekannten wie auch unbekannten Gleichaltrigen und Erwachsenen begegnen und welchen Eindruck sie beim Gegenüber hinterlassen möchten, im Wissen darum, dass dies die Entwicklung dieses Kontaktes beeinflusst. Das KOMPASS-Training soll als eine Einladung in die nichtautistische Welt verstanden werden und die Neugierde wecken, wie diese funktioniert. KOMPASS fördert das soziale Verständnis unter anderem für das sogenannte »Hidden Curriculum«. Damit sind die als selbstverständlich betrachteten, impliziten sozialen und kulturellen Regeln, Konventionen und Werthaltungen, die den meisten »typischen« Kindern, Jugendlichen und Erwachsenen klar sind, gemeint. Die Bezeichnung Curriculum verweist darauf, dass man diese im Verlauf der Kindheit, der Schulzeit und Ausbildung lernt, obwohl sie nicht explizit als Schulstoff vermittelt oder im Lehrplan erwähnt, sondern als implizite Botschaft nebenbei vermittelt wird. Dabei geht es nicht nur um zum Beispiel respektvolles Verhalten unter den Schülern und zu Lehrpersonen, sondern auch um Werte zum Beispiel bezüglich sexueller Orientierung, Immigranten und Frauen oder ob Verhaltensnormen wie Mobbing toleriert werden. Auch die Erwartungen an Geschlechterrollen konformes Verhalten oder die Erwartungen, wie man sich als Bursche oder junge Frau zu verhalten hat, um in der sozialen Hackordnung Anerkennung zu genießen, gehören zum Hidden Curriculum.

Die Teilnehmer sollen soziale Handlungsmöglichkeiten mit Freiraum für individuelle Ausgestaltung erlernen. KOMPASS will Betroffenen eine bewusste, kontextabhängige Wahl aus verschiedenen sozialen Verhaltensalternativen ermöglichen. Menschen ohne Autismus-Spektrum-Störung entscheiden dauernd zwischen verschiedenen sozialen Handlungsoptionen: Soll ich mich den sozialen Erwartungen fügen der nicht? Nach dem KOMPASS-Training sollen die Teilnehmenden in der Lage sein zu wählen, ob sie die Schulpause im Gespräch mit Mitschülern oder allein, zum Beispiel lesend in der Bibliothek, verbringen möchten. Ob der Einsatz dieser Fertigkeit auch zu einem emotionalen Erlebnis führt (z. B. Spaß an Gesprächen), ist in einem ersten Schritt sekundär, jedoch sollen die Teilnehmer längerfristig ein gutes Gefühl oder sogar Freude an der Interaktion erleben. Dieses positive Erlebnis ist oft erst dann möglich, wenn die geforderte technische Kompetenz (z. B. wechselseitige Gesprächsführung) entwickelt wurde. Auch wenn vordergründig »nur« soziale und kommunikative Fertigkeiten geübt werden und das soziale Verstehen vertieft wird, so geht es längerfristig doch auch um eine Veränderung des Selbstkonzepts und die Integration bisheriger und neuer sozio-emotionaler Erfahrungen.

KOMPASS gibt den Teilnehmern Wahlmöglichkeiten im sozialen Handeln und ermöglicht ihnen neue (soziale) Erfahrungen. Das Training soll sie befähigen, in einem von Menschen ohne Autismus geprägten Alltag zwischen verschiedenen Verhaltensmöglichkeiten auszuwählen, je nachdem, was ihren aktuellen Bedürfnissen und dem sozialen Kontext am besten entspricht. Somit bedeutet eine Teilnahme an KOMPASS nicht gleichzeitig eine Stellung, dass die Welt der nicht autistischen Menschen besser oder eine Integration und Assimilation von Menschen mit einer Autismus-Spektrum-Störung dringend notwendig ist. Die Autoren sind der Ansicht, dass die Sichtweise von Menschen mit und diejenige von Menschen ohne eine Autismus-Spektrum-Störung zwei gleichberechtigte Zugangsweisen zum Leben stellen. Beide sind in Bezug auf bestimmte Herausforderungen des Lebens mit Vor- und Nachteilen behaftet.

Auch wenn vordergründig »nur« soziale und kommunikative Fertigkeiten geübt und das soziale Verstehen vertieft werden, so geht es längerfristig doch auch um eine Veränderung des Selbstkonzepts und die Integration bisheriger und neuer sozio-emotionaler Erfahrungen. Diese Erfahrungen werden oft erst dann möglich, wenn die geforderte technische Kompetenz (z. B. wechselseitige, soziale, persönliche Gesprächsführung, Entwicklung von Freundschaften) entwickelt wurde. Manche Menschen mit einer Autismus-Spektrum-Störung bemerken erst dann, dass sie auch Freude an der Vertiefung von Kontakten und dem Aufbau verschiedener und vielseitiger Beziehungsformen haben.

Neben dem expliziten Vermitteln sozialer Kompetenzen und der Förderung der sozialen Kognition soll allgemein die soziale Aufmerksamkeit oder Wachheit für das sozio-emotionale Umfeld gefördert werden. Das Interesse für die soziale (Gruppen-) Dynamik soll geweckt werden. Die einzelnen Gruppenmitglieder mit je eigenen Interessen und Bedürfnissen werden (z. B. mittels Befindlichkeitsrunde, ▸ Kap. 2.7) ins Wahrnehmungsumfeld eines jeden gerückt. Die Teilnehmer werden so oft wie möglich zu Interaktionen untereinander angeregt, damit gerade auch in der freien Zeit (Warte- und Snackzeit), möglichst wenig Interaktionen über die Therapeuten, sondern direkt unter den Jugendlichen und jungen Erwachsenen laufen. Zudem sollen prosoziale Verhaltensweisen, das Erkennen und Einhalten sozialer Regeln und Konventionen und somit auch höfliche Umgangsformen beiläufig eingeübt werden.

KOMPASS möchte Horizonte öffnen und das Verständnis dafür fördern, was die soziale Umwelt von autistischen Menschen implizit in unterschiedlichen relevanten Lebensbereichen erwartet (z. B. Einbezug der Sichtweise des Gegenübers in argumentativen Gesprächen). Die Teilnehmer sollen sich selbst in Relation zur sozialen Umwelt besser verstehen lernen. Es geht auch um das Verständnis dafür, weshalb bestimmte Verhaltensweisen für Nicht-Betroffene so wichtig sind (z. B. Zeichen des aktiven Zuhörens als Zeichen dafür, wahrgenommen zu werden, oder Austausch von Erfahrungen und Meinungen zur Öffnung der inneren Welt). Wichtig ist außerdem das Verständnis, in welchen Bereichen und wie die Betroffenen diese Erwartungen nicht erfüllen und daher zum Beispiel am Gegenüber uninteressiert wirken.

Auch das Bewusstsein für die eigenen sozialen Signale, mit denen die Jugendlichen und jungen Erwachsenen mit autistischen Besonderheiten ständig, auch unbeabsichtigt, kommunizieren, wird geweckt. Das Bewusstsein für das, was Watzlawick *Man kann nicht nicht kommunizieren* (1969, 53) genannt hat, soll geweckt werden. Den Teilnehmern soll bewusstwerden, dass sie ständig Bewertungen unterworfen sind und diese auch dann erfolgen, wenn sie etwas nicht tun oder wenn sie selbst von Bewertungen absehen. So lernen sie, den Eindruck, den sie bei anderen hinterlassen, bewusster zu steuern und nicht mehr nur Opfer von Fehlinterpretationen aufgrund ungenauer oder nicht so beabsichtigter Signale zu bleiben. Es entsteht ein Kompetenzerleben, dass die Betroffenen den Eindruck, den sie bei anderen hinterlassen, mit beeinflussen können. Sie gewinnen dadurch mehr Kontrolle über ihr Leben, was bei manchen auch zu einer Reduktion der notwendigen Rigidität im Verhalten führt. Es geht daher um die Grundlagen der Selbst- und Fremdwahrnehmung, die sich im Selbstkonzept niederschlagen.

Im KOMPASS-Training wird die Selbstregulationsfähigkeit des Klienten genutzt. Die Teilnehmenden sollen sich bestimmte sozio-emotionale Werkzeuge wie zum

Beispiel die Fähigkeit, emotionale Prozesse bei sich und anderen differenziert benennen und wahrnehmen zu können, aneignen und soziale Prozesse besser verstehen, um der Selbstregulation, die durch rigide Verhaltensweisen gebremst oder blockiert ist, Raum geben zu können.

Das KOMPASS-Training unterstützt die Entwicklung sozialer Motivation sowie von Freude an Interaktionen und emotionaler Teilhabe. In der Gruppe können sozioemotionale Grunderfahrungen mit Gleichaltrigen gemacht werden, die viele Jugendliche und junge Erwachsene mit einer Autismus-Spektrum-Störung bislang missen mussten und ihnen auch Angst gemacht haben. Für manch einen Teilnehmer stellen die KOMPASS-Gruppen die ersten erfolgreichen Gruppenerfahrungen dar, bei der sie in ihrem »So-Sein« und »Anderssein« akzeptiert und respektiert werden. Die Teilnehmer erleben sich nicht als unverstandene Minderheit, sondern sind innerhalb der Gruppe die Norm bildende Mehrheit. Sie erfahren, dass sie mit ihren sozialen Schwierigkeiten nicht allein dastehen, sondern einer »Schicksalsgemeinschaft« angehören. In der KOMPASS-Gruppe werden auch die (sozialen) Stärken betont, es wird auf ihnen aufgebaut und sie werden zur Identitätsentwicklung genutzt.

Es ist kein primäres Ziel des Gruppentrainings, dass innerhalb der KOMPASS-Gruppen Freundschaften oder sogar Partnerschaften geschlossen werden, auch wenn dies immer mal wieder im Gruppenverlauf geschieht. Neben den allenfalls großen geografischen Distanzen zwischen den Wohnorten der Gruppenteilnehmer, spricht vor allem der Gedanke dagegen, dass die KOMPASS-Gruppe kein Ersatz für Alltagsfreundschaften sein soll. Die Teilnehmer sollen sich in ihrem aktuellen sozialen Umfeld, also am Wohnort, in der Schule, Lehre oder an der Universität integrieren und dort ihre Wünsche nach Kontakt und Beziehung umsetzen. Man sollte sich aber vor Augen halten, dass mehr und bessere Freundschaften sowie ein größeres soziales Netz bei Kindern (Bauminger et al. 2008) wie auch Erwachsenen (Mazurek 2014) mit einer Autismus-Spektrum-Störung zu weniger Einsamkeitsgefühlen führen. Freundschaften federn die Auswirkungen schwieriger Lebensereignisse ab, korrelieren positiv mit Selbstbewusstsein und negativ mit ängstlichen und depressiven Verhaltensweisen, was sich gemäß einer Untersuchung von Mazurek (2014) auch bei Erwachsenen mit einer Autismus-Spektrum-Störung aufzeigen lässt. Es kommt aber immer wieder vor, dass KOMPASS-Teilnehmer nach Gruppenende weiterhin Kontakt pflegen, sodass sich über mehrere Jahre Freundschaften entwickeln. Erfahrungsgemäß sind das oft nicht die Kontakte, die während des Gruppentrainings besonders intensiv waren, sondern eine eigenständige Generalisierung des Gelernten.

Konkret geht es im 1. Modul »Emotionen« um die Fähigkeit, Gefühle erkennen, benennen und ausdrücken zu können. Zudem soll gelernt werden, wie man auf die Gefühle anderer angemessen reagiert, wenn man dies möchte. Ziel des 2. Moduls »Small Talk und Telefongespräch« ist es, ein kürzeres, oberflächliches Gespräch im Sinne eines sozialen Plauderns um der sozialen Beziehung willen führen zu können und ein Bewusstsein für wechselseitige Kommunikation zu entwickeln. Im 3. Modul »Nonverbale Kommunikation« soll die Wahrnehmung für die nicht verbale Sprache geschärft und ein (erstes) Verständnis ihrer Bedeutung entwickelt werden. Zudem soll die eigene nonverbale Verhaltensvariation vergrößert sowie das Bewusstsein dafür, wie diese von außen wahrgenommen wird, verfeinert werden. Außerdem geht es darum, den Teilnehmern die Bedeutung konventionellen Sozialverhaltens zu vermitteln und ihnen Verhaltensweisen aufzuzeigen, mit denen sie einen höflichen, interessierten und sympathischen Eindruck erwecken können, als Grundlage für eine soziale Zusammenarbeit oder für Beziehungen. Ganz allgemein ist das explizite Ziel des Trainings, die soziale Bewusstheit und Wachheit zu fördern. Zusammenfassend geht es bei KOMPASS darum, die Jugendlichen und jungen Erwachsenen mit einer Autismus-Spektrum-Störung bei der Entwicklung sozio-emotionaler Kompetenzen zu unterstützen, die es ihnen ermöglichen, auf eine sich ständig verändernde soziale Umwelt variable und angemessene Antworten finden zu können, anstatt sich daran zu versuchen, diese Umwelt durch rigide Verhaltensweisen möglichst unverändert zu erhalten. Die Teilenehmer werden somit in ihrer Individuation und Sozialisation unterstützt.

2.5 Rahmenbedingungen

Das 90 Minuten dauernde Training findet einmal wöchentlich nach der Schule oder Ausbildung/Lehre statt. Es gibt eine kleine Snack-Pause. Da die Teilnehmer teilweise sehr spät wieder zu Hause sind, muss gegebenenfalls im Voraus mit der Schule oder dem Ausbildungsplatz vereinbart werden, dass an diesem Tag keine Hausaufgaben für den folgenden Schultag gegeben werden, da die Zeit zu deren Erledigung fehlt. Jede Woche werden Trainingsaufgaben (▶ Kap. 2.8.5) verteilt.

Immer wieder wird die Gesamtgruppe für Übungen in Halbgruppen aufgeteilt, was zum einen eine stärker individuelle Betreuung, zum anderen vor allem aber auch eine höhere Trainingsintensität erlaubt. Zudem ergeben sich so Mannschaftswettbewerbe (▶ Kap. 2.8.4), die besonders motivierend und übungsintensiv sind.

2.5.1 Gruppenzusammensetzung

Poustka et al. (2008) schlagen für Gruppentrainings eine geringe Teilnehmerzahl von maximal acht vor und mindestens zwei Therapeuten, um eine Überforderung der Teilnehmer zu vermeiden, eine individuelle Förderung auch im Gruppenrahmen zu gewährleisten und einen hohen Strukturierungsgrad einhalten zu können. Jede KOMPASS-Gruppe umfasst mindestens sechs Teilnehmer, bislang wurde mit meistens mit neun bis zehn Gruppenmitgliedern gearbeitet. Das Sozialtraining wird jeweils von zwei ausgebildeten Therapeuten, idealerweise einem Mann und einer Frau, geleitet, das entspricht einem Betreuungsverhältnis von 3–5 : 1.

Bei der Gruppenzusammensetzung sollten sich die Teilnehmenden nicht zu stark hinsichtlich (Entwicklungs-)Alter, verbalen Fähigkeiten und Lernfähigkeit unterscheiden (Vermeulen 2002). Kinder mit Asperger-Syndrom, Atypischem Autismus und High-Functioning-Autismus weisen ähnliche Profile in ihren sozialen Defiziten auf (Solomon et al. 2004; Macintosh und Dissanayake 2006), sodass diese gut in einer Gruppe zusammengefasst werden können. Somit achten wir in Bezug auf die autistische Symptomatik eher auf Heterogenität, damit sich sehr zurückhaltende und aktive sowie überangepasste und eher sonderbar wirkende Teilnehmer ergänzen.

2.5.2 Räumlichkeiten

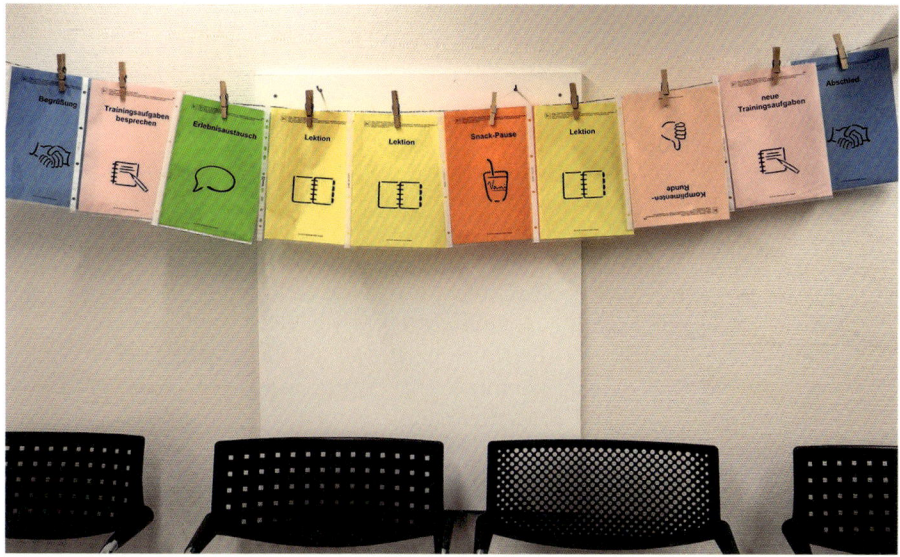

Abb. 2.2: Gruppenstruktur

Das KOMPASS-Gruppentraining findet in einem größeren Besprechungsraum statt. Der Vorteil des Besprechungsraums gegenüber einem Therapiezimmer ist, dass es üblicherweise weniger (Spiel-)Material herumliegen hat und meist sehr einfach und klar möbliert ist. Im Raum befindet sich ein langer Tisch mit Stühlen, auf denen die Teilnehmer Platz nehmen können. Idealerweise sind es Stühle mit Armlehnen, da sie jedem Teilnehmer etwas mehr privaten Raum bieten und im Modul beim Thema ›Körperhaltungen im Sitzen‹ mehr Optionen bieten. Noch besser sind Sessel, da sie nicht so leicht zu verschieben sind und so die Ordnung im Raum besser gewährleistet ist. Es liegt eine Kiste bereit mit Materialien, wie Bleistifte, Radiergummis, Spitzer, Kugelschreiber, Folienschreiber, Kleber, Spielsteine, Spielbretter von Brettspielen (z. B. Eile-mit-Weile) und Token (z. B. Mühle- oder Legosteine). An der Wand hängt eine Leine für die Stundenstruktur (▶ Kap. 2.5.2). Ein Hellraumprojektor wird fast jede Stunde benötigt. Da im KOMPASS-Training häufig mit Videoaufnahmen gearbeitet wird, stehen zudem eine Videokamera und ein Video-DVD-Abspielgerät im Raum. Manchmal wir ein Beamer und/oder ein Computer benötigt. Ein Rollwagen mit den Snacks für die Pause (▶ Kap. 2.7) steht auch bereit. Für die Arbeit in Halbgruppen ist ein Nebenraum mit einem Tisch und Stühlen erforderlich.

Der Ablauf der Sitzungen (▶ Kap. 2.7) ist stark strukturiert und wird dadurch visualisiert, dass die verschiedenen Einheiten in Form von Informationskarten

(**EM12**) an eine Schnur gehängt werden. Solange dies notwendig und gewünscht ist, wird jeweils diejenige Karte, welche die soeben bearbeitete Sitzungseinheit repräsentiert, auf der Leine nach links geschoben. So ist auch immer sichtbar, an welcher Einheit gerade gearbeitet wird und was noch auf die Teilnehmer zukommt.

2.6   Elternarbeit

Die Mitarbeit der Eltern oder anderer enger Bezugspersonen ist unverzichtbar. Der vertraute Rahmen der Familie stellt einen idealen Trainingsort dar. Im gemeinsamen Alltag bieten sich vielfältige Gelegenheiten, das Gelernte gezielt oder beiläufig-spontan zu üben. Zudem kennen die Eltern ihre Töchter und Söhne mit all ihren Eigenheiten gut genug, um optimal auf sie eingehen zu können. Somit erfolgt der erste Schritt zur Generalisierung einer erlernten Fertigkeit oft in die Familie.

Manche Trainingsaufgaben richten sich gezielt an die Eltern oder andere Bezugspersonen. Sie werden gebeten, bestimmte Verhaltensweisen zu beobachten, bestimmte Übungen oder Spiele mit den Gruppenteilnehmern durchzuführen oder auch bei den schriftlichen Arbeiten zu helfen, sofern dies ein zum Beispiel intellektuell schwächerer oder von Autismus stärker betroffener Jugendlicher braucht und wünscht. Da viele Menschen mit einer autistischen Störung motorische Schwierigkeiten aufweisen, haben einige der Teilnehmer eine nur sehr ungelenke und schwer lesbare Handschrift. Wir bitten daher die Eltern, bei längeren Schreibarbeiten das ihnen von der Tochter oder vom Sohn Diktierte stellvertretend aufzuschreiben, sollte dies gewünscht werden. Zunehmend versenden wir die Trainingsaufgaben auch elektronisch, damit sie am Computer gelöst werden können, was manchen Teilnehmern leichter fällt.

Der Einbezug der Eltern und anderer Bezugspersonen in die Trainingsaufgaben ist bei Adoleszenten und jungen Erwachsenen nicht ganz unproblematisch. Erfahrungsgemäß ist aber die Beziehung zwischen vielen Jugendlichen mit einer Autismus-Spektrum-Störung und ihren Eltern oft noch recht lange ausreichend so gut, dass gemeinsame Trainingsaufgaben durchgeführt werden können. Viele Kinder mit einer autistischen Störung scheinen eher spät in die Phase der adoleszenten Ablösung von den Eltern zu kommen. Wenn die Beziehung zwischen Gruppenteilnehmer und Eltern zu belastet ist, um gemeinsam zu üben, muss eine Ersatzperson gefunden werden, mit welcher der KOMPASS-Teilnehmer regelmäßig Kontakt aufnehmen kann und eine einigermaßen entspannte Beziehung pflegt. Dies können ältere, bereits erwachsene Geschwister, Verwandte wie Großeltern oder auch vertraute Nachbarn sein, zu denen sich vielleicht über das Spezialinteresse bereits ein enger Kontakt ergeben hat.

Des Weiteren ist das Bedürfnis der Eltern nach Unterstützung im oft schwierigen Alltag mit einem Kind mit einer Autismus-Spektrum-Störung groß (Jungbauer und Meyers 2008). Diesem berechtigten Wunsch nach Beratung kann im KOMPASS-Training nur bedingt im Rahmen der beiden Informationsabende (▶ Kap. 2.6.1) nachgekommen werden. Es ist daher wichtig, dass die Familien weiterhin in der Nähe ihres Wohnortes durch die zuweisende Stelle betreut werden. Die Eltern können sich auch bei den Therapeuten melden, wenn sie ein aktuelles Problem oder eine Frage (z. B. weitere Beschulung) besprechen möchten, zu der der zuweisenden Stelle die Fachkompetenz fehlt.

Da die Eltern immer wieder angeben, dass für sie der Kontakt zu anderen betroffenen Eltern sehr wichtig sei (Jungbauer und Meyers 2008), lernen sich die Eltern bereits bei der 1. Sitzung kennen. Außerdem werden Informationsabende durchgeführt und es wird zudem die Möglichkeit informeller Treffen zwischen den Eltern der KOMPASS-Teilnehmer im Sinne eines Selbsthilfemodells geboten. Eltern, die die Jugendlichen oft aufgrund der weiten Anfahrtswege und der knappen Zeit nach Schulschluss ins KOMPASS-Training begleiten, können sich an einem ruhigen Ort in der Cafeteria zusammensetzen und austauschen. Dieser niederschwellige, unverbindliche Austausch wird erfahrungsgemäß von den Eltern sehr geschätzt. Zudem findet ein jährlicher sozialer Anlass mit den ganzen Familien statt (Spiel- und Grill-Nachmittag), bei welchem sich die Eltern austauschen können. Des Weiteren wird über die regionale Selbsthilfegruppe für Eltern von Kindern mit Asperger-Syndrom informiert, sofern es eine solche Einrichtung gibt.

Eltern wünschen sich oft auch eine Unterstützung für die Geschwister (Jungbauer und Meyers 2008). Gruppen für Geschwister von Kindern und Jugendlichen mit einer Autismus-Spektrum-Störung auf hohem Funktionsniveau sind eine geeignete Intervention. Im Zentrum für Kinder- und Jugendpsychiatrie in Zürich finden diese unregelmäßig statt und umfassen etwa fünf Sitzungen, in welchen über das klinische Bild informiert und die Belastungen im Zusammenleben mit einem betroffenen Geschwister ausgetauscht werden.

2.6.1 Informationsabende

Im Verlauf des Trainings finden drei Informationsabende statt, der erste während des 1. Moduls »Emotionen«, zum Beispiel nach der vierten Sitzung, der zweite zu Beginn des 2. Moduls »Small Talk und Telefongespräch« und der dritte vor oder zu Beginn des letzten Moduls »Nonverbale Kommunikation«. Alle Infoabende richten sich an die Eltern und nicht an die Teilnehmer selbst. Die Eltern und Teilnehmer können im gegenseitigen Einverständnis noch weitere Bezugspersonen aus dem Umfeld einladen: Lehrer, Heilpädagogen und Ausbilder, Sozialpädagogen und -arbeiter, Einzeltherapeuten sowie weiteren Familienmitgliedern wie erwachsenen Geschwistern oder Großeltern. Alle Personen, die nicht aus beruflichen Gründen bereits unter Schweigepflicht stehen (z. B. erweiterte Familie), müssen explizit über die Schweigepflicht aufgeklärt werden und ein entsprechendes Formular ausfüllen.

Beim *ersten Informationsabend* findet eine Einführung in das Konzept des autistischen Spektrums statt. Zudem werden die Symptome vor dem Hintergrund der neuropsychologischen Konzepte (▶ Kap. 1.5.1) Theory of Mind, Zentrale Kohärenz und Exekutive Funktionen zusammengefasst. Dann wird das Modul »Emotionen« mit einer Power-Point-Präsentation vorgestellt. Es geht hier wie dann auch bei den nächsten Modulen darum, dass die Bezugspersonen verstehen, wie und warum die Fertigkeiten bei KOMPASS vermittelt und geübt werden und was die Herausforderungen für die Gruppen-Teilnehmer sind. Im letzten Teil wird auf Fragen der Zuhörenden eingegangen.

Der *zweite Infoabend* stellt zuerst das Modul Small Talk vor. Danach können einzelne der therapeutischen Strategien wie z. B. das Explizieren von Implizitem und die rationale Vorgehensweise, sequenzielles und progressives Einüben, Prompten, Abstrahieren und Konkretisieren wie auch Visualisieren erklärt werden. Es geht um die Erläuterung von Strategien, die auch andere Bezugspersonen der Teilnehmer anwenden können. Zudem soll der Blick aller geschärft werden, wie sie die Generalisierung unterstützen können.

Der *dritte Informationsabend* beginnt mit einem Ausblick auf das 3. Modul »Nonverbale Kommunikation«. Im Vorfeld dieses Informationsabends werden die Eltern und weitere Bezugspersonen via E-Mail gebeten, ihre Fragen zu formulieren. Diese werden inhaltlich zusammengefasst und gemeinsam diskutiert, wobei die gewünschten Informationen gegeben werden. Typische Fragen beziehen sich auf die Ätiologie, den Verlauf und die Prognose, das Zusammenspiel von Pubertät und autistischer Störung, Ängste bezüglich Suchtproblemen (v. a. Computer- und Internetabhängigkeit), Ratschläge für den Umgang mit exzessiver Beschäftigung mit den Spezialinteressen (v. a. Computerspiele). Zudem werden oft diskutiert: aggressives Verhalten und negatives Denken, Ordnungs- und Motivationsprobleme in der Schule sowie spezifische Fragen, wie zum Beispiel bezüglich der Wehrpflicht und der Freistellung vom Militärdienst. Im dritten Teil werden Fragen hinsichtlich des Transfers des Gelernten auf Alltagssituationen und Ideen besprochen und wie die Bezugspersonen dies (auch nach dem Gruppentraining) unterstützen können. Dabei geht es auch um die Generalisierung der Fertigkeiten auf weitere soziale Situationen. Zum Abschluss wird auf die Standortgespräche, welche mit jeder Familie nach dem Gruppentraining geführt werden, sowie auf die Fortsetzungsgruppe verwiesen.

2.7 Ablauf der KOMPASS-Gruppensitzungen

> **Beispiel – Struktur der Sitzungseinheiten:**
>
> Begrüßung
> Trainingsaufgaben abgeben
> Befindlichkeitsrunde
> 1. Lektion
> 2. Lektion
> Snack-Pause
> 3. Lektion
> 4. Lektion
> evtl. Witz-Runde
> Neue Trainingsaufgaben
> Abschied

Der Ablauf jeder Sitzung ist stark strukturiert, um dem *need for sameness* (Baron-Cohen 2009) nachzukommen. Der Ablauf wird mit Informationskarten (**EM12**) visualisiert. Dies entspricht dem Bedürfnis der Teilnehmenden nach klaren, vorhersehbaren Abläufen, um Ängste vor Neuem und Unbekanntem möglichst zu vermeiden. Jede KOMPASS-Sitzung beginnt mit einem Begrüßungsritual, das im Verlauf zunehmend in die Wartephasen verschoben werden kann. Dann begrüßen die Teilnehmer einander spontan, wenn sie zum Beispiel im Wartezimmer ankommen, während im Gruppenzimmer nur noch die Therapeuten begrüßt werden. Es folgen das Einsammeln der gelösten Trainingsaufgaben sowie das Verteilen der Belohnungspunkte (► Kap. 2.8.5).

Am Schluss dieser Einführungsphase wird eine *Befindlichkeitsrunde* mit dem Stimmungszeiger (► Kap. 4.1.1) durchgeführt. Der Reihe nach äußern die Teilnehmer mithilfe des Stimmungszeigers ihr aktuelles Gefühl. Dabei wird darauf bestanden, dass immer auch der motivationale Hintergrund des Gefühls benannt wird, zum Beispiel *»Ich bin stolz, weil ich eine gute Französisch-Prüfung geschrieben habe, aber auch müde, weil ich mich so lange konzentrieren musste.«* Zum einen dient die Befindlichkeitsrunde dem besseren Kennenlernen der Gruppenmitglieder und gibt die Möglichkeit, über bestimmte, für die Teilnehmer bedeutende Themen zu sprechen (z. B. »Ich habe gestern die Autofahrprüfung bestanden und bin total erleichtert, aber auch etwas stolz.«). Zum anderen stellt sie eine gute Gelegenheit dar, das Erkennen und Äußern von Emotionen und später den Einsatz von nonverbaler Kommunikation zu üben – zwei zentrale Trainingsziele. In der Befindlichkeitsrunde äußern die Teilnehmer meist nicht nur ein bis zwei Sätze, sondern erzählen kurz von einem Erlebnis: z. B. bei der Fahrprüfung passierte noch etwas Unerwartetes: Da sich plötzlich ein Gewitter mit sintflutartigem Regen entlud, durfte ich am Straßenrand parken und warten, bis das Gröbste vorbei war. Der Fahrlehrer und der Experte haben mir dann Anekdoten zu ihren lustigsten Prüfungserlebnissen erzählt.« Im Verlauf muss auch nicht immer nach dem aktuellen Befinden gefragt werden, da sonst oft einfach Sätze wie »Ich bin müde, weil der Tag lange war.« kommen. Man kann auch nach einem bestimmen Tag (z. B. »Wie war's Wochenende?«) fragen. Übungshalber können auch Gefühle, zu denen etwas berichtet werden soll, festgelegt werden: z. B. »Erzählt etwas, als ihr überrascht, enttäuscht oder misstrauisch wart.«). Eine weitere Regel zur Auflockerung der Runde wäre folgende: »Erzählt jeweils etwas emotional ähnliches oder Gegensätzliches wie der Sprecher vor Euch.« Je nach Anzahl anwesender Gruppenteilnehmer dauert die Befindlichkeitsrunde unterschiedlich lange. Wir achten darauf, dass sie nicht länger als 15 Minuten dauert.

Nach Abschluss der Einführungsrunde folgt der eigentliche Kern des Trainings in Form von Lektionen, die von den Therapeuten anhand der im Praxishandbuch aufbereiteten Materialien zusammengestellt und vorbereitet werden. So wird zum Beispiel ein Informationsblatt besprochen, ein Spiel oder eine Partnerübung gemacht. Diese Phase dauert im KOMPASS-Gruppentraining ungefähr 50–55 Minuten und beinhaltet mehrere Aufgaben oder »Lektionen« (siehe Beispiel **EM10**).

Zwischen den Lektionen gibt es eine Snack-Pause von 15 Minuten mit Saft, Obst und einem sowohl süßen als auch salzigen Snack (z. B. Kekse und Salzstangen), die außer einer kurzen Erholung auch die Möglichkeit bietet, sich mit den anderen Gruppenmitgliedern auszutauschen und zu interagieren. Bei jüngeren Kindern könnte auch eine Spielzeit eingefügt werden, in der während der ersten Phase des Gruppentrainings eher Gesellschaftsspiele mit klaren Regeln im Vordergrund stehen, später auch zu freieren Spielen und gemeinsamem Erfinden von Rollen- und Phantasiespielen übergegangen werden kann, die dann aber in einem anderen Raum mit entsprechend anregendem Material stattfinden sollten. Wir verzichten mit unseren Teilnehmern auf Spielzeiten.

Der Abschluss der Trainingssitzung umfasst fünf Minuten und erfolgt entsprechend dem Gruppenbeginn mit den Trainingsaufgaben für die folgende Woche und dem Abschiedsritual, das dem Anfangsritual entspricht. Wenn genügend Zeit vorhanden ist, wird der Gruppenabschluss mit einer Witz-Runde von weiteren fünf Minuten markiert. Menschen mit Autismus haben oft einen eigenwilligen Humor und verstehen konventionellen Humor oft weniger gut. Humor ist aber, besonders auch bei männlichen Jugendlichen, eine Schlüsselfertigkeit für soziale Beliebtheit und Integration, sei es das gemeinsame Lachen über einen Witz oder das Hervorlocken von Lachen durch eine humorvolle Bemerkung. Wenn Teilnehmer einen Witz erzählen möchten, aber keinen kennen, so stellen die Therapeuten kopierte Witze, die vorgelesen werden können, zu Verfügung. Im elektronischen Zusatzmaterial finden sich das Beispiel einer Stundenvorbereitung (**EM10**).

Obgleich der Gruppenablauf stark strukturiert ist, wird doch innerhalb der Einheiten sehr individuell auf die Teilnehmer eingegangen, sodass im Sinne des personzentrierten Ansatzes neben der starken Strukturierung der Rahmenbedingung inhaltlich auch die individuellen Bedürfnisse berücksichtigt werden. Ganz wichtig ist, dass der aktuelle Gruppenprozess oder wichtige Anliegen einzelner Gruppenmitglieder Vorrang vor den geplanten Trainingseinheiten haben. Auch wenn die Gruppendynamik nicht im Vordergrund steht, so ist sie doch ein ganz wesentlicher Teil des Lernprozesses.

2.8 Arbeitsmaterialien des KOMPASS-Gruppentrainings

In diesem Praxishandbuch sind verschiedene Arbeitsmaterialien zusammengestellt, die im Rahmen der bereits durchgeführten KOMPASS-Gruppen entwickelt, überprüft und verbessert wurden. Dieses Material, das detailliert beschrieben wird und auf der Verlagshomepage als Kopiervorlage zur Verfügung steht, lässt sich in drei Kategorien einteilen (▶ Kap. 2.8.2, ▶ Kap. 2.8.3, ▶ Kap. 2.8.4): Informationsblätter, Arbeits- und Protokollblätter sowie Übungen und Spiele.

Entsprechend unserer eigenen Erfahrung wie auch der von Häußler et al. (2003) wird auf eine große Methodenvielfalt verzichtet. In jedem Modul herrschen bestimmte Formen von Übungen vor, um die Angst der Teilnehmer vor Neuem und Unbekanntem möglichst gering zu halten und den Wiedererkennungseffekt zu nutzen, sodass die Teilnehmer sich nicht zu sehr mit formalen

Aspekten auseinandersetzen müssen, sondern sich auf den Inhalt konzentrieren können. Im 1. Modul sind dies zum Beispiel die Mannschaftswettbewerbe für den schnellen Abruf des Gelernten, im 2. Modul die Brettspiele und im 3. Modul die Arbeitsblätter mit den Fehlertexten oder die Übungen vor dem Einwegspiegel.

Der *Titel der Arbeitsmaterialien* ist systematisch aufgebaut (z. B. Arbeitsblatt: Emotionen – Reagieren auf Gefühle): Zuerst wird in Groß- und Kleinbuchstaben der Arbeitsmaterialtyp und dann der Modulname, mit einem Bindestrich abgetrennt, gegebenenfalls das Unterthema und zuletzt, wiederum mit einem Bindestrich abgetrennt, der spezifische Titel dieses Arbeitsmaterials genannt.

Alle Arbeitsmaterialien sind in der rechten oberen Ecke mit einem *Buchstaben- und Zahlencode* versehen (z. B. M2I6 für das Infoblatt: Small Talk – Gesprächsgrafik). Die ersten ein bis zwei Stellen bezeichnen das Modul (E, M1, M2, M3), dann folgt ein Buchstabe für den Arbeitsmaterialtyp (I, A, P, M) und zuletzt wird je Materialtyp durchnummeriert (z. B. A1, A2, A3).

E	=	Einführungsmodul
M1	=	1. Modul »Emotionen«
M2	=	2. Modul »Small Talk und Telefongespräch«
M3	=	3. Modul »Nonverbale Kommunikation«
I	=	Informationsblätter, genannt Infoblätter
A	=	Arbeitsblätter
P	=	Protokollblätter: z. B. Beobachtungs-, Arbeitsprotokolle
M	=	Material: z. B. Vorlagen für Spiel-, Übungskärtchen

2.8.1 Ordner

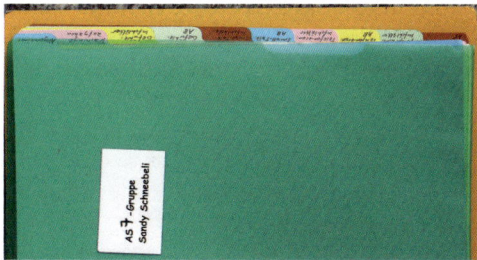

Abb. 2.3: Teilnehmerordner

Jeder Teilnehmer erhält einen mit seinem Namen beschrifteten Ordner, in dem sich zuvorderst eine mit seinem Namen beschriftete Zeigetasche befindet und danach ein thematisch beschriftetes, farbiges Register folgt. Das Register umfasst folgende Abschnitte: KOMPASS-Gruppe, Trainingsaufgaben, Infoblätter: Emotionen, Arbeits- und Protokollblätter: Emotionen, Infoblätter: Small Talk, Arbeits- und Protokollblätter: Small Talk, Infoblätter: Nonverbale Kommunikation, Arbeits- und Protokollblätter: Nonverbale Kommunikation. Im Register KOMPASS-Gruppe befindet sich bereits eine Adressliste aller Teilnehmer (inkl. Telefonnummer und E-Mail-Adresse der Teilnehmer und Eltern oder anderer Bezugspersonen (z. B. Sozialpädagogen einer betreuten WG)). Später werden dort die Merkblätter und alle Unterlagen des Einführungsmoduls eingeordnet.

Die Materialien folgen der besseren Übersichtlichkeit wegen und um die für das autistische Spektrum typische Schwäche im Bereich der exekutiven Funktionen aufzufangen, einem Farbkonzept: Infoblätter sind immer gelb, Arbeitsblätter blau, Beobachtungsprotokolle grün, Trainingsaufgabenblätter rosa und Administratives orange, wie zum Beispiel Adressliste und Merkblätter.

2.8.2 Informationsblätter

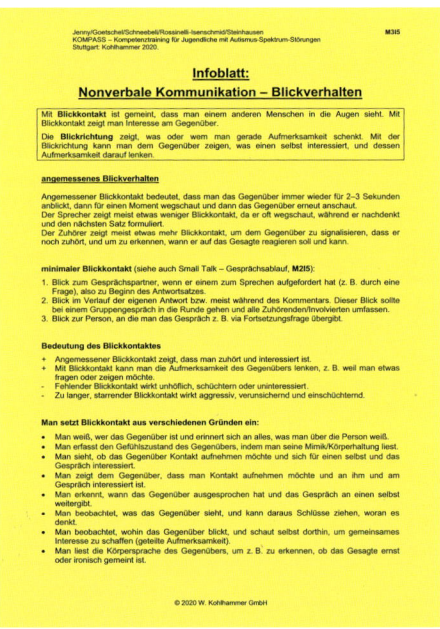

Abb. 2.4: Informationsblatt

Die Informationsblätter, die immer gelb sind (▶ Abb. 2.4), stellen den Theorieteil dar. Die zu erlernenden sozialen Fertigkeiten sowie das entsprechende Hintergrundwissen werden auf den ausgegebenen Informationsblättern zusammengestellt, sie so zur Unterstützung des Transfers auch von den Bezugspersonen (v. a. der Eltern, aber auch Ausbildnern) gelesen werden können. Es werden Begriffe definiert, Verhaltensweisen konkret beschrieben, Verhaltensabläufe aufgelistet und immer wird auch deren soziale Begründung angegeben. Auch Preißmann (2009) fordert, Überlegungen und Informationen zu sozialen Themen und Schwierigkeiten schriftlich auszugeben. Die Betroffenen sollen genau wissen, wie die zu erlernenden sozialen Verhaltensweisen vom Gegenüber sachlich wahrgenommen und interpretiert werden (z. B. interessiertes Nachfragen im Gespräch als Interesse am Gegenüber). Die Informationsblätter können beispielsweise Definitionen von Emotionen oder ein Schema für einen typischen Gesprächsablauf enthalten oder typische Reaktionen auf die Gefühle anderer Menschen beschreiben. Auch liefern sie Hintergrundinformationen zum jeweiligen Thema, so zum Beispiel warum man Small Talk macht oder wieso man Kontakt zu Gleichaltrigen aufnimmt. Den Jugendlichen und jungen Erwachsenen wird in dieser hoch strukturierten Form jenes Wissen vermittelt, das Menschen ohne Autismus im Laufe ihres Lebens durch Erfahrung und direktes Beobachten erlernen. Die Informationsblätter stellen eine Art Nachschlagewerk dar, um sich in der nicht-autistischen Welt und mit den dort geltenden Codes zurechtzufinden. Die Idee dahinter ist, dass man Jugendlichen und jungen Erwachsenen mit einem Asperger-Syndrom über kognitive Wege das Wissen vermitteln möchte, das sie aufgrund ihres Syndroms in ihrem Alltag nicht selbst erwerben können. Die vielen Beispiele dienen dazu, die Theorie verständlicher, anschaulicher und alltagsrelevanter zu gestalten. Die intensive Diskussion mit den Teilnehmern ist dabei besonders wichtig. Es soll ihnen genug Raum zur Verfügung stehen, um Fragen zu stellen, sich auszutauschen und eigene Erfahrungen einzubringen. Die Teilnehmer sollen aktiv zur Informationsaufnahme beitragen, es soll kein Frontalunterricht mit Theorieblättern werden, sondern stets eine den Teilnehmern angepasste Diskussionsrunde mit vielfältigen Austauschmöglichkeiten. Für manche Teilnehmer sind einige Informationsblätter zu schwierig formuliert, da sie möglichst korrekt und umfassend die Fertigkeit darstellen sollen. Da ihnen das entsprechende Wissen auch im Gruppentraining selbst in einfacheren Worten vermittelt wird, dienen die Informationsblätter dann mehr dem Umfeld, um die Teilnehmer zu unterstützen.

2.8.3 Arbeits- und Protokollblätter

Die Arbeits- beziehungsweise Protokollblätter, die immer blau beziehungsweise grün sind (▶ Abb. 2.4, ▶ Abb. 2.5), können zum Vertiefen des erworbenen Wissens eingesetzt werden und dienen dem Einüben des Erlernten. Anhand verschiedener Aufgaben können die Teilnehmer ihr während des Trainings erworbenes Wissen einfließen lassen, um zum Beispiel auf eine beschriebene Situation zu reagieren oder eine bestimmte Gefühlslage aus einer Aussage zu erkennen. Sie können auch eine praktische Übung durchführen und danach auf dem Protokollblatt notieren, wie diese verlaufen ist. Die Arbeitsblätter können als Trainingsaufgaben ausgegeben werden, damit sich jeder Teilnehmer nochmals in Ruhe Gedanken über das Besprochene machen kann, oder sie können in Gruppen beziehungsweise gemeinsam mit dem Therapeuten bearbeitet werden.

Vor allem die Protokollblätter dienen dazu, das in der Gruppe Gelernte auf den Alltag hin zu generalisieren. Die Beobachtungsprotokolle haben aber noch einen weiteren Zweck: Sie sollen die Teilnehmer für ihre soziale Umgebung wach machen und ihnen indirekt einen Weg weisen, wie sie zu Informationen über angemessene soziale Verhaltensweisen gelangen. Wenn das Gruppentraining beendet ist, müssen

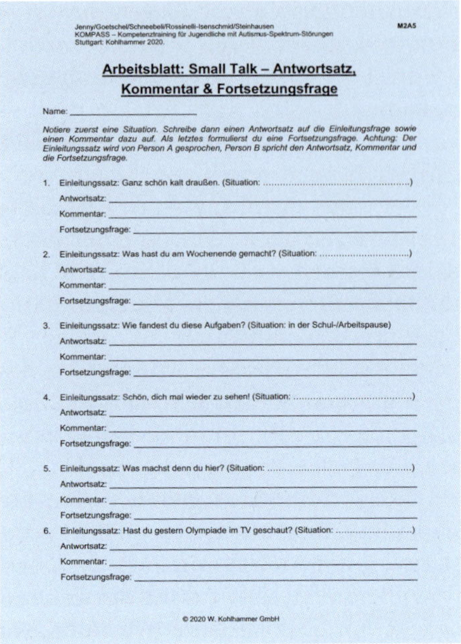

Jenny/Goetschel/Schneebeli/Rossinelli-Isenschmid/Steinhausen
KOMPASS – Kompetenztraining für Jugendliche mit Autismus-Spektrum-Störungen
Stuttgart: Kohlhammer 2020.

M2A5

Arbeitsblatt: Small Talk – Antwortsatz, Kommentar & Fortsetzungsfrage

Name: ____________________

Notiere zuerst eine Situation. Schreibe dann einen Antwortsatz auf die Einleitungsfrage sowie einen Kommentar dazu auf. Als letztes formulierst du eine Fortsetzungsfrage. Achtung: Der Einleitungssatz wird von Person A gesprochen, Person B spricht den Antwortsatz, Kommentar und die Fortsetzungsfrage.

1. Einleitungssatz: Ganz schön kalt draußen. (Situation: ....)
   Antwortsatz: ____________________
   Kommentar: ____________________
   Fortsetzungsfrage: ____________________
2. Einleitungssatz: Was hast du am Wochenende gemacht? (Situation: ....)
   Antwortsatz: ____________________
   Kommentar: ____________________
   Fortsetzungsfrage: ____________________
3. Einleitungssatz: Wie fandest du diese Aufgaben? (Situation: in der Schul-/Arbeitspause)
   Antwortsatz: ____________________
   Kommentar: ____________________
   Fortsetzungsfrage: ____________________
4. Einleitungssatz: Schön, dich mal wieder zu sehen! (Situation: ....)
   Antwortsatz: ____________________
   Kommentar: ____________________
   Fortsetzungsfrage: ____________________
5. Einleitungssatz: Was machst denn du hier? (Situation: ....)
   Antwortsatz: ____________________
   Kommentar: ____________________
   Fortsetzungsfrage: ____________________
6. Einleitungssatz: Hast du gestern Olympiade im TV geschaut? (Situation: ....)
   Antwortsatz: ____________________
   Kommentar: ____________________
   Fortsetzungsfrage: ____________________

© 2020 W. Kohlhammer GmbH

Abb. 2.5: Arbeitsblatt

sie sich selbst mit ungeschriebenen sozialen Regeln zurechtfinden. Das genaue Beobachten, wie relevante andere Personen soziale Situationen meistern, wird ihnen dabei helfen, diese Konventionen zu erkennen und zu verstehen.

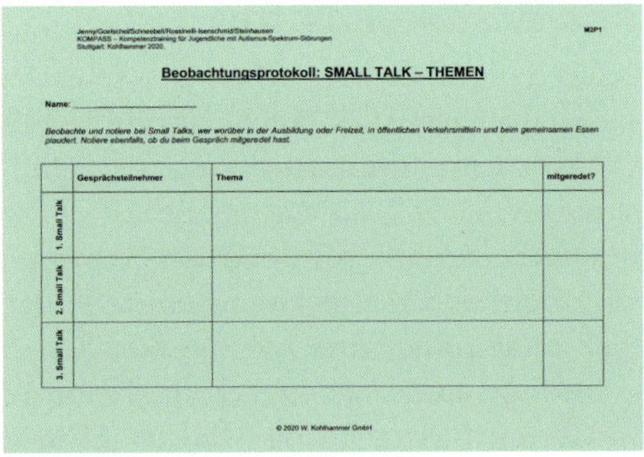

Jenny/Goetschel/Schneebeli/Rossinelli-Isenschmid/Steinhausen
KOMPASS – Kompetenztraining für Jugendliche mit Autismus-Spektrum-Störungen
Stuttgart: Kohlhammer 2020.

M2P1

Beobachtungsprotokoll: SMALL TALK – THEMEN

Name: ____________________

Beobachte und notiere bei Small Talks, wer worüber in der Ausbildung oder Freizeit, in öffentlichen Verkehrsmitteln und beim gemeinsamen Essen plaudert. Notiere ebenfalls, ob du beim Gespräch mitgeredet hast.

	Gesprächsteilnehmer	Thema	mitgeredet?
1. Small Talk			
2. Small Talk			
3. Small Talk			

© 2020 W. Kohlhammer GmbH

Abb. 2.6: Protokollblatt

2.8.4 Übungen und Spiele

Übungen und Spiele bilden einen weiteren Punkt des KOMPASS-Gruppentrainings. Auf spielerische Art und Weise kann das erworbene Wissen direkt angewendet werden. Nach Rogers (1988, S. 174) wird *»signifikantes Lernen … sehr oft durch Tun erreicht«*.

2.8 Arbeitsmaterialien des KOMPASS-Gruppentrainings

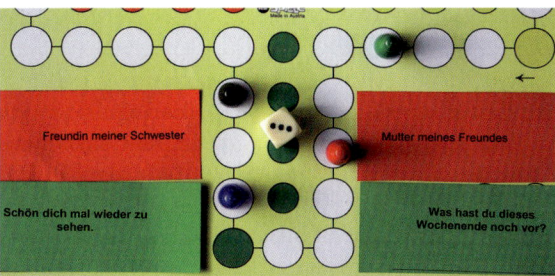

Abb. 2.7: Mannschaftsspiel

Arbeitet man mit einer größeren Gruppe, so kann es hilfreich sein, sie so oft wie möglich in Halbgruppen aufzuteilen. Zum einen ermöglicht dies mehr Übungsmöglichkeiten für die Teilnehmer, zum anderen können die einzelnen Gruppenmitglieder besser betreut werden. Eine kleinere Gruppe hat zudem den Vorteil, dass sich die Teilnehmer untereinander besser austauschen können. Voraussetzung dafür sind zwei Therapeuten, damit jede Gruppe eine Ansprechperson hat.

Die Übungen und Spiele werden oft als *Mannschaftsspiele* gestaltet. Menschen mit einer Autismus-Spektrum-Störung auf höherem Funktionsniveau haben häufig einen nur gering ausgeprägten Teamgeist. Sie sollen in der Gruppe lernen ein Mannschaftsgefühl zu entwickeln, sich kurzzeitig mit einem größeren Ganzen zu identifizieren, einander zu helfen und solidarisch zu sein. Der persönliche Erfolg steht dann im Dienst der Mannschaft. Die Mannschaften werden jedes Mal neu zusammengestellt, um zu verdeutlichen, dass dies vorübergehende Gruppierungen sind. Das Erleben, wer nun »dazu« gehört und wer »out« ist, soll sich nicht auf die Personen beziehen, sondern einen spielerischen Als-ob-Charakter behalten. Der Jugendliche, der jetzt nicht zur eigenen Mannschaft gehört, gehört nachher vielleicht dazu.

Um die Motivation zu steigern, werden manche Übungen und Spiele vor allem für jüngere Teilnehmer zudem als *Wettbewerb* inszeniert. Entgegen der häufig in der Literatur geäußerten Meinung, wonach Menschen aus dem autistischen Spektrum nicht wettbewerbsorientiert seien, haben wir immer wieder die gegenteilige Erfahrung gemacht. Es ist aber darauf zu achten, dass der Wettbewerb möglichst nicht auf der individuellen Ebene »Jeder gegen Jeden«, sondern auf Team-Ebene stattfindet, um zum einen den Mannschaftsgeist zu fördern (s. o.) und zum anderen nicht die für das Spektrum typische Fehlerangst und den Perfektionismus zu unterstützen. Die Sieger-Mannschaft erhält jeweils Bonbons, Schokolade oder Cracker, die in der Pause oder nach der Trainingssitzung gegessen werden dürfen. Diese Prämien sind wegen ihres symbolischen Werts sogar den Teilnehmern wichtig, die Snacks gar nicht so mögen. Wenn ein Mannschaftswettbewerb zwischen Halbgruppen stattfindet, muss jeweils klar definiert werden, was gemessen wird, da den meisten Spielern Fairness sehr wichtig ist. Oft ist die Anzahl der bearbeiteten Kärtchen oder Aufgaben maßgebend. Wenn es sich einmal ergibt, dass etwas gemessen/gezählt wird, das eine größere Mannschaft bevorteilt, muss jeweils der Durchschnittswert herangezogen werden.

2.8.5 Trainingsaufgaben

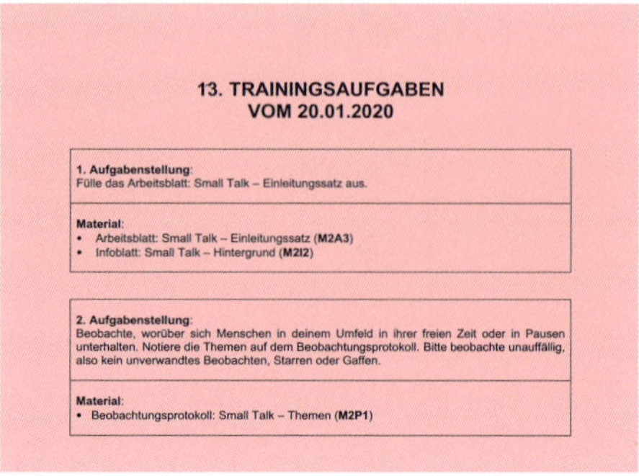

13. TRAININGSAUFGABEN
VOM 20.01.2020

1. Aufgabenstellung:
Fülle das Arbeitsblatt: Small Talk – Einleitungssatz aus.

Material:
- Arbeitsblatt: Small Talk – Einleitungssatz (**M2A3**)
- Infoblatt: Small Talk – Hintergrund (**M2I2**)

2. Aufgabenstellung:
Beobachte, worüber sich Menschen in deinem Umfeld in ihrer freien Zeit oder in Pausen unterhalten. Notiere die Themen auf dem Beobachtungsprotokoll. Bitte beobachte unauffällig, also kein unverwandtes Beobachten, Starren oder Gaffen.

Material:
- Beobachtungsprotokoll: Small Talk – Themen (**M2P1**)

Abb. 2.8: Trainingsaufgaben

Zu jeder KOMPASS-Sitzung werden Trainingsaufgaben verteilt, die in der Freizeit bearbeitet werden müssen. Am Sitzungsende werden diese mündlich erläutert. Sie sind zudem auf dem rosafarbenen Trainingsaufgabenblatt (▶ Abb. 2.8) schriftlich festgehalten, wie das Beispiel aus dem elektronischen Zusatzmaterial (**EM11**) zeigt. Die Trainingsaufgaben werden von den Therapeuten immer eingesammelt und in der folgenden Stunde mit einem kurzen oder auch mal längeren schriftlichen Kommentar sowie eventuellen Korrekturen zurückgegeben. Die Kommentare sollen den Teilnehmern zeigen, dass ihr Einsatz und ihre Gedanken ernst genommen werden und sich der Therapeut auch die Mühe macht, ihre Gedanken nachzuvollziehen.

Das Ziel der Trainingsaufgaben besteht darin, das in der Gruppe Gelernte zu vertiefen und zu automatisieren, die Aufmerksamkeit für das soziale Alltagsumfeld zu erhöhen sowie die neuen Fertigkeiten mit anderen Personen im natürlichen Umfeld anzuwenden, sodass eine Generalisierung erleichtert wird. Das Bearbeiten der Trainingsaufgaben wird mit Belohnungspunkten honoriert.

Die Belohnungspunkte kommen im KOMPASS-Gruppentraining nur im Zusammenhang mit dem Erledigen der Trainingsaufgaben zur Anwendung und stellen ein Token-System dar. Für erledigte Aufgaben werden Punkte vergeben, die ab einer bestimmten Anzahl gegen eine materielle Belohnung (z. B. Schokolade, Salznüsschen, Zeitschrift, Kino-Gutschein) oder auch gegen Geld, welches sie selbst in eine materielle Belohnung umsetzen, eingetauscht werden können. In den letzten Jahren haben wir nur noch die 2. Form angeboten. Erfahrungsgemäß wird aber nicht von allen die reale Belohnung angestrebt, sondern die Teilnehmersind eher daran interessiert, die Punkte zu sammeln als sie einzulösen.

Die im Praxishandbuch mit einem speziellen Symbol (⌦) gekennzeichneten Aufgaben eignen sich gut als Trainingsaufgaben, die von den Teilnehmern in der Freizeit bearbeitet werden. Sie können das Auswendiglernen der Themen eines Infoblatts beinhalten, das Üben mit einem Computerprogramm oder das Beobachten verschiedener Situationen. Im KOMPASS-Gruppentraining erhalten die Teilnehmer jede Woche neue Aufgaben.

Bei manchen Trainingsaufgaben ist die Mitarbeit einer Bezugsperson (z. B. Eltern) unverzichtbar. Einige, wie zum Beispiel manche Beobachtungsaufgaben, richten sich sogar nur an die Bezugspersonen (▶ Kap. 2.6). Es wurde, wie auch schon von Dunlop et al. (2002) beschrieben, beobachtet, dass manche, vor allem jüngere und kognitiv oder autistisch schwerer beeinträchtigte Teilnehmer bei den Trainingsaufgaben Unterstützung durch die Bezugspersonen (v. a. Eltern) benötigen.

2.8.6 Merkblätter

Die orangen Merkblätter beinhalten mehrheitlich administrative Informationen, wie etwa Adressliste, Videoaufnahmeerlaubnis (**EM5**), das Gruppenkonzept (**EM9**), Überlegungen zu den Trainingsaufgaben (**EM1, EM2.1, EM2.2**) und den Gruppenvertrag (**EM4**).

2.9 Trainingsdurchführung

2.9.1 Setting

Das vorliegende KOMPASS-Praxishandbuch richtet sich in erster Linie an Therapeuten, die im Gruppensetting mit Jugendlichen und jungen Erwachsenen mit einer Autismus-Spektrum-Störung auf höherem Funktionsniveau arbeiten und ihre Sitzungen themenorientiert und individuell zusammenstellen möchten. Das Material kann jedoch auch, teilweise mit kleinen Modifikationen, im Einzelsetting verwendet werden, was während der Entwicklungsphase durch die Therapeuten auch gemacht wurde. Zudem eignen sich die schriftlichen Materialien für ein Sozialtraining bei Erwachsenen; manche Übungen müssen dann angepasst werden. Viele der Übungen eignen sich auch für die Arbeit mit Kindern, die Informations- und Arbeitsblätter sind dann jedoch zu vereinfachen.

Das KOMPASS-Praxishandbuch ist in der aktuellen Form so konzipiert, dass sich Therapeut und Gruppe beziehungsweise Klient nicht regelmäßig, sondern zum Beispiel wöchentlich in einem ambulanten Setting sehen. Es ist aber auch gut vorstellbar, dass im (teil)stationären Rahmen einer psychiatrischen Betreuungseinrichtung oder in einem Heim mit dem vorliegenden Material gearbeitet wird.

2.9.2 Therapeuten

Eine KOMPASS-Gruppe wird jeweils von zwei Therapeuten geleitet, die sowohl Erfahrung mit Gruppentherapien als auch in der diagnostischen und therapeutischen Arbeit mit autistischen Kindern und Jugendlichen haben. Wesentlicher als der therapeutische Hintergrund ist die Persönlichkeit der Therapeuten: Die therapeutische Beziehung ist vor allem zu Beginn des Gruppentrainings die wichtigste Kontakterfahrung für die Teilnehmer. Die Gruppe lebt davon, dass sich jeder Betroffene mit seinen Stärken und Schwächen von den Therapeuten angenommen, wertgeschätzt und respektiert fühlt (Lietaer und Keil 2002). Nur dann können die Jugendlichen und jungen Erwachsenen sich auch gegenseitig akzeptieren, was die Grundlage für die Entwicklung des Selbstwertgefühls jedes Einzelnen darstellt. Die Therapeuten benötigen ein hohes Maß an Kongruenz (von Zülow 2009) beziehungsweise Authentizität (Schmid 2008) bei der Selbstoffenbarung und persönlichen Präsenz (Lietaer 2001; zit. nach Wakolbinger 2009). Angesichts der Konkretisierungsschwäche von autistischen Menschen macht erst das kongruente Sein und Handeln die abstrakte Person des Therapeuten konkret und somit wahrnehm- und erfahrbar. Preißmann (2009), die den therapeutischen Kontakt aus der Sicht einer vom Asperger-Syndrom betroffenen Klientin und auch aus der einer Psychotherapeutin kennt, hebt hervor, dass der Therapeut als konkret erfahrbare Person präsent und wahrnehmbar sein muss. Dies kann auch bedeuten, dass er konkrete Informationen über sein (privates) Leben gibt. Weiter betont sie, dass der Therapeut für diese Klientengruppe auch Vorbildfunktion hat. Das Vermitteln konkreter sozialer Fertigkeiten kann nur aus dieser direkten Beziehungserfahrung heraus fruchtbar, das heißt in den Alltag generalisiert werden.

Ein hoher Grad an Empathiefähigkeit ermöglicht es den Therapeuten, die von der autistischen Wahrnehmung geprägte Welt zu entdecken. Es geht um Anerkennung und Wertschätzung des Wirklichkeitserlebens des jeweils anderen (Behr 2009). Die Betroffenen müssen das Interesse der Therapeuten für das eigene Wahrnehmen und Erleben konkret wahrnehmen, um diese selbst genauer zu explorieren. Das echte Interesse der Therapeuten an den einzelnen Teilnehmern und deren positives Erleben dieses Interesses führen jeweils dazu, dass die Teilnehmer auch untereinander Interesse entwickeln, also sozial wacher werden und Kontaktinteresse signalisieren.

Wie bei jeder Therapie von Menschen mit Autismus geht es auch im KOMPASS-Gruppentraining darum, das Interesse an sozialen Interaktionen und an Kommunikation zu wecken, und diese so zu gestalten, dass sie Freude bereiten. In erster Linie sind hierfür auch die Therapeuten und ihre Lust an der Begegnung ein Vorbild. Bei KOMPASS steht die therapeutische Beziehung im Zentrum und nicht das Praxishandbuch. Auch die Übungen und Spiele sind sämtlich und letztlich diesem Ziel verpflichtet. Das Praxishandbuch soll lediglich das notwendige Hintergrundwissen über das soziale Funktionieren der nicht-autistischen Welt liefern. Die Therapeuten laden die Teilnehmer ein, die nicht-autistische Welt zu explorieren und fungieren dabei als Dolmetscher und Touristenführer.

Das KOMPASS-Praxishandbuch ist in erster Linie für erfahrene, psychotherapeutisch ausgebildete Fachpersonen gedacht, da die Arbeit mit Menschen mit Autismus immer wieder zu therapeutisch anspruchsvollen Situationen führt und sich in dieser Publikation keine Hinweise zum Umgang mit der Gruppendynamik finden. Weniger erfahrenen Psychotherapeuten ist zu raten, zuerst einzeltherapeutisch mit den Materialien aus dem Manual zu arbeiten. Da für die Arbeit auch einiges pädagogisches Verständnis und didaktische Kenntnisse von Nutzen sind, können auch andere Fachpersonen der psychosozialen und pädagogischen Versorgung mit der Materialsammlung arbeiten, etwa Lehrpersonen und Heilpädagogen, Sozialpädagogen und Sozialarbeiter oder Logopäden. Wichtiger als die Berufsausbildung sind allerdings Vorerfahrungen in der Arbeit mit Kindern und Jugendlichen mit einer Autismus-Spektrum-Störung. Ein gewisses Verständnis für und Neugierde auf das autistische Erleben, die besonderen Wahrnehmungsschemata, das Sozialverständnis und deren Verhaltensbesonderheiten autistischer Menschen sind unabdingbar.

2.9.3 Dropouts und Fehlzeiten

In KOMPASS, wie wir es anbieten, kommt es kaum zu vorzeitigen Austritten, da die Eigenmotivation der Teilnehmer hoch ist. Im Indikationsgespräch (▶ Kap. 2.3.1) ist es nicht Aufgabe der Therapeuten, die Jugendlichen und jungen Erwachsenen zur Teilnahme zu überreden und ihnen aufzuzeigen, wo sie Schwächen haben und wie gut ihnen KOMPASS tun werde. Sie bekommen ein Angebot, für das sie sich unabhängig von ihrem allenfalls jungen Alter selbst entscheiden müssen.

In den KOMPASS-Basisgruppen kam es in den bisher 15 Jahren bei mehr als 150 Teilnehmern erst zu ganz wenigen vorzeitigen Austritten aus einer Gruppe. Nur einmal geschah dies aufgrund mangelnder Reife und unzureichender Frustrationskontrolle und Bewältigungsstrategie auf Wunsch der Therapeuten. Einige Teilnehmer traten im Gruppenverlauf eine stationäre Behandlung wegen Depression mit Suizidalität und mutistischen Verhaltensweisen an und nahmen dann nur noch unregelmäßig an den Gruppensitzungen teil. Die Gruppendynamik konnte diese Situationen immer problemlos tragen. Einige wenige hatten den Zeitaufwand für KOMPASS unterschätzt und kamen zeitlich mit der Schule/Ausbildung zu stark unter Druck. Wichtig ist es, in Absprache mit den Betroffenen transparent zu informieren und wenn möglich, einen Abschied zu gestalten.

Zu Fehlstunden kommt es während einer mehrmonatigen Gruppentherapie immer wieder. Wenn es einzelne Sitzungen sind, können die Teilnehmer meist problemlos wieder einsteigen. In seltenen Fällen, wenn gerade ein komplexes Thema neu eingeführt wurde, bieten wir dem entsprechenden Teilnehmer an, dass er am folgenden Termin 15–20 Min. früher kommt und quasi ein Update erhält. Manchmal kommt es auch zu mehreren Fehlstunden nacheinander, wenn zum Beispiel von der Schule aus ein dreiwöchiger Französischaufenthalt stattfindet oder Auszubildende an mehrwöchigen überbetrieblichen Kursen teilnehmen müssen, die zeitlich die Teilnahme verunmöglichen. In diesen Situationen bieten die Therapeuten ein bis zwei Einzeltermine an, um die verpasste Theorie aufzuholen und die entsprechenden Kompetenzen einüben zu können.

Die Trainingsaufgaben mit allen Unterlagen (inkl. den wichtigen Infoblättern) werden immer an die Abwesenden per Post und E-Mail verschickt. In manchen Fällen bearbeiten die Teilnehmer das Material dann auch selbständig oder mithilfe einer Bezugsperson (z. B. Eltern, Ausbilder) nach.

2.9.4 Gebrauch des Praxishandbuchs

Im KOMPASS-Praxishandbuch[3] finden sich keine klaren Vorgaben, was in welcher Sitzung wie zu tun ist. Sich in personzentriertem Sinne auf die Person, also die einzelnen Gruppenteilnehmer zu konzentrieren, bedeutet, dass jede Sitzung neu geplant werden muss. Die Therapeuten holen sich aus der Materialsammlung das Wissen oder diejenigen Übungen heraus, die sie für ihre Arbeit mit einem Klienten oder einer Gruppe brauchen. Die Therapeuten sollen mithilfe des KOMPASS-Praxisbuchs Übungen individuell für die konkrete Gruppe, mit ihrer einzigartigen Zusammensetzung und Dynamik zusammenstellen. Je nach Alter, Entwicklungsstand, Beeinträchtigungsgrad, aber auch Gruppendynamik und Vorlieben werden die Lektionen geplant. Oft wird im Verlauf der Stunde deutlich, für welche Übung mehr Zeit eingesetzt werden muss und was schon so gut läuft, dass spontan die Schwierigkeit gesteigert werden kann. Wenn die Gruppenteilnehmer mit ihrem ganzen Engagement in ein Rollenspiel verwickelt sind oder motiviert mithilfe eines Brettspiels üben, so soll dieser wichtigen lustvollen sozialen Erfahrung auch Zeit gegeben werden. Der aktuelle Gruppenprozess wie auch wichtige Anliegen einzelner Gruppenmitglieder haben Vorrang vor den geplanten Lektionen.

Personzentriert zu arbeiten bedeutet auch, dass mit jeder Gruppe anders gearbeitet wird, also kein Gruppentraining als Ganzes einem anderen entspricht. Mit jeder Gruppe werden die anvisierten Ziele in den Bereichen Emotionen, Small Talk und Nonverbale Kommunikation auf (leicht) anderen Wegen erreicht. Während das eine Spiel in der einen Gruppe sehr gut funktioniert und zu einem bedeutenden Lerneffekt führt, scheint es einer anderen Gruppe weniger zu entsprechen, die mehr von einer anderen Übung profitiert. Manchmal muss eine Verhaltensweise ausführlich und mit verschiedenen Mitteln trainiert werden, dann wieder reichen das Informationsblatt und ein Spiel oder ein Arbeitsblatt als Trainingsaufgaben. Dieses Buch enthält also verschiedene Ideen und Materialien, die jeweils vor der Gruppensitzung passend zusammengestellt werden müssen.

Im KOMPASS-Praxishandbuch finden sich nicht fertig geplante Gruppenstunden, es wird lediglich eine thematisch geordnete Sammlung von Materialien angeboten, die sich bewährt haben. Zu jedem Modul und Subthema sind alle vorhandenen Materialien nach Informationsblättern, Arbeitsblättern und Beobachtungsprotokollen geordnet sowie Übungen mit einer kurzen Beschreibung und der Auflistung aller benötigten Materialien vorgestellt. Auf der Verlagshomepage finden sich Kopiervorlagen aller Informations-, Arbeitsblätter und Beobachtungsprotokolle sowie der meisten Materialien für Übungen und Spiele (z. B. Kärtchen, Bastelanleitungen).

Die Therapeuten sollen auch eigene Übungen und Spiele entwickeln. Es findet sich ein ausführliches Kapitel zu den Überlegungen, wie erfolgreiche therapeutische Interventionen aufgebaut sind. Diese Überlegungen sind didaktischer Natur, da

---

3 Während die beiden Erstautoren KOMPASS entwickelt haben, haben sie recherchiert, was es bereits für Manuale gibt (▶ Kap. 1.6.3 und ▶ Kap. 1.6.4). So sind auch einige gute Ideen anderer Autoren eingeflossen und weiterentwickelt worden, wofür wir uns an dieser Stelle bedanken möchten.

hinter jeder Übung die Frage steht, wie sie aufgebaut sein muss, um dem Kind oder Jugendlichen eine bestimmte Erfahrung zu ermöglichen sowie das Interesse und die Freude an Interaktion und Kommunikation zu wecken.

Dem Gedanken entsprechend, dass die Materialien der Gruppe angepasst werden müssen, finden sich im Praxishandbuch auch keine Zeitangaben. Die Dauer einer Übung oder zur Vermittlung des rationalen Hintergrunds einer sozialen Verhaltensweise ist je nach Gruppe sehr unterschiedlich.

Da das Praxishandbuch keinen Trainingsablauf festlegt, sondern der Therapeut sich die Arbeitsmaterialien selbst zusammenstellt, werden einige Materialien, vor allem die Informationsblätter, in mehreren Unterkapiteln erwähnt: Bei jedem Unterthema werden alle zur Verfügung stehenden Informationsblätter und Übungen beschrieben, auch wenn sie bereits in einem früheren Unterkapitel erwähnt wurden, um dem Therapeuten das Zusammenstellen der Trainingsstunde zu erleichtern. So wird zum Beispiel das Infoblatt: Emotionen – Beschreibungen von Gefühlen in allen relevanten Unterkapiteln 4.2, 4.3, 4.4 und 4.6 aufgeführt.

2.9.5 Unterschiede bei der Trainingsdurchführung in der Schweiz und in Deutschland

Die Formulierung der Trainingsmaterialien orientiert sich so weit als möglich am deutschen Sprachgebrauch (z. B. »Eisenbahn« statt »Zug«). Bei wenigen Übungen werden auch schweizerdeutsche Wendungen eingesetzt. Die entsprechenden Kärtchen können in Regionen, in welchen diese nicht gebräuchlich sind, weggelassen werden. Dies betrifft im Besonderen folgende Arbeitsmaterialien: Für das Modul »Emotionen« wurden zwei typisch schweizerische Ausdrücke (»hässig« für ärgerlich und »aufgestellt« für fröhlich) bei den Kärtchen **M1M5** ergänzt. Im Modul »Small Talk und Telefongespräch« wird auch die in der Schweiz weitverbreitete Bezeichnung »Kollegin« und »Kollege« (Kärtchen **M2M2**) verwendet, da diese Beziehung nicht mit Freundin/Freund oder Kameradin/Kamerad deckungsgleich ist und eine besonders wichtige Gruppe von Gleichaltrigen umfasst.

3 Einführungsmodul: Kennenlernen

> »Mit dem Beginn der Pubertät mit 13 Jahren und der Frage: ›Mami, werde ich eine Außenseiterin?‹ wurde mir selber zum ersten Mal bewusst, dass ich ›anders‹ bin. ... Auch ich leide sehr an den autistisch bedingten Kommunikations- und Kontaktschwierigkeiten. Ich machte bittere Erfahrungen im sozialen Umgang. Vor allem Freundschaften zu schließen fällt mir schwer. Ich erlebe oft Missverständnisse und fühle mich nicht verstanden in Gesprächen. Ich habe riesige Unsicherheiten im Smalltalk. Ich komme täglich an meine Grenze. Besonders kämpfe ich gegen Selbstzweifel und ein unerträgliches ›Einsam sein‹« (Schneebeli 2009, S. 46 f.).

Die erste Gruppensitzung dient ausschließlich dem Kennenlernen aller Gruppenmitglieder, der Weitergabe grundlegender Informationen und dem Erledigen administrativer Aufgaben. Diese Sitzung findet in Anwesenheit der Eltern (zumindest ein Elternteil pro Jugendlichen) statt. Ein Vorschlag, wie diese erste Sitzung verlaufen könnte, findet sich unter 3.4. In den folgenden drei Sitzungen werden jeweils zu Beginn des Gruppentrainings Spiele wie in Kapitel 3.3 skizziert durchgeführt, um einander besser kennenzulernen, und als Trainingsaufgaben Arbeitsblätter (▶ Kap. 3.2) verteilt, welche das Kennenlernen der Gruppenteilnehmer fördern.

Bei den ersten Sitzungen ist zu bedenken, dass einige der Teilnehmer unter hoher Anspannung stehen. Sie wissen nicht, was auf sie zukommt, sie kennen niemanden, alles ist neu. Es ist eine hoch angstbesetzte Situation. Aus diesem Grund werden die Kennenlern-Übungen sehr einfach gestaltet und die Erfolgsschwelle wird so tief angesetzt, dass keiner sich blamiert oder überfordert fühlt. Die Anwesenheit der Eltern in der ersten Sitzung soll zudem den Vertrautheitsgrad steigern und beruhigend wirken.

Das gegenseitige Kennenlernen wird aktiv gefördert, da Menschen mit einer Autismus-Spektrum-Störung kaum soziale Neugierde und auch kein spontanes Interesse daran zeigen, einen guten Eindruck zu machen. Erfahrungsgemäß tauschen sich die Gruppenteilnehmer nicht von sich aus, zum Beispiel im Wartezimmer vor der Gruppensitzung, untereinander aus. Indem auf die wichtige Rolle des Kennenlernens bewusst verwiesen wird, soll verdeutlicht werden, dass es in einem kontinuierlichen sozialen Kontext, wie hier dem Gruppentraining, wichtig ist, gewisse Informationen über die Mitmenschen zu sammeln und quasi eine Art virtuelles Archiv über sie zu erstellen, auf das während späterer Interaktionen zurückgegriffen werden kann. Außerdem ist es insbesondere für das 2. Modul »Small Talk und Telefongespräch« sehr wichtig, dass die Teilnehmer über Informationen voneinander verfügen, wie zu Freizeitaktivitäten oder zur schulischen Situation.

Wenn stärker betroffene oder intellektuell schwächere Jugendliche am Gruppentraining teilnehmen, können sie zu ein bis zwei Vor-Gruppensitzungen eingeladen werden. Während dieser Termine erhalten sie die Gelegenheit, sich in einem kleineren, überschaubaren Rahmen an den Raum, die Gruppenstruktur, die Therapeuten, einige der Teilnehmenden sowie die Arbeitsweise zu gewöhnen. Inhaltlich liegt der Fokus auf dem Kennenlernen und dem Vermitteln grundlegender Informationen über den Sitzungsablauf, die Trainingsaufgaben und die Gruppenregeln. Zudem wird ein Spiel (z. B. Pantomime, Berufe-Raten, Rollenspiel) inszeniert, bei dem sich die Teilnehmer etwas exponieren müssen, um sie bereits in überschaubarem Rahmen an das »Arbeiten vor Publikum« zu gewöhnen. Zum Abschluss wird jeweils etwas Vergnügliches, allen Bekanntes (z. B. das Kartenspiel UNO) gespielt.

3.1 Administratives

Administration: Material und Informationen zum KOMPASS-Sozialtraining

Material:
Beschriftete Ordner und Mäppchen für die Teilnehmenden

Beschreibung:
In der ersten Sitzung werden die für das KOMPASS-Gruppentraining notwendigen Materialien verteilt: Jeder Teilnehmer erhält einen mit seinem Namen beschrifteten *Ordner*, in welchem sich zuvorderst eine mit dem Namen beschriftete Zeigetasche befindet und danach ein thematisch beschriftetes, farbiges Register folgt (▶ Kap. 2.8.1). Es wird das verwendete *Farbsystem* der Materialien erklärt, das die Übersicht erleichtern soll (▶ Kap. 2.8.1).

Die Gruppenmitglieder und deren Eltern werden über die Durchführung und den Sinn der *Trainingsaufgaben* (Merkblatt **EM1**) sowie über den damit verbundenen Belohnungsplan informiert. Es soll deutlich werden, dass dieses Halbjahr mit dem KOMPASS-Sozialtraining intensiv zur Verbesserung der sozio-emotionalen und kommunikativen Kompetenzen genutzt werden kann und soll. Damit das Training erfolgreich verläuft und das Gelernte generalisiert werden kann, müssen die erlernten Fertigkeiten auch im Alltag trainiert werden. Die Trainingsaufgaben umfassen rund 20 Minuten pro Woche. Aufgabe der Eltern ist es, sich jeweils unmittelbar nach dem Gruppentraining mittels des Trainingsaufgabenblatts und der Infoblätter im Ordner über das Gelernte und die anstehenden Aufgaben, bei denen auch sie oft involviert sind, zu informieren.

Des Weiteren wird darüber informiert, dass das Erledigen der Trainingsaufgaben von den Therapeuten mit ein bis zwei Punkten belohnt wird, die jeweils umgehend auf der Übersicht: Trainingsaufgaben – Belohnungspunkte (**EM3**) mit einem Schrägstrich markiert werden. Die Umrechnung der Punkte in die Belohnung erfolgt gemäß Merkblatt: Trainingsaufgaben – Belohnungspunkte. Dieses Merkblatt gibt es in zwei Ausführungen (**EM2.1** und **EM2.2**), je nachdem, ob die Punkte direkt in Snacks eingetauscht oder in einen Geldbetrag umgerechnet werden, für den sich der Teilnehmer etwas nach seinen Wünschen kaufen kann. Die Punkte können jeweils in der Snack-Pause oder nach Sitzungsende eingetauscht werden. Viele Teilnehmersparen sich die Punkte über mehrere Wochen oder sogar das gesamte Training auf, um sich dann mit etwas Größerem eine Freude zu machen. Sobald die Punkte eingetauscht wurden, streicht sie der Therapeut auf dem Übersichtsblatt ab, sodass ein Kreuzchen entsteht. Auch die Funktion der *Videoaufnahmen* wird nochmals erläutert. Danach unterschreiben sowohl die Teilnehmer als auch die Eltern die Videoaufnahmeerlaubnis (Merkblatt: Videoaufnahmeerlaubnis, **EM5**).

Administration: Gruppenregeln

Material:
Original des Merkblatts: Einführung – Gruppenregeln & Gruppenvertrag (**EM4**), Folie des Gruppenvertrags, Hellraumprojektor, später Kopie des von allen unterschriebenen Gruppenvertrags für alle Teilnehmenden

Beschreibung:
Im Plenum werden die Gruppenregeln, wie sie im Gruppenvertrag vorgegeben sind, besprochen. Im Besonderen wird auch auf die letzte Regel verwiesen, die es erlaubt, mit einzelnen Gruppenmitgliedern weitere individuelle Vereinbarungen zu treffen. Eine solche Vereinbarung kann zum Beispiel lauten, dass der Teilnehmer jedes Mal, wenn er zu leise spricht, ein Kärtchen mit der Abbildung eines Megafons vorgelegt bekommt. Anlässlich jeden Termins, an dem er weniger von diesen Kärtchen auf seinem Stapel hat, erhält er einen Punkt. Diese Punkte können dann je nach Vereinbarung in eine Belohnung (z. B. Computer-Zeitschrift) umgetauscht werden.

Im Besonderen bei älteren Jugendlichen und jungen Erwachsenen sind diese Regeln in dieser expliziten Form eines Vertrags erfahrungsgemäß überflüssig.

Beispiele:

1. Ich mache bei den Gruppenaktivitäten mit.
2. Ich gebe mir Mühe, niemandem mit Wörtern oder mit Schlägen absichtlich weh zu tun.
3a. Ich sage laut STOP, wenn es mir zu viel wird.
3b. Wenn jemand STOP sagt, höre ich sofort auf und lasse ihn in Ruhe.
4. Ich höre den anderen zu und lasse sie ausreden.
5. Mit dem einzelnen Gruppenteilnehmer können Zusatzregelungen abgemacht werden.

Material: Regulierungskarten

Material
Kärtchen: Regulierungskarten (**EM13**)

Beschreibung:
Die Regulierungskarten, die von einer ehemaligen KOMPASS-Teilnehmerin, Sandra Schneebeli, dankenswerterweise gestaltet wurden, dienen der individuellen Unterstützung der Gruppenteilnehmer. Sie wurden bereits in KOMPASS-F (Jenny et al. 2019) publiziert. Sie werden je nach Bedarf mit einem Teilnehmer individuell eingeführt, um eine spezifische Verhaltensweise zu regulieren.

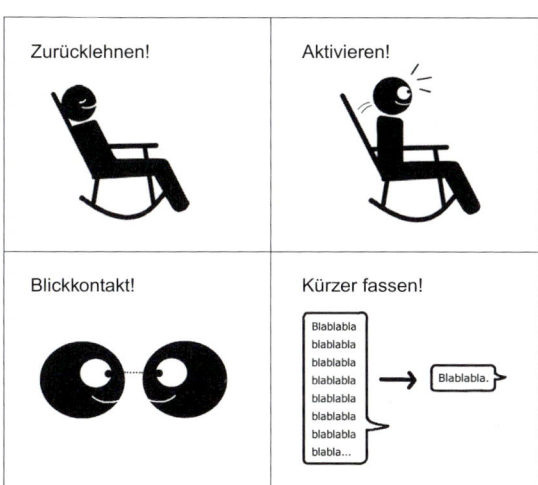

Abb. 3.1: Regulierungskarten: Beispiel

Meist wird dies kurz vor Gruppenbeginn oder auch mal in der Pause besprochen. Ab dann wird die Karte vor den Teilnehmer gelegt oder ihm sogar in die Hand gedrückt, sobald die zu regulierende Verhaltensweise auftritt oder sobald eine Situation entsteht, in der sie auftreten könnte. Das Ziel ist, dass das Gruppengeschehen durch diese Intervention nicht unterbrochen wird und der Betroffene dafür zu viel Aufmerksamkeit erhält. Im Weiteren dient die Karte als Erinnerungsstütze (Prompt), sodass die Verhaltensweise direkt gemäß der Zielvereinbarung oder in Annäherung an das Zielverhalten auftritt.

Es gibt verschiedene Regulierungskarten:

- Lauter: Hinweis, lauter zu sprechen.
- Leiser: Hinweis, leiser zu sprechen.
- Blickkontakt
- Aktivierung: Hinweis, sich z. B. mit einer spontanen Wortmeldung aktiv am Geschehen zu beteiligen.
- Entspannung: Hinweis, es lockerer zu nehmen, sich zurückzulehnen und mal die anderen Teilnehmer machen zu lassen.
- Kürzer fassen: Hinweis, die Gedanken zusammenfassend auf den Punkt zu bringen.

- Stopp-Signal: Hinweis, ein definiertes Verhalten (z. B. zu popeln, mit den Händen auf der Stuhllehne zu reiben) zu unterlassen.

3.2 Arbeits- und Protokollblätter

Arbeitsblatt: Steckbrief ⊠

Material:
Kopien der Arbeitsblätter für die Teilnehmenden (**EA1**), die im Voraus an alle Teilnehmer verschickt wird

Beschreibung:
Anhand einiger Fragen sollen die Gruppenteilnehmer im Voraus einen kurzen Steckbrief über sich selbst verfassen. Dieser Steckbrief wird anschließend kopiert und an alle Gruppenmitglieder verteilt. Er hilft den Teilnehmern dabei, sich auf einige Fragen der Kennenlernphase vorzubereiten und dient den anderen Gruppenmitgliedern als Vorlage für die Lösung der Arbeitsblätter: Die Mitglieder der KOMPASS-Gruppe I und II (**EA2** und **EA3**).

Beispiele:

- Was mache ich am Computer? Gamen? Chatten? Surfen? Etwas anderes?
- Ich habe eine Kollegin/einen Kollegen: Was unternehme ich mit ihr/ihm?
- Was stört mich besonders oder ärgert mich schnell?

Arbeitsblatt: Die Mitglieder der KOMPASS-Gruppe I ⊠

Material:
Kopien eines selbst anzufertigenden Arbeitsblatts für die Teilnehmenden (Beispiel siehe **EA2**), Kopien der Arbeitsblätter: Steckbrief (**EA1**) aller Teilnehmer für alle Teilnehmer, Folie des Arbeitsblatts, Hellraumprojektor

Beschreibung:
Die Teilnehmer sollen sich mit allen Gruppenmitgliedern auseinandersetzen und alle Steckbriefe lesen. Sie müssen dazu die Informationen aus den Steckbriefen heraussuchen, sich an die während der Stunde gemachten Aussagen erinnern sowie diese in Relevanz zu sich selbst stellen. So sollen auch Gemeinsamkeiten zwischen den neuen Gruppenkollegen und sich selbst erkannt werden.

Beispiele:

- Wer unternimmt eine Freizeitaktivität, bei der du gerne mitmachen würdest?

- Wer macht in der Schule/Ausbildung dieselbe Tätigkeit wie du gerne?
- Welcher Teilnehmer liegt mit seinem Geburtsdatum am nächsten zu deinem?

Arbeitsblatt: Die Mitglieder der KOMPASS-Gruppe II ⊠

Material:
Kopien eines selbst anzufertigenden Arbeitsblatts für die Teilnehmenden (Beispiel siehe EA3), Kopien der Arbeitsblätter: Steckbrief (**EA1**) aller Teilnehmer für alle Teilnehmer, Folie des Arbeitsblatts, Hellraumprojektor

Beschreibung:
Die Gruppenmitglieder sollen sich miteinander auseinandersetzen und alle Steckbriefe lesen. Sie müssen die Informationen aus den Steckbriefen heraussuchen und diese in Relevanz zu sich selbst stellen. Im Unterschied zum vorherigen Arbeitsblatt (**EA2**) soll eine Art Gruppenstruktur von Interessen erkannt werden. Zudem sollen die Teilnehmer zu Fragen übereinander angeregt werden.

Beispiele:

- Wer mag Popmusik?
- Samuel: Er betreibt eine Kampfsportart. Aus welchem Land stammt diese ursprünglich?

Achtung: Dieses Arbeitsblatt sieht bei jeder KOMPASS-Gruppe anders aus, da sich je nach Gruppenzusammensetzung andere Gemeinsamkeiten ergeben.

3.3 Übungen und Spiele

Ballspiel: Kennenlernen I

Material:
Namensschilder, 1 Ball, Kärtchen: Kennenlernen – Thematische Fragen (**EM6**)

Beschreibung:
Die Gruppenmitglieder und Therapeuten stellen sich im Kreis auf. Zuerst wirft man sich einen Ball zu und sagt gleichzeitig den Namen des Fängers. Sobald die Namen einigermaßen flüssig genannt werden können, wird ein Thema (z. B. Lieblingsessen) vorgegeben, über welches der Fänger Auskunft geben soll. Der Werfer soll zur Unterstützung der Kommunikation immer konkret die Frage stellen und den Fänger mit Namen ansprechen (z. B. »Pascal, was ist dein Lieblingsessen?«). Die Spieler

müssen sich gleichzeitig merken, welche Gruppenmitglieder noch nicht gefragt wurden, sodass jeder die Frage einmal beantworten kann.

Beispiele:

- Was machst du in der Freizeit?
- In welche Klasse gehst du?

Variante:
Nach jeder Themenrunde kann der Ball in der umgekehrten Reihenfolge zurückgeworfen werden, wobei nun immer der Werfer die Information über den Fänger nennt (z. B. »Pascal, du isst gerne Pizza.«). Diese Spielvariante zwingt die Spieler dazu, den Antworten genau zuzuhören und die Informationen über die anderen Gruppenmitglieder auch abzuspeichern. Besonders eingängig kann diese Variante des Informationsnetzes konkretisiert werden, wenn mit einem Wollknäuel statt eines Balls gespielt wird. In der Rückrunde wird »der Faden wieder aufgerollt«.

Ballspiel: Kennenlernen II

Material:
Namensschilder, 1 Ball

Beschreibung:
Das Spiel verläuft grundsätzlich so wie das Ballspiel: Kennenlernen I. Neu dabei ist, dass der Werfer nicht nur den Namen des Fängers nennt, sondern auch eine Information, die er über den Fänger weiß, ergänzt. Dies kann ein Faktum sein, das der Fänger in einer früheren Sitzung erwähnt oder im Arbeitsblatt: Steckbrief notiert hat (z. B. »Du liest gerne Fantasy-Bücher.«), oder eine aktuelle Beobachtung (z. B. »Du trägst eine Brille.«).

Spiel: Gemeinsamkeiten

Material:
Kärtchen: Kennenlernen – Gemeinsamkeiten (**EM7**)

Beschreibung:
Um verschiedene Subgruppen und Gemeinsamkeiten zu visualisieren, werden die Teilnehmer gebeten aufzustehen, wenn das genannte Merkmal auf sie zutrifft. Zuerst geben die Therapeuten die Themen vor (z. B. »Wer liest gerne?«). Danach können die Teilnehmer noch zwei bis drei weitere Themen vorgeben. Die letzte Frage des Spiels, die auf die Gemeinsamkeit fokussieren soll, die alle Teilnehmer dieses Sozialtrainings zusammengebracht hat, lautet: »Wer hat ein Asperger-Syndrom oder eine Autistische Störung?«

3.3 Übungen und Spiele

Beispiele:

- Wer hat ein Haustier?
- Wer hat ein Asperger-Syndrom oder eine Autistische Störung?

Spiel: Interview

Material:
Kärtchen: Einführung – Interviewfragen (**EM8**)

Beschreibung:
Der Reihe nach werden die Teilnehmer und ihr Elternteil von der restlichen Runde interviewt. Vor jedem Interview nehmen sich Teilnehmer und Eltern je eines der Fragekärtchen, die verdeckt in der Kreismitte liegen. Die Kärtchen sollen den Druck wegnehmen, eine möglichst originelle Frage erfinden zu müssen oder zu wissen, was man selbst über das Gegenüber wissen möchte. Danach darf jeder, der dies möchte, dem zu Interviewenden die Frage gemäß dem Kärtchen oder der eigenen Neugierde stellen. Es geht nicht darum, dass alle eine Frage stellen. Nach jedem Interview werden die Kärtchen wieder verdeckt in die Kreismitte gelegt. So werden immer wieder ähnliche Fragen gestellt.

Bei stärker betroffenen Teilnehmern hat es sich bewährt, bei diesem Spiel immer einen Elternteil neben jeden Teilnehmer zu setzen und die beiden als Team spielen zu lassen. Manche Teilnehmer sind zu unsicher oder blockiert (Was ist die 100-prozentig richtige Antwort?), um alle Fragen angemessen zu beantworten und sind froh, wenn gegebenenfalls der Elternteil übernimmt, um keine unangenehme Situation entstehen zu lassen.

Beispiele:

- Fährst du Fahrrad?
- Wohin würdest du gerne reisen?

Mannschaftswettbewerb: Kennenlernen

Material:
Arbeitsblatt: Steckbrief (**EA1**), Arbeitsblatt: Die Mitglieder der KOMPASS-Gruppe I und II (wie die Beispiele **EA2** und **EA3**)

Beschreibung:
Dieses Spiel eignet sich für die zweite oder dritte Gruppensitzung. Es werden zwei Teams gebildet, die sich hintereinander in eine Reihe stellen. Es treten stets zwei Teilnehmer aus jedem Team gegeneinander an, wobei jeweils nur die beiden vordersten in der Reihe die Lösung sagen dürfen. Die Therapeuten stellen eine Frage, deren Antwort sich aus den Informationen der Steckbriefe und der bereits bearbeiteten Arbeitsblätter: Die Mitglieder der KOMPASS-Gruppe ergibt (z. B.: »Wer spielt

Klavier?«, »Welches Hobby betreibt Max?«). Um den Fokus vermehrt auf die einzelnen Gruppenmitglieder zu legen, können jeweils zwei bis vier Fragen zum selben Teilnehmergestellt werden (z. B.: »Wo wohnt Andy?, Wie alt ist Andy?, Welche Musik mag Andy?, Welches Hobby betreibt Andy?«). Wer zuerst die Frage korrekt beantwortet, gibt seinem Team einen Punkt. Nun schließen die beiden vordersten Teilnehmer zuhinterst in der Reihe an, und die beiden nun zuvorderst stehenden Spieler dürfen gegeneinander antreten. Wenn die beiden vordersten Spieler die korrekte Antwort nicht wissen, dürfen alle anderen Teilnehmer eine Lösung rufen. Nach jeder Runde soll auf neue Gegner-Paarungen geachtet werden, was sich bei einer ungleichen Anzahl Teammitglieder von selbst ergibt oder sonst bewusst herbeigeführt werden muss.

Gesellschaftsspiel: UNO

Material:
UNO-Kartenspiel (im Handel erhältliches Kartenspiel)

Beschreibung:
Am Ende der ersten Sitzung verlassen die Eltern den Gruppenraum. Damit soll konkretisiert werden, wer nun zur KOMPASS-Gruppe gehört. Zudem wird durch ein gemeinsames Gesellschaftsspiel ein erster Schritt zum Aufbau eines Gruppengefühls unternommen. Da das Spiel in verschiedenen Familien nach unterschiedlichen Regeln gespielt wird, werden die Regeln kurz zusammengetragen, indem jeder Teilnehmer eine Regel nennen darf. Bewusst wird nicht auf die schriftlichen Spielregeln in der Spielverpackung zurückgegriffen, um bereits an dieser Stelle zum ersten Mal zu verdeutlichen, dass Spielregeln durch eine soziale Vereinbarung getroffen werden.

3.4 1. KOMPASS-Sitzung

Es finden die folgenden Elemente statt:

- Ballspiel: Kennenlernen
- Spiel: Interview
- Administration: Material und Informationen zum KOMPASS-Sozialtraining
- Weitere notwendige Informationen
- Verteilen der ersten Trainingsaufgabe Arbeitsblatt: Kennenlernen I (**EA2**)
- Snack-Pause
- Gesellschaftsspiel: zum Beispiel UNO
- Regulierungskarten

3.5 Verzeichnis der Übungen in Kapitel 3

Administration: Material und Informationen zum KOMPASS-Sozialtraining	97
Administration: Gruppenregeln	98
Material: Regulierungskarten	98
Arbeitsblatt: Steckbrief ⊠	100
Arbeitsblatt: Die Mitglieder der KOMPASS-Gruppe I ⊠	100
Arbeitsblatt: Die Mitglieder der KOMPASS-Gruppe II ⊠	101
Ballspiel: Kennenlernen I	101
Ballspiel: Kennenlernen II	102
Spiel: Gemeinsamkeiten	102
Spiel: Interview	103
Mannschaftswettbewerb: Kennenlernen	103
Gesellschaftsspiel: UNO	104

4 Modul 1: Emotionen

> »Ich denke, dass das Erkennen von Gefühlen, Absichten, Meinungen, Wünschen, Unausgesprochenem für mich das größte Problem ist. ... Das sich ... Hineinversetzen können ... in meine Gefühle ..., ist das Schwierigste für mich und löst bei mir Verwirrung, Irritation und ein Gefühl von Versagen und Schwäche aus« (Schneebeli 2009, S. 46 f.).

4.1 Einführung in das Modul »Emotionen«

Die Fähigkeit, Emotionen zu erkennen, entwickelt sich bei Kindern kontinuierlich bis zum Alter von zehn Jahren (Egan et al. 1998, zit. nach Lindner und Rosén 2006). Das Erkennen der primären Emotionen oder Grundemotionen (z. B. Angst) wird früher entwickelt als das Erkennen sekundärer oder komplexer Emotionen, die kognitive Leistungen voraussetzen (z. B. Neid). Bei der Interpretation verlassen sich Kinder zunehmend auf situationale Hinweise (Egan et al. 1998). Auch sprachliche Kompetenzen bilden einen wichtigen Einflussfaktor bei der Emotionserkennung, unter anderem die stimmliche Prosodie und der verbale Inhalt (Egan et al. 1998).

Menschen mit einer Störung aus dem autistischen Spektrum weisen ein Defizit im Bereich der Emotionswahrnehmung und im emotionalen Ausdruck auf (Ben Shalom et al. 2006), der sich im Alltag einschränkend auswirkt. Vor allem die Emotionserkennung – sowohl bei sich selbst als auch bei anderen – bereitet ihnen große Schwierigkeiten (Solomon et al. 2004), was unter anderem in Zusammenhang mit der bei Menschen mit einer Autismus-Spektrum-Störung beobachteten Schwäche der Theory of Mind (▶ Kap. 1.5.1) steht (Golan und Baron-Cohen 2006). Verschiedene Studien (u. a. Hobson 1986; Lindner und Rosén 2006; Golan und Baron-Cohen 2010) belegen, dass Menschen mit autistischen Störungen deutlich größere Schwierigkeiten haben, einen bestimmten Gesichtsausdruck einer Emotion zuzuordnen oder aus der Prosodie der Stimme einen Gefühlszustand herauszuhören (Lindner und Rosén 2006; Golan und Baron-Cohen 2010). Beim Erleben von Gefühlen fällt Menschen mit Autismus-Spektrum-Störungen nicht das gefühlsmäßige Erleben, sondern besonders der äußere, nonverbale Ausdruck schwer, oft ist er nur in Ansätzen zu beobachten. Zum Beispiel werden nur die Augenbrauen oder nur der

Mund bewegt. Der Ausdruck wirkt ungewöhnlich, eigenartig oder wird deutlich verzögert gezeigt, da über dessen Bildung zuerst nachgedacht werden muss (Attwood 2000).

Auch das Verstehen kontextabhängiger emotionaler und mentaler Zustände ist beeinträchtigt (Golan et al. 2010). Menschen mit Autismus, gerade auch diejenigen mit einem guten Funktionsniveau, erkennen einfache Grundemotionen (z. B. Freude) besser als komplexe (z. B. Schadenfreude) sowie situationsbezogene (z. B. Angst) besser als auf Überzeugungen basierende Emotionen (z. B. Erstaunen), da deren Verstehen auf einer Theory of Mind beruht (Baron-Cohen et al. 1993). Golan et al. (Golan et al. 2006a, 2006b, 2010) führen eine interessante Diskussion über die verschiedenen emotionalen Qualitäten und deren Erkennen im Vergleich zwischen nicht-betroffenen Menschen und Menschen mit Autismus. McIntosh et al. (2006) diskutieren die Bedeutung des automatischen Spiegelns des Verhaltens (automatic mimicry) und des mimischen Gefühlsausdrucks des Gegenübers. Dies beeinflusst die Kontaktgestaltung und das Verständnis der Gefühle des anderen und erleichtert es, sich in den Interaktionspartner hineinzuversetzen.

Verschiedene Studien zeigen inzwischen, dass Menschen mit Autismus Gesichter wie Objekte verarbeiten und nicht die dafür spezialisierte Gehirnregion, den Gyrus fusiformis, nutzen (Bruning et al. 2005). Menschen mit Asperger-Syndrom können zwar mimisch ausgedrückte Emotionen erkennen, sie scheinen aber in sozialen Interaktionen weniger nach solchen emotionalen Informationen Ausschau zu halten (Grossmann et al. 2000). Zudem scheinen sie sich mehr am verbalisierten Inhalt zu orientieren und daher weniger aufmerksam gegenüber nicht dazu passenden emotionalen Ausdrücken der Mimik zu sein (Grossmann et al. 2000). Dies kann zu Missverständnissen führen, da der Hinweis, wie das Gesagte zu interpretieren ist, verpasst wird.

Die Auswirkungen einer solchen tiefgreifenden Wahrnehmungsstörung auf das Alltagsleben sind beträchtlich: Emotionen haben einen wesentlichen Einfluss auf soziale Situationen und erfüllen eine wichtige kommunikative Funktion (Otto et al. 2000). Zusammengefasst kann festgestellt werden, dass die verminderte Fähigkeit zur Emotionserkennung große Schwierigkeiten in sozialen Situationen mit sich bringt, was dazu führt, dass Menschen mit einer Autismus-Spektrum-Störung häufig isoliert und ausgeschlossen werden.

Saarni (1999, zit. nach Remschmidt et al. 2006) nennt folgende emotionale Schlüsselfertigkeiten:

1. Die Fähigkeit, sich der eigenen Emotionen bewusst zu sein.
2. Die Fähigkeit, die Emotionen anderer wahrzunehmen und zu verstehen.
3. Die Fähigkeit, Emotionen zu kommunizieren.
4. Die Fähigkeit zu Empathie.
5. Die Fähigkeit zur Trennung von emotionalem Erleben und emotionalem Ausdruck.
6. Die Fähigkeit, mit negativen Emotionen und Stresssituationen umzugehen.
7. Die Fähigkeit, sich der emotionalen Kommunikation in sozialen Beziehungen bewusst zu sein.
8. Die Fähigkeit zur Selbstwirksamkeit.

Basierend auf dem Befund, dass durch gezieltes Training die Emotionswahrnehmung und -erkennung auf kognitivem Wege erlernt werden kann (Solomon et al. 2004), wurde das erste Modul »Emotionen« entwickelt (▶ Überblick über das Modul 1: »Emotionen«) und mit einer Auswahl an Materialien versehen, die sowohl im Einzel- als auch im Gruppensetting gut einsetzbar sind. Untersuchungen zeigen, dass bei Menschen mit Autismus-Spektrum-Störungen das automatische, spontane Spiegeln von Emotionen beeinträchtigt ist, während sie bei entsprechender Aufforderung willentlich den mimischen Gefühlsausdruck kopieren können (McIntosh et al. 2006). Diesen Befund macht sich KOMPASS zunutze, indem der willkürliche mimische Gefühlsausdruck geübt und verfeinert wird. Es wird davon ausgegangen, dass Kinder mit einer Störung aus dem autistischen Spektrum das Erkennen mimischer Gefühlsausdrücke mithilfe von Fotografien gezielt erlernen können, wie dies auch Hadwin et al. (1996) bei ihrem Training zur Emotionserkennung tun. An dieser Stelle soll auch auf die Arbeiten von Baron-Cohen et al. (Baron-Cohen et al. 2004; Golan et al. 2006a; Golan et al. 2006b; Golan und Baron-Cohen 2010) zum Einsatz von Computern verwiesen werden, um das Erkennen von Emotionen zu trainieren. Das bereits vorliegende deutschsprachige Computerprogramm (FEFA, Bölte et al. 2003) wird in diesem Kapitel beschrieben.

In diesem KOMPASS-Modul werden verschiedene Teilaspekte des Themas, die Schlüsselfertigkeiten 1, 2, 3, 5 sowie ansatzweise 4 und 8 nach Saarni (1999) s. o.), behandelt. Sie werden zuerst getrennt geübt und dann zueinander in Beziehung gesetzt oder miteinander verbunden. Die Teilnehmer sollen lernen, Gefühle zu benennen, sie mimisch-gestisch darzustellen und mit bestimmten Situationen zu verbinden. Zudem sollen sie Verhaltensweisen erwerben, mit denen sie auf die Gefühle anderer Personen angemessen reagieren können. Die Schlüsselfertigkeiten 4, 6, 7 und 8 sind Bestandteil des KOMPASS-Fortsetzungstrainings, das in diesem Buch nicht enthalten ist. Bewusstwerden nicht nur die sechs Grundemotionen wie im KONTAKT- (Herbrecht et al. 2008) und FEFA-Training (Bölte et al. 2003) besprochen und geübt, sondern es wird ein differenzierteres emotionales Spektrum angeschaut, das auch auf Überzeugungen basierende Emotionen beinhaltet. Die Emotionen werden in einer Systematik dargestellt, wenngleich nicht so breit und differenziert wie bei Baron-Cohen et al. (1993). Außerdem werden in Übereinstimmung mit den Befunden von Golan et al. (2006a und 2006b) nicht nur die visuellen Aspekte der Mimik berücksichtigt, sondern auch der emotionale Ausdruck in der Stimme.

> **Überblick über das Modul 1: »Emotionen«**
>
> Benennen von Gefühlen
> Erkennen von mimisch-gestischen Darstellungen von Gefühlen
> Mimisch-gestisches Darstellen von Gefühlen
> Gefühle und Stimme
> Verbinden von Gefühlen und Situationen
> Typisches Reagieren auf Gefühle

4.1 Einführung in das Modul »Emotionen«

Zur Evaluation kann das Test-Modul des FEFA-Computerprogramms (Bölte et al. 2003) vor und nach dem Modul »Emotionen« durchgeführt werden, um die erwünschten Fortschritte beim Erkennen der Grundemotionen festzuhalten (▶ Kap. 4.3.3). Hierzu dient das Protokollblatt: Emotionen – FEFA-Test (**M1P3**).

4.1.1 Materialien

Die folgenden drei Hilfsmittel sind für die optimale Bearbeitung dieses Moduls unverzichtbar.

Stimmungszeiger (M1M1)

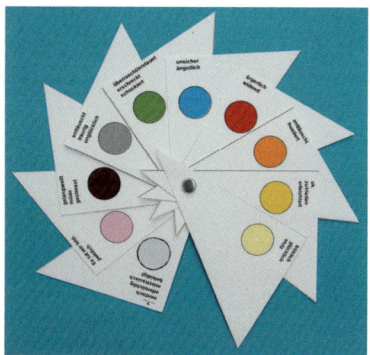

Abb. 4.1: Stimmungszeiger

Menschen mit einer autistischen Störung haben Mühe, mit Abstraktheit umzugehen (Krasny et al. 2003). Eine Konkretisierungs- und Visualisierungshilfe soll daher vor allem zu Beginn den Teilnehmern dabei helfen, sowohl die bei sich selbst als auch bei anderen wahrgenommenen Gefühle zu benennen. Es wird dazu auf den Stimmungszeiger zurückgegriffen, der von den beiden Erstautoren 1997 für die personzentrierte Gruppentherapie für Kinder mit einer Störung des Sozialverhaltens entwickelt wurde (Jenny et al. 2006; Jenny und Käppler 2008). Dabei handelt es sich um ein Instrument, das den Kindern helfen soll, »*ihr momentanes Befinden zu klären und auszudrücken. ... Die Kinder konnten so ebenfalls lernen, gemischte Emotionen zu erfassen, indem verschiedene Kärtchen gezeigt wurden*« (Jenny et al. 2006). Der Stimmungszeiger (▶ Abb. 4.1) enthält verschiedene Emotionsbegriffe, die inhaltlich gruppiert auf dreieckigen Kärtchen notiert und an der Spitze aneinander befestigt sind. Farbige Punkte dienen der visuellen Orientierung bei der Unterscheidung der Gefühle. Der im KOMPASS-Sozialtraining eingesetzte Stimmungszeiger beinhaltet folgende Kategorien: 1. fröhlich – glücklich – stolz, 2. ok – zufrieden – erleichtert, 3. enttäuscht – frustriert, 4. ärgerlich – wütend, 5. unsicher – ängstlich, 6. überrascht – erschreckt – schockiert, 7. enttäuscht – traurig – unglücklich, 8. gelangweilt – müde – gestresst, 9. leidtun – peinlich, 10. neidisch – eifersüchtig – misstrauisch – beleidigt sowie eine Leerzeile für eigene Ausdrücke.

Mit je einem oder mehreren Kärtchen kann der momentane Gefühlszustand dargestellt werden. Wichtig ist, dass die Teilnehmer auch die passenden Begriffe nennen, in einen Satz kleiden und erläutern. Zum Beispiel: »*Ich bin erleichtert, weil die Französischprüfung von heute Morgen unerwartet gut verlaufen ist.*« Damit wird verdeutlicht, dass hinter jedem Gefühl ein Motiv oder eine Ursache steckt, die kommuniziert werden kann und soll.

Handspiegel und Wandspiegel

Um das Darstellen von Emotionen zu üben, sollte ein Spiegel zur Unterstützung eingesetzt werden. Nachdem Mimik und Körperhaltung einer Emotion besprochen wurden, können die Teilnehmer selbst versuchen, diese nachzuahmen, und dabei unmittelbar beobachten, wie sie wirken. Der Handspiegel stellt ein unmittelbares Feedback dar und gibt die Möglichkeit, durch grimassierende, spaßige Faxen die mimischen Möglichkeiten auszuloten. Der Handspiegel wird auch bei Spielen eingesetzt.

Vor einem großen Wandspiegel können die Teilnehmer ihre Körperhaltung beobachten; diese wird im Modul »Nonverbale Kommunikation« (▶ Kap. 6) genauer besprochen.

Bildliche Darstellungen von Gefühlen

Um die mimisch-gestischen Aspekte von Emotionen zu beobachten und zu erlernen, sind entsprechende Fotos und Zeichnungen unentbehrlich. Im Rahmen des KOMPASS-Gruppentrainings werden drei verschiedene Darstellungen verwendet:

a) *Fotos* (**M1M3, M1M14**): Fotos von Menschen, die einen bestimmten Gefühlsausdruck zeigen (ängstlich, wütend, zufrieden, fröhlich, panisch usw.). Da es nicht einfach ist, gute Fotos zu finden, standen uns Jugendliche und junge Erwachsene, von denen einige KOMPASS besucht haben, Modell, sodass wir ein Emotionsalbum (**M1M14**) zusammenstellen konnten.
b) *Zeichnungen* (**M1M3**): Etwas weniger Informationen als auf den Gefühlfotos sind auf Zeichnungen von Menschen mit Gefühlen abgebildet. Es werden hierfür solche verwendet, bei denen neben dem Gesicht auch die Körperhaltung gut sichtbar ist.
c) *Stilisierte Darstellungen* (**M1M3**): Noch reduzierter, aber auch klarer auf den Punkt gebracht sind die Informationen bei stilisierten Darstellungen in Form von comicartigen Strichmännchen oder Smileys (Emoticons).

4.1.2 Überblick über die Gefühle

Übung: Einleitender Überblick über die Gefühlsgruppe

Material:
Folie des Infoblatts: Emotionen – Beschreibungen von Gefühlen (**M1I1**), Folie des Infoblatts: Emotionen – Mimische Darstellung von Gefühlen (**M1I2**), Folie der Gefühlsfotos (**M1M3**), Hellraumprojektor, Handspiegel

Beschreibung:
Einleitend sollen die Teilnehmer einen Überblick über die Gefühlsgruppen erhalten. Das Gefühl bzw. die Gefühlsgruppe wird in Anlehnung an das Infoblatt **M1I1** definiert. Dann werden die mimischen Merkmale anhand der Fotos (Auswahl ▶ Kap. 4.3.3) und des Infoblatts **M1I2** herausgearbeitet und in einem ersten Versuch von den Teilnehmern auch selbst kurz mimisch dargestellt. Zu diesem Zeitpunkt sollen noch nicht alle Einzelheiten und Feinheiten herausgearbeitet und geübt werden. Später wird jeder Aspekt einzeln besprochen und geübt (▶ Kap. 4.2 »Benennen von Gefühlen«, ▶ Kap. 4.3 »Erkennen von mimisch-gestischen Darstellungen von Gefühlen« und ▶ Kap. 4.4 »Mimisch-gestisches Darstellen von Gefühlen«).

4.2 Benennen von Gefühlen

»*Ich kann meine Gefühle nicht einordnen*« (Schneebeli 2009, S. 46 f.).

Im ersten Teil dieses Moduls lernen die Teilnehmer, die gängigen Gefühle zu benennen und voneinander abzugrenzen. Diese Einheit wird in enger Verbindung mit der Einheit »Erkennen von mimisch-gestischen Darstellungen von Gefühlen« (▶ Kap. 4.3) bearbeitet.

4.2.1 Informationsblätter

Infoblatt: Emotionen – Beschreibungen von Gefühlen ⊠

Material:
Kopien des Infoblatts für die Teilnehmenden (**M1I1**), Folie des Infoblatts, Hellraumprojektor

Beschreibung:
Auf dem Informationsblatt werden die häufigsten Gefühlsqualitäten in der Ich-Form definiert und in neun inhaltliche Gruppen sowie eine Restgruppe aufgeteilt, wobei es sich um dieselben Gefühle handelt, die auch auf dem Stimmungszeiger (▶ Abb. 4.1) zu finden sind. Durch die Kategorisierung entstehen eine gewisse Ordnung und Übersicht, was Menschen mit einer autistischen Störung entgegenkommt (Stärke beim Systematisieren und Bedürfnis danach). Die Gefühle werden auch in Bezug zueinander hinsichtlich ihrer Unterschiede definiert (z. B. neidisch – eifersüchtig oder erleichtert – enttäuscht oder überrascht/erstaunt – erschrocken/schockiert). Zudem wird darauf hingewiesen, dass manche komplexeren Gefühle zwei unterschiedliche Grundgefühle beinhalten können und dementsprechend verschiedene

emotionale Entwicklungen möglich sind: z. B. kann sich Enttäuschung oder Beleidigt-Sein in Ärger oder Trauer weiterentwickeln. Mithilfe dieses Informationsblatts lernen die Teilnehmenden, Gefühle differenziert zu benennen.
Dieses Infoblatt zu lesen, eignet sich als Trainingsaufgabe.

Beispiele:
Unsicher: Ich weiß nicht, ob ich das kann. Ich traue mir etwas nicht zu.
Ängstlich: Etwas ist mir nicht ganz geheuer. Ich denke, es könnte etwas Unangenehmes oder Schlimmes geschehen, oder ich könnte mir wehtun.

4.2.2 Arbeits- und Protokollblätter

Arbeitsblatt: Emotionen – Gefühle bennen ⊠

Material:
Kopien des Arbeitsblatts für die Teilnehmenden (**M1A1**), Folie, Hellraumprojektor

Beschreibung:
Mithilfe des Arbeitsblattes sollen die Teilnehmer sich mit den emotionalen begriffen und deren Definitionsunterschieden vertraut machen. Daher sind die Definitionen des Infoblattes: Emotionen-Beschreibung von Gefühlen (**M1I1**) gemischt aufgeschrieben, und die Teilnehmer müssen sich überlegen, welcher Gefühlsbegriff dazu passt.
Dieses Arbeitsblatt eignet sich als Trainingsaufgabe.

Beobachtungsprotokoll: Emotionen – Einsatz des Stimmungszeigers ⊠

Material:
Kopien des Protokollblatts für die Teilnehmenden (**M1P1**), Folie des Protokollblatts, Hellraumprojektor, Stimmungszeiger (**M1M1**)

Beschreibung:
Um die Teilnehmer mit dem Stimmungszeiger vertraut zu machen, sollen sie diesen mindestens zweimal täglich im Rahmen des Familienalltags einsetzen und darüber Protokoll führen. Der Einsatz des Zeigers kann sowohl vom Teilnehmer selbst initiiert als auch von einer Bezugsperson vorgeschlagen werden (z. B. nach der Heimkehr aus der Schule, vor dem Abendessen). Der Teilnehmer soll zuerst zeigen, wie er sich aktuell fühlt. Danach zeigt die Bezugsperson, welches Gefühl von außen sichtbar ist. Möglicherweise auftretende Unterschiede sollen nicht diskutiert werden, da es nicht darum geht, wer nun bei der emotionalen Einschätzung »Recht« hat.
Diese Übung eignet sich als Trainingsaufgabe.

4.2.3 Übungen und Spiele

Übung: Gefühle anhand des Stimmungszeigers besprechen

Material:
Stimmungszeiger (**M1M1**)

Beschreibung:
Im Plenum werden der Reihe nach die Kärtchen des Stimmungszeigers mit den entsprechenden Gefühlsgruppen gelesen. Es wird besprochen, wann Menschen sich im Allgemeinen so fühlen. Dabei ergänzen die Therapeuten die Theorie oder die Dynamik des Gefühls.

Mannschaftswettbewerb: Emotionen & Definitionen

Material:
Kärtchen: Emotionen – Definitionen (**M1M2**)

Beschreibung:
Die Spieler teilen sich in zwei Mannschaften auf und stellen sich in zwei Reihen, sodass stets zwei Teilnehmer gegeneinander antreten. Aufgabe ist es, die von den Therapeuten vorgelesenen Gefühlsdefinitionen zu erkennen und möglichst schnell den passenden Gefühlsbegriff zu benennen. Die beiden vordersten Spieler dürfen raten. Wer zuerst einen korrekten Begriff zum abgebildeten Gefühlszustand nennt, gibt seinem Team einen Punkt. Von ihrem vorderen Platz begeben sich die beiden Spieler nun ans Ende der Reihe, und die beiden nun zuvorderst stehenden Spieler dürfen gegeneinander antreten. Sollten die beiden Spieler eine falsche Antwort nennen, dürfen alle anderen Teilnehmer eine Lösung rufen. Nach jeder Runde soll auf neue Gegner-Paarungen geachtet werden, was sich bei einer ungleichen Anzahl Teammitglieder von selbst ergibt oder sonst bewusst herbeigeführt werden muss.

Variante:
Das Spiel kann auch als Einzelübung durchgeführt werden, indem jeder Teilnehmer die Begriffe auf ein Blatt notiert.

4.3 Erkennen von mimisch-gestischen Darstellungen von Gefühlen

Parallel zur Gefühlsbenennung wird die mimisch-gestische Darstellung von Gefühlen trainiert. Das Modul »Emotionen« wurde auf der Grundlage aufgebaut, dass Kinder mit einer Autismus-Spektrum-Störung das Erkennen mimischer Gefühlsausdrücke mithilfe von Fotografien gezielt erlernen können (Hadwin et al. 1996). Anhand von Fotografien wird der mimische und später auch gestische Ausdruck verschiedener Emotionen in unterschiedlichen Intensitäten herausgearbeitet und voneinander abgegrenzt. Dieser Aspekt des Trainings soll Hand in Hand mit der eigenen Darstellung der Emotionen (▶ Kap. 4.4) vermittelt und geübt werden, sodass passive und aktive Aspekte eng miteinander verzahnt werden. Zu Beginn des Moduls »Emotionen« kann beim Computerprogramm FEFA (▶ Kap. 4.3.3) das Testmodul durchgeführt werden, das zum Schluss des Moduls wiederholt wird, damit die Teilnehmer ihre Fortschritte beobachten können.

4.3.1 Informationsblätter

Infoblatt: Emotionen – Mimische Darstellung von Gefühlen ⊠

Material:
Kopien des Infoblatts für die Teilnehmenden (**M1I2**), Folie des Infoblatts, Hellraumprojektor

Beschreibung:
In kurzen Texten werden die mimisch-gestischen Merkmale, die für das Erkennen und Darstellen jeder der zu lernenden Emotion wesentlich sind, beschrieben. Am Schluss befindet sich ein Schema aller mimischer Elemente und aller besprochener Emotionen, das schematisierend aufzeigt, wie die Elemente zusammenspielen. Damit können auch gut mimische Gemeinsamkeiten, die oft auch inhaltlich Sinn machen, aufgezeigt werden. Zum Beispiel werden Augen groß, wenn die Emotion beinhaltet, dass wir mehr Informationen benötigen (Überraschung, Unsicherheit, Angst, Erschrecken), hingegen klein, wenn wir sie bei Ärger/Wut in einem Konfliktfall schützen müssen. Oder wir haben eine Achsenverschiebung in der Kopfhaltung, wenn wir innerlich etwas abwägen: Beim Nachdenken kippen wir den Kopf/Hals so ab, dass wir vom Gesicht her noch in der Beziehung aufs Gegenüber ausgerichtet bleiben. Bei Misstrauen hingegen wende ich das Gesicht ab und bin nicht mehr so direkt in der Beziehung, während nur der Blick beim Gegenüber bleibt. Es können auch Bezüge zur Stimme (▶ Kap. 4.5.1, Infoblatt: Emotionen & Stimme) hergestellt werden: So wie sich die Stimme bei Ärger fest und gerade direkt aufs Gegenüber richtet, so ist auch der Blick direkt aufs gegenüber fokussiert.

Dieses Infoblatt zu lesen, eignet sich als Trainingsaufgabe.

Infoblatt: Emotionen – Beschreibungen von Gefühlen ⊠

Material:
Kopien des Infoblatts für die Teilnehmenden (**M1I1**), Folie des Infoblatts, Hellraumprojektor

Beschreibung:
Das Infoblatt kann an dieser Stelle als Erinnerungsstütze dienen (▶ Kap. 4.2.1).

4.3.2 Arbeits- und Protokollblätter

Arbeitsblatt: Emotionen – Mimische Darstellung von Gefühlen ⊠

Material:
Kopien des Arbeitsblatts für die Teilnehmenden (**M1A2**), Folie des Arbeitsblatts, Hellraumprojektor

Beschreibung:
Dieses Arbeitsblatt kann als eine Parallelform des zuvor beschriebenen Informationsblatts (**M1I2**) gesehen werden. Der Text ist derselbe, es hat sich jedoch eine vorgegebene Anzahl an Fehlern eingeschlichen, die es nun zu finden gilt. Der Fehlertext soll die Teilnehmer dazu anhalten, die Informationen genau zu lesen und bei Unsicherheit nochmals auf dem Infoblatt nachzusehen.
Dieses Arbeitsblatt eignet sich als Trainingsaufgabe.

Protokollblatt: Emotionen – Computer-Training ⊠

Material:
Kopien des Protokollblatts für die Teilnehmenden (**M1P2**), Folie des Protokollblatts, USB-Stick mit den Computerprogrammen FEFA und CAM-FACES (**M1M4**) für die Teilnehmenden, Hellraumprojektor

Beschreibung:
Im Vorfeld muss jeder Teilnehmer einen USB-Stick mitbringen, auf den die Therapeuten die Computer-Trainingsprogramme laden. Die Teilnehmer sollen anhand des Computerprogramms FEFA und CAM-Faces (▶ Kap. 4.3.3) mimisch dargestellte Emotionen erkennen üben. Auf dem Protokollblatt wird die Dauer eingetragen, während derer geübt wurde. Für einen guten Trainingseffekt werden Trainingseinheiten von täglich fünf Minuten oder zehn Minuten jeden zweiten Tag vorgeschlagen. Das Computerprogramm eignet sich gut als Trainingsaufgabe während der Ferien.

Protokollblatt: Emotionen – FEFA-Test ⊠

Material:
Kopien des Protokollblatts für die Teilnehmenden (**M1P3**), Folie des Protokollblatts, Kopie des Computerprogramms FEFA (**M1M4**) für die Teilnehmenden, Hellraumprojektor

Beschreibung:
Die Teilnehmer können den FEFA-Test zu Beginn und am Ende des KOMPASS-Trainings oder des 1. Moduls »Emotionen« oder des FEFA-Trainings lösen, um ein Gefühl für ihre Fortschritte zu bekommen. Dieses Protokollblatt wird nur benötigt, wenn die Teilnehmer den Test gemeinsam (Gruppentestung) machen.

4 Modul 1: Emotionen

Protokollblatt: Emotionen – CAM – Gesichter – Übung

Material:
Kopien des Protokollblatts (**M1P5**) für die Teilnehmer, Folie des Protokollblatts, CAM (**M1M4**), Beamer, Hellraumprojektor

Beschreibung:
Das Protokollblatt wird für die Übung mit den Filmsequenzen der Cambrigde Mindreading Face Battery (CAM) benötigt, wie unter Kapitel 4.3.3 beschrieben.

4.3.3 Übungen und Spiele

Einführung: Gefühlsdifferenzierung anhand von Fotos

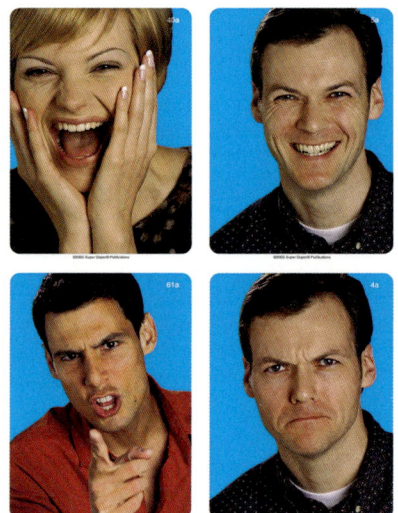

Abb. 4.2: Aus: Webber® Photo Cards Emotion by Sharon G. Webber MS © Super Duper® Inc.

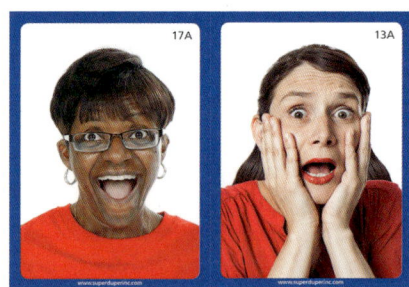

Abb. 4.3: Aus: Photo Feelings Fun Deck® by Sharon G. Webber MS © Super Duper® Inc.

4.3 Erkennen von mimisch-gestischen Darstellungen von Gefühlen

Material:
Kopien des Infoblatts: Emotionen – Beschreibungen von Gefühlen (**M1I1**), Folie des Infoblatts, Power-Point-Präsentation: Emotionen – Gefühlsalbum (**M1M14**) und/oder Folien der Emotionsfotos (**M1M3**), Handspiegel, Hellraumprojektor, Beamer

Beschreibung:
Im Plenum werden die Gefühlsgruppen des Infoblatts im Hinblick auf ihren nicht verbalen Ausdruck besprochen. Mithilfe fotografischer Darstellungen von Emotionsausdrücken bei verschiedenen Personen wird das mimisch-gestische Muster herausgearbeitet. In einem zweiten Schritt werden auch verschiedene Emotionen, welche durch dieselbe Person gezeigt werden, betrachtet. Neben dem Gesamteindruck wird genau analysiert, was mit Augen, Mund und Stirn geschieht und wo das Gesicht ent- oder angespannt ist. Es wird auf die graduellen mimischen Unterschiede verwiesen: Zum Beispiel sind die Augen bei Panik viel weiter aufgerissen als bei Angst. Zum Schluss werden auch die verschiedenen emotionalen Körperhaltungen (z. B. Abwenden des Gesichts bei Trauer, aufrechte Körperhaltung bei Stolz) berücksichtigt. Der Vergleich von Fotografien macht es möglich herauszuarbeiten, wo Gefühlsausdrücke auf den ersten Blick ähnlich aussehen, sich bei genauerer Betrachtung aber ein entscheidender Unterschied zeigt (z. B. Erschrecken – Erstaunen).

Es kann v. a. mit den Power-Point-Präsentation: Emotionen – Gefühlsalbum (**M1M14**) gearbeitet werden. Jugendlichen und jungen Erwachsene standen Dr. phil. B. Jenny Modell. Fast alle haben das KOMPASS-Training besucht. Hilfreich sind auch die folgenden Fotos aus dem Set der Webber Foto-Cards (**M1M3**):

glücklich	5, 24, 84	unsicher	21, 44	gelangweilt	10, 73, 79, 93
fröhlich	1, 18, 36, 37, 85, 95	ängstlich	39	müde	46, 76, 82
stolz	33, 60, 64	überrascht	8, 17, 34, 50	peinlich	(36), 84
ok/zufrieden	30, 101	erschreckt	6, 15	misstrauisch	20, 31, 99
erleichtert	13, 81	schockiert	38, 83	beleidigt	71
frustriert	91	enttäuscht	87	nachdenklich	9, 19, 21, 56, 89
ärgerlich	4, 77	traurig	45, 53, 57, 58	verträumt nachdenklich	80
wütend	59, 61, 62	Schmerzen haben	3, 27, 29, 41, 42	besorgt nachdenklich	7, 57

Um die wichtigsten mimischen Merkmale pro Gefühlsqualität zu identifizieren, kann sich der Therapeut an der Beschreibung auf dem Infoblatt: Emotionen – Mimische Darstellung von Gefühlen (**M1I2**, ▶ Kap. 4.4.1) orientieren.

Mannschaftswettbewerb: Erkennen von Gefühlen I

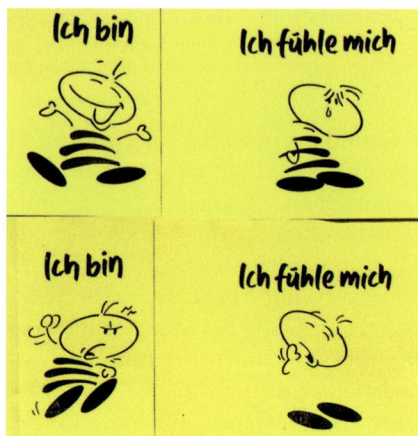

Abb. 4.4: © Stiftung Pro Juventute, Zurich

Material:
Fotos: Emotionsalbum (**M1M14**), Emotionsfotos (**M1M3**), gegebenenfalls Folie davon (Auswahl siehe Einführung: Gefühlsdifferenezierung anhand von Fotos) und Hellraumprojektor, evtl. Beamer

Beschreibung:
Die Spieler teilen sich in zwei Mannschaften und stellen sich in zwei Reihen auf, sodass stets zwei Teilnehmer gegeneinander antreten. Aufgabe ist es, die Gefühle, die auf den Gefühlfotos gezeigt werden, zu erkennen und so schnell wie möglich zu benennen. Die beiden vordersten Spieler dürfen raten. Wer zuerst einen korrekten Begriff zum abgebildeten Gefühlszustand nennt, gibt seinem Team einen Punkt. Nun stellen sich die beiden vordersten Spieler zuhinterst in die Reihe, und die beiden nun vorn stehenden Spieler treten gegeneinander an. Sollten die beiden eine nicht korrekte Antwort geben, dürfen alle anderen Mitspieler eine Lösung rufen. Nach jeder Runde soll auf neue Gegner-Paarungen geachtet werden, was sich bei einer ungleichen Anzahl Teammitglieder von selbst ergibt oder sonst bewusst herbeigeführt werden muss.

Variante:
Das Spiel kann auch als Einzelübung durchgeführt werden, indem jeder Teilnehmer die Gefühlsbegriffe auf ein Blatt notiert.

4.3 Erkennen von mimisch-gestischen Darstellungen von Gefühlen

Mannschaftswettbewerb: Erkennen von Gefühlen II

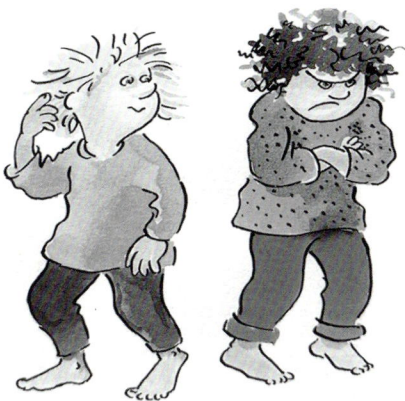

Abb. 4.5: © Dorothee Wolters, »Hallo, wie geht es dir?«, Verlag an der Ruhr GmbH 1998

Material:
Abbildungen von Strichmännchen (**M1M3**), gegebenenfalls Folie davon und Hellraumprojektor

Beschreibung:
Die Spieler teilen sich in zwei Mannschaften und stellen sich in zwei Reihen auf, sodass je zwei Teilnehmer gegeneinander antreten. Die Therapeuten zeigen eine Abbildung mit einem emotionalen Ausdruck. Wer zuerst einen korrekten Begriff zum abgebildeten Gefühlszustand nennt, gibt seinem Team einen Punkt. Die beiden vordersten Spieler stellen sich nun an das Ende der Reihe, und die beiden nachrückenden Spieler dürfen nun gegeneinander antreten. Wurde keine korrekte Antwort genannt, dürfen alle anderen Spieler eine Lösung rufen. Nach jeder Runde soll auf neue Gegner-Paarungen geachtet werden, was sich bei einer ungleichen Anzahl Teammitglieder von selbst ergibt oder sonst bewusst herbeigeführt werden muss.

Variante:
Das Spiel kann auch als Einzelübung durchgeführt werden, indem jeder Teilnehmer die Gefühlsbegriffe auf ein Blatt notiert.

Mannschaftswettbewerb: Erkennen von Gefühlen III

Material:
Zeichnungen von Emotionsausdrücken (**M1M3**), gegebenenfalls Folie davon und Hellraumprojektor

Beschreibung:
Die Spieler teilen sich in zwei Mannschaften und stellen sich in zwei Reihen auf, sodass stets zwei Teilnehmer gegeneinander antreten. Die Therapeuten zeigen auf

denjenigen Protagonisten, dessen Gefühlszustand benannt werden soll. Später wird dieselbe Darstellung nochmals gezeigt und der Gefühlszustand des anderen Protagonisten muss erkannt werden. Wer zuerst einen korrekten Begriff zum abgebildeten Gefühlszustand nennt, gibt seinem Team einen Punkt. Nun stellen sich die beiden vordersten Spieler hinten in der Reihe an, und die beiden nachrückenden Spieler, die neu zuvorderst stehen, dürfen gegeneinander antreten. Sollten die beiden Spieler die Antwort nicht wissen, dürfen alle anderen Mitspieler eine Lösung rufen. Nach jeder Runde soll auf neue Gegner-Paarungen geachtet werden, was sich bei einer ungleichen Anzahl Teammitglieder von selbst ergibt oder sonst bewusst herbeigeführt werden muss.

Variante:
Das Spiel kann auch als Einzelübung durchgeführt werden, indem jeder Teilnehmer die Gefühlsbegriffe auf ein Blatt notiert.

Mannschaftswettbewerb: Erkennen von Gefühlen IV

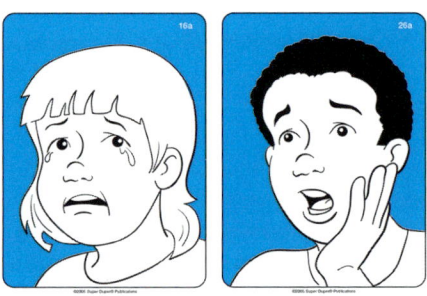

Abb. 4.6: © Super DuperR Inc.

Material:
Webber Foto Cards-Zeichnungen (**M1M3**), gegebenenfalls Folie davon und Hellraumprojektor

Beschreibung:
Die Spieler teilen sich in zwei Mannschaften auf und stellen sich in zwei Reihen, sodass stets zwei Teilnehmer gegeneinander antreten. Die Therapeuten zeigen eine Abbildung mit einem emotionalen Ausdruck. Wer zuerst einen korrekten Begriff zum abgebildeten Gefühlszustand nennt, gibt seinem Team einen Punkt. Nun stellen sich die beiden vordersten Spieler ans Ende der Reihe und die jetzt vorn stehenden Spieler treten gegeneinander an. Wurde keine korrekte Antwort genannt, dürfen alle anderen Mitspieler eine Lösung rufen. Nach jeder Runde soll auf neue Gegner-Paarungen geachtet werden, was sich bei einer ungleichen Anzahl Teammitglieder von selbst ergibt oder sonst bewusst herbeigeführt werden muss.

4.3 Erkennen von mimisch-gestischen Darstellungen von Gefühlen

Die folgenden Karten geben einen Überblick über die zu lernenden Gefühle (siehe auch Infoblatt **M1I2**): 1, 3–10, 13, 15, 17–21, 24, 27, 29–31, 33-34, 36-39, 41–42, 44-46, 50, 53, 56-62, 64, 71, 73–74, 76–77, 79–85, 87, 89, 91, 93, 95, 99, 101

Variante:
Das Spiel kann auch als Einzelübung durchgeführt werden, indem jeder Teilnehmer die Gefühlsbegriffe auf ein Blatt notiert.

Mannschaftswettbewerb: Erkennen von Gefühlen V

Material:
keines

Beschreibung:
Die Spieler teilen sich in zwei Mannschaften und stellen sich in zwei Reihen auf, sodass je zwei Teilnehmer gegeneinander antreten. Die Therapeuten zeigen abwechselnd mimisch ein Gefühl, welches von den beiden vordersten in der Reihe erraten werden muss. Wer zuerst einen korrekten Begriff zum gezeigten Gefühlszustand nennt, gibt seinem Team einen Punkt. Die beiden vordersten Spieler schließen nun zuhinterst in der Reihe an, und die beiden nun vorn stehenden Spieler treten gegeneinander an. Wurde keine korrekte Antwort gegeben, dürfen alle anderen Mitspieler eine Lösung rufen. Nach jeder Runde soll auf neue Gegner-Paarungen geachtet werden, was sich bei einer ungleichen Anzahl Teammitglieder von selbst ergibt oder sonst bewusst herbeigeführt werden muss.

Variante:
Das Spiel kann auch als Einzelübung durchgeführt werden, indem jeder Teilnehmer die Gefühlsbegriffe auf ein Blatt notiert.

Memory: Erkennen von Gefühlen

Material:
Webber Foto Cards (**M1M3**)

Beschreibung:
Es werden Halbgruppen gebildet und man spielt Memory, wobei immer zwei Fotografien mit den gleichen Emotionen ein Paar bilden. Die Webber Foto Cards liegen bereits als doppelten Kartensatz in der Kiste vor.

Übung: Computerprogramm FEFA ⊠

Material:
Computerprogramm FEFA (**M1M4**), Protokollblatt: Emotionen – Computer-Trainings (**M1P2**), Protokollblatt: Emotionen – FEFA-Test (**M1P3**), Folie der Protokollblätter, Hellraumprojektor

Beschreibung:
FEFA (Frankfurter Test und Training des Erkennens von fazialem Affekt, Bölte et al. 2003) ist ein Computerprogramm, mittels dem die sieben Basisemotionen von Ekman et al. (1972) getestet und geübt werden können. Es besteht aus etwa 1.000 Bildern von Gesichtern und Augenpaaren, denen die richtige Emotion zugeordnet werden muss. Dieses Programm wird in das KOMPASS-Training eingeschlossen, um den Teilnehmern die Möglichkeit zu geben, sich individuell mit dem Erkennen von Gesichtsausdrücken auseinanderzusetzen und dies zu Hause zu üben. Es wird ihnen die Anweisung gegeben, so oft wie möglich mit dem Programm zu üben und darüber Protokoll (▶ Kap. 4.3.2) zu führen.

Das Test-Programm kann zu Beginn und am Ende des KOMPASS-Trainings oder des Moduls »Emotionen« durchgeführt werden, damit die Teilnehmer ihre Fortschritte beobachten können. Dabei kann das Protokollblatt: Emotionen – FEFA-Test (**M1P3**) eingesetzt werden.

Übung: Computerprogramm Mindreading ⊠

Material:
Computerprogramm Minreading (**M1M4**)

Beschreibung:
Für Teilnehmer mit guten Englischkenntnissen ist das Programm *Mindreading* von Simon Baron-Cohen et al. (Baron-Cohen et al. 2004) sehr empfehlenswert. Es besteht aus einem Set von 412 Emotionsausdrücken, die in 24 Gruppen eingeteilt werden können. Für jede Emotion gibt es sechs kurze Filme, in denen unterschiedliche Personen (u. a. junge, alte, männliche, weibliche) die Emotionen darstellen. Weitere sechs Filme stehen zur Verfügung, in denen das entsprechende Gefühl mit der Stimme ausgedrückt wird. Definitionen, Synonyme, Anmerkungen und weitere interaktive Möglichkeiten führen zu einem optimalen Üben der Emotionserkennung. Aktuell ist dieses Programm nur auf Englisch erhältlich. Es soll aber gemäß mündlicher Mitteilung auf Deutsch übersetzt werden.

Übung: Computerprogramm Schatzsuche

Material:
Therapeutisches Computerspiel Schatzsuche (**M1M4**)

Beschreibung:
In diesem therapeutischen Spiel, das sich dem Thema des Zusammenspiels von Gedanken und Gefühlen und deren gegenseitiger Beeinflussung widmet, wird auf dem 3. Level die Gefühlserkennung geübt. Mimisch ausdrucksstarke Porträts (gemalte Ahnengalerie) sollen mit einer der Gefühlsqualitäten Freude, Angst, Trauer oder Wut verbunden werden. Dies geschieht durch eine Zuordnung von bestimmten Gedanken, welche auch als Aussagen vorgelesen werden. Der Spieler muss sich für einen von drei Gedanken entscheiden (z. B. »Vorsicht, Gefahr!« oder »Na, warte,

das gibt Rache!« oder »Super, das ist toll!«), erhält sofort die Rückmeldung, ob die Wahl korrekt ist oder nicht, und sieht den Gefühlsbegriff (z. B. Wut) aufleuchten.

Dieses Computerspiel kann als Übung im Rahmen des Trainings, nicht aber als Trainingsaufgabe zu Hause durchgeführt werden. Die weiteren Spiellevels, mit Verbindungen zwischen Gefühlen und Gedanken, können im KOMPASS-Fortgeschrittenentraining, das nicht Teil dieses Praxishandbuchs ist, eingesetzt werden.

Übung: Cambridge Mindreading Face Battery (CAM-Faces)

Material:
CAM-FACES (**M1M4**), Kopien des Protokollblatts: Emotionen – CAM-Gesichter-Übung (**M1P5**) für die Teilnehmenden, Beamer, Folie des Protokollblatts, Hellraumprojektor

Beschreibung:
Der Vorteil der CAM-Faces liegt darin, dass es sich um ganz kurze Filmsequenzen und somit um bewegte Gesichter verschiedener Schauspieler handelt.

1. Zur Vorbereitung laden die Therapeuten die Cambridge Mindreading Face Battery von Golan et al. (2006a) von der Homepage (siehe **M1M4**) herunter: https://www.autismresearchcentre.com/tests/cambridge-mindreading-cam-face-voice-battery/
2. Im nächsten Schritt werden die emotionalen Bezeichnungen der Filmsequenzen am besten so übersetzt, wie sie bei KOMPASS verwendet werden (siehe Übersicht A auf **M1M4**). Es wurde darauf geachtet, dass zu jeder Gefühlsgruppe zwei bis drei Filmsequenzen vorhanden sind. Dieser Schritt erleichtert es den Therapeuten mit den Filmen zu arbeiten, er kann aber auch ausgelassen werden.
3. Schließlich müssen die Filmsequenzen noch gemischt und nummeriert werden (siehe Übersicht B auf **M1M4**), damit zum einen die Teilnehmer die Gefühlsbegriffe bei der Beamer-Präsentation nicht lesen können und diese zum anderen zur Reihenfolge auf dem Protokollblatt passen.

Repetition: Mimische Gemeinsamkeiten von Gefühlen

Material:
Infoblatt: Emotionen – Mimische Darstellung von Gefühlen (**M1I2**)

Beschreibung:
Es wird in der Halbgruppe gearbeitet. Der Therapeut fragt nach mimisch-gestischen Gemeinsamkeiten des Emotionsausdrucks. Die Teilnehmer sollen den mimischen Teil selbst machen und sich überlegen womit man es kombinieren kann.

- Bei welchen Gefühlen sind die Augen groß: überrascht – unsicher/ängstlich/erschreckt
- Bei welchen sind die Augen klein: fröhlich/glücklich – ärgerlich/wütend

- Bei welchen Gefühlen sind die Augenbrauen zusammengezogen: enttäuscht – ärgerlich/wütend – ev. traurig – misstrauisch – ev. neg. nachdenklich/besorgt
- Bei welchen Gefühlen sind die Augenbrauen hochgezogen: überrascht – unsicher/ängstlich/erschreckt
- Bei welchen Gefühlen zeigt der Mund nach unten: enttäuscht/traurig – enttäuscht/frustriert/beleidigt/ärgerlich/wütend – angeekelt – evtl. gelangweilt/müde
- Bei welchen Gefühlen zeigt der Mund nach oben: fröhlich – überrascht – stolz - erleichtert
- Bei welchen Gefühlen ist der Mund-Hals-Schulterbereich angespannt: stolz – ärgerlich/wütend – evtl. erschreckt.

4.4 Mimisch-gestisches Darstellen von Gefühlen

Immer wieder fragen Teilnehmer, warum sie lernen sollen, Gefühle zu zeigen. In engen Beziehungen (z. B. Freundschaften, Partnerschaft, Familie) ist es wichtig, dass das Gegenüber merkt, wie es einem geht. Man wirkt sympathischer und nahbarer, wenn man seine Gefühle zeigt. Das Gegenüber kann sich dann auch besser in einem hineinversetzen. Auch in der Schule oder am Arbeitsplatz kann es manchmal hilfreich sein, wenn man mimisch signalisieren kann, wo man emotional steht. Manche Gefühle zeigen wir selten »öffentlich« (v. a. Trauer, Wut und andere heftige/intensive Gefühle).

Viel wichtiger ist es aber, dass man in Gesprächen über persönliche Erlebnisse und Anekdoten das mimische Erleben für das Gegenüber sichtbar spiegelt. Wenn man etwas berichtet, dann erlebt man aktuell zwar die Gefühle nicht mehr, man spiegelt aber diejenigen, die man damals in der Situation hatte. So fällt es dem gegenüber einfacher, teilnahmsvoll auf das die Erzählung zu reagieren. Wenn man zum Beispiel abends erzählt, wie sehr man morgens gestresst war, weil der Bus mal wieder zu spät gekommen ist und man eine Abmahnung befürchtet hat, sollte man dabei nicht freundlich lächeln, sondern frustriert die Augenbrauen zusammenziehen und den Stress zeigen. Ohne diese Signale glaubt das Gegenüber die Geschichte nicht wirklich und denkt, was stellt der sich so an, war ja offenbar gar kein Problem. Wenn das mimisch gezeigte Gefühl (z. B. neutral) und das berichtete nicht kongruent sind, können Missverständnisse entstehen: Wenn man einer Mitarbeiterin mit neutraler Mimik erzählt, dass man eine bestimmte Projektaufgabe zugeteilt bekommen habe, geht sie davon aus, dass dies in Ordnung ist. Sie kann nicht verstehen, dass man es angesichts der hohen Arbeitsmenge eigentlich als Belastung empfindet. Zugespitzt zeigt folgendes Beispiel, dass man auch unsympathisch wirken kann, wenn das gezeigte Gefühl nicht kongruent zum erlebten ist: Man erzählt der Nachbarin, die sich mitfühlend nach der erkrankten Katze erkundigt, mit freundlichem Lächeln, dass das Tier verstorben sei. Dass man so etwas kaltherzig und lieblos wahrgenommen wird, ist nachvollziehbar.

4.4 Mimisch-gestisches Darstellen von Gefühlen

Um zu üben, wie die verschiedenen Gefühlsqualitäten sichtbar mimisch und gestisch gezeigt werden können, stellen Handspiegel und Spiegelwand unverzichtbare Hilfsmittel dar. Es ist wichtig, die Gefühle je nach Situation ineinander übergehen zu lassen und sie nicht nur einzeln »einzufrieren«: Zum Beispiel erlebt man, wenn die korrigierten Prüfungen verteilt werden, zuerst Unsicherheit, und erst darauffolgend Erleichterung, wenn die Note zufriedenstellend ausfällt.

4.4.1 Informationsblätter

Infoblatt: Emotionen – Beschreibungen von Gefühlen ⊠

Material:
Kopien des Infoblatts für die Teilnehmenden (**M1I1**), Folie des Infoblatts, Hellraumprojektor

Beschreibung:
Das Infoblatt kann hier als Erinnerungsstütze dienen (▶ Kap. 4.2.1).

Infoblatt: Emotionen – Mimische Darstellung von Gefühlen ⊠

Material:
Kopien des Infoblatts für die Teilnehmenden (**M1I2**), Folie des Infoblatts, Hellraumprojektor

Beschreibung:
In kurzen Texten werden die mimisch-gestischen Merkmale, die für das Erkennen und Darstellen jeder der zu lernenden Emotion wesentlich sind, beschrieben. Am Schluss befindet sich ein Schema aller mimischer Elemente und aller besprochener Emotionen, das schematisierend aufzeigt, wie die Elemente zusammenspielen. Damit können auch gut mimische Gemeinsamkeiten, die oft auch inhaltlich Sinn machen, aufgezeigt werden. Zum Beispiel werden Augen groß, wenn die Emotion beinhaltet, dass wir mehr Informationen benötigen (Überraschung, Unsicherheit, Angst, Erschrecken), hingegen klein, wenn wir sie bei Ärger/Wut in einem Konfliktfall schützen müssen. Oder wir haben eine Achsenverschiebung in der Kopfhaltung, wenn wir innerlich etwas abwägen: Beim Nachdenken kippen wir den Kopf/Hals so ab, dass wir vom Gesicht her noch in der Beziehung aufs Gegenüber ausgerichtet bleiben. Bei Misstrauen hingegen wende ich das Gesicht ab und bin nicht mehr so direkt in der Beziehung, während nur der Blick beim Gegenüber bleibt. Es können auch Bezüge zur Stimme (▶ Kap. 4.5.1, Infoblatt: Emotionen & Stimme) hergestellt werden: So wie sich die Stimme bei Ärger fest und gerade direkt aufs Gegenüber richtet, so ist auch der Blick direkt aufs gegenüber fokussiert.
    Dieses Infoblatt zu lesen, eignet sich als Trainingsaufgabe.

4.4.2 Arbeits- und Protokollblätter

Arbeitsblatt: Emotionen – Mimische Darstellung von Gefühlen ⊠

Material:
Kopien des Arbeitsblatts für die Teilnehmenden (**M1A2**), Folie des Arbeitsblatts, Hellraumprojektor

Beschreibung:
Dieses Arbeitsblatt kann als eine Parallelform des zuvor beschriebenen Informationsblatts (**M1I2**) gesehen werden. Der Text ist derselbe, es hat sich jedoch eine vorgegebene Anzahl an Fehlern eingeschlichen, die es nun zu finden gilt. Der Fehlertext soll die Teilnehmer dazu anhalten, die Informationen genau zu lesen und bei Unsicherheit nochmals auf dem Infoblatt nachzusehen.
   Dieses Arbeitsblatt eignet sich als Trainingsaufgabe.

Protokollblatt: Emotionen – Mimische Darstellung von Gefühlen ⊠

Material:
Kopien des Protokollblatts für die Teilnehmenden (**M1P4**), evtl. Handspiegel, Folie des Protokollblatts, Hellraumprojektor

Beschreibung:
Die Teilnehmer sollen zu Hause üben, Gefühle mimisch darzustellen. Auf dem Protokollblatt sind sieben Gefühle vorgegeben und sieben weitere können frei gewählt und geübt werden. Die Teilnehmer sollen die Gefühle vor dem Spiegel einüben und dann den Bezugspersonen zeigen. Auf dem Protokollblatt notieren die Bezugspersonen, welchen Gefühlsausdruck sie wahrgenommen haben. So erhält der Teilnehmer eine Rückmeldung darüber, wie treffend der mimisch-gestische Ausdruck gelungen ist.
   Diese Übung eignet sich als Trainingsaufgabe.

4.4.3 Übungen und Spiele

Aufwärm-Übung: Gesichts-Stretching

Material:
Einwegspiegel

Beschreibung:
Bevor jeweils das Zeigen von Emotionen geübt wird, kann man wie im Theater die Gesichtsmuskulatur stretchen, um diese aufzuwärmen. 1. Lockerungsübung im Gesicht, indem einzeln Augenbrauen, Nase und Mund bewegt werden. 2. Grimassen des Therapeuten imitieren, sodass mehrere Muskeln gleichzeitig bewegt werden. 3. Grimassen der Teilnehmer (freiwillig) imitieren.

4.4 Mimisch-gestisches Darstellen von Gefühlen

Einführung: Darstellen von Gefühlen

Material:
Infoblatt: Emotionen – Mimische Darstellung von Gefühlen (**M1I2**), Power-Point-Präsentation: Emotionen – Gefühlsalbum (**M1M14**) und/oder Folien der Emotionsfotos (**M1M3**), Folie des Infoblatts, Hellraumprojektor, Handspiegel, evtl. Beamer, evtl. Wandspiegel.

Beschreibung:
Jeder Teilnehmer erhält einen Handspiegel. In der Halbgruppe wird geübt, verschiedene Emotionen darzustellen, wie auf dem Informationsblatt: Emotionen – Beschreibungen von Gefühlen (▶ Kap. 4.2.1) aufgeführt. Hinweise zu den meisten Gefühlen (außer »peinlich/Es tut mir leid«) finden sich auf dem Infoblatt: Emotionen – Mimische Darstellung von Gefühlen (**M1I2**). Man kann sich auch als Vorbild an den Fotos des Gefühlsalbums (**M1M14**) oder andere Fotos (**M1M3**) orientieren.

Die Therapeuten geben bei jeder Emotion sehr genaue Anweisungen, welche Muskelgruppen angespannt und welche entspannt werden sollen. Wesentlich ist dabei die Stirn-, Mund-, Backen- und Kiefermuskulatur. Zudem wird gezeigt, wann Schultergürtel und Halsbereich entspannt sind, und wann angespannt.

Bei einigen Teilnehmern besteht die Gefahr, dass sie übertreiben und grimassieren, dann muss wieder abgeschwächt werden. Vor einem großen Wandspiegel können die Teilnehmer zusätzlich ihre Körperhaltung beobachten, die jedoch im Modul »Nonverbale Kommunikation« (▶ Kap. 6) genauer besprochen wird.

Um die wichtigsten mimischen Merkmale pro Gefühlsqualität zu identifizieren, kann sich der Therapeut an der Beschreibung auf dem Infoblatt: Emotionen – Mimische Darstellung von Gefühlen (**M1I2**, ▶ Kap. 4.4.1) orientieren.

Übung: Darstellen von Gefühlen

Material:
Emotionen – Gefühlskärtchen (nur diejenigen, die man darstellen kann), Papier, Stifte

Beschreibung:
Ein Teilnehmer zeigt spontan oder gemäß den Kärtchen ein Gefühl. Die anderen Gruppenmitglieder notieren, welches Gefühl sie beobachtet haben. Dann zeigen sie das Gefühl, das sie aufgeschrieben haben. Dieser Vergleich demonstriert gut, dass es manchmal auf Details ankommt.

Übung: Situationale Emotionen während des Erzählens

Material:
Kärtchen: Emotionen – Situationen (Ich-Version) (**M1M12**)

Beschreibung:
Es wird in der Halbgruppe gearbeitet. Ein Teilnehmer zieht ein Situationskärtchen und erzählt die Situation so, als ob er sie vor einigen Tagen erlebt habe. Dabei benennt er auch sein Gefühl vor der Situation oder danach. (z. B. »Da war ich aber enttäuscht.«) und zeigt dabei das Gefühl (meist direkt vor oder nach dem Emotionssatz). Wer das schafft, kann das Gefühl auch vor, während oder nach der Situationsschilderung zeigen. Das folgende Beispiel zeigt, dass die emotionale Reaktion zu einer Situation oft nicht eindeutig ist, wenn sie nicht verbalisiert oder gezeigt wird.

Beispiel:
Auf dem Kärtchen steht »Ein alter Mann wird vom Bus angefahren. Ich sehe zu.«
Der Teilnehmer erzählt: »Ich lief gestern durch Zürich und sah, wie ein alter Mann …« – Erschrecken zeigen. – »… von Tram angefahren wurde. Mann, war ich geschockt.« – evtl. nochmals Erschrecken zeigen.
Oder er erzählt: »Ich lief gestern durch Zürich und sah, wie ein alter Mann …« – Mitleid zeigen. – »… vom Tram angefahren wurde. Mann, tat der mir leid.« – evtl. nochmals Mitleid zeigen.

Variante:
Die Teilnehmer berichten von real erlebten Situationen.

Übung: Situationale Emotionen an ein Gegenüber richten und spiegeln

Material:
evtl. Kärtchen: Emotionen – Situationen (**M1M12**)
evtl. Material: Emotionen – Gefühlskärtchen (nur diejenigen, die man darstellen kann)

Beschreibung:
Diese Übung in der Halbgruppe lehnt sich an die vorhergehende an. Der Teilnehmer A zieht ein Situationskärtchen oder denkt an eine eigene Situation. Dann sagt A zu einem anderen Teilnehmer B gerichtet einen Satz zur Situation und zeigt das passende Gefühl. B. benennt und imitiert das Gefühl, um empathisch zu wirken. (»Da warst du aber …«, Ou, du bist …«). Dann zeigt Teilnehmer B ein neues Gefühl für ein gegenüber C und sagt einen passenden Satz.

Beispiel:
Teilnehmer A sagt mit gestresst umherirrendem Blick »Morgen habe ich eine große Staatskundeprüfung und habe noch wenig gelernt.« Teilnehmer B reagiert mit leicht gestresster Mimik »Da bist du sicher voll gestresst.«

4.4 Mimisch-gestisches Darstellen von Gefühlen

Mannschaftswettbewerb: Gefühle darstellen und erkennen I

Material:
Infoblatt: Emotionen – Mimische Darstellung von Gefühlen (**M1I2**), Folie des Infoblatts, Hellraumprojektor, Kärtchen: Emotionen – Gefühlsbegriffe (**M1M5**)

Beschreibung:
Die Gruppe wird in zwei Mannschaften aufgeteilt. Jeder Jugendliche zieht drei Gefühlskärtchen, auf denen die Emotionen des Stimmungszeigers aufgeschrieben sind. In der Halbgruppe erarbeitet jeder Teilnehmer die mimisch-gestische Darstellung »seiner« Gefühle. Seine Mannschaft gibt ihm ein Feedback, damit die Darstellung möglichst genau ist. Im Anschluss werden die Gefühle der anderen Halbgruppe vorgeführt, die den richtigen Gefühlsbegriff erraten müssen. Die Darstellung wird vom Therapeuten mit ein bis zwei Punkten bewertet, für das Erraten gibt es einen Punkt. Während dieser Übung können die Teilnehmer fotografiert werden (▶ Kap. 4.4.3, Fotoalbum: Mimisch-gestische Darstellung von Gefühlen durch die Gruppenteilnehmer).

Mannschaftswettbewerb: Gefühle schnell darstellen

Material:
Kärtchen: Emotionen – Gefühlsbegriffe (**M1M5**)

Beschreibung:
Um die schnelle Darstellung von Gefühlen zu üben, kann wiederum ein Wettbewerb gestaltet werden, in dem es darum geht, welcher von zwei Partnern zuerst die geforderte Emotion gemäß Gefühlskärtchen mimisch darstellen kann. Die Spieler teilen sich in zwei Mannschaften auf und stellen sich in zwei Reihen, sodass stets zwei Teilnehmer gegeneinander antreten. Wer zuerst die Emotion darstellt, gibt seinem Team einen Punkt. Nun schließen die beiden vordersten Teilnehmer zuhinterst in der Reihe an, und die jetzt vorn stehenden Spieler dürfen gegeneinander antreten. Sollten die beiden vordersten eine nicht korrekte Antwort gegeben haben, dürfen alle anderen Teilnehmer eine Lösung rufen. Nach jeder Runde soll auf neue Gegner-Paarungen geachtet werden, was sich bei einer ungleichen Anzahl Teammitglieder von selbst ergibt oder sonst bewusst herbeigeführt werden muss.

Mannschaftswettbewerb: Gefühle darstellen und erkennen II

Material:
Infoblatt: Emotionen – Mimische Darstellung von Gefühlen (**M1I2**), Kärtchen: Emotionen – Gefühlsbegriffe (**M1M5**)

Beschreibung:
Das Spiel wird in der Halbgruppe durchgeführt. Die Spieler setzen sich in einen Kreis. In der Mitte liegen verdeckt Gefühlskärtchen, auf denen die Emotionen des

Stimmungszeigers aufgeschrieben sind. Der erste Spieler zieht für die anderen nicht sichtbar ein Gefühlskärtchen. Danach stellt er das gelesene Gefühl mimisch dar, und der nächste Spieler sollte das Gefühl benennen und imitieren. Anschließend zieht dieser Spieler ein neues Kärtchen und stellt das neue Gefühl mimisch dar. Für jeden korrekten Zwischenschritt (Benennen und Imitieren) erhält die jeweilige Halbgruppe einen Punkt.

Mannschaftswettbewerb: Emotionen weiterreichen I

Material:
Kärtchen: Emotionen – Gefühlsbegriffe (**M1M5**)

Beschreibung:
Das Spiel wird in der Halbgruppe durchgeführt. Die Spieler setzen sich mit geschlossenen Augen in einen Kreis. In der Mitte liegen verdeckt Gefühlskärtchen, auf denen die Emotionen des Stimmungszeigers aufgeschrieben sind. Der erste Spieler öffnet die Augen, nimmt ein Kärtchen und stellt dann dieses Gefühl mimisch-gestisch für den neben ihm stehenden Spieler dar, der nun ebenfalls die Augen geöffnet hat. Dieser stellt es wiederum für den neben ihm sitzenden Spieler dar, und so weiter. Es stellt sich nun die Frage, ob das vom letzten Spieler dargestellte Gefühl mit dem Gefühl, das vom ersten Spieler gelesen und dargestellt wurde, übereinstimmt. Jedes Gefühl, das korrekt die Runde gemacht hat, gibt fünf Punkte.

    Eine mögliche Vorübung: Ein Therapeut zieht die Konzentration der im Kreis stehenden oder sitzenden Gruppenteilnehmer auf sich. Er zeigt eine Emotion und derjenige, den er anblickt, muss sie sofort imitieren oder zurückspiegeln.

Spiel: Emotionen weiterreichen III (Blitzrunde)

Material:
Keines, evtl. Papier und Stifte

Beschreibung:
Eine Variation des eben beschriebenen Spiels: Im Plenum oder der Halbgruppe wird ein Gefühl in einer Blitzrunde mimisch weitergereicht. Der erste Spieler zeigt ein Gefühl nach freier Wahl und richtet es an seinen Nachbarn. Dieser benennt und imitiert das Gefühl (mimisches Spiegeln). Dann zeigt er ein neues Gefühl und gibt dieses wiederum an seinen Nachbarn weiter. Das Spiel soll auf Tempo gespielt werden. Wenn es den Teilnehmern schwerfällt, sich spontan ein Gefühl auszudenken, sollen sie sich zuvor welche auf ein Papier aufschreiben.

    Eine mögliche Vorübung dazu: Der Therapeut zieht die Konzentration der im Kreis stehenden oder sitzenden Gruppenteilnehmer auf sich. Er zeigt eine Emotion und derjenige, den er anblickt, muss sie sofort imitieren oder zurückspiegeln.

Brettspiel: Sich veränderte Gefühle

Material:
Infoblatt: Emotionen – Mimische Darstellung von Gefühlen (**M1I2**), Kärtchen: Emotionen – Sich verändernde Gefühle (**M1M6**), Spielbrett, Würfel, Handspiegel

Beschreibung:
Die Spieler sollen üben, dass Gefühle sich rasch im Verlauf einer Situation ändern können. Sie sollen diese Veränderungen selbst mimisch darstellen. Ganz wichtig ist, dass die mimischen Gefühle direkt ineinander übergehen und nicht dazwischen ein »neutrales« Gesicht gezeigt wird.

Das Spiel wird in der Halbgruppe durchgeführt. Der Spieler würfelt und zieht. Er zieht 1 Kärtchen, benennt zuerst den Gefühlsablauf und darf für jedes korrekt erkannte Gefühl 1 Feld vorrücken. Dann soll er die Gefühle auch mimisch darstellen und wirklich von einem Gefühl direkt ins nächste wechseln, ohne zuerst ein neutrales Gesicht zu machen. Dafür kann er nochmals für jedes Gefühl 1 Feld vorrücken. Als Zusatzregel dürfen die Mitspieler die Gefühlsveränderungen ebenfalls mimisch darstellen und entsprechend Felder vorrücken. Bei manchen Situationen gibt es verschiedene korrekte Ausgangs- und Endgefühle, da die Situationen verschiedene Gefühlsreaktionen zulassen.

Variante:
Da manche Teilnehmer diese Übung als sehr gekünstelt erleben, kann sie abgewandelt werden. Der Spieler erzählt die Situation so, als ob er sie erlebt habe. Beim Erzählen eines Erlebnisses spiegelt man das Gefühl wider, das man damals hatte (z. B. unsicher/gestresst – erleichtert).

Beispiel:
auf dem Kärtchen steht »Fatima öffnet den Brief vom Verkehrsamt, der mitteilt, ob sie die Fahrprüfung bestanden hat oder nicht. Im Brief liegt der neue Führerschein.« Der Spieler erzählt: »Gestern kam ein Brief vom Verkehrsamt. Mann, war ich nervös, als ich ihn öffnete. Phu, ich habe bestanden! Der Führerausweis lag im Umschlag.«

Rollenspiel: Sich verändernde Gefühle

Material:
Infoblatt: Emotionen – Mimische Darstellung von Gefühlen (**M1I2**), Kärtchen: Emotionen – Situationen zur Gefühlsveränderung (**M1M7**), Emotionen-Stimmungszeiger (**M1M1**)

Beschreibung:
In Halbgruppen werden kleine Rollenspiele erarbeitet. Anhand kurzer Situationsbeschreibungen wird geübt, wie eine Emotion sich innerhalb einer Situation verändert. Die Rollenspiele können anschließend der anderen Halbgruppe vorgespielt. Diese versucht zu erraten, wie sich die Protagonisten jewels gefühlt haben. Während

der Übung können die Teilnehmer fotografiert werden (siehe Fotoalbum: Mimisch-Gestische Darstellung von Gefühlen durch die Gruppenteilnehmer, ▶ Kap. 4.4.3).

Beispiel:
Gefühle: Veränderung von *glücklich* zu *frustriert*.
Situation: Ich freue mich aufs Kino, erhalte aber von meinem Freund eine telefonische Absage.

Mannschaftswettbewerb: Gefühle benennen – Mit einer Situation verbinden – darstellen

Material:
Infoblatt: Emotionen – Mimische Darstellung von Gefühlen (**M1I2**), Webber Fotos Cards (**M1M3**)

Beschreibung:
Bei dieser Übung geht es darum, die einzelnen Teilaspekte des Erkennens, Benennens und Darstellens miteinander zu verbinden. Die Spieler teilen sich in zwei Mannschaften auf. Die Aufgabe besteht darin, 1. das Gefühl, das auf einem Gefühlfoto dargestellt ist, zu erkennen und zu benennen. Dazu sollte 2. eine passende Situation genannt sowie 3. das Gefühl mimisch und gestisch dargestellt werden. Für jeden erfolgten Schritt erhält der Spieler einen Punkt für seine Mannschaft. Die anderen Spieler können Zusatzpunkte für die eigene Mannschaft gewinnen, indem sie nun das Gefühl ebenfalls darstellen. Pro Gefühlfoto kann die Mannschaft à vier Mitspieler somit sechs Punkte erarbeiten. Am Schluss wird anhand der Gesamtpunktezahl ermittelt, welche der beiden Halbgruppen mehr geübt hat.

Dieses Spiel wird idealerweise erst nach dem Besprechen der Themen »Benennen von Gefühlen« (▶ Kap. 4.2) und »Verbinden von Gefühlen und Situationen« (▶ Kap. 4.6) durchgeführt.

Repetition: Mimische Gemeinsamkeiten von Gefühlen

Material:
Infoblatt: Emotionen – Mimische Darstellung von Gefühlen (**M1I2**)

Beschreibung:
Es wird in der Halbgruppe gearbeitet. Der Therapeut fragt nach mimisch-gestischen Gemeinsamkeiten des Emotionsausdrucks. Die Teilnehmer sollen den mimischen Teil selbst machen und sich überlegen womit man es kombinieren kann.

- Bei welchen Gefühlen sind die Augen groß: überrascht – unsicher/ängstlich/erschreckt
- Bei welchen sind die Augen klein: fröhlich/glücklich – ärgerlich/wütend
- Bei welchen Gefühlen sind die Augenbrauen zusammengezogen: enttäuscht – ärgerlich/wütend – evtl. traurig – misstrauisch – evtl. neg. nachdenklich/besorgt

- Bei welchen Gefühlen sind die Augenbrauen hochgezogen: überrascht – unsicher/ängstlich/erschreckt
- Bei welchen Gefühlen zeigt der Mund nach unten: enttäuscht/traurig – enttäuscht/frustriert/beleidigt/ärgerlich/wütend – angeekelt – evtl. gelangweilt/müde
- Bei welchen Gefühlen zeigt der Mund nach oben: fröhlich – überrascht – stolz – erleichtert
- Bei welchen Gefühlen ist der Mund-Hals-Schulterbereich angespannt: stolz – ärgerlich/wütend – evtl. erschreckt.
- Bei welchen Gefühlen zeigt sich ein Winkel zwischen der Blickrichtung und der Richtung des Gesichts: misstrauisch – schadenfreudig

Fotoalbum: Mimisch-gestische Darstellung von Gefühlen durch die Gruppenteilnehmer

Material:
Infoblatt: Emotionen – Mimische Darstellung von Gefühlen (**M1I2**), Fotokamera (idealerweise Digitalkamera)

Beschreibung:
Gegen Ende des Moduls »Emotionen« werden die Teilnehmer fotografiert, wie sie verschiedene Gefühle darstellen. Mittels dieser Fotos wird ein Gruppenalbum über alle Gefühle des Stimmungszeigers zusammengestellt und an alle Teilnehmer verteilt. Die PowerPoint-Präsentation: Emotionsalbum (**M1M14**) ist ein Beispiel dafür. Die Fotos aller Gruppenteilnehmer können zum Beispiel auch gesammelt und nach Gefühlen sortiert in eine Power-Point-Präsentation eingefügt und dann für alle Gruppenmitglieder ausgedruckt werden. Fotos können zum Beispiel auch während des Mannschaftswettbewerbs: Gefühle darstellen und erkennen I (▶ Kap. 4.4.3) oder des Rollenspiels: Sich verändernde Gefühle (▶ Kap. 4.4.3) gemacht werden.

4.5 Gefühle und Stimme

Gefühle zeigen sich nicht nur in Gestik und Mimik, sondern auch in der Stimme. Diese Einheit widmet sich dem Erkennen und Darstellen von Emotionen in der Stimme mithilfe verschiedener Übungen und Spiele. Der Schwerpunkt liegt klar darauf, emotionale Informationen aus der Stimme herauszuhören. Es geht nicht primär darum, die Stimmen der Teilnehmer zu verändern. Die Stimme ist etwas sehr Persönliches und lässt sich nur schwer verändern. Die Teilnehmer sollen beim Versuch, selbst emotionale Informationen stimmlich auszudrücken, ein Bewusstsein dafür entwickeln, dass sie zum einen durch ihre Stimme Informationen senden, ob sie das wollen oder nicht, und es dadurch zum anderen Missverständnisse geben kann.

4.5.1 Informationsblätter

Infoblatt: Emotionen – Gefühle & Stimme ⊠

Material:
Kopien des Infoblatts für die Teilnehmenden (**M1I3**), Folie des Infoblatts, Hellraumprojektor, Video: Emotionen – Gefühle & Stimme, Videoabspielgerät

Beschreibung:
Dieses Infoblatt beschreibt, wie sich die Stimme je nach Gefühlsgruppe verändert. Hervorgehoben werden die Merkmale Tonfall, Sprechtempo und Lautstärke. Im Sinne des Systematisierens werden beim Tonfall vier Formen unterschieden: fragende Hebung am Satzende, gleichbleibender Tonfall, Senkung am Satzende oder wellenförmiger Tonfall. Das Sprechtempo wird in schnell, normal und langsam eingeteilt, bei einzelnen Gefühlsgruppen werden zusätzliche Formen (z. B. stockend) erwähnt. Die Lautstärke wird in laut, normal und leise gegliedert.

In kurzen Texten werden die stimmlichen Merkmale, die für das Erkennen und Darstellen jeder der zu lernenden Emotion wesentlich sind, beschrieben. Am Schluss befindet sich ein Schema aller stimmlicher Elemente und aller besprochener Emotionen, das schematisierend aufzeigt, wie die Elemente zusammenspielen. Damit können auch stimmliche Gemeinsamkeiten, die oft auch inhaltlich Sinn machen, aufgezeigt werden. So weisen zum Beispiel alle Emotionen, bei denen innerlich eine Frage vorhanden ist (Überraschung, Angst, Erschrecken), am Schluss die Fragehebung auf. Bei allen Gefühlen, bei denen die Person keine Energie hat und innerlich loslässt (Langeweile/Müdigkeit, Trauer, Erleichterung) sinkt die Stimme am Schluss ab. Oder man kann sich fragen, weshalb die Entschuldigung denselben wellenförmigen Tonfall aufweist, der zur Freude gehört. Es liegt daran, dass der freundliche Tonfall das Gegenüber in eine positive Stimmung versetzen soll, damit dieses die Entschuldigung annimmt. Jeder kennt die monoton ausgesprochenen Entschuldigungen, die wir als nicht echt und einfach dahergeredet erleben. Es können auch Bezüge zur Mimik (▶ Kap. 4.4.1, Infoblatt: Emotionen – Mimische Darstellung von Gefühlen) hergestellt werden: So wie sich die Stimme bei Ärger fest und gerade direkt aufs Gegenüber richtet, so ist auch der Blick direkt aufs gegenüber fokussiert.

Dieses Infoblatt zu lesen, eignet sich als Trainingsaufgabe.

Beispiel:
Enttäuscht, traurig
Bei traurigen Gefühlen senkt sich der Tonfall gegen das Satzende hin ab. So wie man »den Kopf hängen lässt«, hängt auch die Stimme durch. Das Sprechtempo ist langsam, schleppend. Es können längere Sprechpausen entstehen. Die Lautstärke ist gering, außer wenn man laut schluchzt.

4.5.2 Arbeits- und Protokollblätter

Arbeitsblatt: Emotionen – Gefühle & Stimme ⊠

Material:
Kopien des Arbeitsblatts für die Teilnehmenden (**M1A3**), Folie des Arbeitsblatts, Hellraumprojektor, Infoblatt: Emotionen – Gefühle & Stimme (**M1I3**)

Beschreibung:
Dieses Arbeitsblatt kann als eine Parallelform des zuvor beschriebenen Informationsblatts (**M1I3**) gesehen werden. Der Text ist derselbe, es hat sich jedoch eine vorgegebene Anzahl an Fehlern eingeschlichen, die es nun zu finden gilt. Der Fehlertext soll die Teilnehmer dazu anhalten, die Informationen genau zu lesen und bei Unsicherheit nochmals auf dem Infoblatt nachzusehen.
  Dieses Arbeitsblatt eignet sich als Trainingsaufgabe.

Arbeitsblatt & Spiel: Emotionen – Gefühle & Stimme ⊠

Material:
Kopien des Arbeitsblatts für die Teilnehmenden (**M1A4**), Folie des Arbeitsblatts, Hellraumprojektor, Infoblatt: Emotionen – Gefühle & Stimme (**M1I3**)

Beschreibung:
Die Teilnehmer sollen zusammen mit einer Bezugsperson das Erkennen von Emotionen in der Stimme üben. Dabei geht es darum, Unsinnsätze zuerst mit einem schon vorgegebenen Gefühl vorzulesen, während der Mitspieler dieses Gefühl erraten muss. Danach wird derselbe Satz nochmals mit einer Emotion eigener Wahl gelesen und erraten. In einem letzten Schritt soll auch ein eigener Unsinnsatz erfunden, gelesen und erraten werden. Teilnehmer und Bezugspersonen sollen sich mit dem Vorlesen und Raten abwechseln.
  Dieses Arbeitsblatt eignet sich als Trainingsaufgabe.

Beispiele:

- Der Rollladen tanzt russisch, nachdem er auf einer Leiter Kaffee gekocht hat
- Wolken streiten langsam, sobald sie im Spiegel das Meer gesehen haben.

Protokollblatt: Cambridge Mindreading Voice Battery (CAM-Voices)

Material:
Kopien des Protokollblatts (**M1P6**) für die Teilnehmenden, Folie des Protokollblatts, CAM-Voices (**M1M4**), Beamer, Hellraumprojektor

Beschreibung:
Das Protokollblatt wird für die Übung mit den CAM-Filmsequenzen, wie in Kapitel 4.5.3 beschrieben, benötigt.

4.5.3 Übungen und Spiele

Ton-Übung: Stimmliche Darstellung von Gefühlen mittlels korrekter & Unsinnsätzen

Material:
Kärtchen: Emotionen – Korrekte Sätze (**M1M9**), Kärtchen: Emotionen – Unsinnsätze (**M1M10**), Infoblatt: Emotionen – Gefühle & Stimme (**M1I3**), 22 Video-Sequenzen: Emotionen – Gefühle & Stimme, Folie des Arbeitsblatts, Hellraumprojektor, Tonabspielgerät (z. B. Computer)

Beschreibung:
Auf den Audiodateien sind inhaltlich korrekte und semantische Unsinnsätze zu hören und drücken gleichzeitig ein Gefühl aus. Jede Gefühlsgruppe gemäß Infoblatt (**M1I3**) wird durch einen korrekten und einen unsinnigen Satz dargestellt. Es sind ausschließlich Tondateien, sodass die Teilnehmer die Emotionen anhand der Stimme erkennen müssen. Anschließend werden die Tondateien in der Halbgruppe nochmals abgespielt, nach jedem Satz zur Analyse angehalten und gemeinsam herausgehört, welche Merkmale für welchen Gefühlsausdruck typisch sind. Danach kann jeweils der entsprechende Abschnitt des Infoblatts: Emotionen – Gefühle & Stimme (**M1I3**) gelesen werden (▶ Kap. 4.5.1).

Übung: Cambridge Mindreading Voice Battery (CAM-Voices)

Material:
CAM-Voices (**M1M4**), Kopien des Protokollblatts: Emotionen – CAM-Stimme-ÜBUNG (**M1P6**) für die Teilnehmenden, Folie des Protokollblatts, Beamer, Hellraumprojektor

Beschreibung:
Der Vorteil der CAM-Voices liegt darin, dass es sich um ganz kurze Filmsequenzen mit Sätzen in englischer Sprache handelt. Da die wenigsten Teilnehmer sehr gut Englisch verstehen werden, müssen sie die emotionale Information aus der Stimme heraushören.

1. Zur Vorbereitung laden die Therapeuten die Cambridge Mindreading Voice Battery von Golan et al. (2006) von der Homepage (siehe **M1M4**) herunter: https://www.autismresearchcentre.com/tests/cambridge-mindreading-cam-face-voice-battery/
2. In einem nächsten Schritt werden die emotionalen Bezeichnungen der Filmsequenzen am besten mit den deutschen Begriffen versehen, wie sie bei KOMPASS verwendet werden (siehe Übersicht A auf **M1M4**). Es wurde darauf geachtet, dass zu jeder Gefühlsgruppe zwei bis drei Filmsequenzen vorhanden sind. Dieser Schritt erleichtert es den Therapeuten mit den Filmen zu arbeiten, er kann aber auch ausgelassen werden.

3. Schließlich müssen die Filmsequenzen noch gemischt und nummeriert werden (siehe Übersicht B auf **M1M4**), damit zum einen die Teilnehmer die Gefühlsbegriffe bei der Beamer-Präsentation nicht lesen können und zum anderen ihre Reihenfolge zu der auf dem Protokollblatt passt.

Mannschaftswettbewerb: Erkennen von stimmlichen emotionalen Informationen

Material:
Evtl. Kärtchen: Emotionen – Unsinnsätze (**M1M10**)

Beschreibung:
Die Spieler teilen sich in zwei Mannschaften auf und stellen sich in zwei Reihen, sodass stets zwei Teilnehmer gegeneinander antreten. Die Therapeuten sprechen einen Unsinnsatz (z. B. gemäß **M1M10**) mit einem bestimmten emotionalen Ausdruck. Idealerweise dreht der sprechende Therapeut der Gruppe den Rücken zu, da er es kaum verhindern können wird, auch mimische Informationen zu geben. Wer zuerst einen korrekten Begriff zum stimmlich dargestellten Gefühl nennt, gibt seinem Team einen Punkt. Nun schließen die beiden vordersten Teilnehmer zuhinterst in der Reihe an, und die beiden neu zuvorderst stehenden dürfen gegeneinander antreten. Sollten die beiden vorderen Spieler keine korrekte Antwort gegeben haben, dürfen alle anderen Teilnehmer eine Lösung rufen. Nach jeder Runde soll auf neue Gegner-Paarungen geachtet werden, was sich bei einer ungleichen Anzahl Teammitglieder von selbst ergibt oder sonst bewusst herbeigeführt werden muss.

Variante:
Das Spiel kann auch als Einzelübung durchgeführt werden, indem jeder Teilnehmer die Begriffe auf ein Blatt notiert.

Übung: Stimmlich interpretierte Sätze

Material:
Kärtchen: Emotionen – Stimmlich interpretierte Sätze (**M1M11**), Infoblatt: Emotionen – Gefühle & Stimme (**M1I3**), Folie des Infoblatts, Hellraumprojektor

Beschreibung:
Um die Teilnehmer mit dem emotionalen Inhalt der Stimme vertraut zu machen, sprechen die Therapeuten wiederholt denselben Satz vor und lassen die Teilnehmer das passende Gefühl dazu erraten. Danach üben die Teilnehmer das Ausdrücken von Gefühlen durch Summen: Das heißt, sie versuchen, innerlich Sätze summend mit verschiedenen Gefühlen zu intonieren. Im nächsten Schritt sprechen die Teilnehmer Sätze in verschiedenen Emotionen vor. Diese Übungen verdeutlichen, dass bei einem Satz nicht nur auf den Inhalt geachtet werden muss, sondern auch auf die Art, *wie* er ausgesprochen wird. Die Teilnehmer können sich dabei am Schema des Infoblatts: Emotionen – Gefühle & Stimme (**M1I3**) orientieren (▶ Kap. 4.5.1).

Beispiel:
Der Satz »Wo ist Franz?« wird in folgenden Gefühlsqualitäten gesprochen: ängstlich, ärgerlich, erstaunt, spielerisch-fröhlich.

Brettspiel: Stimmliche Darstellung von Gefühlen mittels korrekter Sätze

Material:
Brettspiel (z. B. Leiterspiel, Eile mit Weile), Würfel, Kärtchen: Emotionen – Korrekte Sätze (**M1M9**), Kärtchen: Emotionen – Gefühlskärtchen (**M1M5**), A3-Kopie der Tabelle des Infoblatt: Emotionen – Gefühle & Stimme (**M1I3**)

Beschreibung:
Bei diesem Spiel in der Halbgruppe werden das stimmliche Erkennen und Darstellen von Gefühlen geübt. Es wird der Reihe nach gewürfelt. Zuerst wird die gewürfelte Zahl gelaufen, was ein Zufallselement in das Spiel bringt. Danach zieht der Spieler ein Kärtchen mit einem Satz und liest den Satz der passenden Gefühlsqualität vor. Wenn der Therapeut mit der stimmlichen Darstellung zufrieden ist, darf der Teilnehmer vier Felder vorrücken. Als Hilfestellung liest der Therapeut den Satz modellhaft vor und der Spieler imitiert ihn. Die Mitspieler, die den Satz stimmlich korrekt wiederholen, dürfen zwei Felder vorrücken.

Beispiel:
Ein Teilnehmer zieht das Gefühlskärtchen mit dem Begriff »*traurig*«.
Die Aufgabe besteht darin, den gezogenen Satz »Der Hund von meinen Eltern ist schwer krank. Vielleicht wird er nicht mehr gesund. Ich habe ihn sehr gern. Es war immer lustig, wenn ich mit ihm spazieren gegangen bin.« mit einer traurigen Stimme zu lesen.

Brettspiel: Stimmliche Darstellung von Gefühlen mittels Unsinnsätzen

Material:
Brettspiel (z. B. Leiterspiel, Eile mit Weile), Würfel, Kärtchen: Emotionen – Unsinnsätze (**M1M10**), Kärtchen: Emotionen – Gefühlsbegriffe (**M1M5**), A3-Kopie der Tabelle des Infoblatt: Emotionen – Gefühle & Stimme (**M1I3**)

Beschreibung:
Bei diesem Spiel in der Halbgruppe werden das stimmliche Erkennen und Darstellen von Gefühlen geübt. Es wird der Reihe nach gewürfelt. Zuerst wird die gewürfelte Zahl gelaufen, was ein Zufallselement in das Spiel bringt. Danach zieht der Spieler einen Unsinnsatz von einem Stapel und legt ihn offen hin. Von einem zweiten Stapel zieht er verdeckt ein Gefühlskärtchen und liest nun den Unsinnsatz in dieser Gefühlsqualität vor – vier Felder darf er dafür vorrücken. Wer sich weigert, muss vier Felder zurück. Der Mitspieler, der als Erster das richtige Gefühl heraushört, darf zwei Felder vorrücken. Wenn nach zweimaligem Lesen kein Mitspieler die richtige Emotion errät, hilft der Therapeut. Als letzte Hilfestellung liest er den Satz modellhaft vor, und der Spieler imitiert ihn.

Beispiel:
Ein Teilnehmer zieht das Gefühlskärtchen mit dem Begriff »*traurig*«.
Die Aufgabe besteht darin, den gezogenen Unsinnsatz »Das Syndrom aspergert mich, wenn die Katze auf dem Kamin zeichnet.« mit einer traurigen Stimme zu lesen.

Variante:
Wenn es für die Spieler zu schwierig ist, den Satz stimmlich zu interpretieren, kann jeweils der Therapeut den Satz vorlesen und der Spieler, der gerade gewürfelt hat, soll das Gefühl heraushören und zwei Felder vorrücken. Jeder Spieler, der es wagt, den Satz selbst auch stimmlich zu interpretieren, könnte dann ebenfalls zwei Felder vorrücken.

4.6 Verbinden von Gefühlen und Situationen: Konventionelle und persönliche Verbindungen

»*Wir haben gerade die Lateinprüfung zurückbekommen. Gute Noten lösen bei mir ein großes Glücksgefühl aus*« (Schneebeli 2009, S. 57).

Bei Menschen mit einer Autismus-Spektrum-Störung ist es wichtig, konventionelle von persönlichen Verbindungen zwischen Situationen und Emotionen zu unterscheiden. Die Teilnehmenden lernen, ihre eigenen Gefühlsreaktionen auf Situationen wahrzunehmen. Gleichzeitig sollen sie erfahren, wie die meisten ihrer Mitmenschen auf bestimmte Ereignisse emotional reagieren. Es kann sein, dass sich das persönliche Erleben mit der konventionellen Reaktion deckt oder sich unterscheidet: Zum Beispiel erleben Menschen mit einer autistischen Störung manchmal Stress und Unbehagen vor ihrem Geburtstag, da sie die Ungewissheit, was sich im eingepackten Geschenk verbergen wird, kaum aushalten. Die meisten Menschen jedoch empfinden in derselben Situation Vorfreude. Die konventionellen Gefühlsreaktionen auf bestimmte Situationen lernen, erleichtert die Interpretation des sozioemotionalen Geschehens. Ein zusätzlicher Fokus wird daraufgelegt, das Bewusstsein der Teilnehmer für das emotionale Erleben der Familienangehörigen zu schärfen.

4.6.1 Informationsblätter

Infoblatt: Emotionen – Beschreibungen von Gefühlen ⊠

Material:
Kopien des Infoblatts für die Teilnehmenden (**M1I1**), Folie des Infoblatts, Hellraumprojektor

Beschreibung:
Das Infoblatt kann an dieser Stelle als Erinnerungsstütze dienen (▶ Kap. 4.2.1).

4.6.2 Arbeits- und Protokollblätter

Arbeitsblatt: Emotionen – Gefühle & Situationen I ⊠

Material:
Kopien des Arbeitsblatts für die Teilnehmenden (**M1A5**), Folie des Arbeitsblatts, Hellraumprojektor

Beschreibung:
Die Aufgabe besteht darin, die in der er/sie-Form gehaltenen Sätze auf dem Arbeitsblatt zu lesen und dann aufzuschreiben, welches Gefühl die Hauptperson gerade erlebt. Es geht also um das Einüben der konventionellen Verbindungen zwischen Situationen und Gefühlen.

Beispiel:
Ein Satz des Arbeitsblatts lautet: »Eine Freundin sagt Tanja, dass ihr das neue T-Shirt überhaupt nicht steht.«
Eine mögliche Antwort auf die Frage, wie sich Tanja fühlt, ist: *beleidigt*.

Arbeitsblatt: Emotionen – Gefühle & Situationen II ⊠

Material:
Kopien des Arbeitsblatts für die Teilnehmenden (**M1A6**), Folie des Arbeitsblatts, Hellraumprojektor

Beschreibung:
Die Aufgabe besteht darin, die in der Ich-Form gehaltenen Sätze auf dem Arbeitsblatt zu lesen und dann aufzuschreiben, welches Gefühl der Teilnehmer selbst in dieser Situation hypothetisch erleben würde. Es geht dieses Mal um das Einüben der persönlichen Verbindungen zwischen Situationen und Gefühlen.

Beispiel:
Ein Satz des Arbeitsblatts lautet: » Die Ausbildnerin fragt vor allen Mitschülern oder Mitarbeitenden nach einer Lösung für ein anstehendes Problem, und ich weiß nicht, was ich sagen soll.«
Eine mögliche Antwort auf die Frage, wie ich mich fühle, lautet: *unsicher oder Es ist mir peinlich*.

Arbeitsblatt: Emotionen – Gefühle in der Familie: Meine Gefühle – Deine Gefühle ⊗

Material:
Kopien des Arbeitsblatts für die Teilnehmer (**M1A7**), Folie des Arbeitsblatts, Hellraumprojektor

Beschreibung:
Im Unterschied zu den beiden vorherigen Arbeitsblättern wird dieses Mal nicht eine Situation vorgegeben, sondern ein Gefühl. Zudem soll der Teilnehmer sich mit seinen Bezugspersonen auseinandersetzen, über sie und ihr Gefühlsleben nachdenken. Eltern berichten immer wieder, dass ihre von Autismus-Spektrum-Störungen betroffenen Kinder sich nicht für ihre Gefühle und diejenigen der Geschwister interessieren oder diese falsch einschätzen.

In diesem Arbeitsblatt werden zu allen Gefühlsbegriffen des Stimmungszeigers angefangene Sätze vorgegeben, die der Teilnehmer beenden muss. Für jedes Gefühl soll eine Situation beschrieben werden, in welcher der Teilnehmer das entsprechende Gefühl erlebt. Zudem soll eine Situation notiert werden, in welcher ein Familienmitglied (z. B. der Vater) das entsprechende Gefühl erlebt. Der Teilnehmer wird aufgefordert, bei den entsprechenden Familienmitgliedern nachzufragen, sollte er keine mögliche Antwort wissen.

Beispiele:

- Ich bin fröhlich, wenn ich ...
- Meine Schwester ist fröhlich, wenn sie ...

4.6.3 Übungen und Spiele

Einführung: Gefühle und Situationen

Material:
Kopien des Infoblatts: Emotionen – Beschreibungen von Gefühlen (**M1I1**), Folien von Fotos von sozio-emotionalen Situationen (**M1M3**), Hellraumprojektor

Beschreibung:
Anhand verschiedener Abbildungen von sozio-emotionalen Situationen mit einem Protagonisten oder mehreren wird besprochen, wie sich diese fühlen und was motivational passiert ist.

Es wird auf die Differenzierung von konventionellen und persönlichen Verbindungen zwischen Situationen und Emotionen verwiesen und das Beispiel mit dem Geburtstagsgeschenk (▶ Kap. 4.6) angefügt. Danach werden noch weitere Beispiele gesammelt. Es wird verdeutlicht, dass es helfen kann, eine sozio-emotionale Situation zu interpretieren, wenn man eine Vorstellung über die konventionellen Verbindungen hat. Wer sich seiner eigenen Gefühlsreaktion bewusst ist, kann entsprechend Missverständnisse vermeiden.

Mannschaftswettbewerb: Gefühle – Situationen I

Material:
Kärtchen: Emotionen – Situationen (**M1M12**)

Beschreibung:
Die Spieler teilen sich in zwei Mannschaften auf und stellen sich in zwei Reihen auf, sodass stets zwei Teilnehmer gegeneinander antreten. Die Aufgabe besteht darin, möglichst schnell das Gefühl zu benennen, welches zu der Spielsituation passt, die der Spielleiter vorliest (**M1M2**) oder spontan erfindet. Wer zuerst die Emotion nennt, gibt seinem Team einen Punkt. Nun schließen die beiden vordersten Teilnehmer zuhinterst in der Reihe an, und die beiden jetzt vorn stehenden Spieler dürfen gegeneinander antreten. Sollten die Spieler keine korrekte Antwort gegeben haben, dürfen alle anderen Teilnehmer eine Lösung rufen. Nach jeder Runde soll auf neue Gegner-Paarungen geachtet werden, was sich bei einer ungleichen Anzahl Teammitglieder von selbst ergibt oder sonst bewusst herbeigeführt werden muss.

Beispiel:
Die Situation lautet: »Mein Onkel erzählt dieselbe Geschichte zum 10. Mal.«
Eine mögliche Antwort auf die Frage, wie ich mich fühle, lautet: *gelangweilt*.

Variante:
Das Spiel kann auch als Einzelübung durchgeführt werden, indem jeder Teilnehmer die Gefühlsbegriffe auf ein Blatt notiert.

Mannschaftswettbewerb: Gefühle – Situationen II

Material:
Kärtchen: Emotionen – Gefühlsbegriffe (**M1M5**), Stoppuhr

Beschreibung:
Es wird in den Halbgruppen gegeneinander gespielt. Aufgabe besteht darin, möglichst schnell eine Situation (je nach Abmachung konventionelle oder persönliche Verbindung) zu nennen, welche zu dem vom Spielleiter genannten Gefühl (gemäß den Gefühlskärtchen) passt. Nach einer vorher festgelegten Zeitspanne wird gestoppt, und die beiden Teams zählen die bearbeiteten Begriffe (evtl. Kärtchen).

Beispiel:
Das Gefühl lautet »peinlich«. Eine mögliche Situation wäre: *Jemand sagt mir, dass ich den Hosenschlitz offen habe.*

Variante:
Das Spiel kann auch als Einzelübung durchgeführt werden, indem jeder Teilnehmer jeweils eine passende emotionale Situation auf ein Blatt notiert.

4.6 Verbinden von Gefühlen und Situationen

Memory: Gefühle – Situationen I

Material:
Kärtchen: Emotionen – Gefühlsbegriffe (**M1M5**), Kärtchen: Emotionen – Situationen (**M1M12**)

Beschreibung:
Das Spiel wird bevorzugt in der Halbgruppe gespielt. Das Gefühle-Situationen-Memory beinhaltet beliebig viele Kärtchen je nach Anzahl der Spieler und dem Schweregrad, bei welchem jeweils ein Situations- und ein Gefühlskärtchen ein Paar bilden. Die beiden Kärtchen-Typen sollten sich zum Beispiel farblich unterscheiden.

Beispiel:
Ein Paar des Gefühle-Situationen-Memory bilden der Satz *Der Lehrer lobt den Vortrag* (Situationskärtchen) und das Gefühl *Stolz* (Gefühlskärtchen).

Memory: Gefühle – Situationen II

Material:
Kärtchen: Emotionen – Situationen (**M1M12**)

Beschreibung:
In einer Variation des zuvor beschriebenen Spiels, das auch besser in der Halbgruppe gespielt wird, bilden nicht mehr eine Situation und ein Gefühl ein Paar, sondern zwei Situationen. Es wird vereinbart, ob nach konventionellen oder persönlichen Passungen gesucht wird. Der Spieler muss sich also vorstellen, wie er oder sonst eine Person sich in den beiden Situationen fühlen würde, und ob es sich dabei um das gleiche Gefühl handelt oder nicht.

Beispiel:
Ein Paar des Gefühle-Situationen-Memory bilden der Satz *Der Lehrer lobt den Vortrag* und der Satz *Ich habe es im Computerspiel auf das nächste Level geschafft*.

Mannschaftswettbewerb: Gefühle benennen – Mit einer Situation verbinden – darstellen

Material:
Webber Foto Cards (**M1M3**), Handspiegel

Beschreibung:
Bei dieser Übung geht es darum, die einzelnen Teilaspekte des Erkennens, Benennens und Darstellens miteinander zu verbinden. Die Spieler teilen sich in zwei Mannschaften auf. Die Aufgabe besteht darin, 1. das Gefühl, das auf einem Gefühlfoto dargestellt ist, zu erkennen und zu benennen. Dazu sollte 2. eine passende Situation genannt sowie 3. das Gefühl mimisch und gestisch dargestellt werden. Für jeden

erfolgreichen Schritt steuert der Spieler einen Punkt für seine Mannschaft bei. Die anderen Spieler können Zusatzpunkte für ihre Mannschaft gewinnen, indem sie nun das Gefühl ebenfalls darstellen. Pro Gefühlfoto kann die Mannschaft à vier Personen somit sechs Punkte erarbeiten. Am Schluss wird durch die Gesamtpunktezahl ermittelt, welche der beiden Halbgruppen mehr geübt hat.

Dieses Spiel wird idealerweise erst gespielt, nachdem die Themen »Benennen von Gefühlen« (▶ Kap. 4.2) und »Erkennen von mimisch-gestischen Darstellungen von Gefühlen« (▶ Kap. 4.3) besprochen wurden.

4.7 Typisches Reagieren auf Gefühle

> »Ich konnte mal wieder einmal nicht die emotionalen Freuden mit den anderen teilen« (Schneebeli 2009, S. 48).

Menschen mit einer Autismus-Spektrum-Störung wissen oftmals nicht, wie sie angemessen auf den Gefühlsausdruck ihres Gegenübers reagieren können und sollen, um nicht als gefühlskalt, uninteressiert oder unsympathisch erlebt zu werden.

4.7.1 Informationsblätter

Infoblatt: Emotionen – Typisches Reagieren auf Gefühle ⊠

Material:
Kopien des Infoblatts für die Teilnehmenden (**M1I4**), Folie des Infoblatts, Hellraumprojektor

Beschreibung:
In diesem Informationsblatt werden die Grundregeln erklärt, wie auf einen Gefühlsausdruck reagiert wird. Neben den zehn bereits gelernten Gefühlsgruppen sind die Gedanken des Gegenübers zusammenfassend dargestellt und das vom Gegenüber erwartete Verhalten (u. a. Mimik, Verbalisierungen, Körpersprache) ist beschrieben. Dabei wird auch auf Geschlechtsunterschiede verwiesen.

Da das Reagieren auf die Gefühle anderer ein komplexes Geschehen darstellt, wurde ein einfaches Reaktionsschema angeordnet, welches als Grundlage dient und dann variiert werden kann:

1. Zuerst soll Blickkontakt hergestellt werden, der immer mal wieder erneuert wird.
2. Dann sollen der verstandene Gefühlsinhalt und der Kontext im Sinne von Spiegeln verbalisiert werden (z. B. »Das macht Dich ganz schön traurig, wenn Du hörst, dass Dein bester Freund wegzieht.«).

3. Danach ist das aktive Zuhören wichtig, das durch unspezifische verbale (z. B. »Ehem«, »Na, so was«) und nonverbale (z. B. leichtes Kopfnicken) Signale angezeigt wird.
4. Nach einiger Zeit kann konkret nachgefragt werden, was passiert ist, und gegebenenfalls ein Ratschlag gegeben werden.

Bisher wurde die Erfahrung gemacht, dass die Teilnehmer häufig schnell von eigenen Erfahrungen berichten oder sehr früh (gut gemeinte) Ratschläge erteilen. Indem sie sich dieses Schema vergegenwärtigen, sollen sie lernen, sich für ihr Gegenüber zu interessieren und dieses Interesse auch dem Gegenüber wahrnehmbar zu zeigen. Im Rollenspiel sowie im Verlauf bei spontanen Interaktionen wird diese Kompetenz geübt. Der Zeiger: Reagieren auf Gefühle (▶ Kap. 4.7.3) wird ihnen dabei helfen, die Phase des aktiven Zuhörens einzufügen.
Dieses Infoblatt zu lesen, eignet sich als Trainingsaufgabe.

Beispiel:
Glücklich, fröhlich, zufrieden, stolz und positiv überrascht
Gedanken des anderen: Das Gegenüber erwartet, dass man sich auch freut. Wenn man das nicht macht, meint er, man würde es ihm nicht gönnen und sei vielleicht neidisch.
Eigenes Verhalten: Man sollte auch lachen oder lächeln, dem anderen immer mal wieder in die Augen blicken, vielleicht etwas mit dem Kopf nicken und das Gegenüber in seinen Gefühlen bestätigen (z. B. »Ja, kann ich verstehen, dass Du so zufrieden bist.«). Man darf sich dafür interessieren, was zu diesem guten Gefühlszustand beigetragen hat.

4.7.2 Arbeits- und Protokollblätter

Arbeitsblatt: Emotionen – Reagieren auf Gefühle ☒

Material:
Kopien des Arbeitsblatts für die Teilnehmenden (**M1A8**), Folie des Arbeitsblatts, Hellraumprojektor

Beschreibung:
Im Arbeitsblatt wird kurz eine Situation dargestellt. Aufgabe des Teilnehmers ist es, zu notieren, wie er darauf verbal reagieren könnte, indem er das Gefühl und den Kontext aufnimmt (Schritt 2 des Reaktionsschemas ▶ Kap. 4.7.1) und spiegelt. Es kann noch eine weiterführende Frage aufgeschrieben werden (Schritt 4).

Beispiel:
Ein Satz des Arbeitsblatts lautet: »Mein Klassenkamerad freut sich riesig über seine erste gute Note in Geometrie.«
Eine mögliche Reaktion, welche die beschriebenen Elemente beinhaltet, lautet: »Mann, da bist Du aber stolz darauf! Das freut mich für Dich. Hast Du viel geübt?«

4.7.3 Übungen und Spiele

Einführung: Reagieren auf Gefühle

Material:
Infoblatt: Emotionen – Typisches Reagieren auf Gefühle (**M1I4**), Folie des Infoblatts, Hellraumprojektor

Beschreibung:
Die beiden Therapeuten spielen eine Situation vor, in welcher die eine Person emotional betroffen ist und die andere darauf reagiert. Im Plenum wird diskutiert, was die eine Person (Zuhörender) gemacht hat, und wie es die andere Person (gefühlsmäßig Betroffener) erlebt hat. So werden die wesentlichen Schritte, wie man auf ein wahrgenommenes Gefühl reagieren kann, erarbeitet.

Beispiel:
Der Therapeut sagt: »Mein bester und einziger Kollege zieht weg.«

Rollenspiel: Reagieren auf Gefühle I

Material:
Liste mit emotionalen Situationen (z. B. aus dem Arbeitsblatt: Emotionen – Reagieren auf Gefühle, **M1A8**), Folie des Infoblatts: Emotionen – Typisches Reagieren auf Gefühle (**M1I4**), Zeiger: Reagieren auf Gefühle (**M1M13**), Hellraumprojektor

Beschreibung:
Ein Therapeut spielt eine Situation mit einer bestimmten Gefühlsqualität vor und zwei Teilnehmersollen darauf reagieren, gecoacht durch den zweiten Therapeuten. Sie sollen sich dabei am Reaktionsschema orientieren (vergl. Infoblatt: Emotionen – Typisches Reagieren auf Gefühle). Auch der Zeiger: Reagieren auf Gefühle (▶ Kap. 4.7.3) hilft ihnen, da er den nächsten Schritt anzeigt. Die Übung kann einmal gemacht werden bevor das Informationsblatt (▶ Kap. 4.7.1) besprochen wird und dann danach, um den Unterschied für die emotional betroffene Person herauszuarbeiten.

Rollenspiel: Reagieren auf Gefühle II

Material:
Liste mit emotionalen Situationen (z. B. aus dem Arbeitsblatt: Emotionen – Reagieren auf Gefühle, **M1A8**), Folie des Infoblatts: Emotionen – Typisches Reagieren auf Gefühle (**M1I4**), Zeiger: Reagieren auf Gefühle (**M1M13**), Hellraumprojektor

Beschreibung:
Die Gruppe wird in Halbgruppen aufgeteilt. In dem Rollenspiel spielt ein Teilnehmer den emotional Betroffenen (z. B. gemäß Arbeitsblatt: Emotionen – Reagieren

auf Gefühle, ▶ Kap. 4.7.2) und ein anderer reagiert darauf einfühlend gemäß dem Reaktionsschema (vgl. Infoblatt: Emotionen – Typisches Reagieren auf Gefühle, ▶ Kap. 4.7.1). Der Zeiger: Reagieren auf Gefühle (▶ Kap. 4.7.3) dient zur Unterstützung.

Beispiel:
Ein Teilnehmer in der Rolle des großen Bruders sagt: »Morgen ist die Fahrprüfung. Ich glaube, ich schaffe es nicht.« Der andere reagiert mit: »Da bist Du wohl ganz schön nervös.« Danach entwickelt sich das Gespräch hin und her weiter.

Zeiger: Reagieren auf Gefühle

Material:
Zeiger: Reagieren auf Gefühle (**M1M13**)

Beschreibung:
Die Therapeuten bereiten den Zeiger anhand der Bastelanleitung vor. Er soll den Teilnehmern als Erinnerungsstütze dienen, damit sie den Gefühlssatz nicht vergessen und die Phase des aktiven Zuhörens nicht auslassen oder zu sehr kürzen.

4.8 Verzeichnis der Übungen in Kapitel 4

Stimmungszeiger (M1M1)	109
Handspiegel und Wandspiegel	110
Bildliche Darstellungen von Gefühlen	110
Übung: Einleitender Überblick über die Gefühlsgruppe	110
Infoblatt: Emotionen – Beschreibungen von Gefühlen ⊠	111
Arbeitsblatt: Emotionen – Gefühle bennen ⊠	112
Beobachtungsprotokoll: Emotionen – Einsatz des Stimmungszeigers ⊠	112
Übung: Gefühle anhand des Stimmungszeigers besprechen	113
Mannschaftswettbewerb: Emotionen & Definitionen	113
Infoblatt: Emotionen – Mimische Darstellung von Gefühlen ⊠	114
Infoblatt: Emotionen – Beschreibungen von Gefühlen ⊠	114
Arbeitsblatt: Emotionen – Mimische Darstellung von Gefühlen ⊠	115
Protokollblatt: Emotionen – Computer-Training ⊠	115
Protokollblatt: Emotionen – FEFA-Test ⊠	115
Protokollblatt: Emotionen – CAM – Gesichter – Übung	116
Einführung: Gefühlsdifferenzierung anhand von Fotos	117
Mannschaftswettbewerb: Erkennen von Gefühlen I	118
Mannschaftswettbewerb: Erkennen von Gefühlen II	119
Mannschaftswettbewerb: Erkennen von Gefühlen III	119

Mannschaftswettbewerb: Erkennen von Gefühlen IV	120
Mannschaftswettbewerb: Erkennen von Gefühlen V	121
Memory: Erkennen von Gefühlen	121
Übung: Computerprogramm FEFA ⊠	121
Übung: Computerprogramm Mindreading ⊠	122
Übung: Computerprogramm Schatzsuche	122
Übung: Cambridge Mindreading Face Battery (CAM-Faces)	123
Repetition: Mimische Gemeinsamkeiten von Gefühlen	123
Infoblatt: Emotionen – Beschreibungen von Gefühlen ⊠	125
Infoblatt: Emotionen – Mimische Darstellung von Gefühlen ⊠	125
Arbeitsblatt: Emotionen – Mimische Darstellung von Gefühlen ⊠	126
Protokollblatt: Emotionen – Mimische Darstellung von Gefühlen ⊠	126
Aufwärm-Übung: Gesichts-Stretching	126
Einführung: Darstellen von Gefühlen	127
Übung: Darstellen von Gefühlen	127
Übung: Situationale Emotionen während des Erzählens	127
Übung: Situationale Emotionen an ein Gegenüber richten und spiegeln	128
Mannschaftswettbewerb: Gefühle darstellen und erkennen I	129
Mannschaftswettbewerb: Gefühle schnell darstellen	129
Mannschaftswettbewerb: Gefühle darstellen und erkennen II	129
Mannschaftswettbewerb: Emotionen weiterreichen I	130
Spiel: Emotionen weiterreichen III (Blitzrunde)	130
Brettspiel: Sich veränderte Gefühle	131
Rollenspiel: Sich verändernde Gefühle	131
Mannschaftswettbewerb: Gefühle benennen – Mit einer Situation verbinden – darstellen	132
Repetition: Mimische Gemeinsamkeiten von Gefühlen	132
Fotoalbum: Mimisch-gestische Darstellung von Gefühlen durch die Gruppenteilnehmer	133
Infoblatt: Emotionen – Gefühle & Stimme ⊠	134
Arbeitsblatt: Emotionen – Gefühle & Stimme ⊠	135
Arbeitsblatt & Spiel: Emotionen – Gefühle & Stimme ⊠	135
Protokollblatt: Cambridge Mindreading Voice Battery (CAM-Voices)	135
Ton-Übung: Stimmliche Darstellung von Gefühlen mittels korrekter & Unsinnsätzen	136
Übung: Cambridge Mindreading Voice Battery (CAM-Voices)	136
Mannschaftswettbewerb: Erkennen von stimmlichen emotionalen Informationen	137
Übung: Stimmlich interpretierte Sätze	137
Brettspiel: Stimmliche Darstellung von Gefühlen mittels korrekter Sätze	138
Brettspiel: Stimmliche Darstellung von Gefühlen mittels Unsinnsätzen	138
Infoblatt: Emotionen – Beschreibungen von Gefühlen ⊠	139
Arbeitsblatt: Emotionen – Gefühle & Situationen I ⊠	140
Arbeitsblatt: Emotionen – Gefühle & Situationen II ⊠	140
Arbeitsblatt: Emotionen – Gefühle in der Familie: Meine Gefühle – Deine Gefühle ⊠	141

4.8 Verzeichnis der Übungen in Kapitel 4

Einführung: Gefühle und Situationen	141
Mannschaftswettbewerb: Gefühle – Situationen I	142
Mannschaftswettbewerb: Gefühle – Situationen II	142
Memory: Gefühle – Situationen I	143
Memory: Gefühle – Situationen II	143
Mannschaftswettbewerb: Gefühle benennen – Mit einer Situation verbinden – darstellen	143
Infoblatt: Emotionen – Typisches Reagieren auf Gefühle ⊠	144
Arbeitsblatt: Emotionen – Reagieren auf Gefühle ⊠	145
Einführung: Reagieren auf Gefühle	146
Rollenspiel: Reagieren auf Gefühle I	146
Rollenspiel: Reagieren auf Gefühle II	146
Zeiger: Reagieren auf Gefühle	147

5 Modul 2: Small Talk und Telefongespräch

> »Wir sitzen am Mittagstisch in der Schule. Gerade wird diskutiert, dass die Schweiz schon wieder ein Länderspiel gegen Deutschland im Fußball verloren hat. Der fehlende Teamgeist der Spieler wird diskutiert. ›Das ist ja wie bei der Nationalverfassung und der Gründung des Bundesstaates!‹ So meine Bemerkung zu diesem Gespräch. Die Folge war, dass das Gespräch verstummte und alle mich verwirrt anschauten« (Schneebeli 2009, S. 39).

5.1 Einführung in das Modul »Small Talk und Telefongespräch«

Dieses Modul widmet sich dem Erlernen zentraler Elemente eines einfachen Gesprächsablaufs beim sozialen Plaudern, dem Small Talk. Der Fokus liegt auf dem Einsatz der Kommunikation im sozialen Kontext, der sogenannten wechselseitigen Kommunikation. Die soziale Anwendung von Sprache (Pragmatik) ist bei vielen Kindern und Erwachsenen mit einer Autismus-Spektrum-Störung eingeschränkt (Freitag et al. 2006). Bei Menschen mit einer Autismus-Spektrum-Störung läuft die Kommunikation einseitig ab, da sie nicht auf die Bedürfnisse und Interessen ihres Gegenübers eingehen, sondern mehrheitlich auf sich selbst fokussiert sind (Remschmidt et al. 2006). Menschen mit einer Autismus-Spektrum-Störung auf hohem Funktionsniveau, vor allem diejenigen mit einem Asperger-Syndrom, entwickeln schnell eine elaborierte Sprache mit großem Wortschatz, die oft erwachsenentypisch und förmlich wirkt (Remschmidt et al. 2006). Zentrale Aspekte ihres Sprachgebrauchs sind das Unvermögen, auf ihr Gegenüber einzugehen (Colle et al. 2007), die fehlende Pragmatik (Loukusa et al. 2007) sowie die fehlende wechselseitige Kommunikation. Sie möchten über ihre eigenen Interessen sprechen und interessieren sich nicht für ihr Gegenüber, sodass sie manchmal weder auf Fragen reagieren (Jones und Schwartz 2009) noch Fragen stellen und den gleichsam implizit vereinbarten, »normalen« Ablauf eines Gesprächs nicht einhalten. Kinder mit autistischer Wahrnehmung machen weniger Kommentare und geben das Gespräch häufig nicht an den Interaktionspartner zurück (Jones und Schwartz 2009; Rubin und Lennon 2004, zit. nach Jones und Schwartz 2009). Kommentieren zu können, stellt eine wesentliche soziale Fertigkeit zum Aufbau eines anhaltenden Kontakts dar. Diese persönlichen Zusatzbemerkungen eröffnen die Möglichkeit zur Fortsetzung der Interaktion, da der Gesprächspartner daran anknüpfen kann. Kommentieren und Fortsetzungsfragen sind die zentralen Elemente wechselseitiger sozialer Kommunikation und stehen als Teil des sogenannten »kommunikativen Dreiecks« im Zentrum des Moduls »Small Talk«.

Colle et al. (2007) führen die sozial-kommunikativen Schwierigkeiten auf das Fehlen einer Theory of Mind zurück. Um ein Gespräch führen und sich verständlich äußern zu können, muss der Sprechende eine Vorstellung davon haben, welche Informationen für das Gegenüber relevant und notwendig sind (Astington 1991, zit. nach Colle et al. 2006). Er muss wissen oder zumindest vermuten (können), was sein Gegenüber schon weiß und was nicht, um ihn weder zu überfordern noch zu langweilen. Menschen mit Defiziten in der Theory of Mind zeigen einen ungewöhnlichen Gebrauch der Sprache, charakterisiert durch Monologisieren (Remschmidt et al. 2006) und fehlendes Eingehen auf das Gegenüber. Die mangelnde sozio-emotionale Gegenseitigkeit ist der Grund dafür, dass Menschen mit einer Autismus-Spektrum-Störung Schwierigkeiten haben, an einem einfachen Gespräch teilzunehmen und wechselseitig zu kommunizieren.

Die Folgen dieser sozial-kommunikativen Schwäche für das soziale Leben sind enorm. Menschen mit fehlenden kommunikativen Fertigkeiten werden oft ausgeschlossen, da ein gegenseitiges Gespräch mit ihnen kaum möglich ist. Trotz ihrer durchschnittlichen oder gar überdurchschnittlichen Intelligenz kann ihnen eine angemessene berufliche Laufbahn verwehrt bleiben (Krasny et al. 2003), was zu sozialer Isolation und einem Gefühl der Wertlosigkeit führen kann (Remschmidt et al. 2006). Remschmidt et al. (2006) nennen folgende kommunikative Schlüsselfertigkeiten:

- Fähigkeit zur angemessenen Kontaktaufnahme
- Fähigkeit zur angemessenen Reaktion auf Kontaktangebote
- Fähigkeit zur Auswahl eines angemessenen Gesprächsthemas
- Fähigkeit zum (situativ angemessenen) Wechsel des Gesprächsthemas
- Fähigkeit zur Mitteilung des richtigen Maßes an (Hintergrund-)Informationen

Baron-Cohen (2001) konkretisiert und ergänzt folgende Fähigkeiten:

- Anpassen der eigenen Sprache an den konkreten Zuhörer
- inhaltliche Anpassung an das Vorwissen des Gegenübers
- Einhalten grundlegender Konversationsregeln bezüglich Ehrlichkeit, Relevanz und Höflichkeit
- Gestaltung von wechselseitiger Kommunikation
- aktives Zuhören
- Vermögen, am Thema zu bleiben
- Hilfestellungen, damit der Gesprächspartner Themenwechseln folgen kann.

Aufgrund dieser Überlegungen und Befunde wurde das Thema »Small Talk« in das KOMPASS-Gruppentraining aufgenommen (▶ Überblick über das Modul 2: »Small

Talk und Telefongespräch«). Small Talk wird hierbei als soziales Plaudern über Oberflächliches oder Unwichtiges definiert, das wenige Minuten bis etwa 20 Minuten dauern kann. Dieses Modul behandelt alle fünf Schlüsselfertigkeiten nach Remschmidt et al. (2006) und die letzten fünf Punkte von Baron-Cohen (2001). Mit den Teilnehmern wird entwickelt, was Small Talk ist und wozu er dient, mit wem man Small Talk machen kann und welche Themen dabei angebracht sind. Die zentralen Bausteine wie Begrüßung, Einleitungssatz, Fragen, Antworten und Kommentieren sowie Gesprächsabschluss und Abschied werden erarbeitet. Da manche der Teilnehmer der Meinung sind, keinen Kontakt zu ihren Mitmenschen zu benötigen und daher nicht über die Fertigkeit des sozialen Plauderns verfügen zu müssen, wird in diesem Modul schon ein kleiner Teil aus dem Modul »Interaktion« des Fortgeschrittenentrainings (nicht Teil dieses Buchs) übernommen.

> **Überblick über das Modul 2: »Small Talk und Telefongespräch«**
>
> Einführung in das Thema Small Talk
> Hintergrund des Small Talks
> Die Nähe-Distanz-Skala
> Ablauf von Small Talk: Übersicht
> Ablauf von Small Talk: Begrüßung
> Ablauf von Small Talk: Einleitungssatz
> Ablauf von Small Talk: Antwortsatz, Kommentar und Fortsetzungsfrage
> Ablauf von Small Talk: Brückenkommentare
> Ablauf von Small Talk: Persönliches erzählen
> Ablauf von Small Talk: Abschlusssatz und Verabschieden
> Zusammenfügen der einzelnen Bausteine I: Small Talk mit Bezugspersonen
> Zusammenfügen der einzelnen Bausteine II: Small Talk – Trainingsparcours
> Zusammenfügen der einzelnen Bausteine III: Small Talk mit Außenstehenden
> Zusammenfügen der einzelnen Bausteine IV: Small Talk mit Gruppenmitgliedern
> Telefongespräch

5.2 Hintergrund des Small Talks

> »*Vorher hörte ich meine Schulkolleginnen darüber plappern, was sie alles vorhaben: Abmachen, Schuhe kaufen, meiner Kollegin etwas zurückbringen. ... Ich realisierte nicht, ... dass diese ›unwichtigen‹ Dinge Teil des Smalltalks waren. Warum gehört denn ›Duschen‹ nicht zu den Smalltalk-Themen?*« (Schneebeli 2009, S. 42).

Um in das neue Thema »Small Talk« einzuführen, wird primär mit einem Interview mit einer Bezugsperson (z. B. Eltern) und einem Video-Beispiel gearbeitet. In dieser

Einheit werden Hintergrundinformationen zum Thema »Small Talk« gegeben. Da viele Menschen mit einer Autismus-Spektrum-Störung nicht wissen, worüber man sprechen kann, wird eine Themenliste zusammengestellt. Diese wird von den Teilnehmern auswendig gelernt, damit sie nicht mehr in die unangenehme Situation geraten, über kein Gesprächsthema zu verfügen.

5.2.1 Informationsblätter

Infoblatt: Small Talk – Hintergrund ⊠

Material:
Kopien des Infoblatts für die Teilnehmenden (**M2I1**), Folie des Infoblatts, Hellraumprojektor.

Beschreibung:
Das Informationsblatt enthält Basisinformationen zum Thema Small Talk. Die Informationen werden im Rahmen von Diskussionen mit den Teilnehmenden erarbeiten, die sich dabei auf das Interview mit den Bezugspersonen (▶ Kap. 5.2.2) bzw. das Arbeitsblatt: Small Talk – Wie machen das meine Bezugspersonen? (**M2A1**) stützen.

1. Was ist Small Talk?
   Gemäß des Interviews mit den Bezugspersonen (**M2A1**) wird über die Charakteristika von Small Talk diskutiert. Danach fassen die Therapeuten zusammen, was Small Talk in diesem Modul bedeutet.
2. Wozu dient Small Talk und warum macht man Small Talk?
   Im Plenum werden typische Small Talk-Situationen gesammelt. Weitere wichtige Gelegenheiten zum Small Talk werden von den Therapeuten ergänzt.
3. Mit wem macht man Small Talk?
   Mit den Teilnehmern werden Namen, Berufe und Rollen gesammelt, von denen man häufig zum Small Talk aufgefordert wird oder mit denen man Small Talk machen sollte oder sogar muss. Die Therapeuten ergänzen wichtige Personenkreise.
4. Wie merkt man, dass der andere Small Talk macht?
   Die Therapeuten erklären, woran man merkt, dass jemand Small Talk machen möchte. Bei einer Diskussion werden weitere Merkmale gesammelt.

Dieses Infoblatt zu lesen, eignet sich als Trainingsaufgabe.

Infoblatt: Small Talk – Wozu nimmt man Kontakt auf? ⊠

Material:
Kopien des Infoblatts für die Teilnehmenden (**M2I2**), Folie des Infoblatts, Hellraumprojektor

Beschreibung:
Viele Menschen mit einer Autismus-Spektrum-Störung brauchen wenig Kontakt mit Mitmenschen und sind manchmal der Ansicht, kaum in Situationen zu geraten, in welchen Small Talk indiziert wäre. Dieses Infoblatt enthält eine Auflistung von Beispielen, weshalb Kontakt gesucht wird, weshalb telefoniert werden will/muss und mit wem Kontakt aufgenommen werden will/muss. So wird zum Beispiel diskutiert, wann sich ein kurzes Gespräch nicht vermeiden lässt. In dieser Diskussion nehmen diejenigen Teilnehmereine wichtige Rolle ein, welche sich ihrer kommunikativen Schwächen schon etwas bewusster sind und zum Beispiel aufgrund von Lehrstellensuche und Berufseinstieg den Schritt in die außerfamiliäre Gemeinschaft und Gesellschaft vollziehen müssen.

Dieses Infoblatt zu lesen, eignet sich als Trainingsaufgabe.

Beispiele:

- Ich suche Hilfe.
- Der andere sucht Hilfe.
- Ich will etwas mitteilen oder erzählen.
- Der andere will mir etwas mitteilen oder erzählen.

Infoblatt: Small Talk – Themen ⊠

Material:
Kopien des Infoblatts für die Teilnehmenden (**M2I3**), Folie des Infoblatts, Hellraumprojektor

Beschreibung:
Auf diesem Informationsblatt werden typische Small Talk-Themen aufgelistet, die sich in vier Gruppen gliedern lassen:

1. Themen, über die immer und mit jedem gesprochen werden kann: zum Beispiel Wetter, Ferien, Jahreszeit.
2. Themen, die sich aus der Situation ergeben: zum Beispiel auf die Lokalität oder den Zeitpunkt des Treffens bezogen.
3. Themen, die sich aus den gemeinsamen Erfahrungen mit dem Gesprächspartner ergeben.
4. Themen, über die mit Gleichaltrigen gesprochen werden kann: zum Beispiel Handy, Schule, Musik.

Unter jeder Gruppe stehen noch freie Linien zur Verfügung, damit weitere Themen notiert werden können, die sich in der Diskussionsrunde, aus dem Beobachtungsprotokoll: Small Talk – Themen (**M2P1**) sowie den weiteren Übungen ergeben (▶ Kap. 5.2.3).

Dieses Infoblatt zu lesen, eignet sich als Trainingsaufgabe. Idealerweise wird das Beobachtungsprotokoll: Small Talk – Themen (**M2P1**) vor diesem Infoblatt bearbeitet.

5.2.2 Arbeits- und Protokollblätter

Arbeitsblatt: Small Talk – Wie machen das meine Bezugspersonen? ⊠

Material:
Kopien des Arbeitsblatts für die Teilnehmenden (**M2A1**), Folie des Arbeitsblatts, Hellraumprojektor

Beschreibung:
Die Teilnehmer sollen mit ihren Bezugspersonen ein Interview führen, um zu erfahren, wie und mit wem diese Small Talk führen und welche Erfahrungen sie damit machen. Um sicher zu gehen, dass Interviewer und Interviewte über dasselbe sprechen, wird zuvor kurz besprochen, was mit Small Talk gemeint ist.

Beispiele:

- Bitte nenne mir 2 Situationen, in denen Du gerne Small Talk machst.
- Bitte nenne mir 2 Themen, über die Du gerne Small Talk machst.
- Nenne mir bitte 2 Themen, über die Du Small Talk machen musst.

Beobachtungsprotokoll: Small Talk – Themen ⊠

Material:
Kopien des Protokollblatts für die Teilnehmenden (**M2P1**), Folie des Protokollblatts, Hellraumprojektor

Beschreibung:
Es soll täglich ein kurzes Gespräch, ein Small Talk zwischen zwei oder mehreren Personen (z. B. auf dem Pausenplatz, im Bus) beobachtet werden. Das Gesprächsthema wird auf das Protokoll geschrieben, zudem kann notiert werden, ob man selbst am Gespräch teilgenommen hat oder nur Beobachter war.

Idealerweise wird dieses Beobachtungsprotokoll vor dem Infoblatt: Small Talk – Themen (**M2I3**) bearbeitet.

Beispiele:

- Bitte nenne mir 2 Situationen, in denen du gerne Small Talk machst.
- Bitte nenne mir 2 Themen, über die du gerne Small Talk machst.
- Nenne mir bitte 2 Themen, über die du Small Talk machen musst.

Lernprotokoll: Small Talk – Themen ⊠

Material:
Kopien des Protokollblatts für die Teilnehmenden (**M2P2**), Infoblatt: Small Talk – Themen (**M2I3**), Folien des Protokoll- und Infoblatts, Hellraumprojektor

Beschreibung:
Um die Teilnehmer beim Lernen der Themen zu unterstützen, wird ein Lernprotokoll eingesetzt. Das Infoblatt: Small Talk – Themen (▶ Kap. 3.5.2.1) soll täglich durchgelesen werden. Danach sollen die Teilnehmer alle erinnerten Themen aufsagen, während eine Bezugsperson deren Anzahl mittels einer Strichliste zählt. Zum Schluss sollen sie drei noch nicht auswendig gelernte Themen gemäß dem Infoblatt notieren, um diese besser abzuspeichern. Die Strichliste steigert die Motivation für das Auswendiglernen, da so die täglichen Fortschritte ersichtlich werden.

Beispiele:
Familie & enge Verwandte: *über Erlebnisse auf dem Pausenplatz, über Flugzeuge (mein Spezialthema)*
Du – Freunde & Kollegen: *mit Cédric über Computergames, mit Manuel über Klassenkameraden*
Sie – erwachsene Bekannte: *mit der Lehrperson über Mensch & Umwelt, mit dem Hausarzt über meine Familie, mit der Nachbarin über das Wetter*

Arbeitsblatt: Small Talk & Die Nähe-Distanz-Skala ⊠

Material:
Kopien des Arbeitsblatts für die Teilnehmenden (**M2A2**), Folie des Arbeitsblatts, Hellraumprojektor

Beschreibung:
Sobald die Nähe-Distanz-Skala besprochen wurde (▶ Kap. 5.3.1 und ▶ Kap. 5.3.3), sollen die Teilnehmer diejenigen Themen auflisten, über die sie mit Personen aus ihrem persönlichen Beziehungsumfeld sprechen könnten.

5.2.3 Übungen und Spiele

Einführungsdiskussion: Small Talk

Material:
Ausgefülltes Arbeitsblatt: Small Talk – Wie machen das meine Bezugspersonen? (**M2A1**), Infoblatt: Small Talk – Hintergrund (**M2I1**), Folie des Infoblatts, Hellraumprojektor

Beschreibung:
Mit den Teilnehmern wird im Rahmen einer Diskussion erarbeitet, was Small Talk ist, wozu er dient, mit wem man ihn führt und wie man merkt, wenn man zu Small Talk aufgefordert ist. Die Diskussion wird mithilfe der Angaben aus dem Elterninterview (▶ Kap. 5.2.2) bzw. dem Arbeitsblatt **M2A1** geführt, ihr Ablauf orientiert sich an Informationsblatt **M2I1** (▶ Kap. 5.2.1).

Video: Small Talk

Material:
Video: Small Talk, Videoabspielgerät

Beschreibung:
Die Therapeuten führen auf dem Video ein kurzes Gespräch im Stil von Small Talk und sprechen dabei verschiedene Themen an. Anschließend werden im Plenum die wesentlichen Merkmale von Small Talk gesammelt und über dessen Zweck diskutiert. Zudem werden die Themen im Plenum auf Kärtchen notiert und in Form einer Themen-Kette visualisiert. Hierbei muss das Video vermutlich ein zweites Mal abgespielt werden. Um zu verdeutlichen, welcher Gesprächspartner welches Thema beigesteuert hat, können unterschiedliche Farben für die Themenkärtchen verwendet werden. So wird sichtbar, dass beide mehr oder minder in gleichem Maße aktiv an der Gesprächsfortführung interessiert sind.

Mannschaftswettbewerb: Themen-Wettbewerb

Material:
Infoblatt: Small Talk – Themen (**M2I3**), Stoppuhr

Beschreibung:
Wie bereits an anderer Stelle betont, eignen sich Wettbewerbe besonders gut, um gelerntes Wissen spielerisch abzurufen. Nach dem Auswendiglernen der Small Talk-Themen wird die Gruppe in zwei Mannschaften geteilt, die jeweils unabhängig voneinander (z. B. in zwei Zimmerecken) der Reihe nach schnell Themen aufsagen müssen. Die Mannschaft, die innerhalb einer bestimmten Zeitspanne (z. B. 4 Minuten) am meisten Themen aufsagen konnte, gewinnt.

Rundgang: Small Talk – Themen

Material:
Infoblatt: Small Talk – Themen (**M2I3**)

Beschreibung:
Die Teilnehmer machen gemeinsam mit den Therapeuten einen Rundgang an der Therapiestelle. An verschiedenen Stellen (z. B. Wartezimmer, Pausenraum/Cafeteria, Anmeldungsschalter, Mehrzweckraum) werden Themen gesammelt, welche sich durch die Situation oder die Lokalität ergeben können. (Siehe hierzu auch die auf den Small Talk-Parcours vorbereitende Übung ▸ Kap. 5.12.3.)

Beispiel:
In der Cafeteria:

- Kurze/lange Wartezeiten
- Getränkeauswahl

- Kaffeeauswahl
- Wasserspender
- (un)freundliche Kassiererin
- Möblierung, Dekoration, Pflanzen
- Aussicht
- Gestaltung der 10 Uhr-Pause
- Tratschen über Mitarbeiter

Übung: Was ist Small Talk nicht?

Material:
keines

Beschreibung:
Im Plenum werden auf humorvolle Weise Verhaltensweisen in Form kurzer Rollenspiele ausprobiert, die nicht denen entsprechen, die beim Small Talk angebracht sind bzw. erwartet werden.

Beispiele:

- Monologisieren
- ständiges Fragen (sogenanntes »Löchern«)
- Unterbrechen
- immer wieder auf das eigene Thema zurückkommen

5.3 Die Nähe-Distanz-Skala

> »Eine Gruppe Mitschüler sitzt zusammen. Alle reden über die kommende ›Street-Parade‹. Die Themen sind: Kostüme, Musik, Schminke, Gruppe, Fun und Freunde. Mit Schweißhänden stehe ich daneben, möchte so gern am Gespräch mitmachen. Ich überlege lange, was ich sagen könnte. ›Diese Umweltverschmutzung durch den Abfall an der Street-Parade. Ich würde nie dorthin gehen.‹ – Schweigen. ›Warum sind alle plötzlich still? Was war nun wieder falsch, habe doch am Gespräch teilgenommen?‹, dachte ich« (Schneebeli 2009, S. 40).

Teilnehmer mit einer Autismus-Spektrum-Störung wissen nicht immer, mit welchen Personen Small Talk gemacht wird. Erfahrungsgemäß würden manche Teilnehmer Small Talk in gleichem Maße anwenden, ob sie mit ihren Bezugspersonen sprechen oder mit dem Busfahrer. Zudem ist vielen bis ins Jugendalter nicht klar, nach welchen impliziten Regeln die unterschiedlichen Begrüßungs- und Verabschiedungsformeln eingesetzt werden. Auch die Entscheidung, welche Personen(-Gruppen) gesiezt und welche geduzt werden, ist für manche mit Unsicherheit behaftet: Viele, aber nicht alle, wissen nur in ihrem konkreten Umfeld, wen sie wie ansprechen sollen. Beim Schritt in die Berufswelt muss aber bei ständig neuen Personen entschieden werden, ob diese nun mit »Sie« oder mit »Du« anzusprechen sind. Es wurde daher eine spezielle Einheit erarbeitet, um mit den Teilnehmern zu besprechen, mit wem sie ein Plauder-Gespräch führen können und sollen, wer geduzt beziehungsweise gesiezt wird und wie die Begrüßungs- und Verabschiedungsfloskeln lauten. Die sogenannte Nähe-Distanz-Skala visualisiert diese Differenzierung der Gesprächspartner und Themen.

5.3.1 Informationsblätter

Infoblatt: Small Talk & Die Nähe-Distanz-Skala ⊗

Material:
Kopien des Infoblatts für die Teilnehmenden (**M2I4**), Folie des Infoblatts, Hellraumprojektor

Beschreibung:
Auf dem Informationsblatt werden die verschiedenen Bausteine des Small Talks in Abhängigkeit vom Gesprächspartner aufgezeigt. Es kann so leicht ermittelt werden, mit wem über welches Thema diskutiert werden kann und wen man wie begrüßt und verabschiedet. Das Infoblatt wird abschnittsweise jeweils passend zum neuen Thema besprochen.

Wesentlich ist die Unterscheidung, welche Personengruppe einem selbst wie nahesteht und wer zu welcher Personengruppe gehört. Hierfür werden sechs Gruppen gebildet, welche sich über den Bekanntheits- und Vertrautheitsgrad definieren sowie über die Frage, ob sie geduzt oder gesiezt werden. Dann werden diesen Gruppen Rollen- und Beziehungsbezeichnungen zugeordnet.

- Familie & enge Verwandte: zum Beispiel Vater, Großmutter
- Du – Freunde & Kollegen: zum Beispiel aus der ehemaligen Klasse, aus dem Verein
- Du – wenig, vielleicht nur vom Sehen bekannte Gleichaltrige: zum Beispiel aus der Schule, Freund meiner Schwester
- Du – erwachsene Bekannte: zum Beispiel Tante, Freunde meine Bezugspersonen
- Sie – mit Namen bekannte Erwachsene: zum Beispiel Lehrer, Hausärztin, Nachbarin
- Fremde mit unbekanntem Namen: zum Beispiel Mitfahrer im Zug, Busfahrer

Die Nähe-Distanz-Skala wird mithilfe der Übung: Die Nähe-Distanz-Skala (▶ Kap. 5.3.3) erarbeitet.
Dieses Infoblatt zu lesen, eignet sich als Trainingsaufgabe.

5 Modul 2: Small Talk und Telefongespräch

5.3.2 Arbeits- und Protokollblätter

Arbeitsblatt: Small Talk & Die Nähe-Distanz-Skala ⊠

Material:
Kopien des Arbeitsblatts für die Teilnehmenden (**M2A2**), Folie des Arbeitsblatts, Hellraumprojektor

Beschreibung:
Der Aufbau dieses Arbeitsblatts entspricht dem dazugehörigen Informationsblatt (**M2I4**, ▶ Kap. 5.3.1). In die Leerzeilen soll hier der Teilnehmer die Personen, Themen oder Gesprächsfloskeln im Hinblick auf sein persönliches Beziehungsumfeld eintragen. Es wird immer nur der Abschnitt ausgefüllt, der bereits besprochen wurde. Die Teilnehmer notieren bei jeder vorgegebenen Rollen- oder Beziehungsbezeichnung die für sie jeweils zutreffenden Namen.

Beispiele:
Familie & enge Verwandte: *Vater: Papi, Großmutter: Oma*.
Du – Freunde & Kollege: *Mitschüler: Cédric, Nachbarsjunge: Amir*.
Sie – mit Namen bekannte Erwachsene (siezen): *Nachbarin: Frau Bachmann; Hausarzt: Dr. Erdönmez*.

5.3.3 Übungen und Spiele

Übung: Die Nähe-Distanz-Skala

Material:
Nähe-Distanz-Skala, Schnur, Kleber, Playmobil-Figuren, Kärtchen: Small Talk – Gruppenbezeichnungen (**M2M1**), Kärtchen: Small Talk – Personenbezeichnungen (**M2M2**), Arbeitsblatt: Small Talk & Die Nähe-Distanz-Skala (**M2A2**)

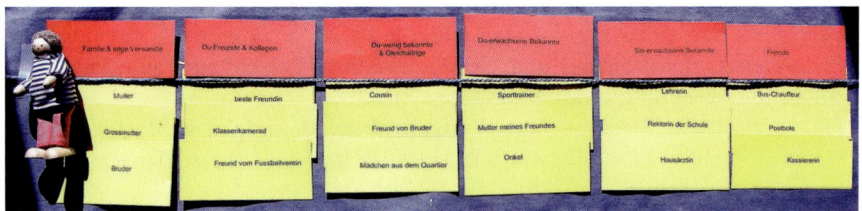

Abb. 5.1: Die Nahe-Distanz-Skala

Beschreibung:
Mit einer auf dem Tisch festgeklebten Schnur wird die Nähe-Distanz-Skala visualisiert und konkretisiert, wobei die eigene Person (Ich) am einen Schnurende durch

eine Figur (z. B. Playmobilfigur) symbolisiert wird. Danach werden mit den Teilnehmern farbige (hier rote) Kärtchen mit den sechs Gruppenbezeichnungen (Bekanntheits- und Vertrautheitsgrad; ▶ Kap. 5.3.1) oberhalb der Schnur abgelegt, sodass die Personengruppen, die vertrauter sind und geduzt werden, näher bei der Ich-Figur zu liegen kommen. Die Teilnehmenden verteilen anschließend andersfarbige (hier gelbe) Kärtchen mit den Rollen- und Beziehungsbezeichnungen (▶ Kap. 5.3.1) unterhalb der Schnur. Die Teilnehmer arbeiten in dieser Phase gleichzeitig: Wer seine Kärtchen abgelegt hat, bekommt neue. Danach werden die Gruppen mit den Beziehungsbezeichnungen im Plenum angeschaut und gegebenenfalls Zuordnungen korrigiert. Es soll dabei deutlich werden, dass manche Kärtchen je nach konkretem Rollen- oder Beziehungsgegenüber und Ich-Person an verschiedenen Orten liegen können: Zum Beispiel kann man zur einen Tante eine sehr enge Beziehung haben (Familie & enge Verwandte) und zur anderen eine eher lockere (Du – erwachsene Bekannte). Und auch die Teilnehmer unterscheiden sich: Während der eine Enkel eine enge Beziehung zu den Großeltern pflegt, sieht der andere sie nur einmal im Jahr. Die Bezeichnungen finden sich daher auch oft in der weiblichen und männlichen Form, um sie doppelt zur Verfügung zu haben, wenn sie unterschiedlich platziert werden müssen. Als letzten Schritt sollen die Teilnehmer jeweils einen konkreten Namen pro Gruppenbezeichnung auf dem Arbeitsblatt **M2A2** notieren, genauso, wie sie die betreffende Person nennen (z. B. »Großmutter: Oma«, »Mitschüler: Cédric«, »Hausarzt: Doktor Erdönmez«).

5.4 Ablauf von Small Talk: Übersicht

> »Im Zug. Ich lese wie jeden Tag eine der Gratiszeitungen, die ich am Morgen noch nicht fertiggelesen habe. Gegenüber von mir sitzt ein Mitschüler. ›Was machst du am Wochenende?‹, fragte er. ›Ich lerne noch Mathe.‹ – ›Außer lernen, meine ich‹, lächelte er. ›Naja‹, antwortete ich und überlegte. ›Duschen muss ich noch‹« (Schneebeli 2009, S. 42).

Small Talk wird als schematischer Ablauf konzeptualisiert und in Teilschritte zergliedert, die einzeln erläutert, geübt und wieder zusammengefügt werden. Dahinter steht die Idee, eine Art »Kochrezept« zu formulieren, das sicher und einfach funktioniert, den meisten Beteiligten schmeckt sowie nach einer gewissen Übung variiert und mit einer persönlichen Note versehen werden kann.

5.4.1 Informationsblätter

Auf zwei verschiedenen Wegen wird in den beiden folgenden Informationsblättern beschrieben, welches die einzelnen Bausteine eines Gesprächs sind.

Infoblatt: Small Talk – Gesprächsablauf ⊠

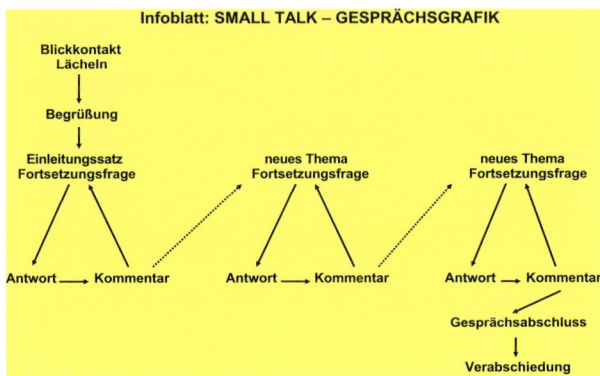

Abb. 5.2: Small Talk – Gesprächsgrafik

Material:
Kopien des Infoblatts für die Teilnehmenden (**M2I5**), Folie des Infoblatts, Hellraumprojektor

Beschreibung:
Dieses Informationsblatt gibt die Vorgehensweise wieder, wie Small Talk gemacht wird, und es formuliert explizit, was hinter den einzelnen Gesprächsschritten steht. Ein Gesprächsablauf in zehn Schritten wurde festgelegt:

1. Blickkontakt und Lächeln
2. Begrüßung
3. Einleitungssatz
4. Antwortsatz
5. Kommentare
6. Fortsetzungsfrage
7. Neues Thema eröffnen
8. Persönliches erzählen
9. Gesprächsabschluss
10. Verabschiedung

Dieses Infoblatt wird nicht als Ganzes, sondern in Abschnitten besprochen, sobald der entsprechende Gesprächsschritt thematisiert wird.
    Einzelne Abschnitte dieses Infoblatts zu lesen, eignet sich als Trainingsaufgabe.

Infoblatt: Small Talk – Gesprächsgrafik

Material:
Kopien des Infoblatts für die Teilnehmenden (**M2I6**), Folie des Infoblatts, Hellraumprojektor

Beschreibung:
Um den zuvor beschriebenen Gesprächsablauf zu veranschaulichen, wurde eine Grafik erstellt. Sie wird oft bei Übungen als Erinnerungs- und Orientierungsstütze genutzt. Die Grafik mit dem kommunikativen Dreieck als zentralem Element kann zur Konkretisierung auch mit Klebeband auf den Boden geklebt und bei den entsprechenden Übungen parallel zum Gespräch abgelaufen werden.

5.4.2 Arbeits- und Protokollblätter

Keine

5.4.3 Übungen und Spiele

Video: Small Talk

Material:
Video: Small Talk, Videoabspielgerät, Folie des Infoblatts: Small Talk – Gesprächsablauf (**M2I5**), Hellraumprojektor

Beschreibung:
Das Informationsblatt wird besprochen, indem ein Video, das einen Small Talk zwischen den beiden Therapeuten zeigt, im Plenum angeschaut wird. Die Teilnehmerbenennen dabei ihre Beobachtung, wann das Gespräch zum nächsten Punkt des Ablaufschemas gelangt.

5.5 Ablauf von Small Talk: Begrüßung

»Eine Schulkollegin hat Geburtstag. Alle umarmen sie. Ich stehe da und gebe ihr die Hand. Ich verstehe die Situation nicht, bin unsicher« (Schneebeli 2009, S. 51).

Bei der Begrüßung wird unter anderem im Rollenspiel erarbeitet, dass diese je nach Beziehung (▶ Kap. 5.3.1, Nähe-Distanz-Skala) unterschiedlich verläuft.

5.5.1 Informationsblätter

Infoblatt: Small Talk – Gesprächsablauf ⊠

Material:
Kopien des Infoblatts für die Teilnehmenden (**M2I5**), Folie des Infoblatts, Hellraumprojektor

Beschreibung:
An dieser Stelle wird der Abschnitt »Begrüßung« des Infoblatts besprochen. Bei der Begrüßung geht es darum, Kontakt aufzunehmen, in Beziehung zu treten und dem anderen Respekt zu zeigen. Den hierzu passenden Abschnitt des Infoblatts zu lesen, eignet sich als Trainingsaufgabe.

Beispiele:
Familie & enge Verwandte: »*Hallo, Papi!*« + Kuss auf die Backe; »*Salut, Oma!*« + Umarmung.
Du – Freunde & Kollegen: »*Ciao, Cédric!*« + Hochziehen des Kinns; »*Hi, Amir*« + Give me Five.
Sie – mit Namen bekannte Erwachsene (siezen): »*Guten Abend, Frau Bachmann*« + Zunicken: »*Guten Morgen, Doktor Erdönmez*« + Händeschütteln.

Infoblatt: Small Talk – Gesprächsgrafik

Material:
Kopien des Infoblatts für die Teilnehmenden (**M2I6**), Folie des Infoblatts, Hellraumprojektor

Beschreibung:
Die Grafik soll das an dieser Stelle behandelte Thema »Begrüßung« veranschaulichen.

Infoblatt: Small Talk & Die Nähe-Distanz-Skala ⊠

Material:
Kopien des Infoblatts für die Teilnehmenden (**M2I4**), Folie des Infoblatts, Hellraumprojektor

Beschreibung:
Der Abschnitt »Begrüßung« des Infoblatts wird besprochen, und es wird dabei aufgezeigt, welche verbalen und nonverbalen Begrüßungsmöglichkeiten in Abhängigkeit von der Beziehung zum Gegenüber zur Verfügung stehen.
   Den hierzu passenden Abschnitt des Infoblatts zu lesen, eignet sich als Trainingsaufgabe.

5.5.2 Arbeits- und Protokollblätter

Beobachtungsprotokoll: Small Talk – Begrüßung ⊠

Material:
Kopien des Protokollblatts für die Teilnehmenden (**M2P3**), Folie des Protokollblatts, Hellraumprojektor

5.5 Ablauf von Small Talk: Begrüßung

Beschreibung:
Die Teilnehmersollen Verwandte, Freunde, Klassenkameraden und Leute auf der Straße beobachten und auf dem Protokollblatt notieren, wie sich diese begrüßen.

Arbeitsblatt: Small Talk & Die Nähe-Distanz-Skala ⊠

Material:
Kopien des Arbeitsblatts für die Teilnehmenden (**M2A2**), Folie des Arbeitsblatts, Hellraumprojektor

Beschreibung:
Der Abschnitt »Begrüßung« des Arbeitsblatts wird ausgefüllt, indem die Worte und Gesten notiert werden, mit welchen man die Menschen in seinem Beziehungsumfeld begrüßt.

5.5.3 Übungen und Spiele

Übung: Der Händedruck

Material:
Folien von Fotos von Händedrucken, die als angenehm und die als unangenehm erlebt werden (z. B. eigene Fotos machen, aus dem Buch von Matschnig 2009, S. 16).

Beschreibung:
Der Händedruck prägt den ersten Eindruck, den wir von einem Gegenüber haben: Es gibt angenehme, passende Formen des Händedrucks, die uns das Gegenüber sympathisch machen, und solche, die wir als unangenehm oder unpassend erleben. Erfahrungsgemäß zeigt gut die Hälfte der autistischen Menschen einen Händedruck, der vom Gegenüber nicht als angenehm erlebt wird oder der zu Ungunsten der Betroffenen interpretiert wird: Viele Betroffene geben einen zu laschen, schlappen, weichen oder flüchtigen Händedruck, andere drücken viel zu fest und zu lange. Anhand der Fotos werden die drei folgenden Merkmale gezeigt, die zu einem von den meisten Nicht-Betroffenen als angenehm erlebten Händedruck führen: 1. Die Handflächen berühren sich leicht. 2. Die 4 Finger umschließen die Handaußenkante des Gegenübers, d. h. die vordersten Fingerglieder biegen sich nach oben. 3. Der Daumen liegt in der Daumen-Zeigefinger-Grube des Gegenübers und umschließt die Handinnenkante, d. h. das vorderste Daumenglied biegt sich nach unten.

Die Teilnehmer sollen nun jeweils mit ihren Sitznachbarn den angemessenen Händedruck, aber auch gemäß Foto die unpassenden Varianten ausprobieren und einander ein Feedback dazu geben. Die Therapeuten beachten während der gesamten Trainingszeit bei jeder Begrüßung und Verabschiedung, ob die Teilnehmer einen angemessenen Händedruck zeigen oder nicht. Ein unmittelbares Feedback über die Qualität des Händedrucks erhalten die Teilnehmer, indem der Therapeut diesen so lange fortsetzt, bis er stimmt: Der Therapeut hält quasi die Hand des Teilnehmers fest, bis er einen ausreichend festen oder einen etwas lockereren Händedruck ausführt. Erfahrungsgemäß verbessert sich der Händedruck rasch. Zur Generalisierung sollten allenfalls die Bezugspersonen auf das Thema angesprochen werden, damit sie im Alltag auf einen angemessenen Händedruck achten oder die Betroffenen vor einer Begrüßungssituation daran erinnern.

Rollenspiel: Begrüßungs-Bazar

Material:
Klebeetiketten mit Personenbezeichnungen

Beschreibung:
Die Teilnehmer laufen im Zimmer umher und begrüßen sich, je nach Beziehungsart und -nähe, mit der passenden Formel. Ein Teil der Teilnehmer bleibt dabei sich selbst, der andere Teil spielt eine Rolle (Lehrer, Onkel, Klassenkameradin usw.). Es können Etiketten mit der zu spielenden Rolle an die Kleider geklebt werden.

5.6 Ablauf von Small Talk: Einleitungssatz

Der Einleitungssatz stellt eine kurze Bemerkung oder Frage dar, auf welche das Gegenüber mit einem Antwortsatz eingehen kann. Preißmann (2009), die selbst vom Asperger-Syndrom betroffen ist, schlägt vor, dass den Betroffenen verschiedene Sätze, die ein Gespräch einleiten können, aufgeschrieben werden, an denen sie sich orientieren können.

5.6.1 Informationsblätter

Infoblatt: Small Talk – Gesprächsablauf ⊠

Material:
Kopien des Infoblatts für die Teilnehmenden (**M2I5**), Folie des Infoblatts, Hellraumprojektor

Beschreibung:
An dieser Stelle wird der Abschnitt »Einleitungssatz« des Infoblatts besprochen. Es geht darum, das Gespräch zu beginnen und somit in Kontakt zu treten. Um ein Eingangsthema für das Gespräch zu finden, kann man entweder ein allgemeines Thema wählen, sich auf die Situation beziehen oder an gemeinsamen Erfahrungen mit dem Gegenüber anknüpfen. Den passenden Abschnitt dieses Infoblatts zu lesen, eignet sich als Trainingsaufgabe.

Infoblatt: Small Talk – Gesprächsgrafik

Material:
Kopien des Infoblatts für die Teilnehmenden (**M2I6**), Folie des Infoblatts, Hellraumprojektor

Beschreibung:
Die Gesprächsgrafik soll das an dieser Stelle behandelte Thema, den »Einleitungssatz« veranschaulichen.

5.6.2 Arbeits- und Protokollblätter

Arbeitsblatt: Small Talk – Einleitungssatz ⊠

Material:
Kopien des Arbeitsblatts (**M2A3**), Folie des Arbeitsblatts, Hellraumprojektor

Beschreibung:
Der Teilnehmer soll sich vorstellen, eine vorgegebene Person in einer vorgegebenen Situation zu treffen und dann passende Einleitungssätze formulieren. Dabei soll er sich einen Satz überlegen, der sich aus der spezifischen Situation ergibt, einen, der im Zusammenhang mit der spezifischen Person steht sowie einen allgemeinen, situations- und personenunabhängigen Satz. Indem jeweils zur selben Personen-Situationskonstellation drei Sätze formuliert werden, soll verdeutlich werden, dass uns immer verschiedene Sätze optional zur Verfügung stehen und wir dadurch das Gespräch aktiv steuern können.

Beispiel:
Mitschüler/Arbeitskollege vor dem Kino
situationsbezogen: »*Welchen Film willst du dir ansehen?*«
personenbezogen: »*Geht es Deiner Katze unterdessen wieder besser?*«
allgemein: »*Schön, dass es nun abends noch hell ist.*«

5.6.3 Übungen und Spiele

Übung: Einleitungssatz

Material:
Kärtchen: Small Talk – Personenbezeichnungen (**M2M2**), Kärtchen: Small Talk – Situationen (**M2M3**)

Beschreibung:
Jeder Teilnehmer der Halbgruppe erhält ein Kärtchen, auf dem die Kategorie des Einleitungssatzes notiert ist (Personen-, Situations-, allgemeines Thema). Der The-

rapeut nennt oder zeigt mit Kärtchen eine Situations-Person-Kombination. Jeder Teilnehmer formuliert nun gemäß seiner Kategorie einen Einleitungssatz. Dann wird das Kärtchen in der Runde weitergereicht, sodass man bei der nächsten Person-Situation-Kombination gemäß einem neuen Kategorien-Kärtchen den Einleitungssatz formuliert.

Beispiel:
Person: ehemaliger Klassenkamerad

Situation:
im Bus
Allgemeiner Einleitungssatz: »Was hast du am Wochenende vor?«
Situations-Einleitungssatz: »Jedes Mal diese Verspätungen!«
Personen-Einleitungssatz: »Erinnerst du dich noch? War das ein cooles Chemieexperiment, das Herr Matic damals in der Neunten gezeigt hat!«

Brettspiel: Einleitungssatz

Material:
Kärtchen: Small Talk – Personenbezeichnungen (**M2M2**), Kärtchen: Small Talk – Situationen (**M2M3**), Spielbrett (z. B. Leiterspiel, Eile-mit-Weile), Würfel

Beschreibung:
Der Reihe nach wird gewürfelt und die entsprechende Zahl gezogen. Je ein Kärtchen wird von den Kartenstapeln »Personen« und »Situationen« genommen, die am besten farblich unterschiedlich ausgedruckt sind. Auf diesen Kärtchen sind jeweils eine Person und eine Situation notiert. Der Spieler muss sich einen zu dieser Person-Situation-Kombination passenden Einleitungssatz überlegen. Für diesen Gesprächsteil kann er zwei Felder vorrücken. Wenn er keinen Satz weiß, kann er sich bei den unbeteiligten Teilnehmern Hilfe holen – dann rücken beide jeweils ein Feld vor. Der Therapeut kann jeweils die vom Spieler gewählte Kategorie verbalisieren (z. B. »Er hat einen Situationssatz gemacht.«).

Variante 1:
Man kann die drei Kategorienkärtchen von **M2M4** verwenden und so jeweils vorgeben, ob der Spieler ein Personen-, Situations- oder allenfalls auch allgemeinen Einleitungssatz formuliert.

Variante 2:
Bei einer geraden gewürfelten Zahl muss der Spieler einen Personen-Satz und bei einer ungeraden Zahl einen Situations-Satz formulieren.

Beispiel:
Person: beste Freundin der Schwester

Situation:
im Freibad
Situations-Einleitungssatz: »Gehst du oft schwimmen und hast eine Saisonkarte gelöst?«
Personen-Einleitungssatz: »Spielst du immer noch im Orchester mit?«
allgemeiner Einleitungssatz: »Toll, dass endlich Sommer ist!«

Brettspiel: Begrüßung & Einleitungssatz

Material:
Kärtchen: Small Talk – Personenbezeichnungen (**M2M2**), Kärtchen: Small Talk – Situationen (**M2M3**), Spielbrett (z. B. Leiterspiel, Eile-mit-Weile), Würfel

Beschreibung:
Der Reihe nach wird gewürfelt und die entsprechende Zahl gezogen. Je ein Kärtchen wird von den Kartenstapeln »Personen« und »Situationen« genommen, die am besten farblich unterschiedlich ausgedruckt sind. Auf diesen Kärtchen sind jeweils eine Person und eine Situation notiert. Der Spieler muss sich eine entsprechende Begrüßung für diese Person in der entsprechenden Situation sowie einen Einleitungssatz überlegen. Für jeden Gesprächsteil kann er zwei Felder vorrücken (maximal vier Felder). Idealerweise zieht er mit seiner Spielfigur unmittelbar nach dem Antwortsatz, um so sich und den Mitspielern zu verdeutlichen, welchen Schritt im kommunikativen Dreieck er gerade erfüllt hat. Wenn er keinen Satz weiß, kann er sich bei den unbeteiligten Teilnehmern Hilfe holen – dann rücken beide jeweils ein Feld vor.

Schwierigere Varianten:
Man kann die drei Kategorienkärtchen von **M2M4** verwenden und so jeweils vorgeben, ob der Spieler einen Personen-, Situations- oder allgemeinen Einleitungssatz formuliert.

Beispiel:
Person: (ehemalige) Musiklehrerin

Situation:
An der Kasse
Begrüßung: »*Guten Morgen, Frau Schmied.*«
Einleitungssatz: »*Warten sie schon lange in der Schlange?*«

Mannschaftswettbewerb: Einleitungssatz

Material:
evtl. Kärtchen: Small Talk – Personenbezeichnungen (**M2M2**), evtl. Kärtchen: Small Talk – Situationen (**M2M3**), Stoppuhr

Beschreibung:
Die Teilnehmer teilen sich in zwei Mannschaften und stellen sich in zwei Reihen auf, sodass stets zwei Teilnehmer gegeneinander antreten. Aufgabe ist es, möglichst rasch einen Personen- oder Situationssatz zur vom Therapeuten genannten Person-Situations-Kombination zu benennen. Am besten wird jeweils für eine Runde vorgegeben, ob ein Personen- oder Situations-Satz formuliert werden muss. Die beiden vordersten Spieler dürfen raten. Wer zuerst einen korrekten Begriff zum abgebildeten Gefühlszustand nennt, gibt seinem Team einen Punkt. Nun stellen sich die beiden vordersten Spieler zuhinterst in die Reihe und die beiden nun vorn stehenden Spieler treten gegeneinander an. Sollten die beiden eine nicht korrekte Antwort geben, dürfen alle anderen Mitspieler eine Lösung rufen. Nach jeder Runde soll auf neue Gegner-Paarungen geachtet werden, was sich bei einer ungleichen Anzahl Teammitglieder von selbst ergibt oder sonst bewusst herbeigeführt werden muss.

Mannschaftswettbewerb: Begrüßung & Einleitungssatz

Material:
Kärtchen: Small Talk – Personenbezeichnungen (**M2M2**), Kärtchen: Small Talk – Situationen (**M2M3**), Stoppuhr

Beschreibung:
Die Teilnehmer bilden Halbgruppen, die gegeneinander antreten. Aufgabe ist es, möglichst rasch eine Begrüßung und als Einleitungssatz einen Personen- oder Situationssatz zur aufgedeckten Person-Situation-Kombination zu benennen. Welche Mannschaft bearbeitet in einer bestimmten Zeit mehr Kärtchen-Kombinationen?

Variante:
Welche Mannschaft bearbeitet schneller eine vorher festgelegte Anzahl Kärtchen?

5.7 Ablauf von Small Talk: Antwortsatz, Kommentar und Fortsetzungsfrage

Im nächsten Schritt werden die Einleitungssätze (z. B. »Schön, dass bald Ferien anfangen!«) mit einem Antwortsatz verknüpft. Es wird viel Wert daraufgelegt, dass der Antwortsatz nicht zu kurz gerät, da dies unhöflich wirken würde, sondern aus mehreren Wörtern besteht (z. B. »Ja, ich freue mich bereits.«). Ganz wichtig ist nun, dass dem Antwortsatz ein Kommentar von zwei bis drei Sätzen angefügt wird (z. B. »Wir fahren in die Bretagne. Dort war ich noch nie. Die Wellen sollen fürs Surfen besonders gut sein.«). Preißmann (2009) betont, dass es für Menschen mit Asperger-Syndrom nicht selbstverständlich ist, dem Gegenüber mehr Informationen zu geben, als nur gerade die direkt erfragten.

Das sogenannte kommunikative Dreieck wird durch die Fortsetzungsfrage (z. B. »Hast Du auch Ferienpläne?«) abgeschlossen und gleichzeitig erneut in Gang gesetzt, indem nun dem Gegenüber die Chance gegeben wird, sich zu äußern. Die wesentliche Überlegung dabei soll sein, dass das Gegenüber das Thema angeschnitten hat, weil es sich vermutlich selbst dazu äußern möchte. Das kommunikative Dreieck fördert oder erzwingt eine wechselseitige Kommunikation, die bei Menschen im autistischen Spektrum oft fehlt oder unvollständig entwickelt ist.

Zur Konkretisierung kann es hilfreich sein, bei den verschiedenen Übungen das kommunikative Dreieck (siehe **M2I6**) grafisch auf den Boden zu kleben. Bei den entsprechenden Übungen können dann die Elemente parallel zum Gespräch abgeschritten werden.

5.7.1 Informationsblätter

Infoblatt: Small Talk – Gesprächsablauf ⊠

Material:
Kopien des Infoblatts für die Teilnehmenden (**M2I5**), Folie des Infoblatts, Hellraumprojektor

Beschreibung:
An dieser Stelle werden die Abschnitte »Antwortsatz«, »Kommentar« und »Fortsetzungsfrage« besprochen. Den Teilnehmern wird deutlich gemacht, dass auf jeden Einleitungssatz geantwortet wird, man einen erläuternden Kommentar anfügt, um nicht einsilbig und unhöflich zu wirken, und das Gespräch mit der Fortsetzungsfrage an das Gegenüber zurückgibt.

Den passenden Abschnitt dieses Infoblatts zu lesen, eignet sich als Trainingsaufgabe.

Infoblatt: Small Talk – Gesprächsgrafik

Material:
Kopien des Infoblatts für die Teilnehmenden (**M2I6**), Folie des Infoblatts, Hellraumprojektor

Beschreibung:
Die Gesprächsgrafik soll das an dieser Stelle behandelte Thema »Antwortsatz – Kommentar – Fortsetzungsfrage« veranschaulichen. Der Begriff des kommunikativen Dreiecks wird eingeführt.

5.7.2 Arbeits- und Protokollblätter

Arbeitsblatt: Small Talk – Antwortsatz & Kommentar ⊠

Material:
Kopien des Arbeitsblatts (**M2A4**), Folie des Arbeitsblatts, Hellraumprojektor

Beschreibung:
Der Teilnehmer soll sich bei den meisten Sätzen eine Situation überlegen, in welcher der vorgegebene Einleitungssatz geäußert werden könnte, und diese Situation notieren. Danach sollen ein passender Antwortsatz und zwei Kommentarsätze aufgeschrieben werden. Während der eine Kommentarsatz thematisch definiert ist (z. B. eigene Erfahrung), ist der andere frei.

Beispiel:
Einleitungssatz: Freust du dich auch schon auf die Ferien? (Situation: *auf dem Bahnsteig.*)
Antwortsatz: »*Ja, sehr.*«
Kommentar (Meinung): »*Ich finde, das Auszubildende und Angestellte mehr Ferienwochen bekommen sollten.*«
Freier Kommentar: »*Ich hatte jetzt sechs Monate lang keine Ferientage und hab sie bitter nötig.*«

Arbeitsblatt: Small Talk – Antwortsatz, Kommentar & Fortsetzungsfrage ⊠

Material:
Kopien des Arbeitsblatts (**M2A5**), Folie des Arbeitsblatts, Hellraumprojektor

Beschreibung:
Der Teilnehmer soll sich eine Situation überlegen, in welcher der vorgegebene Einleitungssatz geäußert werden könnte, und diese Situation notieren. Danach sollen ein passender Antwortsatz, ein Kommentar (mindestens zwei Sätze) und eine Fortsetzungsfrage aufgeschrieben werden.

Beispiel:
Einleitungssatz: Ganz schön kalt draußen. (Situation: *auf dem Bahnsteig.*)
Antwortsatz: »*Ja, finde ich auch.*«
Kommentar: »*Es weht mal wieder eine bissige Bise.*«
Fortsetzungsfrage: »*Wartest du schon lange in dieser Kälte?*«

Spielprotokoll: Small Talk – Kommunikative Dreiecke ⊠

Material:
Kopien des Protokollblatts für die Teilnehmenden (**M2P4**), Folie des Protokollblatts, Hellraumprojektor

Beschreibung:
Das Spiel: Verbinden mehrerer kommunikativer Dreiecke (▶ Kap. 5.7.3) kann auch mit den Bezugspersonen Zuhause gespielt werden. Die Bezugspersonen notieren dabei die Anzahl der absolvierten kommunikativen Dreiecke.

5.7.3 Übungen und Spiele

Brettspiel: Antwortsatz

Material:
Kärtchen: Small Talk – Einleitungssätze (**M2M4**), Spielbrett (z. B. Leiterspiel, Eile-mit-Weile), Würfel, evtl. Kärtchen

Beschreibung:
Das Spiel wird in der Halbgruppe gemacht. Der Reihe nach wird gewürfelt und entsprechend der Zahl auf dem Spielfeld vorgerückt. Dann zieht der Spieler einen Einleitungssatz vom Kartenstapel und formuliert einen Antwortsatz. Für diesen Gesprächsteil darf der Spieler zwei Felder vorrücken. Der Spieler darf einen anderen Teilnehmer um Hilfe bitten – dann dürfen beide jeweils ein Feld vorrücken.

Beispiel:
Einleitungssatz: Endlich wieder Sonnenschein!
Antwort: »*Ja, auf den Sommer mussten wir lange warten.*«

Mannschaftswettbewerb: Antwortsatz

Material:
Kärtchen: Small Talk – Einleitungssätze (**M2M4**), evtl. Kärtchen: Small Talk – Personenbezeichnungen (**M2M2**), evtl. Kärtchen: Small Talk – Situationen (**M2M3**), Stoppuhr

Beschreibung:
Die Teilnehmer bilden Halbgruppen, die gegeneinander antreten. Aufgabe ist es, möglichst rasch einen Antwortsatz zum aufgedeckten Einleitungssatz zu formulieren. In wenigen Fällen muss der Therapeut noch eine passende Situation oder Person nennen. Welche Mannschaft bearbeitet in einer bestimmten Zeit mehr Kärtchen-Kombinationen?

Variante:
Welche Mannschaft bearbeitet schneller eine vorher festgelegte Anzahl Kärtchen?

Brettspiel: Einleitungssatz, Antwortsatz & Kommentar

Material:
Kärtchen: Small Talk – Einleitungssätze (**M2M4**), Spielbrett (z. B. Leiterspiel, Eile-mit-Weile), Würfel

Beschreibung:
Das Spiel wird in der Halbgruppe gemacht. Der Reihe nach wird gewürfelt und entsprechend der Zahl auf dem Spielfeld vorgerückt. Dann zieht der Spieler einen Einleitungssatz vom Kartenstapel und formuliert einen Antwortsatz und einen Kommentar. Für jeden Gesprächsteil darf der Spieler zwei Felder vorrücken (max. vier Felder). Idealerweise zieht er mit seiner Spielfigur unmittelbar nach jedem Gesprächsteil, also zwei Felder nach dem Antwortsatz und dann zwei Felder dem Kommentar. So verdeutlicht er sich und den Mitspielern, welchen Schritt im kommunikativen Dreieck er gerade erfüllt hat. Der Spieler darf einen anderen Teilnehmer um Hilfe bitten – dann dürfen beide jeweils ein Feld vorrücken.

Beispiel:
Einleitungssatz: Endlich wieder Sonnenschein!
Antwort: »*Ja, auf den Sommer mussten wir lange warten.*«
Kommentar: »*Ich genieße die warmen Tage sehr.*«

Übung: Kommentieren I

Material:
Kärtchen: Small Talk – Kommentare (**M2M5**), evtl. Kärtchen: Small Talk – Themen (**M2M9**) oder Kärtchen: Small Talk – Einleitungssätze (**M2M4**)

Beschreibung:
Es wird in der Halbgruppe gearbeitet. Der erste Spieler wählt ein eigenes Thema aus und sagt einen Einleitungssatz. Fällt ihm nichts ein oder handelt es sich um ungeübte Spieler, können auch die Kärtchen mit den Themen oder sogar Einleitungssätzen verwendet werden. Der Reihe nach ziehen nun die anderen Spieler eine Instruktionskarte für den Kommentar, beantworten den Einleitungssatz und kommentieren entsprechend der Vorgabe. Die Instruktionskarten für den Kommentar lauten: lustiger Kommentar, eigenes Gefühl dazu, eigene Meinung dazu, Kompliment, eigene passende Erfahrung. Indem alle Mitspieler auf dieselbe Frage reagieren, soll verdeutlich werden, dass auf eine Einleitungsfrage ganz unterschiedliche Kommentare folgen können. Wenn es ein Wettbewerb gegen die andere Halbgruppe ist, wird gezählt, wie viele Einleitungssätze von allen Mitspielern kommentiert werden.

Einfachere Variante:
Der Therapeut sagt den Einleitungssatz und die Teilnehmer antworten der Reihe nach gemäß ihren Kommentar-Instruktionen.

Beispiel:
Einleitungssatz: Schön, Dich mal wieder zu sehen.
Antwort: »*Ja, wir haben uns schon ewig nicht mehr gesehen.*«
Kommentar (Instruktion: Kompliment): »*Vorfreude ist doch immer die schönste Freude!*«

Übung: Kommentieren II

Material:
Kärtchen: Small Talk – Kommentare (**M2M5**), evtl. Kärtchen: Small Talk – Themen (**M2M9**) oder Kärtchen: Small Talk – Einleitungssätze (**M2M4**)

Beschreibung:
Es wird in der Halbgruppe gearbeitet. Person A erhält als Platzhalter das Kärtchen »Einleitungssatz«, während die Mitspieler B-E Kommentar-Kärtchen (Reihenfolge: Erfahrung, Beispiel, Gefühl, Meinung) erhalten. Nun sagt Person A einen Einleitungssatz, und Person B antwortet und kommentiert gemäß Instruktion (Erfahrung). Dann ergänzt Person C einen Kommentar gemäß seinem Kärtchen (Beispiel). Schließlich kommentieren Person D ein Gefühl und E eine Meinung. So wird deutlich, dass ein Kommentar oft aus mehreren Sätzen, die unterschiedliche Aspekte aufgreifen, beinhaltet. Dann werden die Kärtchen in der Runde weitergereicht, sodass Person B den Einleitungssatz spricht und Personen C, D, E und A kommentieren, wobei sie nun einen neuen Aspekt vertiefen müssen.

Beispiel:
A Einleitungssatz: »*Hast du das neue Abo-Angebot des Netzanbieters X schon gesehen?*«
B-Antwort: »*Nein, die Werbung habe ich noch nicht gesehen.*«
B-Kommentar (Erfahrung): »*Ich bin mit meinem Anbieter ganz zufrieden, die Netzabdeckung ist gut.*«
C-Kommentar (Beispiel): »*Zum Beispiel bietet er auch für Anrufe ins Ausland sehr günstige Tarife an*«
D-Kommentar (Gefühl): »*Als ich kürzlich Probleme mit einer Rechnung hatte, haben die mir sofort geholfen. War ich erleichtert!*«
E-Kommentar (Meinung): »*Ich kann dir meinen Anbieter nur empfehlen.*«

Mannschaftswettbewerb: Antwortsatz & Kommentieren

Material:
Kärtchen: Small Talk – Einleitungssätze (**M2M4**), Stoppuhr

Beschreibung:
Die Teilnehmer bilden Halbgruppen, die gegeneinander antreten. Aufgabe ist es, möglichst rasch einen Antwortsatz und Kommentar zum aufgedeckten Einleitungssatz zu formulieren. In wenigen Fällen muss der Therapeut noch eine passende Situation oder Person nennen. Welche Mannschaft bearbeitet in einer bestimmten Zeit mehr Kärtchen-Kombinationen?

Variante:
Welche Mannschaft bearbeitet schneller eine vorher festgelegte Anzahl Kärtchen?

5 Modul 2: Small Talk und Telefongespräch

Brettspiel: Einleitungssatz – Antwort & Kommentar – Fortsetzungsfrage

Material:
Kärtchen: Small Talk – Einleitungssätze (**M2M4**), Spielbrett (z. B. Leiterspiel, Eile-mit-Weile), Würfel, Infoblatt: Small Talk – Gesprächsablauf (**M2I5**), evtl. Kärtchen: Small Talk – Themen (**M2M6**)

Beschreibung:
Es wird in der Halbgruppe gespielt. Der Reihe nach wird gewürfelt und entsprechend gezogen. Dann muss ein Kärtchen mit einem Einleitungssatz vom entsprechenden Kartenstapel abgehoben werden. Nun muss der betreffende Spieler einen Antwortsatz, einen Kommentar sowie eine Fortsetzungsfrage formulieren. Idealerweise zieht er mit seiner Spielfigur unmittelbar nach jedem Gesprächsteil, also zwei Felder nach dem Antwortsatz, dann zwei Felder dem Kommentar und schließlich zwei Felder nach der Fortsetzungsfrage. So verdeutlicht er sich und den Mitspielern, welchen Schritt im kommunikativen Dreieck er gerade erfüllt hat. Für jeden Gesprächsteil kann er zwei Felder vorrücken (max. sechs Felder).

Beispiel:
Einleitungssatz: Dich habe ich ja schon lange nicht mehr gesehen!
Antwort: »*Ja, seit dem letzten Schachturnier nicht mehr.*«
Kommentar: »*Ich freue mich sehr, dich zu treffen. Wir haben uns schon so lange nicht mehr gesehen.*«
Fortsetzungsfrage (Instruktion Erfahrung): »*Nimmst du öfters an Schachturnieren teil?*«

Variante:
Es besteht die Gefahr, dass die Teilnehmer in Small Talks durch verschiedene Themen hindurchrasen und nicht verweilen. Das liegt oft daran, dass sie bei den Fortsetzungsfragen die einfachste Variante wählen und einfach eine Rückfrage stellen (z. B. Einleitungssatz: »Was hast du am Wochenende gemacht?« – Rückfragefrage: »Was hast denn du am Wochenende gemacht?«). Neu gelten daher für die Fortsetzungsfrage verschärfte Bedingungen: Die Fortsetzungsfrage darf keine Rückfrage mehr sein. Die Fortsetzungsfrage soll das angesprochene Thema vertiefen.

Beispiel:
Einleitungssatz: »Mein Wochenende war ja durch das Familienfest bestimmt. Und deines?«
Antwortsatz & Kommentar: »*Ich habe es gemütlich genommen. Am Sonntag waren wir noch Baden.*«
Fortsetzungsfrage (Beschreibung): »*Wie war's denn so am Familienfest?*«
Fortsetzungsfrage-(Erklärung): »*Was war der Anlass für das Fest?*«
Fortsetzungsfrage (Meinung): »*Wie fandest du das Fest?*«

5.7 Ablauf von Small Talk: Antwortsatz, Kommentar und Fortsetzungsfrage

Übung: Fortsetzungsfragen

Material:
Kärtchen: Small Talk – Fortsetzungsfragen (**M2M6**), evtl. Kärtchen: Small Talk – Einleitungssätze (**M2M4**) oder Kärtchen: Small Talk – Themen (**M2M9**)

Beschreibung:
Es besteht die Gefahr, dass die Teilnehmer in Small Talks durch verschiedene Themen hindurchrasen und nicht verweilen. Das liegt oft daran, dass sie bei den Fortsetzungsfragen die einfachste Variante wählen und einfach eine Rückfrage stellen (z. B. Einleitungssatz: »Was hast du am Wochenende gemacht?« – Rückfrage: »Was hast denn du am Wochenende gemacht?«). Es wird in der Halbgruppe gearbeitet. Der erste Spieler wählt ein eigenes Thema aus und sagt einen Einleitungssatz. Fällt ihm nichts ein oder handelt es sich um ungeübte Spieler, können auch die Kärtchen mit den Einleitungssätzen verwendet werden. Der Reihe nach ziehen nun die anderen Spieler eine Instruktionskarte für die Fortsetzungsfrage. Nun stellt der erste Spieler der Reihe nach allen Teilnehmern den Einleitungssatz. Diese antworten, kommentieren und formulieren eine Fortsetzungsfrage entsprechend der Vorgabe auf ihrem Kärtchen. Die Fortsetzungsfrage fragt nach einer Beschreibung, Meinung, Erfahrung und Erklärung, sowie nach einem Gefühl, Beispiel, Zweck oder Motiv. So wird verdeutlicht, dass es immer viele Möglichkeiten gibt, das Gespräch an den Gesprächspartner zurückzugeben. Wenn es ein Wettbewerb gegen die andere Halbgruppe ist, wird gezählt, wie viele Einleitungssätze von allen Mitspielern kommentiert werden.

Wenn die Gruppe nicht auf dem Spielbrett spielen möchte, sollen sie zur Veranschaulichung auf der Small Talk – Gesprächsgrafik laufen.

1. **Variante:** Der vorhergehende Spieler liest den Einleitungssatz vor und interagiert mit dem Hauptspieler.
2. **Variante:** Wer von den Mitspielern eine andere Antwort und einen anderen Kommentar nennt, darf jeweils ein Feld vorrücken. Diese Variante macht das Spiel etwas träge.

Beispiel:
Einleitungssatz: Schön, Dich mal wieder zu sehen.
Frage-Instruktion: Erfahrung
Antwort: »*Ja, wir haben uns schon ewig nicht mehr gesehen.*«
Kommentar: »*Vorfreude ist doch immer die schönste Freude!*«
Fortsetzungsfrage: »*Wie ist es dir in letzter Zeit so ergangen?*«

Übung: Kommunikatives Dreieck

Material:
Kärtchen: Small Talk – Kommentare (**M2M5**), Kärtchen: Small Talk – Fortsetzungsfrage (**M2M6**), A3-Kopie von Infoblatt: Small Talk – Grafik (**M2I6**), evtl. Kärtchen: Small Talk – Themen (**M2M9**), Spielsteine

Beschreibung:
Es wird in der Halbgruppe gearbeitet. Die Kommentar- und Frage-Kärtchen liegen als Anregung offen auf dem Tisch. Der Therapeut sagt einen Einleitungssatz zum Beispiel zum Thema Sport, Film oder Computernutzung (siehe auch Einleitungssatz-Kärtchen). Jeder Teilnehmer antwortet mit einem vollständigen kommunikativen Dreieck und gibt die Fortsetzungsfrage an den nächsten Mitspieler weiter, so als ob dieser den Einleitungssatz gesagt hätte. Er kann für jeden Teil auf der kopierten Small Talk-Grafik laufen. Bei den Kommentaren und Fortsetzungsfragen können die Teilnehmer sich an den ausgelegten Kärtchen orientieren. Ab der 2. Übungsrunde kann der Therapeut die einfache Rückfrage verbieten.

Spiel: Verbinden mehrerer kommunikativer Dreiecke

Material:
Kärtchen: Small Talk – Themen (**M2M9**), Token (z. B. Mühle- oder Legosteine)

Beschreibung:
Die Teilnehmer sollen lernen, mehrere kommunikative Dreiecke aneinander zu reihen. Es wird in Halbgruppen gespielt. Jeder »spielt« sich selbst. Zwei Teilnehmer begegnen einander an der Bushaltestelle. Es wird versucht, abwechslungsweise möglichst viele kommunikative Dreiecke zu formulieren und somit Token für die Mannschaft zu sammeln. Es soll ein, wenngleich noch etwas starres, Mini-Gespräch entstehen. Zur Visualisierung der Gesprächsteile und zur Steigerung der Motivation können Token gelegt werden.

1. Der erste Teilnehmer sagt (z. B. gemäß Kärtchen) einen Einleitungssatz und legt einen Token in die Tischmitte.
2. Der zweite Teilnehmer macht einen Antwortsatz und legt einen Token in die Tischmitte. Dann macht er einen Kommentar und legt wieder einen Token in die Tischmitte. Zuletzt formuliert er eine Fortsetzungsfrage und legt einen dritten Token in die Tischmitte.
3. Der erste Teilnehmer antwortet wieder mit einem kommunikativen Dreieck (Antwort – Kommentar – Fortsetzungsfrage) und kann entsprechend bis zu drei Token legen.
4. Siehe Schritt 2
5. Siehe Schritt 3

Die Mannschaft, die sich die meisten Token erarbeitet hat, gewinnt je einen Kaugummi. Es lohnt sich, wenn der Therapeut das erste Gespräch begleitet, während die anderen Teilnehmer zuhören. Er kann zum Beispiel nach einem Kommentar unterbrechen und aufzeigen, welche Möglichkeiten für die Fortsetzungsfrage bestehen: Der Sprechende kann unter anderem entscheiden, bei seinen Informationen zu bleiben oder sich auf die vorherigen Informationen des Gegenübers zu beziehen. Es soll das Bild eines Entscheidungsbaums mit verschiedenen Optionen entstehen.

Beispiel:
A »Was machst du denn hier?« – B: »Ich warte auf den Bus. Ich gehe nach Hause. Wartest du auch auf den Bus?« – A: »Nein, ich warte auf die Tram. Ich fahre in die Gitarrenstunden. Musst du zu Hause noch Hausaufgaben machen?« – B – A – B etc.

5.8 Ablauf von Small Talk: Brückenkommentare

Dass der Wechsel von einem Small Talk-Thema zum nächsten beziehungsweise von einem kommunikativen Dreieck zum nächsten nachvollziehbar und weich statt abrupt und überraschend erfolgt, ist für Menschen mit einer autistischen Störung nicht selbstverständlich. Sie sind sich oft zu wenig bewusst, dass das Gegenüber ihren Gedankengang von einem zum nächsten Thema nur nachvollziehen kann, wenn dieser explizit verbalisiert wird, und ansonsten den Themenwechsel als Gedankensprung erlebt.

Sobald sich das Thema eines kommunikativen Dreiecks erschöpft hat, soll zu einem neuen Thema gewechselt werden, wodurch ein neues kommunikatives Dreieck in Gang gesetzt wird. Der Themenwechsel soll möglichst nicht abrupt erfolgen, sondern durch einen sogenannten Brückenkommentar motiviert werden (z. B. Ferien à Internet: »Weil wir in den Ferien länger weg sind, habe ich meinen neuen Internetzugang noch gar nicht richtig nutzen können. Ich möchte im Internet nämlich …«). Es können auch Floskeln verwendet werden (z. B. »Da fällt mir gerade ein, …«; »Übrigens, …«). Diese Brückenkommentare werden spielerisch und vor allem kreativ geübt, um den Teilnehmenden möglichst viele Ideen mitzugeben.

5.8.1 Informationsblätter

Infoblatt: Small Talk – Gesprächsablauf ⊠

Material:
Kopien des Infoblatts für die Teilnehmenden (**M2I5**), Folie des Infoblatts, Hellraumprojektor

Beschreibung:
An dieser Stelle wird der Abschnitt »Brückenkommentar« des Infoblatts besprochen. Den Teilnehmern soll verständlich gemacht werden, dass sie mit Brückenkommentaren das Gespräch auf Themen lenken können, zu denen sie sich gerne äußern möchten oder bei denen sie sich sicher fühlen. Zudem soll das Bewusstsein dafür geschärft werden, dass abrupte und unkommentierte Themenwechsel unhöflich und für das Gegenüber verwirrend sind.

Den passenden Abschnitt dieses Infoblatts zu lesen, eignet sich als Trainingsaufgabe.

Infoblatt: Small Talk – Gesprächsgrafik

Material:
Kopien des Infoblatts für die Teilnehmenden (**M2I6**), Folie des Infoblatts, Hellraumprojektor

Beschreibung:
Die Gesprächsgrafik soll das Thema »Brückenkommentar« veranschaulichen.

5.8.2 Arbeits- und Protokollblätter

Spielprotokoll: Small Talk – Brückenkommentare ⊠

Material:
Kopien des Protokollblatts für die Teilnehmenden (**M2P5**), Folie des Protokollblatts, Hellraumprojektor

Beschreibung:
Die Teilnehmer sollen zu Hause mit einer Person oder mehreren dieses Spiel zu den Brückenkommentaren durchführen und eine Liste über die angedeuteten Themen führen. Eine Person beginnt mit einem Thema der eigenen Wahl und sagt ein bis drei Sätze dazu. Die zweite Person soll ganz kurz mit ein bis zwei Sätzen auf das Thema eingehen, danach aber zu einem neuen Thema wechseln. Die dritte (oder wieder die erste) Person soll dieses Thema wiederum kurz aufnehmen und sofort ein neues Thema aufgreifen. Ziel dieser Übung ist nicht, bei einem Thema zu verweilen, sondern elegant von einem Thema zum anderen zu wechseln.

Beispiel:
1. Person: »*Am Wochenende habe ich einen sehr guten Film im Fernsehen gesehen. Es war ein Science-Fiction-Film.*«
2. Person: »*Ich habe den Film nicht gesehen, mag aber Science-Fiction auch gerne. Ich habe auf eine Geschichtsprüfung lernen müssen, dabei hasse ich Geschichte.*«
3./1. Person: »*Zum Glück habe ich schon frühzeitig mit dem Lernen angefangen. Ich finde unseren Geschichtslehrer übrigens total daneben. Er überzieht die Stunde immer.*«

5.8.3 Übungen und Spiele

Übung: Brückenkommentare zu eigenen Themen

Material:
leere Kärtchen, Brücken (z. B. Bauklötze oder Lego-Steine), Kärtchen: Small Talk – Brückenfloskeln (**M2M7**)

5.8 Ablauf von Small Talk: Brückenkommentare

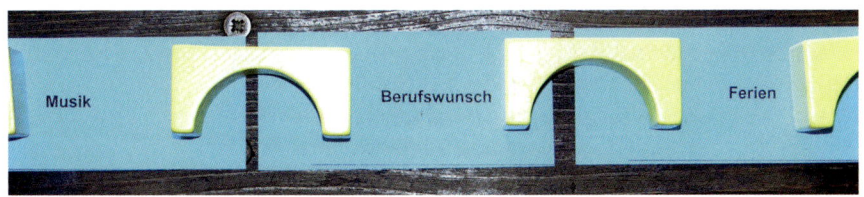

Abb. 5.3: Small Talk – Brückenfloskeln

Beschreibung:
Jeder Teilnehmer schreibt eine bestimmte Anzahl von Themen (z. B. 5) auf und benutzt für jedes Thema ein neues Kärtchen. Es wird in Halbgruppen gespielt. Jeder Spieler sagt zuerst einen Satz zum Thema des vorangehenden Spielers, das bereits auf dem Tisch in der Themenkette liegt. Dann macht er einen Brückenkommentar zu einem eigenen Thema und legt eine symbolische Brücke zur Konkretisierung und Visualisierung. Als letztes macht er einen Satz zu seinem neuen Thema und legt das eigene Themenkärtchen in die Themenkette. Wenn die beiden Halbgruppen einen Mannschaftswettbewerb machen möchten, können am Schluss die verwendeten Brücken gezählt werden

Bei der Übung ist es wichtig, den Teilnehmern folgendes zu erklären. Der 1. Satz, der sich auf das Ausgangsthema A bezieht, ist quasi der letzte Kommentar aus dem kommunikativen Dreieck des Themas A. Dann kommt die Brücke von A zu B. Dann kommt der Satz zum neuen Thema B, der entweder ein Kommentarsatz ist, dem eine Fortsetzungsfrage zum Thema B folgt oder der direkt eine Fortsetzungsfrage = Einleitungssatz zu Thema B darstellt.

Beispiel:
Vorhergehendes Themenkärtchen: Mobiltelefon
Neues Themenkärtchen: Pizzeria
Brücke: »*Ich benutze mein Mobiltelefon für fast alles und kann kaum darauf verzichten. Ich habe doch kürzlich mein Mobiltelefon fast in der Pizzeria liegen lassen. Es ist die neue Pizzeria neben dem Bahnhof, die eine wunderbare Pizza bäckt.*«

Übung: Brückenkommentare zu fremden Themen

Material:
Kärtchen: Small Talk – Themen (**M2M9**), Kärtchen: Small Talk – Brückenfloskeln (**M2M7**), A3-Kopie von Infoblatt: Small Talk – Grafik (**M2I6**), Holzbrücken (Bauklötze) oder Lego-Steine

Beschreibung:
Das Spiel wird in Halbgruppen durchgeführt. Der Reihe nach wird ein Kärtchen mit einem Thema gezogen. Zuerst muss der Spieler einen Satz zum vorangehenden Thema sagen. Nun muss der Spieler mit einem Brückenkommentar von diesem Thema auf das neue Thema gemäß Kärtchen überleiten. Kärtchen mit Brücken-Floskeln liegen als

Hilfestellung bereit. Zur Visualisierung werden die bearbeiteten Kärtchen in einer Themenkette nebeneinander auf den Tisch gelegt. Zudem können zur Konkretisierung beispielsweise Holzbrücken oder Lego-Steine jeweils zwei Kärtchen wie eine Brücke verbinden. Wenn die beiden Halbgruppen einen Mannschaftswettbewerb machen möchten, können am Schluss die verwendeten Brücken gezählt werden.

Bei der Übung ist es wichtig, den Teilnehmern folgendes zu erklären. Der 1. Satz, der sich auf das Ausgangsthema A bezieht, ist quasi der letzte Kommentar aus dem kommunikativen Dreieck des Themas A. Dann kommt die Brücke von A zu B. Dann kommt der Satz zum neuen Thema B, der entweder ein Kommentarsatz ist, dem eine Fortsetzungsfrage zum Thema B folgt oder der direkt eine Fortsetzungsfrage= Einleitungssatz zu Thema B darstellt.

Beispiel:
Vorhergehendes Themenkärtchen: Berufswunsch
Neues Themenkärtchen: Ferien
Brücke: »*Ich möchte Chemielaborant werden. Ich suche mir nach den Ferien einen Praktikumsplatz. Jetzt fahre ich erstmal mit der Familie nach Italien in die Ferien. Ferien habe ich wirklich nötig. Hast du auch Ferienpläne?*«

5.9 Ablauf von Small Talk: Persönliches Erzählen

5.9.1 Informationsblätter

Infoblatt: Small Talk – Gesprächsablauf ⊠

Material:
Kopien des Infoblatts für die Teilnehmenden (**M2I5**), Folie des Infoblatts, Hellraumprojektor

Beschreibung:
An dieser Stelle wird der persönlichere Teil des Gesprächs besprochen. Es wird darauf hingewiesen, dass es dazu oft nur dann kommt, wenn das Gespräch etwas länger dauert und man etwas vertraut miteinander ist. Oft gibt auch die Situation (z. B. auf der Parkbank) einen Hinweis, dass das Gespräch etwas länger dauern darf. Einen etwas persönlicheren Gesprächsteil einzuleiten lohnt sich nicht, wenn das Risiko voraussehbar ist, dass das Gespräch plötzlich, unabhängig vom Gesprächswunsch der Beteiligten, abgebrochen wird (z. B. wie an der Bushaltestelle). Zudem müssen beide Gesprächspartner deutlich signalisiert haben, an der Person des Gegenübers ein ernsthaftes Interesse zu haben und nicht nur aus Höflichkeit zu plaudern. Den Teilnehmern wird verdeutlicht, dass sich aus diesem Gesprächsteil auch ein ernsthafteres Gespräch ergeben kann, und sich dann der Charakter des Small Talks verliert. In diesem Fall kann auch Persönliches oder Schwieriges angesprochen werden.

Den hierzu passenden Abschnitt auf dem Infoblatt zu lesen, eignet sich als Trainingsaufgabe.

5.9.2 Arbeits- und Protokollblätter

Keine

5.9.3 Übungen und Spiele

Keine

5.10 Ablauf von Small Talk: Abschlusssatz und Verabschieden

Der Small Talk wird durch einen Abschlusssatz motiviert, da plötzliche Gesprächsabbrüche unfreundlich wirken (z. B. »So, ich muss weiter.«, »Ah, ich bin an der Reihe.«). Preißmann (2009) weist auf die erheblichen Schwierigkeiten hin, die der Gesprächsabschluss Menschen mit Asperger-Syndrom bereitet, da sie den richtigen Zeitpunkt nur schwer erkennen und ihnen oft die Feinfühligkeit fehlt, ein Gespräch nicht abrupt abzubrechen. Die Verabschiedung läuft so ab wie die Begrüßung: Wem man zum Beispiel zu Beginn die Hand geschüttelt hat, dem schüttelt man sie auch beim Abschied.

5.10.1 Informationsblätter

Infoblatt: Small Talk – Gesprächasablauf ⊠

Material:
Kopien des Infoblatts für die Teilnehmenden (**M2I5**), Folie des Infoblatts, Hellraumprojektor

Beschreibung:
Es wird der Abschnitt des Infoblatts zum Gesprächsabschluss und zur Verabschiedung besprochen. Die Teilnehmer sollen lernen, wie man höflich signalisieren kann, dass man das Gespräch beenden möchte oder muss. Und sie sollen aufmerksam gegenüber den Signalen anderer werden, wenn diese das Gespräch beenden möchten. Zudem werden die unterschiedlichen Verabschiedungsarten besprochen, die sich in der Gestik stark an diejenige der Begrüßung anlehnen.

Den hierzu passenden Abschnitt des Infoblatts zu lesen, eignet sich als Trainingsaufgabe.

Infoblatt: Small Talk – Gesprächsgrafik

Material:
Kopien des Infoblatts für die Teilnehmenden (**M2I6**), Folie des Infoblatts, Hellraumprojektor

Beschreibung:
Die Gesprächsgrafik soll das Thema Gesprächsabschluss und Verabschiedung veranschaulichen.

Infoblatt: Small Talk & Die Nähe-Distanz-Skala ⊠

Material:
Kopien des Infoblatts für die Teilnehmenden (**M2I4**), Folie des Infoblatts, Hellraumprojektor

Beschreibung:
Es wird der letzte Abschnitt dieses Infoblatts zur Verabschiedung besprochen. Erneut wird darauf verwiesen, dass man sich bezüglich der angemessenen Gestik an der Begrüßung orientieren kann: Wer mir bei der Begrüßung die Hand geschüttelt hat, dem schüttle ich sie bei der Verabschiedung erneut. Wer mich umarmt hat, den umarme ich nun erneut.

Den entsprechenden Abschnitt dieses Infoblatts zu lesen, eignet sich als Trainingsaufgabe.

5.10.2 Arbeits- und Protokollblätter

Arbeitsblatt: Small Talk & Die Näse-Distanz-Skala ⊠

Material:
Kopien des Arbeitsblatts für die Teilnehmenden (**M2A2**), Folie des Arbeitsblatts, Hellraumprojektor

Beschreibung:
Nun wird der letzte Abschnitt dieses Arbeitsblatts ausgefüllt, indem konkret die Worte und Gesten notiert werden, mit denen man die Menschen in seinem Beziehungsumfeld verabschiedet.

Beispiele:
Familie & enge Verwandte: »*Tschüss, Papi!*« + Umarmung; »*Bis zum nächsten Mal, Oma*« + Kuss auf die Wange.
Du – Freunde & Kollegen: »*Tschüss, Cédric*« + Hochziehen des Kinns; »*Bye, Amir!*« + Give me Five.
Sie – mit Namen bekannte Erwachsene: »*Bis bald, Frau Bachmann*« + Zunicken; »*Noch einen schönen Tag, Herr Erdönmez*« + Händeschütteln.

5.10.3 Übungen und Spiele

Rollenspiel: Verabschiedungs-Bazar

Material:
Klebekärtchen mit Personenbezeichnungen

Beschreibung:
Der Schwerpunkt dieser Übung soll auf der gestischen Parallelität zwischen Begrüßung und Verabschiedung liegen. Analog zum Rollenspiel in Kapitel 5.5.3 laufen die Teilnehmer im Zimmer umher, begrüßen einander, sagen »Plauder-plauder«, um den Gesprächsteil zu symbolisieren, formulieren einen Satz zum Gesprächsabschluss (z. B. »Du, ich muss weiter.«) und verabschieden sich wieder voneinander. Dabei »spielen« manche Teilnehmer sich selbst, andere spielen eine Rolle (z. B. Tante, Lehrer), die auf eine, an der Kleidung für alle sichtbar getragene, Klebeetikette notiert wird.
    Posten: (ehemalige/r) Schüler/in aus dem Schulhaus, Mitschüler/in oder Arbeitskolleg/in, (ehemaliger) Lehrer/in, Ausbilder/in
    Lauf-Rolle: Ausbilder/in (inkl. Handschütteln), Nachbarin/Nachbar (ohne Handschütteln), Jugendliche/r oder junge/r Erwachsene/r

Variante:
Die einen Teilnehmer haben Etiketten mit Rollen und stehen fix im Raum (»Posten« mit abwechselndem Duzen und Siezen). Die anderen Gruppenmitglieder spielen sich selbst oder eine Lauf-Rolle und laufen im Uhrzeigersinn die »Posten« ab.

5.11 Zusammenfügen der einzelnen Bausteine I: Strukturierte Small Talk-Übungen

In den nächsten Einheiten wird Small Talk als Ganzes geübt, indem die einzelnen Bausteine zusammengefügt werden. Bevor der Small Talk in verschiedenen Situationen und mit verschiedenen Personen geübt wird, ist es hilfreich, nochmals den gesamten Ablauf durchzugehen und die einzelnen Bausteine zum Gesamtbild eines Gesprächsablaufs zusammenzufügen.

5.11.1 Informationsblätter

Infoblatt: Small Talk & Die Nähe-Distanz-Skala

Material:
Kopien des Infoblatts für die Teilnehmenden (**M2I4**), Folie des Infoblatts, Hellraumprojektor

Beschreibung:
Das Infoblatt kann hier als Erinnerungsstütze dienen.

Infoblatt: Small Talk – Gesprächsgrafik

Material:
Kopien des Infoblatts für die Teilnehmenden (**M2I6**), Folie des Infoblatts, Hellraumprojektor

Beschreibung:
Das Infoblatt kann hier als Erinnerungsstütze dienen.

5.11.2 Arbeits- und Protokollblätter

keine

5.11.3 Übungen und Spiele

Übung: Small Talk – Gesamter Gesprächsablauf – Gespräch mit Gruppenteilnehmer

Material:
Small Talk – Zeiger (**M2M10**), rote und gelbe leere Kärtchen oder die Kärtchen der Übung: Brückenkommentare zu eigenen Themen (▶ Kap. 5.8), Spielsteine, A3-Kopie von Infoblatt: Small Talk – Grafik (**M2I6**), Stifte

Beschreibung:
In Halbgruppen führen immer zwei Teilnehmer zusammen ein Gespräch von der Begrüßung bis zur Verabschiedung. Der Gesprächszeiger (**M2M10**) dient zur Erinnerungshilfe an die verschiedenen Bausteine des Small Talks. Zur Konkretisierung kann es hilfreich sein, die Grafik mit dem kommunikativen Dreieck (**M2I6**) mit Klebeband auf den Boden zu kleben. Die Elemente des Small Talks können so parallel zum Gespräch abgegangen werden.

1. Jeder schreibt drei Themen, die ihn interessieren und über die er gerne sprechen möchte, auf zwei Kärtchen. Alternativ können die Kärtchen der Übung: Brückenkommentare zu eigenen Themen (▶ Kap. 5.8) verwendet werden. Der eine Spieler hat gelbe, der andere rote Kärtchen. Es muss nachher nicht über diese Themen gesprochen werden. Sie dienen lediglich als Prompt, falls sich kein Thema aus dem Gespräch ergibt.
2. Jeder gibt dem anderen einen Satz seiner beiden Kärtchen, sodass nun jeder drei eigene Themenkärtchen und drei des Gesprächspartners besitzt.
3. Die beiden führen einen Small Talk von der Begrüßung bis zur Verabschiedung und orientieren sich an den Themenkärtchen. Wenn es notwendig oder hilfreich ist, können sie dabei mit einem Spielstein auf der Small Talk – Grafik (**M2I6**) laufen.

5.11 Zusammenfügen der einzelnen Bausteine I: Strukturierte Small Talk-Übungen

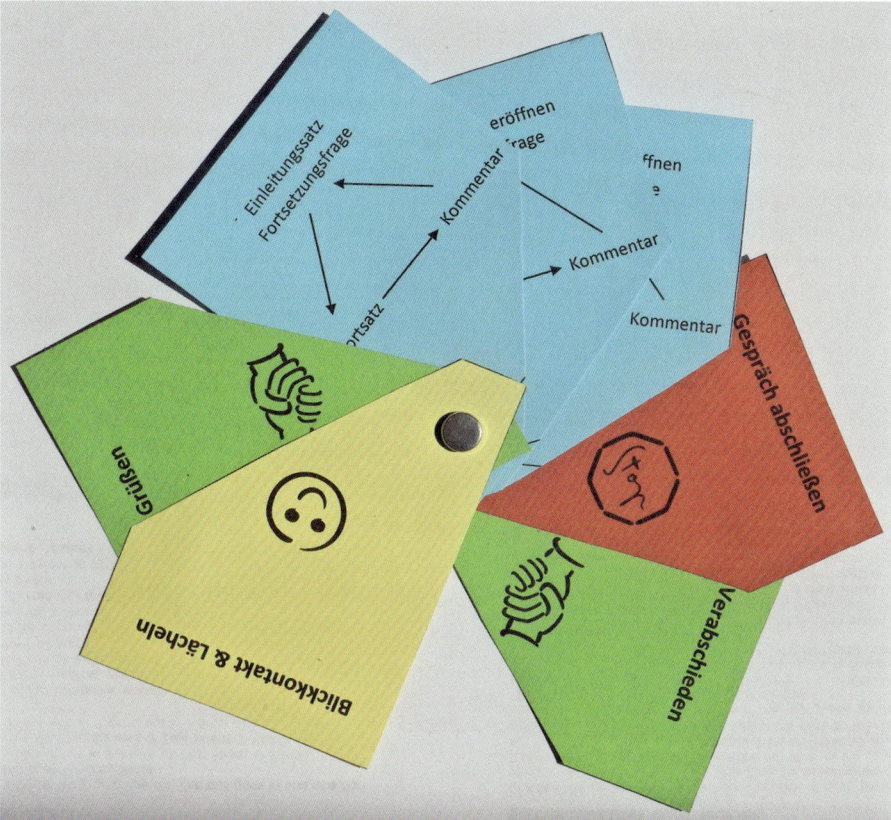

Abb. 5.4: Gesprächszeiger

Variante mit Feedback:
Während zwei Teilnehmer das Gespräch führen, schauen die anderen Gruppenteilnehmer zu und beobachten gemäß expliziten Aufträgen zum Beispiel die Gesprächseinleitung und den Abschluss oder das kommunikative Dreieck. Das Feedback der Beobachter und des Therapeuten verläuft nach den bekannten Regeln: Zuerst etwas Positives sagen, danach das, was verbessert werden kann. Die beiden gesprächsführenden Teilnehmer geben eine Rückmeldung, wie und was beim Gespräch angenehm war.

Übung: Small Talk – Gesprächsablauf mit dem Schwerpunkt Fortsetzungsfrage

Material:
Small Talk – Zeiger (**M2M10**), leere Kärtchen oder Kärtchen der Übung: Brückenkommentare zu eigenen Themen (▶ Kap. 5.8), Tokens, Stifte

Beschreibung:
In der Halbgruppe notieren sich die Teilnehmer zuerst jeweils 6 Themen, über die sie sprechen könnten. Alternativ können die Kärtchen der Übung: Brückenkommentare zu eigenen Themen (▶ Kap. 5.8) verwendet werden. Es muss nachher nicht über diese Themen gesprochen werden. Sie dienen lediglich als Prompt, falls sich kein Thema aus dem Gespräch ergibt. Dann führen immer zwei Jugendliche von der Begrüßung bis zur Verabschiedung einen Small Talk. Der Therapeut beobachtet je nach Größe der Gruppe mehrere Gesprächspaare.

In dieser Übung geht es um ein gezieltes Training, dass die Initiative ergriffen und aktiv eine Fortsetzungsfrage gestellt wird. Es geht darum, dass die Gesprächspartner nicht lange kommentieren, sondern schnell das Gegenüber wieder einbeziehen. Daher legt jeder, der während des Small Talks eine Fortsetzungsfrage stellt, einen Token vor sich. Zum Beispiel kann jeder einen Plastikbecher mit Tokens in der Hand halten und dann einen Token auf den Tisch zwischen sich und den Gesprächspartner legen oder die Tokens liegen auf einem Haufen auf den Tisch und werden jeweils in die Tischmitte geschoben. Die Handhabung der Tokens muss den räumlichen Gegebenheiten angepasst werden.

Übung: Small Talk – Small Talk-Postenlauf mit Gruppenmitgliedern

Material:
evtl. Small Talk – Zeiger (**M2M10**)

Beschreibung:
Alle Teilnehmer und die Therapeuten sind reale Gesprächspartner und spielen keine Rolle. Die beiden Therapeuten und bei zum Beispiel einer 8er-Gruppe setzen sich zwei Teilnehmer an einen fixen Platz (»Posten«). Die anderen in diesem Beispiel vier Teilnehmer (»Läufer«) laufen nun auf den »Posten« zu und initiieren einen Small Talk. Nach 4 Minuten ertönt ein Signal und die »Läufer« begründen das Gesprächsende, verabschieden sich und laufen weg. Dann beginnen sie am nächsten Posten erneut ein Gespräch.

Es lohnt sich, die Übung zwei Mal, also an verschiedenen tagen, durchzuführen, sodass jeder Teilnehmer mal »Läufer« ist und entsprechend die Gesprächsinitiative übernehmen und den Gesprächsabschluss gestalten muss. Diese Übung ist eine gute Vorbereitung auf den Small Talk-Parcours (▶ Kap. 5.12).

5.12 Zusammenfügen der einzelnen Bausteine II: Small Talk-Trainingsparcours

Den gesamten Ablauf des Small Talks zusammenzufügen, kann erstmals bei einem Trainingsparcours geübt werden, an dem viele Mitarbeitenden der Institution mitwirken (Variante siehe unten). Die Mitarbeiter werden vor dem Parcours über ihre Aufgabe informiert.

Es geht darum, die Hürde für ein erfolgreiches Gespräch in einer vergnüglichen Atmosphäre möglichst niedrig zu halten, damit alle ein Erfolgserlebnis haben. Jeweils sechs Posten werden als Situationen eingerichtet (z. B. vor der Kinokasse, im Zugabteil), und an jedem Posten steht ein Mitarbeiter in einer Rolle (z. B. Bruder eines Klassenkameraden, ehemaliger Lehrer). Jeder Teilnehmer erhält einen Coach zugeteilt, der ihn bei dem Postenlauf begleitet und unterstützt. Der Coach hilft, wenn das Gespräch stockt, bespricht kurz die absolvierten Small Talks und bereitet mit dem Teilnehmer vor, auf was er im nächsten Small Talk am nächsten Posten vermehrt achten möchte oder sollte.

Jedes Gespräch soll etwa 4–5 Minuten dauern. Die Zeit kann zum Beispiel mithilfe einer Eieruhr gemessen werden, die der Mitarbeiter bei der Ankunft des Teilnehmers startet. Wenn sie klingelt, dann wissen beide Gesprächspartner, dass das Gespräch beendet werden muss. Als Erinnerungsstütze für den Gesprächsablauf können die Teilnehmer den sogenannten Small Talk-Zeiger (▶ Kap. 5.11.3) nutzen, den sie während der Gespräche in der Hand halten können.

Am Ende des Parcours erhält jeder Teilnehmer in einer Feedback-Runde eine konkrete Rückmeldung von seinem Coach und einigen Gesprächspartnern an den Posten. Dieses Feedback wird schriftlich festgehalten und in der folgenden Stunde abgegeben. Zudem wird einer der Small Talks gefilmt und in den folgenden Stunden jeweils zu Beginn der Gruppensitzungen angeschaut und besprochen.

Variante: In kleineren Institutionen oder in Privatpraxen fehlen Mitarbeiter, die am Trainingsparcours teilnehmen können. Er ist aber das Herzstück dieses Trainingsmoduls und sollte nicht aus organisatorischen Gründen ausgelassen werden. Beim Parcours können auch Bezugspersonen der Teilnehmer eine Rolle an einem Posten übernehmen. Die Rolle des Coachs können auch gut Psychotherapeuten/Psychiater aus der Region, Lehrpersonen, Heilpädagogen, Ergotherapeuten u. a. Fachpersonen einnehmen. Die Motivation dazu könnte darin liegen, einen Einblick in das Training und einen Überblick über die Vielfalt der Autismus-Spektrum-Störungen zu erhalten.

5.12.1 Informationsblätter

Infoblatt: Small Talk – Trainingspacours – Gesprächsthemen ⊠

Material:
Kopien des Infoblatts für die Teilnehmenden (**M2I7**), Folie des Infoblatts, Hellraumprojektor

Beschreibung:
Dieses Informationsblatt beschreibt die verschiedenen Posten, die sich auf dem Parcours befinden, und es gibt eine Auswahl an Themen vor, über welche die Teilnehmer an den entsprechenden Stellen sprechen können. Das Infoblatt enthält

diejenigen Themen, die von den Teilnehmern in der Vorbereitungszeit, während der in Kapitel 5.12.3 beschriebenen Übung, dazu gesammelt wurden.
Dieses Infoblatt zu lesen, eignet sich als Trainingsaufgabe.

Beispiel:
Mit dem Klassenkameraden auf dem Pausenplatz kann man unter anderem über Folgendes sprechen:

- Mitschüler
- Mädchen/Jungen
- Lehrer
- Prüfungen
- Hausaufgaben
- Fächer
- Erlebnisse einer Schulstunde
- Haus-, Pausenplatzregeln
- Nächstes, letztes Wochenende
- Freizeitaktivitäten

5.12.2 Arbeits- und Protokollblätter

Arbeitsblatt: Small Talk – Vorbereitung Pacours –Themen ⊠

Material:
Kopien des Arbeitsblatts (**M2A8**), Folie des Arbeitsblatts, Hellraumprojektor

Beschreibung:
Dieses Arbeitsblatt soll direkt vor dem Termin mit dem Small Talk-Parcours als Trainingsaufgaben mitgegeben werden. Damit können die Teilnehmer sich nochmals auf den Parcours vorbereiten, indem sie für jeden konkreten Posten zwei Themen vorbereiten. Dieses Arbeitsblatt muss angepasst werden, falls andere Rollen und Situationen für den Parcours ausgewählt werden.

Feedback-Protokoll-Coach: Small Talk – Trainingsparcours

Material:
Kopien des Protokollblatts für die Coachs (**M2P6**), Folie des Protokollblatts, Hellraumprojektor

Beschreibung:
Wie zu Beginn dieses Kapitels beschrieben, soll den Teilnehmern nach jedem Posten ein Feedback gegeben werden. Dies erfolgt mittels eines Protokolls, wobei für jeden Posten die verschiedenen Bausteine eines Gesprächs (Blickkontakt & Lächeln, Grüßen/Verabschieden, Einleitung/neues Thema, Antwortsatz, Kommentar, Fortsetzungs- & Rückfrage, Bemerkungen) beurteilt werden. Die Rückmeldungen

werden in der Feedback-Runde (▶ Kap. 5.12.3) und im schriftlichen Feedback (▶ Kap. 5.14.2) zusammengetragen und den Teilnehmern mitgeteilt.

Feedback-Protokoll-Gesprächspartner: Small Talk – Trainingsparcours – Besprochene Themen

Material:
Kopien des Protokollblatts für die Gesprächspartner an den Posten (**M2P7**), Folie des Protokollblatts, Hellraumprojektor

Beschreibung:
Während die Teilnehmer den Posten wechseln, sollen die dortigen Gesprächspartner notieren, mit welchem Jugendlichen sie über welche Themen gesprochen haben. Eine Zusammenfassung der Themenauswahl wird von den Therapeuten im schriftlichen Feedback (▶ Kap. 5.14.2) zusammengetragen und den Teilnehmern mitgeteilt.

Feedback-Protokoll-Gesprächspartner: Small Talk – Trainingsparcours

Material:
Kopien des Protokollblatts für die Gesprächspartner an den Posten (**M2P8**), Folie des Protokollblatts, Hellraumprojektor

Beschreibung:
Auch die Gesprächspartner an den verschiedenen Posten sollen ihren Eindruck von den Teilnehmern vermitteln. Dazu wurde dieses Protokollblatt entwickelt, welches den Gesprächspartnern Raum für ihre frei formulierten Rückmeldungen bietet. Die Rückmeldungen werden in der Feedback-Runde (▶ Kap. 5.12.3) und im schriftlichen Feedback (▶ Kap. 5.14.2) zusammengetragen und den Teilnehmern mitgeteilt.

5.12.3 Übungen und Spiele

Vorbereitung: Small Talk – Trainingsparcours

Material:
Ablaufschema: Small Talk – Trainingsparcours – Übersicht (**M2M8**), Folie des Ablaufschemas, Hellraumprojektor, Small Talk-Zeiger (**M2M10**)

Beschreibung:
Diese Vorbereitung findet ein bis zwei Wochen vor dem eigentlichen Parcours statt. Falls die Übung »Postenlauf mit Gruppenteilnehmern« (▶ Kap. 5.11) durchgeführt worden ist, können die Therapeuten sich darauf beziehen. Im Plenum wird der Parcours anhand des Ablaufschemas den Teilnehmern vorgestellt. Die Posten wurden im Rahmen der Themensammlung (▶ Kap. 5.2.3) bereits mental visualisiert.

Übung: Small Talk – Trainingsparcours – Themensammlung

Material:
Ablaufschema: Small Talk – Trainingsparcours – Übersicht (**M2M8**)

Beschreibung:
In den Wochen vor dem Parcours besuchen die Teilnehmer nacheinander die Räume und Örtlichkeiten in der Therapiestelle, wo während des Parcours Posten aufgebaut sein werden. Vor Ort werden passenden Themen gesammelt, welche von den Therapeuten für das Informationsblatt (▶ Kap. 5.12.1) aufgeschrieben werden.

Übung: Small Talk – Trainingsparcours

Material:
Im Vorfeld des Parcours Gesprächspartner und Coachs organisieren, alle Posten mithilfe des Materials: Small Talk – Trainingsparcours – Postenbeschreibungen (**M2M11**) einrichten (z. B. Kinder-Kaufladen für das Gespräch im Laden, Kinder-Post für den Posten auf dem Postamt), Eier- oder Stoppuhren bereitstellen, Namensschilder (z. B. Klebeetiketten), Videoaufnahme an einem Posten (z. B. im Zug) einrichten, Kopien für alle Teilnehmenden am Parcours des Ablaufschemas: Small Talk – Trainingsparcours – Übersicht (**M2M8**), Small Talk – Zeiger (**M2M10**)

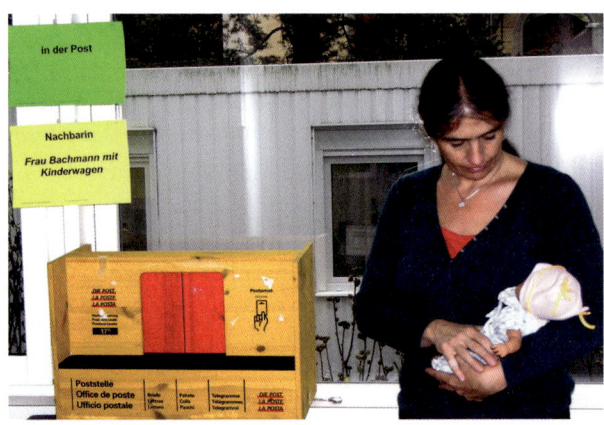

Abb. 5.5: Beispiel eines Parcours-Postens

Beschreibung:
Alle am Parcours beteiligten Mitarbeiter oder weitere Fach- und Bezugspersonen, welche die Rolle eines Coachs oder Gesprächspartners übernehmen, treffen 60 Minuten, bevor der Parcours startet, ein. In einem ersten Schritt werden ihnen das Wesen von Small Talk und das Gesprächsschema vermittelt. Wichtig ist es, dass die Gesprächspartner nicht auf therapeutische Art die Verantwortung für das Gespräch

übernehmen und zum Beispiel die Fortsetzungsfragen empathisch zu erraten versuchen, sondern abwarten, damit der Teilnehmer Zeit und Gelegenheit hat, seine Verantwortung für den Gesprächsverlauf wahrzunehmen. Umgekehrt müssen sie aber auch 50 % der Gesprächsverantwortung übernehmen und jeweils selbst Fortsetzungsfragen stellen. Die Mitarbeitenden werden zudem über den Ablauf und ihre Aufgabe (inkl. Videoaufnahme) oder Rolle informiert und mit den Beobachtungsprotokollen (▶ Kap. 5.12.2) vertraut gemacht. Wenn die Zeit reicht, können die Therapeuten mit denjenigen, die eine Rolle übernehmen, einen kurzen Probe-Small Talk führen und Feedback geben, falls jemand zu viel oder zu wenig Initiative zeigt.

Auch Besonderheiten der einzelnen Teilnehmer kommen zur Sprache, wie folgende Beispiele exemplarisch illustrieren: Dominik ist sehr unsicher und braucht Zeit. Miro ist fremdsprachig, sodass das Gespräch etwas verlangsamt werden sollte. Eva hat die Tendenz, schnell auf ihre Themen zu sprechen zu kommen, worauf nicht ausführlich eingegangen werden soll. Dino zeigt noch Mühe mit den Rückfragen, sodass zu Gesprächsbeginn zwar rettend eingegriffen werden soll, später soll er aber auch mal mit einer Pause »hängen gelassen« werden.

Der Parcours startet in einem großen Raum (zum Beispiel in einem Mehrzweckraum). Zu Beginn treffen sich alle Teilnehmer im Stuhlkreis: Neben Teilnehmer sitzt der zugeteilte Coach, der ein Namensschild trägt. Das KOMPASS-Gruppenmitglied soll seinen Coach angemessen begrüßen. Danach beginnt der Postenlauf: Jeder Teilnehmer und sein Coach wissen gemäß dem Ablaufschema: Small Talk – Trainingsparcours – Übersicht, an welchem Posten sie beginnen müssen. Dort ist zudem festgehalten, ob der Teilnehmer oder der Gesprächspartner am Posten das Gespräch mit einer Begrüßung und einem Einleitungssatz initiieren muss. Der Helfer, der am Posten mit der Videoaufnahme sitzt, soll daran erinnert werden, den Aufnahmeknopf zu bedienen. Nach drei Posten beziehungsweise Small Talks kehren alle Beteiligten in den großen Raum zurück, wo ein Snack bereitsteht. In der Pause besteht die Möglichkeit ungezwungen zu plaudern (z. B. mit dem eigenen Coach) und somit zu spontanem Small Talk, was gut die Hälfte der Teilnehmer auch nutzt. Die beiden Therapeuten sprechen während dieser Zeit kurz mit jedem Teilnehmer, wie er sich fühlt und wie es läuft. Nach der Pause finden drei oder weitere Gespräche statt. Anschließend treffen sich wieder alle zur Feedback-Runde (▶ Feedback-Runde: Small Talk – Trainingsparcours.) im großen Raum. Mit einem herzlichen Dankeschön an die Helfer und Lob an alle Teilnehmer, dass sie mutig den Parcours absolviert haben, werden alle verabschiedet.

Feedback-Runde: Small Talk – Trainingsparcours

Material:
Ausgefülltes Feedback-Protokoll-Coach: Small Talk – Trainingsparcours (**M2P6**), ausgefüllte Feedback-Protokoll-Gesprächspartner: Small Talk – Trainingsparcours – Besprochene Themen (**M2P7**), Feedback-Protokoll-Gesprächspartner: Small Talk – Trainingsparcours (**M2P8**)

Beschreibung:
Nachdem der Parcours beendet ist, setzen sich alle Beteiligten zusammen. Die Teilnehmer erhalten der Reihe nach ein Feedback. Sowohl sie selbst als auch ihr Coach sowie einige der Gesprächspartner äußern sich, indem sie jeweils benennen, was gut gelaufen ist, und gegebenenfalls einen Hinweis darauf geben, was beziehungsweise welcher Gesprächsschritt verbessert und noch vermehrt geübt werden sollte. Die Rückmeldungen fließen in das schriftliche Feedback mit ein (▶ Kap. 5.14.2).

Video: Small Talk – Trainingsparcours

Material:
Video: Small Talk – Trainingsparcours, Videoabspielgerät

Beschreibung:
Ein Gespräch des Trainingsparcours wird auf Video aufgenommen. In den Wochen nach dem Parcours werden die Aufnahmen aller Teilnehmenden im Plenum angesehen und besprochen (z. B. 1–2 pro Sitzung). So erhält jeder Teilnehmer ein Feedback von den Gruppenmitgliedern und Therapeuten. Gleichzeitig werden verschiedene Aspekte auch den Betrachtern nochmals klarer. Das Feedback wird so gestaltet, dass jeder, der sich äußern möchte, zuerst etwas Positives anführt und dann einen Vorschlag macht, was verbessert werden könnte. Wichtig ist, dass der Teilnehmer, der das Gespräch geführt hat, zuerst etwas sagt und ebenfalls etwas Positives, gegebenenfalls einen Verbesserungsvorschlag benennt. Die Rückmeldungen fließen in das schriftliche Feedback mit ein (▶ Kap. 5.14.2).

5.13 Zusammenfügen der einzelnen Bausteine III: Small Talk mit Außenstehenden

Der nächste Schritt ist die Umsetzung des Erlernten im vertrauten Alltag. Gespräche mit Erwachsenen sind für Kinder und junge Erwachsene mit einer Autismus-Spektrum-Störung einfacher als Gespräche mit Gleichaltrigen, da Erwachsene sich mehr auf das Gegenüber einstellen und weniger in Codes sprechen. Das in der Gruppe Gelernte wird nun zuerst mit den Bezugspersonen umgesetzt, bei denen die Gesprächshemmschwelle üblicherweise niedriger ist als bei anderen Erwachsenen, anschließend folgen andere Bekannte und die Lehrpersonen.

5.13.1 Informationsblätter

Infoblatt: Small Talk – Gesprächsgrafik

Material:
Kopien des Infoblatts für die Teilnehmenden (**M2I6**), Folie des Infoblatts, Hellraumprojektor

Beschreibung:
Das Infoblatt kann an dieser Stelle als Erinnerungsstütze dienen.

5.13.2 Arbeits- und Protokollblätter

Beobachtungsprotokoll: Small Talk – Small Talk mit Bezugspersonen ⊗

Material:
Kopien des Protokollblatts für die Teilnehmenden (**M2P9**), Folie des Protokollblatts, Hellraumprojektor, Small Talk – Zeiger (**M2M10**)

Beschreibung:
Die Teilnehmer sollen jeden Tag einen kurzen Small Talk mit einer Bezugsperson führen und gegebenenfalls den Small Talk-Zeiger als Erinnerungshilfe nutzen. Auf dem Protokollblatt wird das Thema notiert und jeder durchgeführte Gesprächsteil wird sowohl vom Teilnehmer als auch von der involvierten Bezugsperson auf dem Protokollbogen mit ein bis zwei Häkchen gemäß den Angaben auf dem Protokollblatt bewertet. Diese Rückmeldungen fließen in das schriftliche Feedback mit ein (▶ Kap. 5.14.2).

Arbeitsblatt: Small Talk – Vorbereitung Gespräche mit Bekannten ⊗

Material:
Kopien des Arbeitsblatts für die Teilnehmenden (**M2A6**), Folie des Arbeitsblatts, Hellraumprojektor

Beschreibung:
Die Teilnehmer überlegen sich, eventuell mithilfe einer Bezugsperson, eine Person (z. B. Großvater, Patin, Musiklehrerin), mit der sie einen Small Talk führen könnten. Es soll zuerst das Vorbereitungsblatt ausgefüllt werden, um sich zu vergegenwärtigen, welche Informationen über diese Person vorhanden sind, damit man auf mögliche Themen vorbereitet ist. Danach soll der Small Talk mit dieser Person geführt und das Beobachtungsprotokoll (**M2P10**) ausgefüllt werden.

Beobachtungsprotokoll: Small Talk – Small Talk mit Bekannten ⊠

Material:
Kopien des Protokollblatts (**M2P10**) für die Teilnehmenden, Folie des Protokollblatts, Hellraumprojektor

Beschreibung:
Die Teilnehmer schreiben auf, welche Themen durch sie und welche durch den Gesprächspartner initiiert wurden. Wenn der Teilnehmer noch Schwierigkeiten mit dem Small Talk hat oder sich sehr unsicher fühlt, kann es hilfreich sein, wenn die Bezugspersonen diese Person zuvor kontaktieren, um sie über die Übung zu informieren. Das Arbeitsblatt: Small Talk – Vorbereitung Gespräche mit Bekannten (**M2A6**) kann vor dem Gespräch nochmals durchgelesen werden.

5.13.3 Übungen und Spiele

Keine

5.14 Zusammenfügen der einzelnen Bausteine IV: Small Talk mit KOMPASS-Gruppenmitgliedern

Als letzten Schritt setzen die Teilnehmer ihre Small Talk-Fähigkeiten in der Gruppe mit Gleichaltrigen ein. Dieses Vorgehen stellt eine weitere Annäherung an eine Alltagssituation dar, da die Teilnehmer keine Rolle spielen, sondern sich selbst sind und sich mit Gleichaltrigen austauschen. Trotzdem geschieht dies noch in einem relativ geschützten Rahmen und mit Unterstützung der Therapeuten und anderer Gruppenmitglieder. Es gilt zu bedenken, dass sich bei Gesprächen mit Gruppenmitgliedern zwei nicht sehr versierte Gesprächspartner treffen.

5.14.1 Informationsblätter

Infoblatt: Small Talk – Gesprächsgrafik

Material:
Kopien des Infoblatts für die Teilnehmenden (**M2I6**), Folie des Infoblatts, Hellraumprojektor

Beschreibung:
Das Infoblatt kann hier als Erinnerungsstütze dienen.

5.14.2 Arbeits- und Protokollblätter

Arbeitsblatt: Small Talk – Vorbereitung Gespräche mit Gruppenmitgliedern ⊠

Material:
Kopien des Arbeitsblatts für die Teilnehmenden (**M2A7**), Folie des Arbeitsblatts, Hellraumprojektor, Arbeitsblatt: Einführung – Steckbrief (**EA1**), Arbeitsblatt: Einführung – Die Mitglieder der KOMPASS-Gruppe I (**EA2**) und Arbeitsblatt: Einführung – Die Mitglieder der KOMASS-Gruppe II (**EA3**)

Beschreibung:
Viele Menschen mit einer Autismus-Spektrum-Störung haben ihr Wissen über andere Personen (z. B. deren letzte Reise, deren Vorlieben) nicht direkt abrufbar zur Verfügung. Dieses Arbeitsblatt dient der Vorbereitung eines Gesprächs mit den anderen Gruppenmitgliedern. Jeder Teilnehmer soll sich überlegen, über welche Themen er mit einem anderen Gruppenmitglied sprechen könnte und welche Gemeinsamkeiten vorliegen. Anschließend führen die beiden einen Small Talk. Bei dieser Übung zahlt es sich aus, dass zu Beginn des Gruppentrainings auf das gegenseitige Kennenlernen sehr viel Wert gelegt wurde. Als Erinnerungsstütze können die Teilnehmer nochmals die entsprechenden Arbeitsblätter (**EA1**, **EA2**, **EA3**) durchlesen.

Protokoll: Small Talk – Schriftliche Zusammenfassung der Feedbacks ⊠

Material:
Protokollblatt aller Teilnehmer (**M2P11**), ausgefülltes Feedback-Protokoll-Coach: Small Talk – Trainingsparcours (**M2P6**), ausgefülltes Feedback-Protokoll-Gesprächspartner: Small Talk – Trainingsparcours – Besprochene Themen (**M2P7**), Feedback-Protokoll-Gesprächspartner: Small Talk – Trainingsparcours (**M2P8**), Beobachtungsprotokoll: Small Talk – Small Talk mit den Bezugspersonen (**M2P9**), Beobachtungsprotokoll: Small Talk – Small Talk mit Bekannten (**M2P10**).

Beschreibung:
Die Therapeuten fassen für jeden Teilnehmer alle Feedbacks zusammen, die er von verschiedenen Beobachtern und im Rahmen verschiedener Übungen erhalten hat. Es werden die positiven Rückmeldungen sowie die Verbesserungsratschläge notiert, wobei man sich möglichst genau am Verhalten (z. B. »Mach längere und persönlichere Kommentare.« »Zeig etwas längeren Blickkontakt.«) und den besprochenen Themen (z. B. »Gute Rückfragen.« »Vielfältige und anregende Themenauswahl.«) orientiert. In dieses Protokoll fließen die Rückmeldungen der Beteiligten vom Small Talk-Parcours (▶ Kap. 5.12.3) sowie der Gruppenmitglieder und Therapeuten anlässlich der angeschauten Videoaufnahmen vom Small Talk-Parcours (▶ Kap. 5.12.3) ein.
 Dieses Protokollblatt soll als Trainingsaufgabe zu Hause gelesen werden.

5.14.3 Übungen und Spiele

Video-Übung: Small Talk mit Gruppenmitgliedern

Material:
Arbeitsblatt: Small Talk – Vorbereitung Gespräche mit einem Gruppenmitglied (**M2A7**), evtl. Videokamera, Videoabspielgerät

Beschreibung:
Jeweils zwei Gruppenmitglieder führen einen Small Talk. Dieses Gespräch kann gefilmt und danach in der Gruppe angeschaut werden. Danach wird über den Gesprächsablauf diskutiert und ein Feedback gegeben. Dabei wird wie immer zuerst etwas Positives gesagt und erst dann die negative Beobachtung formuliert.

Übung: Spontaner Small Talk in der Snack-Pause

Material:
evtl. Videokamera, Videoabspielgerät

Beschreibung:
Die Teilnehmer werden während der regelmäßigen Snack-Pausen zu vielerlei Small Talks verführt. Die Snack-Pausen können mit Einverständnis der Gruppenmitglieder auf Video aufgenommen und dann gemeinsam angeschaut werden.

5.15 Telefongespräch

Ein hilfreiches Mittel, um Sozialkontakte herzustellen, ist das Telefon. Um eine Generalisierung der erlernten Small Talk-Charakteristiken zu erleichtern, kann zum Abschluss dieses Moduls ein Überblick über den Ablauf eines Telefongesprächs gegeben werden. Manchen Menschen mit einer Autismus-Spektrum-Störung fällt es leichter via Telefon zu kommunizieren, da dann viele weitere Informationen (z. B. nonverbale Kommunikation, situationale Umgebung) wegfallen. Anderen wiederum, vor allem den stark visuell ausgerichteten autistischen Menschen, fällt es schwerer, da die Information rein auditiv vermittelt wird.

5.15.1 Informationsblätter

Infoblatt: Telefongespräch – Gesprächsablauf ⊠

Material:
Kopien des Infoblatts für die Teilnehmenden (**M2I8**), Folie des Infoblatts, Hellraumprojektor

Beschreibung:
Es werden Ziel und Zweck eines Telefongesprächs dargestellt. Außerdem werden die sechs Bausteine eines Telefonats aufgezeigt:

0. Nummer wählen. Oder es klingelt.
1. Der andere nimmt ab und meldet sich mit seinem Namen. Oder man nimmt selbst den Hörer ab und nennt seinen (Vor- und) Nachnamen.
2. Begrüßung + Namensnennung
3. Schilderung des Anliegens (Motivation des Telefonanrufs)
4. evtl. Small Talk
5. Gesprächsabschluss
6. Verabschiedung + Telefon auflegen

Dieses Infoblatt zu lesen, eignet sich als Trainingsaufgabe.

5.15.2 Arbeits- und Protokollblätter

Arbeitsblatt: Small Talk – Vorbereitung Gespräche mit Gruppenmitgliedern ⊠

Material:
Kopien des Arbeitsblatts für die Teilnehmenden (**M2A7**), Folie des Arbeitsblatts, Hellraumprojektor, Arbeitsblatt: Einführung – Steckbrief (**EA1**), Arbeitsblatt: Einführung – Die Mitglieder der Kompass-Gruppe I (**EA2**) und Arbeitsblatt: Einführung – Die Mitglieder der KOMPASS-Gruppe II (**EA3**)

Beschreibung:
Viele Menschen mit einer Autismus-Spektrum-Störung haben ihr Wissen über andere Personen (z. B. deren letzte Reise, deren Vorlieben) nicht direkt abrufbar zur Verfügung. Dieses Arbeitsblatt dient der Vorbereitung eines Telefonanrufs mit den anderen Gruppenmitgliedern. Jeder Teilnehmer soll sich überlegen, über welche Themen er mit einem anderen Gruppenmitglied sprechen könnte und welche Gemeinsamkeiten vorliegen. Anschließend führen die beiden ein Telefongespräch. Bei dieser Übung zahlt es sich aus, dass zu Beginn des Gruppentrainings auf das gegenseitige Kennenlernen sehr viel Wert gelegt wurde. Als Erinnerungsstütze können die Teilnehmer nochmals die entsprechenden Arbeitsblätter (**EA1, EA2, EA3**) durchlesen.

Protokollblatt: Telefongespräch ⊠

Material:
Kopien des Protokollblatts für die Teilnehmenden (**M2P12**), ausgefülltes Arbeitsblatt: Small Talk-Vorbereitung Gespräche mit Gruppenmitgliedern (**M2A8**), Folie des Protokollblatts, Hellraumprojektor

Beschreibung:
Die Teilnehmer sollen zwei Telefonanrufe mit Gruppenmitgliedern machen und das Protokollblatt ausfüllen. Es geht darum festzuhalten, mit wem telefoniert und über welche Themen gesprochen wurde. Das Arbeitsblatt (▶ Kap. 5.15.2), auf dem Informationen über die Gruppenmitglieder notiert wurden, kann als Hilfe dienen.

Arbeitsblatt: Small Talk – Vorbereitung Gespräche mit Bekannten ⊠

Material:
Kopien des Arbeitsblatts für die Teilnehmenden (**M2A6**), Folie des Arbeitsblatts, Hellraumprojektor

Beschreibung:
Die Teilnehmer überlegen sich, eventuell mithilfe einer Bezugsperson, eine Person (z. B. Großvater, Patin, Musiklehrer), der sie anrufen könnten. Es soll zuerst das Vorbereitungsblatt ausgefüllt werden, um sich zu vergegenwärtigen, welche Informationen über diese Person vorhanden sind, damit man auf mögliche Themen vorbereitet ist. Danach soll das Telefongespräch mit dieser Person ausgeführt werden.

5.15.3 Übungen und Spiele

Video-Übung: Telefongespräch

Material:
Video: Small Talk – Telefongespräch, Videoabspielgerät

Beschreibung:
Das Video, auf dem die beiden Therapeuten ein fiktives Telefongespräch führen, wird im Plenum angeschaut und gemeinsam analysiert. Das Gespräch wird zunächst als Ganzes gezeigt, dann dasselbe Video ein zweites Mal mit Unterbrechungen angeschaut, um fortlaufend das Gesehene zu besprechen und zu beschreiben, was formal geschieht.

Rollenspiel: Telefongespräch

Material:
Spielzeugtelefone, ausgefülltes Arbeitsblatt: Small Talk-Vorbereitung Gespräche mit Gruppenmitgliedern (**M2A7**), evtl. Videokamera, Videoabspielgerät

Beschreibung:
In der Gruppe wird zu zweit ein Telefongespräch geübt. Die Teilnehmer bereiten sich darauf vor, indem sie jeweils zwei Themen notieren, über die sie mit einem Gruppenmitglied sprechen könnten. Das Arbeitsblatt (▶ Kap. 5.14.2), auf dem Informationen über die Gruppenmitglieder notiert wurden, kann als Hilfe dienen. Je zwei

Teilnehmer sitzen mit dem Rücken zueinander und simulieren einen Telefonanruf in Anlehnung an den auf dem Infoblatt (▶ Kap. 5.15.1) beschriebenen Ablauf. Das Rollenspiel kann auch auf Video aufgenommen und danach besprochen werden.

Diskussion: Small Talk – Telefonieren – Komplikationen

Material:
keines

Beschreibung:
Zuerst wird im Plenum diskutiert, weshalb manche Teilnehmer ungern das Telefon abnehmen. Es geht weniger um die Frage, ob man grundsätzlich dazu motiviert ist, sondern um mögliche Blockaden, wenn man dazu aufgefordert wird, das Telefon abzunehmen. Findet sich ein Grund, der nicht auf einem der Instruktionskärtchen steht, so wird dieser auf einem Kärtchen ergänzt.

Übung: Small Talk – Telefonieren – Komplikationen

Material:
keines

Beschreibung:
Es geht darum, in der Halbgruppe die Komplikationskärtchen vorzustellen. Die Therapeuten spielen im Plenum die Komplikationen durch und diskutieren mit den Teilnehmern, wie man reagieren könnte. Oft gibt es verschiedene Möglichkeiten, Manche Probleme treten nur am Festnetz auf, andere gehäuft am Mobiltelefon.

Rollenspiel: Small Talk – Telefonieren – Komplikationen

Material:
Instruktionskärtchen: Small Talk – Telefonieren – Komplikationen (**M2M12**), evtl. zwei Spielzeugtelefone

Beschreibung:
Das Spiel wird in der Halbgruppe durchgeführt. Die Teilnehmer sitzen im Kreis, die Instruktionskärtchen liegen in der Mitte. Die Spieler wechseln der Reihe nach, was z. B. markiert werden kann, dass die beiden ein Spielzeugtelefon halten und dieses dann weiterreichen. Spieler A nimmt ein Komplikationskärtchen und ruft den nächsten in der Runde an (»Dring-Dring«). Der Nächste, Spieler B, nimmt ab und meldet sich korrekt. Nun spielt A oder B die Komplikation gemäß Instruktionskärtchen und der Telefongesprächspartner muss darauf reagieren. Die beiden nicht aktiven Teilnehmer können, wenn nötig, coachen. Dann wird Spieler B zum anrufenden Spieler A und der Nächste in der Runde übernimmt die Rolle des angerufenen Spielers B.

Beispiele:
1. Du möchtest, dass derjenige, der abnimmt, für ein Familienmitglied schriftlich eine Nachricht hinterlässt.
2. Du hast die falsche Nummer gewählt und merkst, dass Du falsch verbunden bist. Du fragst, wie die gewählte Nummer lautet.

5.16 Verzeichnis der Übungen in Kapitel 5

Infoblatt: Small Talk – Hintergrund ⊠ 153
Infoblatt: Small Talk – Wozu nimmt man Kontakt auf? ⊠ 153
Infoblatt: Small Talk – Themen ⊠ 154
Arbeitsblatt: Small Talk – Wie machen das meine Bezugspersonen? ⊠ 155
Beobachtungsprotokoll: Small Talk – Themen ⊠ 155
Lernprotokoll: Small Talk – Themen ⊠ 155
Arbeitsblatt: Small Talk & Die Nähe-Distanz-Skala ⊠ 156
Einführungsdiskussion: Small Talk 156
Video: Small Talk 157
Mannschaftswettbewerb: Themen-Wettbewerb 157
Rundgang: Small Talk – Themen 157
Übung: Was ist Small Talk nicht? 158
Infoblatt: Small Talk & Die Nähe-Distanz-Skala ⊠ 159
Arbeitsblatt: Small Talk & Die Nähe-Distanz-Skala ⊠ 160
Übung: Die Nähe-Distanz-Skala 160
Infoblatt: Small Talk – Gesprächsablauf ⊠ 162
Infoblatt: Small Talk – Gesprächsgrafik ⊠ 162
Video: Small Talk 163
Infoblatt: Small Talk – Gesprächsablauf ⊠ 163
Infoblatt: Small Talk – Gesprächsgrafik ⊠ 164
Infoblatt: Small Talk & Die Nähe-Distanz-Skala ⊠ 164
Beobachtungsprotokoll: Small Talk – Begrüßung ⊠ 164
Arbeitsblatt: Small Talk & Die Nähe-Distanz-Skala ⊠ 165
Übung: Der Händedruck 165
Rollenspiel: Begrüßungs-Bazar 166
Infoblatt: Small Talk – Gesprächsablauf ⊠ 166
Infoblatt: Small Talk – Gesprächsgrafik ⊠ 167
Arbeitsblatt: Small Talk – Einleitungssatz ⊠ 167
Übung: Einleitungssatz 167
Brettspiel: Einleitungssatz 168
Brettspiel: Begrüßung & Einleitungssatz 169
Mannschaftswettbewerb: Einleitungssatz 169
Mannschaftswettbewerb: Begrüßung & Einleitungssatz 170
Infoblatt: Small Talk – Gesprächsablauf ⊠ 171

5.16 Verzeichnis der Übungen in Kapitel 5

Infoblatt: Small Talk – Gesprächsgrafik	171
Arbeitsblatt: Small Talk – Antwortsatz & Kommentar ⊠	172
Arbeitsblatt: Small Talk – Antwortsatz, Kommentar & Fortsetzungsfrage ⊠	172
Spielprotokoll: Small Talk – Kommunikative Dreiecke ⊠	172
Brettspiel: Antwortsatz	173
Mannschaftswettbewerb: Antwortsatz	173
Brettspiel: Einleitungssatz, Antwortsatz & Kommentar	173
Übung: Kommentieren I	174
Übung: Kommentieren II	175
Mannschaftswettbewerb: Antwortsatz & Kommentieren	175
Brettspiel: Einleitungssatz – Antwort & Kommentar – Fortsetzungsfrage	176
Übung: Fortsetzungsfragen	177
Übung: Kommunikatives Dreieck	177
Spiel: Verbinden mehrerer kommunikativer Dreiecke	178
Infoblatt: Small Talk – Gesprächsablauf ⊠	179
Infoblatt: Small Talk – Gesprächsgrafik	180
Spielprotokoll: Small Talk – Brückenkommentare ⊠	180
Übung: Brückenkommentare zu eigenen Themen	180
Übung: Brückenkommentare zu fremden Themen	181
Infoblatt: Small Talk – Gesprächsablauf ⊠	182
Infoblatt: Small Talk – Gesprächasablauf ⊠	183
Infoblatt: Small Talk – Gesprächsgrafik	184
Infoblatt: Small Talk & Die Nähe-Distanz-Skala ⊠	184
Arbeitsblatt: Small Talk & Die Näse-Distanz-Skala ⊠	184
Rollenspiel: Verabschiedungs-Bazar	185
Infoblatt: Small Talk & Die Nähe-Distanz-Skala	185
Infoblatt: Small Talk – Gesprächsgrafik	186
Übung: Small Talk – Gesamter Gesprächsablauf – Gespräch mit Gruppenteilnehmer	186
Übung: Small Talk – Gesprächsablauf mit dem Schwerpunkt Fortsetzungsfrage	187
Übung: Small Talk – Small Talk-Postenlauf mit Gruppenmitgliedern	188
Infoblatt: Small Talk – Trainingspacours – Gesprächsthemen ⊠	189
Arbeitsblatt: Small Talk – Vorbereitung Pacours –Themen ⊠	190
Feedback-Protokoll-Coach: Small Talk – Trainingsparcours	190
Feedback-Protokoll-Gesprächspartner: Small Talk – Trainingsparcours – Besprochene Themen	191
Feedback-Protokoll-Gesprächspartner: Small Talk – Trainingsparcours	191
Vorbereitung: Small Talk – Trainingsparcours	191
Übung: Small Talk – Trainingsparcours – Themensammlung	192
Übung: Small Talk – Trainingsparcours	192
Feedback-Runde: Small Talk – Trainingsparcours	193
Video: Small Talk – Trainingsparcours	194
Infoblatt: Small Talk – Gesprächsgrafik	195
Beobachtungsprotokoll: Small Talk – Small Talk mit Bezugspersonen ⊠	195
Arbeitsblatt: Small Talk – Vorbereitung Gespräche mit Bekannten ⊠	195

5 Modul 2: Small Talk und Telefongespräch

Beobachtungsprotokoll: Small Talk – Small Talk mit Bekannten ⊠	196
Infoblatt: Small Talk – Gesprächsgrafik	196
Arbeitsblatt: Small Talk – Vorbereitung Gespräche mit Gruppenmitgliedern ⊠	197
Protokoll: Small Talk – Schriftliche Zusammenfassung der Feedbacks ⊠	197
Video-Übung: Small Talk mit Gruppenmitgliedern	198
Übung: Spontaner Small Talk in der Snack-Pause	198
Infoblatt: Telefongespräch – Gesprächsablauf ⊠	198
Arbeitsblatt: Small Talk – Vorbereitung Gespräche mit Gruppenmitgliedern ⊠	199
Protokollblatt: Telefongespräch ⊠	199
Arbeitsblatt: Small Talk – Vorbereitung Gespräche mit Bekannten ⊠	200
Video-Übung: Telefongespräch	200
Rollenspiel: Telefongespräch	200
Diskussion: Small Talk – Telefonieren – Komplikationen	201
Übung: Small Talk – Telefonieren – Komplikationen	201
Rollenspiel: Small Talk – Telefonieren – Komplikationen	201

6 Modul 3: Nonverbale Kommunikation

> »… habe ich also Schwierigkeiten, … Unausgesprochenes und Nonverbales zu spüren sowie Gesten bzw. Mimik anderer intuitiv zu erkennen« (Schneebeli 2009, S. 73).

6.1 Einführung in das Modul »Nonverbale Kommunikation«

Zu den Merkmalen, die es uns erlauben, bei Menschen mit einer Autismus-Spektrum-Störung von einer qualitativen Beeinträchtigung der sozialen Interaktion zu sprechen, zählen neben den Problemen beim Aufbau von Beziehungen zu Gleichaltrigen und Erwachsenen auch Schwierigkeiten, nonverbales Verhalten zu zeigen und zu interpretieren. Der Einsatz konventioneller, symbolischer und emotionaler Gesten ist eingeschränkt (Wetherby et al. 2004). Auch Mimik und Blickkontakt werden seltener sozial eingesetzt, und es fehlt ihnen an Variabilität (Remschmidt et al. 2006). Diese Verhaltensweisen sind bei Menschen mit einer Autismus-Spektrum-Störung zwar teilweise vorhanden, treten jedoch seltener auf und werden auch nicht für soziale Zwecke eingesetzt. Die Körpersprache wird zu wenig moduliert, nicht an die Situation angepasst und nicht benutzt, um mit dem Gegenüber zu kommunizieren. Zudem achten Menschen mit Asperger-Syndrom bei sich und/oder anderen weniger auf nonverbale Signale der Mimik und Stimme (Grossmann et al. 2000). Dass autistische Menschen weniger auf nonverbale Informationen achten, um Rückschlüsse auf den inneren Zustand des Gegenübers zu ziehen, hängt mit der Schwäche ihrer Theory of Mind zusammen (Baron-Cohen et al. 2001). In Kombination mit den beschriebenen Defiziten in der sozialen Interaktion (▶ Kap. 1.2) führt das mangelnde Verständnis für soziale Regeln und Situationen oft zu einem Verhalten, das von Menschen ohne Autismus als unhöflich, unpassend oder inadäquat interpretiert wird.

Remschmidt et al. (2006) nennen folgende nonverbalen kommunikativen Schlüsselfertigkeiten:

1. Blickkontakt
2. Mimik

3. Gestik
4. Körperliche Nähe und Distanz
5. Körperhaltung
6. Tonfall, Lautstärke
7. Sprechstil
8. Emotionale verbale und nonverbale Ausdrücke, Sarkasmus, Ironie etc.

In diesem Modul (▶ Überblick über Modul 3: »Nonverbale Kommunikation«) wird zunächst auf den ersten Eindruck eingegangen. Es wird mit den Teilnehmern besprochen, warum der erste Eindruck wichtig ist, und was man tun kann, um einen guten (z. B. höflichen) Eindruck zu machen. Nonverbale Signale spielen hierbei eine bedeutende Rolle. Preißmann (2009) verweist auf die große Bedeutung der nonverbalen Kommunikation für eine erfolgreiche Beziehungsgestaltung. Sie weiß aber auch, wie unangenehm es autistischen Menschen sein kann, sich mit diesem für sie schwierigen Thema auseinanderzusetzen und die eigenen Schwächen in der nonverbalen Wirkung auf andere wahrzunehmen und anzuerkennen. Weiter werden die einzelnen Bausteine der nonverbalen Kommunikation im Sinne der Schlüsselfertigkeiten 1–6 von Remschmidt et al. (2006, siehe oben) gemeinsam angeschaut: Mimik, Gestik, Blickkontakt, Nähe-Distanz-Regulation und Körperhaltung. Auch die Stimme wird einbezogen, um schließlich darstellen zu können, wie sich nonverbale und verbale Kommunikation zu einem Ganzen zusammenfügen können. Die Schlüsselfertigkeiten 7 und 8 sind Teil des KOMPASS-Fortsetzungstrainings, welches nicht in diesem Buch dargestellt ist.

Zusatzmaterial: Bücher zum Thema Körpersprache

Den Teilnehmern kann empfohlen werden, ein Buch zur Körpersprache und deren Bedeutung zu kaufen. Das Buch von Marshallsay (2006), das aktuell vergriffen und nur im Internet antiquarisch erworben werden kann, eignet sich hervorragend als »nonverbales Wörterbuch«. Auch das Buch von Navarro (2010, 17. Auflage 2018) ist empfehlenswert. Es ist aber durch viel Text deutlich anspruchsvoller.

Mit den Teilnehmern soll besprochen werden, dass die Interpretation der Körpersprache immer auch abhängig vom Kontext ist. Dazu gehört u. a. die verbale Aussage, die Beziehung der beiden Personen, die Situation und der kulturelle Hintergrund. Folglich kann man nonverbale Signale nie 1 : 1 direkt in eine Botschaft übersetzen, wie es manche Bücher oder auch Informationen im Internet suggerieren. Solche Interpretationen, die v. a. oft im Zusammenhang mit Flirten stehen, sind Aussagen über typische Zuschreibungen, die auf den Einzelfall überhaupt nicht zutreffen müssen. Wenn es sich z. B. nicht um eine Flirt-Situation handelt und die Beziehung zwischen beiden Personen flirten nicht suggeriert, so können die entsprechenden Signale auch nicht so gedeutet werden.

Immer wieder wird auch beschrieben, was der Sender des Signals (angeblich) damit beabsichtigt. Diese Zuschreibungen (Interpretationen) sind mit ganz großer Vorsicht zu lesen. Wir raten sogar, sie zu ignorieren, da sie zu großen Missverständnissen führen können. Man setzt Körpersprache meist unbewusst, unbeabsichtigt, also intuitiv ein. Nur in besonderen Situationen (z. B. Bewerbung, Ersteindruck, Flirten) wird sie bewusst und absichtlich eingesetzt, um gezielt eine bestimmte Wirkung zu erreichen und eine bestimmte Botschaft zu senden.

> **Überblick über Modul 3: »Nonverbale Kommunikation«**
>
> Erster Eindruck und höfliches Verhalten
> Nonverbale Kommunikation: Einführung
> Körperhaltungen und Nähe-Distanz
> Nonverbale Kommunikation: Gestik
> Nonverbale Kommunikation: Blickkontakt
> Nonverbale Kommunikation: Mimik
> Nonverbale Kommunikation: Stimme
> Nonverbale Kommunikation: Zusammenfügen aller Elemente

6.2 Erster Eindruck und höfliches Verhalten

Es ist unbestritten, dass der erste, meist weitgehend unreflektierte Eindruck und höfliches Verhalten in der heutigen Gesellschaft eine bedeutende Rolle spielen. Kinder werden schon von klein auf stets darauf hingewiesen, höflich zu sein, und im Laufe ihrer Entwicklung lernen sie, diese Hinweise zu verinnerlichen und sich spontan darum zu bemühen, freundlich zu sein und einen guten Eindruck zu machen. Für Menschen mit einer Autismus-Spektrum-Störung ist diese Verinnerlichung schwierig. Ihnen fällt es schwer, die ungeschriebenen sozialen Regeln des Zusammenlebens zu verstehen und sich ihnen entsprechend zu verhalten. Daher fordert Preißmann (2009) Menschen mit autistischen Besonderheiten auf, sich gezielt mit Übungen und Rollenspielen auf Situationen vorzubereiten, in denen der Ersteindruck entscheidend ist (z. B. Vorstellungsgespräche, erster Schul- oder Arbeitstag). In ihrem Buch finden sich auch Überlegungen dazu, was Therapeuten ihren Klienten sagen können, wenn diese der Ansicht sind, sie müssten sich nicht an die Gesellschaft anpassen, sondern die Gesellschaft solle sich an die Bedürfnisse autistischer Menschen anpassen. Dieses Thema wird im Gruppentraining für Fortgeschrittene KOMPASS-F (Jenny et al. 2019) ausführlich besprochen.

6.2.1 Informationsblätter

Infoblatt: Nonverbale Kommunikation – Der erste Eindruck & Höfliches Verhalten ⊠

Material:
Kopien des Infoblatts für die Teilnehmenden (**M3I1**), Folie des Infoblatts, Hellraumprojektor

Beschreibung:
Dieses Informationsblatt dient dazu, einen Überblick über die Notwendigkeit, einen guten ersten Eindruck zu machen, und gibt erste Hinweise, wie man mit dem Aussehen, der Kleidung und Hygiene sowie auch mittels des nonverbalen Verhaltens dazu beitragen kann. Zudem werden einige implizite gesellschaftliche Verhaltensregeln der Höflichkeit explizit vermittelt. Es soll deutlich gemacht werden, dass der sozialen Rangordnung keine Werteordnung zugrunde liegt, sondern dass es sich um ein historisch gewachsenes und teilweise weltanschaulich begründetes System handelt: Auch wenn zum Beispiel alten Menschen und Frauen der Vortritt gelassen wird, so sind sie doch nicht mehr wert.
Dieses Infoblatt zu lesen, eignet sich als Trainingsaufgabe.

Beispiel:
Der erste Eindruck ist viel wichtiger als der zweite.
Einen negativen ersten Eindruck zu korrigieren, dauert oft lange und ist schwierig.

Beispiele:

- Man bedankt sich.
- Man entschuldigt sich, wenn einem ein Fehler unterlaufen ist.
- Man hält die Türe für eine Frau, eine ältere oder erwachsene Person auf oder lässt ihr den Vortritt (z. B. beim Einsteigen, beim Essenschöpfen).

6.2.2 Arbeits- und Protokollblätter

Arbeitsblatt: Nonverbale Kommunikation – Der erste Eindruck & Höfliches Verhalten ⊠

Material:
Kopien des Arbeitsblatts für die Teilnehmenden (**M3A1**), Folie des Arbeitsblatts, Hellraumprojektor, Infoblatt: Nonverbale Kommunikation – Der erste Eindruck & Höfliches Verhalten (**M3I1**)

Beschreibung:
Dieses Arbeitsblatt kann als eine Parallelform des zuvor beschriebenen Informationsblatts gesehen werden. Der Text ist derselbe, es hat sich jedoch eine vorgegebene

Anzahl Fehler eingeschlichen, die es nun zu finden gilt. Der Fehlertext soll die Teilnehmer dazu anhalten, die Informationen genau zu lesen und bei Unsicherheit nochmals auf dem Infoblatt nachzusehen.

Beobachtungsprotokoll: Nonverbale Kommunikation – Höfliches Verhalten ⊠

Material:
Kopien des Protokollblatts für die Teilnehmenden (**M3P1**), Folie des Protokollblatts, Hellraumprojektor

Beschreibung:
Dieses Beobachtungsprotokoll soll den Teilnehmern eine Rückmeldung von den Bezugspersonen darüber geben, wie höflich sie auf andere wirken. Die Eltern sollen beobachten, wie sich ihre Tochter/ihr Sohn während eines Gesprächs verhält und ob sie/er höflich wirkt. Anschließend soll im Beisein des Teilnehmers das Protokollblatt folgendermaßen ausgefüllt werden: Zuerst wird das Gesprächsthema kurz notiert, dann für jedes aufgetretene Verhalten ein Kreuzchen gemacht. Zudem wird eine höfliche Verhaltensweise, auf welche im nächsten Gespräch mehr geachtet werden soll, mit einem deutlichen Punkt markiert. Leere Kästchen bedeuten, dass das Verhalten nicht aufgetreten ist oder nicht auftreten konnte.

Beispiele:

- zugewandte Körperhaltung
- viel und angemessener Blickkontakt
- sie/er hilft freiwillig, wenn sie/er sieht, dass jemand Hilfe benötigen kann.
- sie/er bedankt sich.

Arbeitsblatt: Nonverbale Kommunikation – Interprtation des ersten Eindrucks ⊠

Material:
Kopien des Arbeitsblatts für die Teilnehmenden (**M3A2**), Folie des Arbeitsblatts, Hellraumprojektor, evtl. Zeitschriften

Beschreibung:
Die Teilnehmer sollen sich bewusstwerden, dass wir aufgrund von äußeren Merkmalen immer einen ersten Eindruck haben. Diese Beobachtungen sind zuerst einmal sachlich, werden dann aber je nach persönlicher Erfahrung, gesellschaftlichen Konventionen und persönlichen Werten interpretiert. Die Teilnehmer sollen ein Bewusstsein für diesen zweistufigen Prozess entwickeln und gewahr werden, dass die meisten nicht-autistischen Menschen ständig interpretieren. Sie sollen erkennen, dass auch sie interpretiert werden.

Die Teilnehmer sollen aus Zeitschriften und (Gratis-)Zeitungen oder im Internet Bilder von Personen (z. B. Prominente) ausschneiden. Zuerst sollen sie ihre Beobachtungen und dann ihre Interpretation aufschreiben. Da sie selbst aufgrund ihrer autistischen Denkweise weniger zu Interpretationen neigen, sollen sie noch eine andere Person (z. B. Familienmitglieder, Klassenkameraden) um deren Interpretation bitten.

6.2.3 Übungen und Spiele

Übung: Der erste Eindruck – Beobachten

Material:
Token (z. B. Mühle- oder Legosteine)

Beschreibung:
Um in das Modul »Nonverbale Kommunikation« einzuführen, sollen die Teilnehmer zuerst dafür sensibilisiert werden, ihr Gegenüber möglichst genau wahrzunehmen. Es wird ein Ratespiel durchgeführt, bei welchem jeweils ein Gruppenmitglied identifiziert werden muss. Die Teilnehmer sollen lernen, aufmerksam gegenüber den äußeren Merkmalen anderer zu werden. Dieser Wettbewerb verläuft in zwei Phasen:

1. Im Plenum oder in der Halbgruppe wird der Reihe nach, ein äußeres Merkmal – wie Kleidung und Aussehen – durch einen Teilnehmer vorgegeben. Die anderen müssen die gemeinte Person erraten. Wenn die Übung für jüngere Teilnehmer als Wettbewerb gestaltet wird, erhält der Teilnehmer jeweils einen Token, wenn er die Person richtig errät. Wer die meisten Token hat, bekommt zum Beispiel einen Kaugummi.
2. Es werden Halbgruppen gebildet: Ein oder zwei Teilnehmer beobachten genau die restlichen Gruppenmitglieder, die sich nicht mehr bewegen dürfen. Danach verlassen sie das Zimmer, während die Zurückbleibenden grundsätzlich nichts verändern dürfen und auch in derselben Sitzposition verbleiben müssen (»einfrieren«). Ein bis zwei der verbleibenden Teilnehmer dürfen aber etwas an ihrem Äußeren (z. B. Jacke anziehen, Haare anders kämmen, Kleidungsstück mit einem anderen Teilnehmer tauschen) oder an ihrer Sitzposition verändern. Danach müssen die wieder eintretenden Mitspieler erraten, was verändert wurde. Wer gut beobachtet und die Veränderung richtig erraten hat, erhält einen Token. Wer die meisten Token hat, bekommt zum Beispiel einen Kaugummi.

Beispiele:

- Wer hat grüne Socken an?
- Wer hat die Ärmel hochgekrempelt?

Übung: Der erste Eindruck

Material:
Fotos von Menschen aus Zeitschriften, allenfalls Werbung
Wer das KOMPASS-F-Buch (Jenny et al. 2019) besitzt, kann Fotos zum Thema Komplimente verwenden.

Beschreibung:
Bei dieser einführenden Übung sollen die Teilnehmer dafür sensibilisiert werden, dass Menschen ihre Beobachtungen meist unmittelbar interpretieren. Dadurch entsteht dann ein Eindruck statt einer reinen sachlichen Beobachtung. Ob der Eindruck korrekt ist oder nicht, ist damit noch nicht gesagt. Da es um typische Zuschreibungen geht, sind dies zu ca. 80 % korrekt. Diese Eindrücke sind hilfreich, da sie es uns erlauben, uns schnell auf eine soziale Situation einzustellen.

1. Die Therapeuten geben die Information, dass wir meistens nicht nur etwas sehen, sondern die sachliche Beobachtung sofort interpretieren.
2. Die Therapeuten stellen Fragen zu den Fotos und lassen die Antworten begründen oder begründen sie selbst: Zum Beispiel »Ist sie wohl Werberin, Bankerin oder Automechanikerin?« »Welches ist der Freund (Fotoauswahl) dieser Frau?« »Welche Hobbies hat er wohl?«
3. Am Schluss wird eine Diskussion darüber geführt, welches die Vor- und Nachteile sind, dass so schnell interpretiert wird und wie mit Fehlinterpretation umgegangen und ihnen vorgebeugt wird.

Übung: Der erste Eindruck – Gruppenmitglieder

Material:
keines

Beschreibung:
Bei dieser einführenden Übung, die im Plenum oder der Halbgruppe durchgeführt werden kann, sollen die Teilnehmer dafür sensibilisiert werden, dass Menschen ihre Beobachtungen meist unmittelbar interpretieren. Dadurch entsteht dann ein Eindruck statt einer reinen sachlichen Beobachtung. Für diese Übung müssen die Teilnehmer einander vertrauen. Diese Übung verläuft in fünf Schritten:

1. Die Therapeuten geben die Information, dass Menschen meistens nicht nur etwas sehen, sondern die sachliche Beobachtung sofort interpretieren.
2. Die Therapeuten geben beispielhaft einige Beobachtungen und passende Interpretationen zu den Anwesenden vor: »*Ich habe den Eindruck, dass ...* (Interpretation), *weil* ... (Beobachtung).« Es wird jeweils unmittelbar nachgefragt, ob der Eindruck stimmt.
3. Jeder Teilnehmer soll sich kurz überlegen, was andere wohl aufgrund seines Äußeren über ihn denken.

4. Die Teilnehmer werden aufgefordert, ebenfalls Beobachtungen zu interpretieren. Wenn die Teilnehmer keine Ideen haben, können folgende Fragen gestellt werden: Wer wirkt weshalb müde oder wach? Wer (un)interessiert? Wer (un)gepflegt? Der Vergleich von Teilnehmern mit sehr unterschiedlichen Kleidungsstücken, Frisuren und Accessoires eignen sich besonders.
5. Am Schluss werden die Vor- und Nachteile des schnellen Interpretierens diskutiert, wie mit Fehlinterpretation umgegangen und ihnen vorgebeugt wird.

Beispiele:
»Ich habe den Eindruck, dass Anna müde ist, weil sie sich im Sessel so weit zurücklehnt und die Beine ausstreckt.«
»Ich habe den Eindruck, dass Bernhard auf sein Äußeres achtet, weil er sehr sorgfältig gekleidet und frisiert ist.«

Diskussion: Höfliches vs. Unhöfliches Verhalten

Material:
keines.

Beschreibung:
Im Plenum oder in der Halbgruppe wird diskutiert, weshalb bzw. in welcher Situation es wichtig ist, als höflich zu gelten. Da wohl einige Teilnehmer eher übermäßig höflich sind, soll auch thematisiert werden, dass es das Konzept von »überhöflich« und dann fast anbiedernd gibt. Zudem ist es wichtig, aufzuzeigen, dass im Kontakt mit Gleichaltrigen andere Höflichkeitsnormen gelten.

Rollenspiel: Höfliches Verhalten

Material:
Kärtchen: Nonverbale Kommunikation – Situationen & Höfliches Verhalten (**M3M1**)

Beschreibung:
Höflich zu sein und einen guten Eindruck zu hinterlassen, eignet sich sehr gut dazu, um in einem Rollenspiel geübt zu werden. In diesem Rollenspiel sollen die Teilnehmer das als höflich geltende Verhalten kennenlernen. Die beiden Therapeuten spielen Situationen vor, in denen sich einer von ihnen unhöflich verhält. Danach wird die Szene wiederholt, dieses Mal spielt jedoch ein Teilnehmer mit und zeigt höfliches Verhalten. Die Therapeuten inszenieren so viele Situationen, dass jeder Teilnehmer einmal an der Reihe ist. Wenn die Teilnehmer dazu bereit sind, kann die Wiederholung auch durch zwei Teilnehmer erfolgen.

Beispiel:
Ein deutschsprachiger Tourist fragt Dich nach dem Weg zum Bahnhof.

Rollenspiel: Kurzsituationen zu (un)höflichem Verhalten

Material:
Kärtchen: Nonverbale Kommunikation – Situationen & Höfliches Verhalten (**M3M1**)

Beschreibung:
Bei diesem Rollenspiel sollen die Teilnehmer für die Thematik sensibilisiert werden, indem sie lustvoll auch unhöfliches Verhalten zeigen dürfen. Wer bewusst unhöfliches Verhalten zeigt, muss innerlich über die höfliche Verhaltensvariante verfügen, sodass der Übungseffekt ebenfalls vorhanden ist. Als Starthilfe dienen die Kärtchen mit Situationen, die gespielt werden können. Dazu kann die Gruppe in zwei Kleingruppen aufgeteilt werden, wobei der Reihe nach zwei Teilnehmer eine vom Therapeuten vorgegebene Situation höflich oder unhöflich spielen und zwei andere Teilnehmer bewerten, ob der Dialog höflich oder eben unhöflich war und welche Verhaltensweisen zu diesem Eindruck geführt haben.

Beispiel:
Im Kino sitzt ein sehr großer Herr vor Dir, und Du siehst nicht mehr auf die Leinwand.

Rollenspiel: Was kommt gut an – Was nicht?

Material:
keines

Beschreibung:
Zwei unterschiedliche Situationen werden in diesem Spiel dargestellt:

1. Der Teilnehmer bewirbt sich motiviert bei der Schulleitung für einen Schulplatz oder bei einem Personalchef für einen Lehrplatz, den er unbedingt zugesprochen bekommen möchte.
2. Der Teilnehmer bewirbt sich auf Druck der Bezugspersonen bei der Schulleitung für einen Schulplatz oder bei einem Personalchef für einen Lehrplatz, für den er eine Absage erhalten möchte.

Jeweils zwei Teilnehmer spielen diese Situationen im Rollenspiel, anschließend wird in der Gruppe diskutiert, welche Verhaltensweisen wohl zu einem positiven Bewerbungsentscheid und welche zu einem negativen führen.

Video-Übung: Kurzsituationen zu (un)höflichem Verhalten ⊠

Material:
Kärtchen: Nonverbale Kommunikation – Situationen & Höfliches Verhalten (**M3M1**), zu Hause Mobiltelefon mit Kamera oder Videokamera, Video-/DVD-Abspielgerät

Beschreibung:
Diese Übung wurde von den Eltern vorgeschlagen und nimmt als Motivationshilfe die Lust der Teilnehmer, sich beim Faxen machen aufzunehmen. Bei dieser Übung, die zu Hause mit einem Kollegen, mit den Geschwistern oder Bezugspersonen durchgeführt und mittels einer Mobiltelefon- oder Videokamera aufgezeichnet wird, sollen die Mitspieler mit viel Humor höfliches und unhöfliches Verhalten spielen. Wer bewusst unhöfliches Verhalten zeigt, muss innerlich über die höfliche Verhaltensvariante verfügen, sodass der Übungseffekt ebenfalls vorhanden ist. Als Starthilfe können die Kärtchen mit Situationen eingesetzt werden, die gespielt werden können, oder die Teilnehmer erfinden eigene Szenen.

In der folgenden Stunde werden die Videos in der Gruppe angeschaut, jeder Teilnehmer darf zuerst einmal nur eines zeigen. Falls einige Teilnehmer mehrere Videoaufzeichnungen haben, können diese zum Beispiel in der Snack-Pause gezeigt werden.

Variante:
Wer sich nicht auf einer Videoaufnahme exponieren möchte oder keine Kamera zur Verfügung hat, kann lustige Szenen mit unhöflichem Verhalten bei Youtube suchen und diese dann auf einer CD abspeichern.

6.3 Nonverbale Kommunikation: Einführung

Nachfolgend wird eine Übersichtseinheit über nonverbale Kommunikation gegeben, die verdeutlichen soll, welche Verhaltensweisen zur nonverbalen Kommunikation gehören. In den anschließenden Einheiten wird es darum gehen, diese Verhaltensweisen separat einzuüben, um sie am Schluss wieder zu einem Ganzen zusammenzufügen.

6.3.1 Informationsblätter

Infoblatt: Nonverbale Kommunikation – Übersicht ⊠

Material:
Kopien des Infoblatts für die Teilnehmenden (**M3I2**), Folie des Infoblatts, Hellraumprojektor

Beschreibung:
Dieses Informationsblatt erläutert die Bedeutung von nonverbaler Kommunikation. Zudem gibt es eine Übersicht über die verschiedenen Bereiche der nonverbalen Kommunikation, auf welche in separaten Infoblättern (**M3I3–M3I7**) eingegangen wird: Körperliche Nähe und Abstand, Körperhaltung, Blickkontakt und Blickrichtung, Mimik, Gesten, Lautstärke, Betonung, Stimmlage, Tonfall, Aussprache, Ak-

zent sowie Einsatz von Pausen und Stille. Die Video-Übung unter Kapitel 6.3.3 eignet sich, um in das Infoblatt einzuführen und es zu besprechen.

Dieses Infoblatt zu lesen, eignet sich als Trainingsaufgabe.

6.3.2 Arbeits- und Protokollblätter

Keine

6.3.3 Übungen und Spiele

Video-Übung: z. B. Mr. Bean beim Zahnarzt

Material:
Infoblatt: Nonverbale Kommunikation – Übersicht (**M3I2**), Video (z. B. »Mr. Bean beim Zahnarzt« oder Charlie Chaplin), Videoabspielgerät

Beschreibung:
Im Plenum wird das Infoblatt besprochen und parallel dazu die Videoaufnahme angeschaut und analysiert. Anschließend wird über das gezeigte nonverbale Verhalten diskutiert.

6.4 Körperhaltungen und Nähe-Distanz

Die Körperhaltung ist ein wesentlicher Teil der nonverbalen Kommunikation und unterscheidet sich maßgeblich bei Frauen und Männern. Im KOMPASS-Training wird gemeinsam mit den Teilnehmern besprochen, welche Körperhaltung zum Beispiel Interesse signalisiert und welche eher Langeweile ausdrückt. Dabei ist es wichtig, auch das Thema der Nähe-Distanz anzusprechen: Werden die impliziten Regeln des sozialen Zusammenseins zu wenig verstanden, so kann es schnell passieren zum Beispiel durch einen zu geringen Abstand aufdringlich oder durch zu viel Abstand arrogant zu wirken. Nachfolgend werden die Materialien des KOMPASS-Trainings präsentiert, welche sich mit diesen beiden Themen beschäftigen. Beispiele von angemessenen Körperhaltungen finden sich unter **M3M4–5**.

6.4.1 Informationsblätter

Infoblatt: Nonverbale Kommunikation – Nähe-Distanz & Körperhaltung ⊠

Material:
Kopien des Infoblatts für die Teilnehmenden (**M3I3**), Folie des Infoblatts, evtl. Folien Fotos: Nonverbale Kommunikation – Körperhaltung im Stehen (**M3M4**) und Fotos:

Nonverbale Kommunikation – Körperhaltung im Sitzen (**M3M5**) Hellraumprojektor oder Beamer

Beschreibung:
Dieses Informationsblatt widmet sich den Körperhaltungen und deren Bedeutung sowie der Wichtigkeit einer angemessenen Nähe bzw. Distanz zu einem Gegenüber. Es erläutert verschiedene Körperhaltungen und zeigt auf, wie diese wirken. Zur Illustration können die Fotos verwendet werden.

Auch das Thema der angemessenen Nähe-Distanz-Regulation soll besprochen werden. Dazu können Materialien (**M3M2** sowie **M3M3**), die bereits im KOMPASS-F-Buch (Jenny et al. 2019) publiziert wurden, verwendet werden. Sie veranschaulichen an Hand von Fotos den korrekten und den falschen Gesprächsabstand.

Dieses Infoblatt zu lesen, eignet sich als Trainingsaufgabe.

Beispiel:
Nähe-Distanz: Die Grundregel lautet, dass man im Stehen etwa eine Armlänge und im Sitzen zwei Armlängen Abstand zueinander hat.

Körperhaltung: Wichtig ist, dass man die Körperhaltung immer mal wieder wechselt (maximal 1 x pro Minute, mindestens 1 x alle 3 Minuten). Die Wechsel sollen ruhig und leise geschehen.

6.4.2 Arbeits- und Protokollblätter

Arbeitsblatt: Nonverbale Kommunikation – Nähe-Distanz & Körperhaltungen ⊠

Material:
Kopien des Arbeitsblatts für die Teilnehmenden (**M3A3**), Folie des Arbeitsblatts, Hellraumprojektor, Infoblatt: Nonverbale Kommunikation – Nähe-Distanz & Körperhaltung (**M3I3**)

Beschreibung:
Dieses Arbeitsblatt kann als eine Parallelform des oben beschriebenen Informationsblatts gesehen werden. Der Text ist derselbe, es habt sich jedoch eine vorgegebene Anzahl Fehler eingeschlichen, die es nun zu finden gilt. Durch den Fehlertext sollen die Teilnehmer dazu angehalten werden, die Informationen genau zu lesen und bei Unsicherheit nochmals auf dem Infoblatt nachzusehen.

Arbeitsblatt: Nonverbale Kommunikation – Nonverbales Wörterbuch – Körperhaltungen ⊠

Material:
Arbeitsblatt: Nonverbale Kommunikation – Nonverbales Wörterbuch – Körperhaltungen (**M3A4**)

6.4 Körperhaltungen und Nähe-Distanz

Beschreibung:
Dieses Arbeitsblatt wird nur für die Foto-Übung: Das nonverbale Wörterbuch – Körperhaltungen (▶ Kap. 6.4.3) benötigt.

Beobachtungsprotokoll: Nonverbale Kommunikation – Körperhaltungen ⊠

Material:
Kopien des Protokollblatts für die Teilnehmenden (**M3P2**), Folie des Protokollblatts, Hellraumprojektor

Beschreibung:
Der Teilnehmer soll sein Umfeld beobachten und täglich notieren, welche Körperhaltungen er sowohl bei Erwachsenen als auch bei Jugendlichen beobachten konnte. Das Ziel besteht darin, die Wahrnehmung der Umwelt bezüglich Körperhaltungen zu verbessern und zu erkennen, welche Körperhaltungen bei anderen in welchem Alter und bei welchem Geschlecht besonders häufig zum Einsatz kommen.

Übungsprotokoll: Nonverbale Kommunikation – Körperhaltungen ⊠

Material:
Kopien des Protokollblatts für die Teilnehmenden (**M3P3**), Folie des Protokollblatts, Hellraumprojektor

Beschreibung:
Die Teilnehmer sollen zu Hause oder sonst im Privatleben in Ruhe die Körperhaltungen im Stehen und Sitzen üben, damit sie möglichst natürlich wirken. Am besten machen sie die Übung vor einem großen Spiegel, um sich selbst beobachten zu können. Zur Frage, ob die Körperhaltung natürlich und stimmig wirkt, brauchen sie eine Rückmeldung einer Bezugsperson, da sie dies erfahrungsgemäß selbst schlecht einschätzen können. Die Übung lässt sich gut mit dem Arbeitsblatt Nonverbale Kommunikation – Nonverbales Wörterbuch – Körperhaltung (**M3A4**) (▶ Kap. 6.4.2) und der entsprechenden Übung (▶ Kap. 6.4.3) kombinieren, da die Bezugsperson den Teilnehmer bei dieser Übung für das nonverbale Wörterbuch fotografieren kann.

6.4.3 Übungen und Spiele

Übung: Körperhaltungen im Stehen

Material:
wenn möglich, großer Wandspiegel (z. B. Einwegspiegel), Infoblatt: Nonverbale Kommunikation – Nähe-Distanz & Körperhaltung (**M3I3**), Folie des Infoblatts, evtl. Fotos: Nonverbale Kommunikation – Körperhaltung im Stehen (**M3M4**) und Fotos:

Nonverbale Kommunikation – Körperhaltung im Sitzen (**M3M5**) Hellraumprojektor

Beschreibung:
Die Teilnehmer stehen schweigend – wenn möglich – vor einem großen Spiegel, so, als würden sie zum Beispiel an einer Bushaltestelle warten. Sie beobachten, wie sie und wie die anderen Gruppenteilnehmer stehen. Sie probieren zudem verschiedene Körperhaltungen aus und beurteilen, wie dies wirkt. Anschließend wird im Plenum über ihre Eindrücke, Beobachtungen und Erfahrungen gesprochen. Die Therapeuten machen gemäß dem Infoblatt Körperhaltungen vor, die von den Teilnehmern nicht gezeigt wurden, und weisen auf Besonderheiten bestimmter Körperhaltungen hin.
Zudem zeigen sie Geschlechtsunterschiede bei den Körperhaltungen auf: Im Prinzip ist die männliche Körperhaltung etwas kompakter, gerader und betont allenfalls durch Hervorschieben der Hüften die primären Geschlechtsmerkmale. Die weibliche Körperhaltung ist verspielter und weist mehr Bewegung auf. Oft sind die Körperachsen verschoben: Wenn zum Beispiel die linke Schulter leicht angehoben ist, wird gleichzeitig die rechte Hüfte gehoben. Zudem berühren Frauen öfters ihren Körper (z. B. Brustbein, Schultern, Hals, Arme und Hüften) und betonen dadurch ihre sekundären Geschlechtsmerkmale. Bei den Geschlechtsunterschieden werden auch die entsprechenden bewertenden Implikationen diskutiert. Die Therapeuten selbst sollen keine Bewertung vornehmen, aber aufzeigen, dass andere Menschen geschlechtsinkongruente Körpersprache werten, da sie den Erwartungen widerspricht. Hierbei geht es nicht darum, Frauen als männlich geltende Posen zu verbieten oder jungen Männern feminine Posen abzugewöhnen. Vielmehr sollen sie verstehen, welche Zuschreibungen sie erhalten, wenn sie gemäß gängigen Erwartungen geschlechtsuntypische Körperhaltungen einnehmen. Wenn ein junger Mann feminin wirken will, und es ihn nicht stört, dass er allenfalls als homosexuell wahrgenommen wird, kann er weiterhin eine entsprechende Körpersprache zeigen. Wenn eine junge, burschikos, etwas männlich wirkende Frau lieber feminin wirken würde, kann aufgezeigt werden, wie sie weniger neutral/männlich und dafür weiblicher wirken kann. Hierbei kann man auch die Fotos (**M3M4–M3M5**) nutzen.
In einer zweiten Runde besteht die Möglichkeit, vor dem Einwegspiegel neue Körperhaltungen auszuprobieren. Es können auch sogenannte »falsche« Körperhaltungen (z. B. zu feminin für Männer, zu alt für Jugendliche) eingenommen werden, um zu sehen, dass sie unpassend wirken. Wichtig ist hierbei der Hinweis, dass Körperhaltungen immer mal wieder, aber nicht zu oft, etwas geändert werden sollten, um nicht steif und gehemmt zu wirken.

Beispiele:

- Standbein wechseln, Gewicht verlagern (1 x/Minute), Frauen drehen meist den Fuß des unbelasteten Beins nach außen oder ziehen ihn an den anderen Fuß heran.
- eine Hand in der Hosen-/Jackentasche → wirkt entspannt
- einen Daumen in der Gurtschlaufe einhängen (eher Männer) → wirkt etwas salopp

Theorie & Übung: Körperhaltungen im Stehen

Material:
PowerPoint-Präsentation oder Fotos: Nonverbale Kommunikation – Körperhaltung im Stehen (**M3M4**), Hellraumprojektor oder Beamer. Wer das KOMPASS-F-Buch (Jenny et al. 2019) besitzt, kann Fotos zum Thema Komplimente verwenden.

Beschreibung:
An Hand von Fotos, die ehemalige Teilnehmer von KOMPASS zeigen, soll die Vielfalt an Körperhaltungen im Stehen aufgezeigt werden. Die Teilnehmer sollen die Körperhaltungen selbst ausprobieren, schauen, wie sie sich anfühlen. Zudem sollen sie durch den Therapeuten und andere Gruppenmitglieder ein Feedback erhalten, wie die Körperhaltung bei ihnen von außen wirkt.

Variante:
Der Teilnehmer muss jeweils zwei Körperhaltungen mit einem Wechsel dazwischen darstellen. Es soll darauf geachtet werden, dass die Körperhaltungswechsel organisch erfolgen.

Übung: Körperhaltungen im Sitzen

Material:
wenn möglich, großer Wandspiegel (z. B. Einwegspiegel), Infoblatt Nonverbale Kommunikation – Nähe-Distanz & Körperhaltung (**M3I3**), Folie des Infoblatts, Hellraumprojektor

Beschreibung:
Die Teilnehmer sitzen möglichst schweigend, so, als würden sie im Wartezimmer sitzen, und beobachten, wie sie und die anderen sitzen. Wenn es der Raum erlaubt, kann dies auch vor einem Einwegspiegel oder großem Wandspiegel geschehen. Sie probieren verschiedene Sitzhaltungen aus. Anschließend werden im Plenum ihre Eindrücke, Beobachtungen und Erfahrungen ausgetauscht. Die Therapeuten machen gemäß dem Infoblatt Körperhaltungen vor, die von den Teilnehmern nicht gezeigt wurden, und weisen auf Besonderheiten bestimmter Körperhaltungen hin. Zudem zeigen sie Geschlechtsunterschiede bei den Körperhaltungen auf. Es besteht dann in einer zweiten Runde vor dem Einwegspiegel die Möglichkeit, neue Körperhaltungen auszuprobieren. Es können auch sogenannte »falsche« Körperhaltungen (z. B. zu maskulin für Frauen, zu alt für Jugendliche) eingenommen werden, um zu sehen, wie unpassend sie wirken. Wichtig ist hierbei der Hinweis, dass Körperhaltungen immer mal wieder, aber nicht zu oft, etwas geändert werden sollten, um nicht steif und gehemmt zu wirken.

Beispiele:

- zurücklehnen → entspannt, konzentriert oder gelangweilt (je nach Blickkontakt)
- beide Unterarme auf die Armlehne aufstützen → interessiert

- einen Ellbogen auf eine Armlehne aufstützen, evtl. Kopf aufstützen → nachdenklich, evtl. müde

Theorie & Übung: Körperhaltungen im Sitzen

Material:
PowerPoint Präsentation oder Fotos: Nonverbale Kommunikation – Körperhaltung im Sitzen (**M3M5**), Hellraumprojektor oder Beamer. Wer das KOMPASS-F-Buch (Jenny et al. 2019) besitzt, kann Fotos zum Thema Komplimente verwenden.

Beschreibung:
An Hand von Fotos, die ehemalige Teilnehmer von KOMPASS zeigen, soll die Vielfalt an Körperhaltungen im Sitzen aufgezeigt werden. Die Teilnehmer sollen die Körperhaltungen selbst ausprobieren, schauen, wie sie sich anfühlen. Zudem sollen sie durch den Therapeuten und andere Gruppenmitglieder ein Feedback erhalten, wie die Körperhaltung bei ihnen von außen wirkt.

Variante:
Der Teilnehmer muss jeweils zwei Körperhaltungen mit einem Wechsel dazwischen darstellen. Es soll darauf geachtet werden, dass die Körperhaltungswechsel organisch erfolgen.

Brettspiel: Körperhaltungen darstellen

Material:
Spielbrett, Würfel, Stoppuhr, Infoblatt: Nonverbale Kommunikation – Nähe-Distanz & Körperhaltung (**M3I3**)

Beschreibung:
Es wird gewürfelt. Wer eine gerade Zahl würfelt, muss eine stehende Körperhaltung zeigen, wer eine ungerade Zahl würfelt, eine sitzende demonstrieren. Nur wer innerhalb von 15 Sekunden eine entsprechende Körperhaltung einnimmt, darf die gewürfelte Zahl und zusätzlich drei Felder vorrücken.

Variante 1:
Der Spieler muss jeweils zwei Körperhaltungen mit einem Wechsel dazwischen darstellen. Es soll darauf geachtet werden, dass die Körperhaltungswechsel organisch erfolgen.

Variante 2:
Der Spieler würfelt und nimmt eine entsprechende Körperhaltung ein. Die anderen Teilnehmer imitieren ihn und bleiben in dieser Position. Der nächste Spieler wechselt gem. Augenzahl in eine neue Sitz- oder Stehposition, die die anderen wiederum imitieren.

Theorie: Nähe-Distanz

Material:
Infoblatt: Nonverbale Kommunikation – Nähe-Distanz & Körperhaltung (**M3I3**), Fotos: Nonverbale Kommunikation – Nähe-Distanz (**M3M2**), Folien des Infoblatts und der Fotos, Hellraumprojektor

Beschreibung:
Anhand der Fotos wird die Theorie erklärt, wie nahe sich zwei oder mehr Personen stehen. Es ist quasi die Begrüßungsdistanz (etwa zwei Unterarme). Es soll darauf hingewiesen werden, wie man bei einer Gruppe den Kreis immer etwas vergrößert, wenn eine neue Person hinzutritt, oder ihn verkleinert, wenn jemand geht. So bleibt die Distanz zu den Personen rechts und links immer in etwa gleich. Ab einer bestimmten Gruppengröße teilt sich dieser dann in zwei kleinere Gruppen auf.

Übung: Nähe-Distanz

Material:
Infoblatt: Nonverbale Kommunikation – Nähe-Distanz & Körperhaltung (**M3I3**), Fotos: Nonverbale Kommunikation – Nähe-Distanz (**M3M2**), Folien des Infoblatts und der Fotos, Hellraumprojektor

Beschreibung:
Zwei Teilnehmer stellen sich so zueinander, wie es ihnen für ein Gespräch geeignet erscheint. Sie beschreiben, wie sie merken, dass die Distanz angenehm ist. Die anderen Teilnehmer ergänzen ihre Beobachtungen. Anschließend stellen sich ein Therapeut und einer der Teilnehmer zueinander, wobei der Therapeut mal zu dicht und mal zu weit weg steht. Der Teilnehmer soll beschreiben, wie er die Distanz erlebt. Die anderen Teilnehmer ergänzen ihre Beobachtungen und Eindrücke. Anhand des Infoblatts wird im Plenum diskutiert, was in den beiden Situationen geschieht. Zudem wird die Abstandregel für Gespräche vermittelt und danach paarweise ausprobiert. Dabei dürfen durchaus auch unpassende Distanzen eingenommen werden. Es soll zudem deutlich werden, dass bestimmte Situationen (z. B. Gedränge im Bus, Zuflüstern eines Geheimnisses) und Beziehungen (z. B. Liebespaare, Eltern-Kind-Kontakte) einen bedeutsamen Einfluss auf die Nähe-Distanz-Regulierung haben.

Theorie: Privatsphäre

Material:
Nonverbale Kommunikation – Nähe-Distanz & Privatsphäre (**M3M3**)

Beschreibung:
Den Teilnehmern wird die Bedeutung der Privatsphäre, die es auch im öffentlichen Raum gibt, erläutert. Es wird darüber gesprochen, wie Menschen sich in begrenzten Räumen verteilen und was in dem Zusammenhang ein »begrenzter Raum« (z. B. ein

Zugwagen, ein Zugabteil, ein Brückengeländer) ist. Wichtig ist, dass die Teilnehmer verstehen, dass der »begrenzte Raum« etwas Relatives ist und sich dauernd ändern kann. So bedeutet es z. B. zu Beginn einer Zugreise, dass ich mich nicht ins selbe Abteil wie ein anderer Reisender setze, da es sehr viele leere Abteile hat. Nachdem viele Passagiere zugestiegen sind, sollte man allenfalls die eigene Tasche von der Sitzbank und auf den Schoss nehmen bzw. aufs Gepäckregal legen. Es wird diskutiert, wie Menschen wahrgenommen werden, welche die Privatsphäre Anderer nicht gemäß den gängigen Codes respektieren.

Anhand der grafischen Darstellungen, die durch eine ehemalige KOMPASS-Teilnehmerin, Sandra Schneebeli, angefertigt wurden, können die kulturspezifischen Regeln besprochen und veranschaulicht werden.

Anschließend kann der entsprechende Abschnitt des Infoblattes (**M3I3**) gelesen werden.

Grafische Darstellungen von Situationen des öffentlichen Raumes:

- Öffentliches Verkehrsmittel: Diese Darstellung passt zu Situationen im Bus, der Straßenbahn, der S-/U-Bahn oder im Zug. Die Scheinwerfer geben die Fahrtrichtung an, die dicken Linien stellen die Rücklehne der Sitzbänke dar. An der rechten Seite sind zwei Türen markiert, sodass sich auf der linken Seite auch drei 4er-Abteile ergeben.
- Lift: Der Lift weist unten die Türe und links die Knöpfe zur Wahl des Stockwerks auf, bei denen man, wenn möglich, nicht zu dicht stehen sollte, damit sie von allen Liftfahrern gut erreichbar sind. Zudem gibt es drei Lösungsvarianten, mit jeweils runden Personen in Blau, Gelb und Violett, die sich nicht kennen, sowie roten, viereckigen und grünen, dreieckigen Personen, die sich untereinander kennen. Die Blickrichtung ist durch »Nasen« gekennzeichnet.
- Kantine: Diese Darstellung passt zu Kantinen am Arbeitsplatz, schulischen Mensen, aber auch Cafés. Es gibt drei 2er-, drei 4er- und zwei 6er-Tische, an die natürlich auch eine größere oder kleinere Anzahl Personen passen, sowie einen runden Tisch, den man als Stammtisch definieren kann.
- Park: Im Park mit der Wiese, den Bäumen und einigen Wegen befindet sich ein kleiner blauer See, ein brauner Sandkasten als Hinweis auf einen Spielplatz sowie kürzere und längere Bänkchen, auf denen idealerweise nicht mehr als drei bzw. vier Personen verweilen. Es gibt ein etwas verschwiegeneres, romantisches Bänkchen rechts unten. Beim Sandkasten kann thematisiert werden, dass es einige Menschen wohl seltsam und beunruhigend finden, wenn ein einzelner (junger) Mann beim Sandkasten sitzt, da er dann evtl. unter Pädophilie-Verdacht gestellt werden könnte.

Übung: Privatsphäre

Material:
Kopien A3 der grafischen Darstellungen von Material: Nonverbale Kommunikation – Nähe-Distanz & Privatsphäre (**M3M3**), Spielfiguren oder z. B. kleine Playmobilfigürchen

6.4 Körperhaltungen und Nähe-Distanz

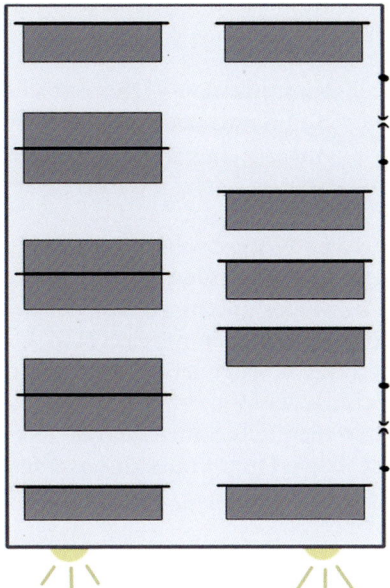

Abb. 5.6: Beispiel: grafische Darstellung ÖV

Beschreibung:
In der Halbgruppe kann mithilfe der grafischen Darstellungen eines öffentlichen Raumes (z. B. Park mit roten Parkbänken) geübt werden, wo man sich platziert. Der Reihe nach platziert ein Teilnehmer seine Spielfigur auf der Abbildung und erklärt die Vorzüge und allenfalls auch Nachteile dieses Platzes. Dann folgt der nächste Teilnehmer mit seiner Figur. Es können pro Abbildung auch mehrere Runden gespielt werden. Bei einer nächsten Darstellung eines anderen öffentlichen Raumes sollte ein anderer Teilnehmer mit der ersten Figur beginnen.

Variante 1:
Der Therapeut besetzt bereits einzelne Plätze im Voraus.

Variante 2:
Anschließend kann mit der Möblierung im Gruppenraum, vielleicht in einem Lift, auf einer Parkbank oder einer Wiese geübt werden, wie nahe man sich zueinander platziert.

Variante 3:
Man kann die Teilnehmer auch auffordern, mit ihren Mobiltelefonen Fotos von entsprechenden sozialen Situationen (z. B. im Bus) zu machen. Dies ergibt zusätzlich die Chance, die Regeln zu besprechen, dass man beim Fotografieren die Privatsphäre anderer schützen muss und wie man das kann.

Foto-Übung: Das nonverbale Wörterbuch – Körperhaltungen ⊗

Material:
Arbeitsblatt: Nonverbale Kommunikation – Nonverbales Wörterbuch – Körperhaltungen (**M3A4**), Mobiltelefon-Kamera oder digitale Fotokamera, evtl. Computer mit dem Programm PowerPoint

Beschreibung:
Die Grundidee des nonverbalen Wörterbuchs besteht darin, dass jeder Teilnehmer in visueller Form die typischsten nonverbalen Ausdrucksformen zur Verfügung hat. Jeder Teilnehmer soll einige Fotos anfertigen, auf denen er selbst oder eine ihm vertraute Person diese Körperhaltung einnimmt. Dann werden die Fotografien auf die Arbeitsblätter: Nonverbales Wörterbuch (**M3A4**) geklebt und mit einem Kommentar beschriftet. Am Schluss des Moduls »Nonverbale Kommunikation« können entweder die Arbeitsblätter aller Teilnehmer für alle Teilnehmer kopiert oder alle Fotos gesammelt, in eine PowerPoint-Präsentation eingefügt und dann für alle Gruppenmitglieder ausgedruckt werden.

Foto-Übung: Fotoalbum – Körperhaltungen

Material:
Mobiltelefon-Kamera oder digitale Fotokamera, evtl. Computer mit dem Programm PowerPoint

Beschreibung:
Die Grundidee des Fotoalbums besteht darin, dass jeder Teilnehmer in visueller Form die typischsten nonverbalen Ausdrucksformen zur Verfügung hat. Die Fotos: Nonverbale Kommunikation – Körperhaltung im Stehen (**M3M4**) und Nonverbale Kommunikation – Körperhaltung im Sitzen (**M3M5**) sind Beispiele für solche Fotoalben. In der Halbgruppe fotografieren die Therapeuten die Teilnehmer, während diese verschiedene Körperhaltungen zeigen. Dabei soll nochmals genau an der Ausgestaltung gearbeitet werden. Es bewährt sich, dass alle zuerst Körperhaltungen im Stehen und dann im Sitzen oder umgekehrt zeigen, was das Zusammenstellen des Albums erleichtert. Hilfreich sind dabei Stühle mit Armlehnen, da so mehr verschiedene Sitzhaltungen möglich sind. Die Therapeuten stellen anschließend z. B. mithilfe von PowerPoint ein Fotoalbum zusammen, indem man sieht, wie die Körperhaltungen bei unterschiedlichen Menschen wirken. Wichtig ist, dass nur gut/passend wirkende Körperhaltungen abgebildet werden. Um das Thema der geschlechtstypischen Körperhaltung zu verdeutlichen, können auch gezielt männliche Teilnehmer in weiblich wirkender Pose und weibliche Teilnehmer in männlich wirkender Pose fotografiert und entsprechend vermerkt werden. Das Album kann elektronisch an alle Teilnehmer verschickt und/oder ausgedruckt verteilt werden. So sieht auch das weitere Umfeld, was gearbeitet wurde.

Übung: Befindlichkeitsrunde mit passenden Körperhaltungen

Material:
Kärtchen: Nonverbale Kommunikation – Hinweiskarten (**M3M15**)

Beschreibung:
Nachdem der Einsatz und die Bedeutung von Körperhaltungen besprochen wurden, werden die Teilnehmer jeweils vor der Befindlichkeitsrunde darauf aufmerksam gemacht, dass sie ihre Aussagen in der passenden Körperhaltung machen sollen und darauf achten, die Körperhaltung auch zu verändern. Die Hinweiskarte ›Körperhaltungswechsel‹ (**M3M15**) kann jeweils als Prompt abgegeben werden. Die Teilnehmer werden gegebenenfalls gebeten, ihre Sätze zum Befinden zu wiederholen, wenn die Körperhaltung unpassend oder steif wirkt oder keine Veränderung beobachtet wurde. Die Therapeuten können zudem gestische Vorschläge demonstrieren. Diese wöchentlich stattfindende Übung bietet den Therapeuten eine gute Gelegenheit, um die Vielfalt von Körperhaltungen aufzuzeigen und sie den Teilnehmern anhand von Beispielen zu vermitteln. Zudem kann am motorischen Vollzug der Körperhaltungen geschliffen werden.

6.5 Nonverbale Kommunikation: Gestik

Schon Wetherby und Prutting (1984, zit. nach Colgan et al. 2006) machen auf die fehlende Gestik von Kindern mit einer autistischen Störung aufmerksam. Andere Autoren betonen, dass sich dieses Defizit vor allem auf jene Gesten bezieht, welche die Aufmerksamkeit des anderen, im Sinne von geteilter Aufmerksamkeit, auf etwas lenken sollen (Mundy et al. 1990; Loveland und Landry 1986). In ihrer Studie fanden Colgan et al. (2006), dass bei einem Teil der untersuchten Kleinkinder nicht die Menge, sondern die Vielfalt gezeigter Gestik diejenigen mit Autismus von solchen ohne Autismus unterscheidet. Nicht-autistische Kinder zeigen vielfältigere Gesten als autistische Kinder.

Vor diesem Hintergrund wurden im KOMPASS-Training die folgenden Übungen entwickelt, um die gestische Vielfalt der Teilnehmer zu erweitern und ihnen deren Bedeutung zu vermitteln.

6.5.1 Informationsblätter

Infoblatt: Nonverbale Kommunikation – Gestik ⊠

Material:
Kopien des Infoblatts für die Teilnehmenden (**M3I4**), Folie des Infoblatts, Fotos: Nonverbale Kommunikation – Gestik (**M3M6–M3M8**), Hellraumprojektor oder Beamer

Beschreibung:
Die Rolle der Gestik für die nonverbale Kommunikation wird besprochen und es wird darauf verwiesen, dass sie manchmal eine ergänzende Information zum Gesagten (z. B. Hinweis zur gewünschten Interpretation des Gesagten) geben kann, manchmal aber auch nur das Verbalisierte unterstreicht.

Nonverbale Kommunikation kann auch eine Zusatzinformation beinhalten: Zum Beispiel »Kannst du (Blickrichtung) mir bitte das Ding da (Gestik) geben?« Im Sport: »Holt jeder einen Ball.« (Ballgröße zeigen). Beim Bäcker: »Ich hätte gerne das Brot (Brotform zeigen) da hinten (zeigen).« Die unterschiedlichen Anwendungen und Interpretationen der Gestik werden erläutert.

Wichtig ist, dass die Teilnehmer verstehen, dass die Gestik in einem gedachten Raum vor dem Rumpf gezeigt wird und kein »Gefuchtel« darstellt. Zudem soll sie ruhig, präzise gezeigt und nicht nur vage angedeutet werden. Im Weiteren wird auf den symbolischen Charakter der Gestik eingegangen, der diese von der Schauspielerei abgrenzt.

Im Plenum wird das Infoblatt besprochen, es werden passende Situationen gesammelt und die beschriebenen Gesten geübt. Die Video-Übungen in Kapitel 6.5.3 eignen sich, um zum Infoblatt überzuleiten und es zu besprechen. Die Zuordnung der Gestik, was eine konventionelle und was eine beschreibende oder emotionale ist, ist nicht immer eindeutig. Oft ist auch die konventionelle Gestik eine Beschreibung. Beispiele von konventioneller, beschreibender und emotionaler Gestik finden sich unter **M3M6–8**.

Dieses Infoblatt zu lesen, eignet sich als Trainingsaufgabe.

Beispiele:

- Instrumentelle Gesten wie Zeigen
- Konventionelle Gesten wie das Victory-Zeichen oder eine Jubel-Gestik
- Beschreibende Gesten
- Emotionale Gesten wie »Ich weiß nicht«

6.5.2 Arbeits- und Protokollblätter

Arbeitsblatt: Nonverbale Kommunikation – Gestik ⊠

Material:
Kopien des Arbeitsblatts für die Teilnehmenden (**M3A5**), Folie des Arbeitsblatts, Hellraumprojektor, Infoblatt: Nonverbale Kommunikation – Gestik (**M3I4**)

Beschreibung:
Dieses Arbeitsblatt kann als eine Parallelform des zuvor beschriebenen Informationsblatts gesehen werden. Der Text ist derselbe, es hat sich jedoch eine vorgegebene Anzahl Fehler eingeschlichen, die es nun zu finden gilt. Durch den Fehlertext sollen die Teilnehmer angehalten werden, die Informationen genau zu lesen und bei Unsicherheit nochmals auf dem Infoblatt nachzusehen.

Arbeitsblatt: Nonverbale Kommunikation – Gestik Patomimen Ratespiel ⊠

Material:
Kopien des Arbeitsblatts für alle Teilnehmenden (**M3A6**), Folie des Arbeitsblatts, Hellraumprojektor

Beschreibung:
Während der Woche sollen die Teilnehmer immer mal wieder ihren Bezugspersonen ausschließlich gestisch »erzählen«, was sie auf dem Bild sehen. Zur Bildbeschreibung sollen sie möglichst viel Gestik einsetzen. In den jüngeren Gruppen können die Eltern die gezeigte Gestik mit einer Strichliste zählen, deren Gesamtwert sie am Schluss mit der Unterschrift quittieren. Der Gruppenteilnehmer mit der höchsten Gesamtpunktezahl darf sich am Kiosk eine Jugend- oder Musikzeitschrift kaufen.

Arbeitsblatt: Nonverbale Kommunikation – Nonverbales Wörterbuch – Gestik ⊠

Material:
Arbeitsblatt: Nonverbale Kommunikation – Nonverbales Wörterbuch – Gestik (**M3A7**)

Beschreibung:
Dieses Arbeitsblatt wird nur für die Foto-Übung: Das nonverbale Wörterbuch – Gestik (▶ Kap. 6.5.3) benötigt.

Arbeitsblatt: Nonverbale Kommunikation – Reiseerzählung ⊠

Material:
Kopien des Arbeitsblatts für die Teilnehmenden (**M3A12**), Folie des Arbeitsblatts, Hellraumprojektor

Beschreibung:
Die Reiseerzählung, die anekdotisch einen Italien-Urlaub in der Ich-Form schildert, besteht aus kurzen Sätzen, die jeweils eine kleine Situation beschreiben, bei welcher unter anderem Stimme etwas dramatisch eingesetzt werden kann. Am Ende dieses letzten Moduls sollen die Teilnehmer die Geschichte dramatisch erzählen oder vorlesen und dabei alle Mittel der Körpersprache nutzen. Zum jetzigen Zeitpunkt sollen sich die Teilnehmer bei dieser Übung ganz auf die Gestik konzentrieren.

Das zugehörige Arbeitsblatt wird im DIN-A3-Format kopiert, damit beide Seiten nebeneinander Platz haben und die Teilnehmer ihre Notizen parallel zum Text notieren können. Bei den Notizen soll für jedes der drei nonverbalen Merkmale (Gestik, Mimik, Stimme) eine andere Farbe benutzt werden.

Beobachtungsprotokoll Teilnehmer: Nonverbale Kommunikation – Gestik ⊠

Material:
Kopien des Protokollblatts für die Teilnehmenden (**M3P4**), Folie des Protokollblatts, Hellraumprojektor

Beschreibung:
Der Teilnehmer soll beobachten, wie seine Mitmenschen, seien es Gleichaltrige oder Erwachsene, beschreibende Gesten verwenden und überlegen, was sie wohl bedeuten. Die beobachteten Gesten und die Interpretation sind auf dem Protokollblatt zu notieren.

Beobachtungsprotokoll Bezugspersonen: Nonverbale Kommunikation – Gestik ⊠

Material:
Kopien des Protokollblatts für die Teilnehmenden (**M3P5**), Folie des Protokollblatts, Hellraumprojektor

Beschreibung:
Die Bezugspersonen sollen beobachten, wie ihr Sohn/ihre Tochter beschreibende Gesten verwendet und überlegen, was sie wohl bedeuten. Die beobachteten Gesten und die Interpretation sind auf dem Protokollblatt zu notieren.

6.5.3 Übungen und Spiele

Video-Übung: Small Talk und nonverbale Kommunikation – Gestik

Material:
Video: Small Talk (**M2**), Infoblatt: Nonverbale Kommunikation – Gestik (**M3I4**)

Beschreibung:
Zuerst wird das Beispiel-Video, in welchem die beiden Therapeuten Small Talk führen, im Plenum angeschaut und die Angaben des Infoblatts werden mit den Beobachtungen in Verbindung gebracht.

Video-Übung: Small Talk und nonverbale Kommunikation – Eigene Gestik

Material:
Video: Small Talk – Trainingsparcours oder Snack-Pause, Videoabspielgerät, Infoblatt: Nonverbale Kommunikation – Gestik (**M3I4**), Folie des Infoblatts, Hellraumprojektor

6.5 Nonverbale Kommunikation: Gestik

Beschreibung:
In der Halbgruppe wird von jedem Teilnehmer eine kurze Videosequenz, welche im Rahmen des Trainingsparcours oder einer Snack-Pause entstanden ist, angeschaut. Es geht dabei vor allem auch um die Selbstwahrnehmung der eigenen Gestik und die Beobachtung, wie diese wirkt. Es werden möglichst gute Beispiele herausgesucht, niemand soll blamiert werden.

Theorie & Übung: Instrumentelle & konventionelle Gestik

Material:
PowerPoint-Präsentation oder Fotos: Nonverbale Kommunikation-instrumentelle & konventionelle Gestik (**M3M6**), Hellraumprojektor oder Beamer

Beschreibung:
Anhand von Fotos, die ehemalige Teilnehmer von KOMPASS zeigen, sollen die Vielfalt und Bedeutung von instrumenteller und konventioneller Gestik aufgezeigt werden. Die Teilnehmer sollen die Gesten selbst ausprobieren. Es soll darauf hingewiesen werden, dass viele konventionelle Gesten auch beschreibende Gesten sind, die sich symbolhaft verfestigt haben.

Theorie & Übung: Beschreibende Gestik

Material:
PowerPoint-Präsentation oder Fotos: Nonverbale Kommunikation – Beschreibende Gestik (**M3M7**), Hellraumprojektor oder Beamer

Beschreibung:
Anhand von Fotos, die ehemalige Teilnehmer von KOMPSS zeigen sollen die Vielfalt und Bedeutung von beschreibender Gestik aufgezeigt werden. Die Teilnehmer sollen die Gesten selbst ausprobieren,

Partnerübung: Nonverbale Kommunikation ist Zusatzinformation

Material:
Papier, Schreibstifte

Beschreibung:
Jeder Teilnehmer schreibt drei Sätze auf, die nicht eindeutig sind, sondern erst durch eine Gestik eindeutig werden. Anschließend lesen sie die Sätze dem Übungspartner vor, der verbalisiert, welche Zusatzinforation er erhalten hat.

Beispiele:
Am Informationsschalter am Flughafen »Bilden Sie bitte hier eine Warteschlange (Armbewegung zeigt, wo die Schlange positioniert werden soll).«
»Die Nachbarn haben einen süßen, neuen Hund (Größe ab Boden anzeigen).

Mannschaftsspiel: Pantomime

Material:
Kärtchen: Nonverbale Kommunikation – Pantomime (**M3M9**), Stoppuhr

Beschreibung:
Bei dieser Übung geht es darum, eine Idee von der beschreibenden Gestik zu bekommen und sie in ihrem Muster zu erkennen. Die Gruppe wird später in zwei Mannschaften aufgeteilt. Die Übung gliedert sich in zwei bis drei Phasen.

1. Im Plenum und anhand einiger Beispiele (z. B. Wäsche aufhängen) wird gezeigt, wie eine Pantomime entsteht: Jedes Objekt wird gestisch gezeigt und dann werden die entsprechenden Bewegungen klar, langsam und detailgetreu ausgeführt. Wenn die Person eine besondere Rolle spielt, müssen typische Körperhaltungen dieser Rolle (z. B. Polizist) eingenommen werden, wobei mit dem Finger zu Beginn zuerst auf sich selbst gedeutet werden kann. Wenn zwei Personen oder Objekte dargestellt werden, so muss deren Darstellung eindeutig voneinander getrennt werden (z. B. durch eine räumliche Trennung oder eine Geste, welche das Vorhergehende für beendet erklärt).
2. Zuerst bereiten sich die Halbgruppen getrennt vor, indem sie sich untereinander die ihnen zugeteilten Pantomimenkärtchen vorspielen und einander Feedback geben, damit die Pantomime möglichst gut erraten werden kann. Der Therapeut kann bei dieser Gelegenheit aktiv Hinweise geben, wie die geforderte Rolle oder Tätigkeit gestisch dargestellt werden kann. Im Verlauf können die Teilnehmer auch eigene Begriffe pantomimisch darstellen, die sie aber vorher dem Therapeuten schriftlich zur Kontrolle abgeben sollen.
3. Optional: Beide Mannschaften treffen sich im Plenum. Der Reihe nach spielt je ein Teilnehmer aus der einen, dann aus der anderen Mannschaft, die auf den Kärtchen beschriebenen Tätigkeiten oder Berufe vor und die gegnerische Mannschaft sollte diese möglichst schnell erraten. Dieser Schritt kann auch weggelassen werden, sodass mehr in der Gruppe geübt wird.

Beispiel:
Rolle: Torero beim Stierkampf
Tätigkeit: Kochen

Übung: Pantomime mit bildlicher Darstellung

Material:
Wimmelbilder wie z. B. Abbildungen von Gemälden von Breugel dem Älteren oder Jüngeren (z. B. Bauernmarkt, Eisfeld) oder aus Wimmel-Kinderbüchern, Folie Hellraumprojektor

Beschreibung:
In Anlehnung an das Arbeitsblatt: Nonverbale Kommunikation – Gestik: Patomimen Ratespiel (**M3A6**) beschreibt ein Teilnehmer der Halbgruppe eine Aktivität, die

er auf der Abbildung beobachtet und die restlichen Teilnehmer versuchen zu erraten, welche Figur gemeint ist.

Spiel: Nonverbale Kommunikation – Gestische Handlungsaufträge

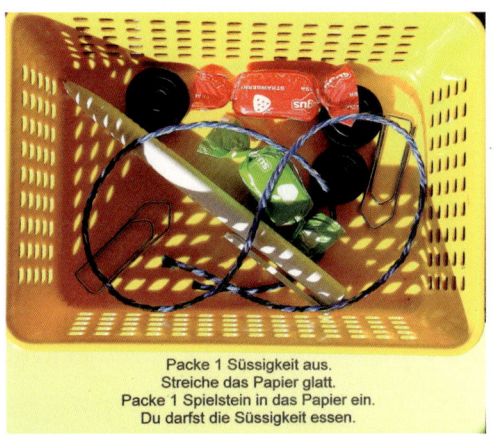

Abb. 6.1: Handlungsaufträge

Material:
Kärtchen: Nonverbale Kommunikation – Handlungsaufträge (**M3M10**), Materialkiste für jeden Teilnehmer mit 40 cm Schnur, 3 Spielsteinen (z. B. Mühlesteine), 1 Schreiber und 2 eingepackten kleinen Süßigkeiten, 2 Büroklammern

Beschreibung:
Diese Übung, bei der die beschreibende Gestik geübt werden soll, wird in Halbgruppen durchgeführt. Jeder Teilnehmer gibt einmal den anderen Teilnehmern gemäß eines Instruktionskärtchens eine Anweisung – ohne zu sprechen, nur indem er Gesten verwendet. Die anderen Teilnehmer sollen der Anweisung folgen und können dazu jeweils auf die Materialien in ihrer Kiste zurückgreifen.

Foto-Übung: Das nonverbale Wörterbuch – Gestik ⊠

Material:
Arbeitsblatt: Nonverbale Kommunikation – Nonverbales Wörterbuch – Gestik (**M3A7**), Mobiltelefon-Kamera oder digitale Fotokamera, evtl. Computer mit dem Programm PowerPoint

Beschreibung:
Die Grundidee des Nonverbalen Wörterbuchs besteht darin, dass jeder Teilnehmer in visueller Form die typischsten nonverbalen Ausdrucksformen zur Verfügung hat.

Jeder Teilnehmer soll einige Fotos anfertigen, auf denen er selbst oder eine ihm vertraute Person diese Körperhaltung einnimmt. Dann werden die Fotografien auf die Arbeitsblätter: Nonverbales Wörterbuch (**M3A7**) geklebt und mit einem Kommentar beschriftet. Am Schluss des Moduls »Nonverbale Kommunikation« können entweder die Arbeitsblätter aller Teilnehmer für alle Teilnehmer kopiert oder alle Fotos gesammelt, in eine PowerPoint-Präsentation eingefügt und dann für alle Gruppenmitglieder ausgedruckt werden.

Theorie & Übung: Emotionale Gestik

Material:
Fotos: Nonverbale Kommunikation – Emotionale Gestik (**M3M8**), Hellraumprojektor oder Beamer

Beschreibung:
Anhand von Fotos, die ehemalige Teilnehmer von KOMPASS zeigen, sollen die Vielfalt und Bedeutung von emotionaler Gestik aufgezeigt werden. Die Teilnehmer sollen die Gesten selbst ausprobieren.

Foto-Übung: Fotoalbum – Gestik

Material:
Mobiltelefon-Kamera oder digitale Fotokamera, evtl. Computer mit dem Programm PowerPoint

Beschreibung:
Die Grundidee des Fotoalbums besteht darin, dass jeder Teilnehmer in visueller Form die typischsten nonverbalen Ausdrucksformen zur Verfügung hat. Die Fotos Nonverbale Kommunikation – Gestik (**M3M6–M3M8**) sind ein Beispiel für ein solches Fotoalbum. In der Halbgruppe fotografieren die Therapeuten die Teilnehmer, während diese Gestik zeigen. Dabei soll nochmals genau an der Ausgestaltung gearbeitet werden. Es bewährt sich, dass alle zuerst konventionelle und instrumentelle, dann beschreibende und schließlich emotionale Gestik zeigen, was das Zusammenstellen des Albums erleichtert. Der Therapeut kann auch Gesten gem. Material M3M4 vorschlagen. Die Therapeuten stellen anschließend z. B. mithilfe von PowerPoint ein Fotoalbum zusammen, indem man sieht, wie die Gestik bei unterschiedlichen Menschen wirkt. Wichtig ist, dass nur korrekt gezeigte Gestik abgebildet wird. Das Album kann elektronisch an alle Teilnehmer verschickt und/oder ausgedruckt verteilt werden. So sieht auch das weitere Umfeld, was gearbeitet wurde.

Übung: Nonverbale Kommunikation – Reiseerzählung – Gestik ⊠

Material:
Arbeitsblatt: Nonverbale Kommunikation – Reiseerzählung (**M3A12**)

Beschreibung:
Die Reiseerzählung, die anekdotisch einen Italien-Urlaub in der Ich-Form schildert, besteht aus kurzen Sätzen, die jeweils eine kleine Situation beschreiben, bei welcher unter anderem Gestik etwas dramatisch eingesetzt werden kann. Am Ende dieses letzten Moduls sollen die Teilnehmer die Geschichte dramatisch erzählen oder vorlesen und dabei alle Mittel der Körpersprache nutzen. Zum jetzigen Zeitpunkt sollen sich die Teilnehmer bei dieser Übung ganz auf die Gestik konzentrieren. Die Reiseerzählung soll möglichst umgangssprachlich, also nicht wortwörtlich erzählt werden. Daher liegt sie in einer standarddeutschen und einer schweizerdeutschen Fassung vor, da die Syntax so unterschiedlich ist, dass vielen Teilnehmern die Simultanübersetzung schwerfällt.

Das zugehörige Arbeitsblatt wird im DIN-A3-Format kopiert, damit beide Seiten nebeneinander Platz haben und die Teilnehmer ihre Notizen parallel zum Text notieren können. Bei den Notizen soll für jedes der drei nonverbalen Merkmale (Gestik, Mimik, Stimme) eine andere Farbe benutzt werden. So können die entsprechenden Wörter im Text farblich unterstrichen werden.

In der Halbgruppe liest immer ein Teilnehmer einen Satz und schlägt vor, was man wie gestisch darstellen kann und soll bzw. setzt die Gestik direkt ein. Der Therapeut strukturiert durch Fragen: Gibt es eine passende konventionelle Gestik? Oder eine beschreibende Gestik, die das Wort dadurch hervorhebt? Gibt es eine Emotion, die wichtig ist und gestisch dargestellt werden soll? Die anderen Teilnehmer folgen der Erzählung und versuchen dabei, die Gesten direkt nachzuahmen. In der einfacheren Variante liest der Therapeut den Text Satz für Satz vor und schlägt passende Gestik vor. Dabei zeigt er auf oder lässt die Gruppe erarbeiten, welche zusätzliche Bedeutung dem Satz dadurch gegeben wird. Die Teilnehmer sollen versuchen, die Gestik direkt nachzuahmen.

Es wird darauf hingewiesen, dass es nicht nur eine richtige Gestik gibt, sondern viele passende Varianten. Zudem soll nicht der ganze Test pantomimisch-schauspielernd dramatisiert werden. Es müssen nicht alle Wörter, die man gestisch untermalen könnte, auch gestisch betont werden. Als Trainingsaufgaben können die Teilnehmer nochmals die Gestik vertiefen und auf dem Arbeitsblatt die Notizen ergänzen.

Übung: Kongruente und dissonante Gestik

Material:
Papier, Schreibstifte

Beschreibung:
In der Halbgruppe oder als Partnerarbeit schreibt jeder Teilnehmer zwei Sätze auf, die er mit »falscher«, dissonanter gestisch untermalen kann. Die Herausforderung besteht darin, dass er, wenn er den Satz sagt, unpassende, dissonante Gestik zeigen soll. Er verbalisiert also etwas Anderes als er macht. Die anderen Teilnehmer oder der Übungspartner soll dann den Satz mit kongruenter Gestik wiederholen. Sie sollen die Erfahrung machen, dass es viel einfacher ist, wenn die Gestik gut zur verbalen Aussage integriert ist.

Beispiele:
»Ich habe mir alles notiert.« und zeigt gestisch, wie er mit einem Basketball dribbelt.
»Dort hinter der hohen Hecke, müssen sie nach rechts abbiegen.« und dabei zeigt er nach unten vor seine Füße und dann mit einer Handbewegung ›alles-geradeaus‹.

Übung: Befindlichkeitsrunde mit gestischem Ausdruck

Material:
Kärtchen: Nonverbale Kommunikation-Hinweiskarten (**M3M15**)

Beschreibung:
Nachdem der Einsatz und die Bedeutung von Gestik besprochen wurden, sollen die Teilnehmer jeweils vor der Befindlichkeitsrunde darauf aufmerksam gemacht werden, dass sie ihre Aussagen gestisch begleiten sollen. Die Hinweiskarte ›Gestik‹ (**M3M15**) kann jeweils als Prompt abgegeben werden. Die Teilnehmer werden gegebenenfalls gebeten, ihre Sätze zum Befinden zu wiederholen, wenn die Gestik fehlt oder ungenau ist. Die Therapeuten können zudem gestische Vorschläge demonstrieren. Diese wöchentlich stattfindende Übung bietet den Therapeuten eine gute Gelegenheit, um die Vielfalt der Gesten aufzuzeigen und den Teilnehmern Beispiele zu vermitteln. Zudem kann am motorischen Vollzug der Gesten geschliffen werden.

6.6 Nonverbale Kommunikation: Blickkontakt

Den meisten Bezugspersonen fällt bei Menschen mit einer Autismus-Spektrum-Störung der fehlende Blickkontakt oder die unzureichende Regulation des Blickverhaltens auf. Menschen mit einer Autismus-Spektrum-Störung setzen den Blickkontakt zu wenig kommunikativ ein und regulieren zu wenig durch das Blickverhalten die soziale Situation und Beziehung. Zudem beachten sie das Blickverhalten anderer zu wenig und ziehen keine sozialen Schlüsse daraus.

6.6.1 Informationsblätter

Infoblatt: Nonverbale Kommunikation – Blickverhalten ⊠

Material:
Kopien des Infoblatts für die Teilnehmenden (**M3I5**), Folie des Infoblatts, Hellraumprojektor

Beschreibung:
Bedeutung und Aufgabe des angemessenen Blickverhaltens werden besprochen. Es wird betont, dass der Blickkontakt für beide Interaktionspartner von Vorteil ist:

Selbst erhält man via des Blickverhalten des Gegenübers mehr Informationen, die, wenn man ihn interpretieren kann, und das Gegenüber erhält symbolisch die Information, dass man zuhört und interessiert ist. Außerdem reguliert das Blickverhalten die Interaktion (z. B. Welche Person wird angesprochen? Wer ist als Drittperson gemeint? Wer soll das Gespräch übernehmen? Woran denkt die Person gerade?). Anschließend soll auf den sogenannten minimalen Blickkontakt eingegangen werden, der zumindest in wichtigen oder sozial bedeutsamen Situationen gezeigt werden soll. Wenn diese drei Blicke immer noch zu schwierig sind, dann kann der minimale Blickkontakt auch auf den ersten und dritten, also den Blick bei Erhalt und Weitergabe des Gesprächs weiter reduziert werden.

Dieses Infoblatt zu lesen, eignet sich als Trainingsaufgabe.

Beispiel:
Angemessener Blickkontakt bedeutet, dass man das Gegenüber immer wieder für 2–3 Sekunden anblickt, dann für einen Moment wegschaut und dann das Gegenüber erneut anschaut.

6.6.2 Arbeits- und Protokollblätter

Arbeitsblatt: Nonverbale Kommunikation – Blickverhalten ⊠

Material:
Kopien des Arbeitsblatts für die Teilnehmenden (**M3A8**), Folie des Arbeitsblatts, Hellraumprojektor, Infoblatt: Nonverbale Kommunikation – Blickverhalten (**M3I5**)

Beschreibung:
Dieses Arbeitsblatt kann als eine Parallelform des zuvor beschriebenen Informationsblatts gesehen werden. Der Text ist derselbe, es hat sich jedoch eine vorgegebene Anzahl an Fehlern eingeschlichen, die es nun zu finden gilt. Der Fehlertext soll die Teilnehmer dazu anhalten, die Informationen genau zu lesen und bei Unsicherheit nochmals auf dem Infoblatt nachzusehen.

6.6.3 Übungen und Spiele

Theorie & Diskussion: Blickkontakt

Material:
evtl. Infoblatt: Nonverbale Kommunikation – Blickverhalten (**M3I5**)

Beschreibung:
Im Plenum fragen die Therapeuten die Teilnehmer, wer ein Problem mit dem Blickkontakt habe, und geben ihnen ein Feedback. In der Gruppe werden Tipps und Tricks gesammelt, wie das Problem umschifft werden kann. In der Gruppe kann der Blick zwischen die Augen oder allenfalls auch auf den Nasenrücken geübt und aufgezeigt werden, dass dies das gegenüber ab einem gewissen Abstand nicht

wahrnimmt. Nur wer dicht vor einem steht, nimmt es wahr, wenn der Blick des Gegenübers nicht zwischen den eigenen Augen hin und her wechselt.

Dass im Blick Zusatzinformation liegt, kann dadurch gezeigt werden, dass eine Frage gestellt, ein Kompliment gemacht oder um etwas gebeten wird und der Blick anzeigt, an wen die Aussage gerichtet ist.

Die Teilnehmer können auch eine Runde »Woran denke ich?« spielen, indem der Blick anzeigt, womit sie sich innerlich beschäftigen. In dem Zusammenhang kann aufgezeigt werden, weshalb ein Blick auf die Uhr viel bedeuten kann. Gerade Menschen mit einer Autismus-Spektrum-Störung, für die Pünktlichkeit sehr wichtig ist, neigen dazu, dass Gegenüber durch häufige Blicke auf die Uhr zu irritieren.

Schließlich wird noch der minimale 3er-Blickkontakt geübt, indem ein Teilnehmer einem anderen eine Frage stellt. Dieser blickt den Fragesteller an, antwortet und schaut in die Runde und stellt einem anderen Gruppenmitglied eine Frage, während er dieses anschaut.

Übung: Befindlichkeitsrunde mit Blickkontakt

Material:
Material: Einführungs-Regulierungskarten (**EM13**)

Beschreibung:
Nachdem der Einsatz und die Bedeutung des Blickverhaltens nochmals gezielt besprochen wurden, werden die Teilnehmer jeweils vor der Befindlichkeitsrunde darauf aufmerksam gemacht, dass sie auf ihr Blickverhalten achten sollen. Die Regulierungskarte ›Blickkontakt‹ (**EM13**) kann jeweils als Prompt abgegeben werden. Bei dieser Übung, die wöchentlich stattfindet, bietet sich für die Therapeuten eine gute Gelegenheit, das Blickverhalten durch Rückmeldungen zu präzisieren.

6.7 Nonverbale Kommunikation: Mimik

> »Die Mitschüler sehen entweder zu starke, unangepasste Mimik und Körpersprache oder auch eher wenig Ausdruck in meinem Gesicht« (Schneebeli 2009, S. 65 f.).

Ein weiterer wichtiger Punkt der nonverbalen Kommunikation ist die Mimik. Menschen mit einer Autismus-Spektrum-Störung setzen mimische Signale nur reduziert und zu wenig kommunikativ ein. In dieser Einheit kann auch auf das 1. Modul »Emotionen« Bezug genommen werden, da dort über die emotionalen Informationen der Mimik gesprochen wird.

6.7.1 Informationsblätter

Infoblatt: Nonverbale Kommunikation – Mimik ⊠

Material:
Kopien des Infoblatts für die Teilnehmenden (**M3I6**), Folie des Infoblatts, Hellraumprojektor

Beschreibung:
Die Rolle der Mimik für die nonverbale Kommunikation wird besprochen und es wird darauf verwiesen, dass sie manchmal eine ergänzende Information zum Gesagten geben kann (z. B. beim Satz »Das ist nicht gut.« den Ausprägungsgrad, wie schlecht etwas ist) und manchmal auch nur das Verbalisierte unterstreicht. Es werden die verschiedenen Ausdrücke, die nicht direkt als Ausdruck einer Emotion angesehen werden, wie im Modul 1 besprochen, aufgezeigt und deren Bedeutung vermittelt. Besonders wichtig ist das Hochziehen der Augenbrauen als Betonung. Die hochgezogenen Augenbrauen sind quasi das Ausrufezeichen im Nonverbalen, was sich auch in deren Funktion beim Gefühl ›Überraschung/Erstaunen‹ und ›Erschrecken‹ zeigt.

Im Plenum wird das Infoblatt besprochen, es werden passende Situationen gesammelt und die beschriebenen Mimikkarten geübt. Die Video-Übungen in Kapitel 6.7.3 eignen sich, um in das Infoblatt einzuführen und es zu besprechen.

Dieses Infoblatt zu lesen, eignet sich als Trainingsaufgabe.

Beispiele:

- Lächeln
- Naserümpfen
- heruntergezogene Mundwinkel
- Zusammenziehen der Augenbrauen
- Zusammenkneifen der Augen
- Hochziehen der Augenbrauen
- Kinn nach vorne
- Leeres Gesicht ohne Mimik

6.7.2 Arbeits- und Protokollblätter

Arbeitsblatt: Nonverbale Kommunikation – Mimik ⊠

Material:
Kopien des Arbeitsblatts für die Teilnehmenden (**M3A9**), Folie des Arbeitsblatts, Hellraumprojektor, Infoblatt: Nonverbale Kommunikation – Mimik (**M3I6**)

Beschreibung:
Dieses Arbeitsblatt kann als eine Parallelform des zuvor beschriebenen Informationsblatts gesehen werden. Der Text ist derselbe, es hat sich jedoch eine vorgegebene

Anzahl an Fehlern eingeschlichen, die es nun zu finden gilt. Der Fehlertext soll die Teilnehmer dazu anhalten, die Informationen genau zu lesen und bei Unsicherheit nochmals auf dem Infoblatt nachzusehen.

Arbeitsblatt: Nonverbale Kommunikation – Nonverbales Wörterbuch – Mimik ⊠

Material:
Kopien des Arbeitsblatts für die Teilnehmenden (**M3A10**)

Beschreibung:
Dieses Arbeitsblatt wird nur für die Foto-Übung: Das nonverbale Wörterbuch – Mimik (▶ Kap. 6.7.3) benötigt.

Arbeitsblatt: Nonverbale Kommunikation – Reiseerzählung ⊠

Material:
Kopien des Arbeitsblatts für die Teilnehmenden (**M3A12**), Folie des Arbeitsblatts, Hellraumprojektor, alle Infoblätter: Nonverbale Kommunikation (**M3I3–M3I7**)

Beschreibung:
Die Reiseerzählung, die anekdotisch einen Italien-Urlaub in der Ich-Form schildert, besteht aus kurzen Sätzen, die jeweils eine kleine Situation beschreiben, bei welcher unter anderem Stimme etwas dramatisch eingesetzt werden kann. Am Ende dieses letzten Moduls sollen die Teilnehmer die Geschichte dramatisch erzählen oder vorlesen und dabei alle Mittel der Körpersprache nutzen. Zum jetzigen Zeitpunkt sollen sich die Teilnehmer bei dieser Übung ganz auf die Mimik konzentrieren.

Das zugehörige Arbeitsblatt wird im DIN-A3-Format kopiert, damit beide Seiten nebeneinander Platz haben und die Teilnehmer ihre Notizen parallel zum Text notieren können. Bei den Notizen soll für jedes der drei nonverbalen Merkmale (Gestik, Mimik, Stimme) eine andere Farbe benutzt werden.

Beobachtungsprotokoll Teilnehmer: Nonverbale Kommunikation – Mimik ⊠

Material:
Kopien des Protokollblatts für die Teilnehmenden (**M3P6**), Folie des Protokollblatts, Hellraumprojektor

Beschreibung:
Die Teilnehmer sollen beobachten, wie ihr Umfeld Mimik anwendet.

Beobachtungsprotokoll Bezugspersonen: Nonverbale Kommunikation – Mimik ⊠

Material:
Kopien des Protokollblatts für die Teilnehmenden (**M3P7**), Folie des Protokollblatts, Hellraumprojektor

Beschreibung:
Die Bezugspersonen sollen ihre Kinder beobachten und notieren, wie sie Mimik anwenden.

6.7.3 Übungen und Spiele

Video-Übung: Small Talk und nonverbale Kommunikation – Mimik

Material:
Video: Small Talk (**M2**), Videoabspielgerät, Infoblatt: Nonverbale Kommunikation – Mimik (**M3I6**)

Beschreibung:
Zuerst wird das Beispiel-Video, in welchem die beiden Therapeuten Small Talk machen, im Plenum angeschaut, dann werden die Angaben des Infoblatts mit den Beobachtungen in Verbindung gebracht.

Video-Übung: Small Talk und nonverbale Kommunikation – Eigene Mimik

Material:
Video: Small Talk – Trainingsparcours oder Snack-Pause, Videoabspielgerät, Infoblatt: Nonverbale Kommunikation – Mimik (**M3I6**)

Beschreibung:
In der Halbgruppe wird von jedem Teilnehmer eine kurze Videosequenz, welche im Rahmen des Trainingsparcours oder einer Snack-Pause entstanden ist, angeschaut. Es geht vor allem um die Selbstwahrnehmung zur eigenen Mimik und die Beobachtung, wie diese wirkt. Es sollen möglichst gute Beispiele werden herausgesucht, niemand soll blamiert werden.

Übung: Nonverbale Kommunikation – Mimisch interpretierte Sätze

Material:
Kärtchen: Nonverbale Kommunikation – Mimisch interpretierte Sätze (**M3M11**), Infoblatt: Nonverbale Kommunikation – Mimik (**M3I6**), Folie des Infoblatts, Hellraumprojektor

Beschreibung:
In Halbgruppen werden Sätze der Übungskärtchen verbal formuliert und zugleich wird mittels unterschiedlicher Mimik deren Bedeutung (graduell) verändert. Die Sätze der Kärtchen sind identisch mit den stimmlich-interpretierten Sätzen (▶ Kap. 6.8.3).

Beispiel:
Wetterprognosen: Das sieht für morgen aber toll aus.
→ Zeige mimisch: Es wird sonnig.
→ Zeige mimisch: Es wird regnen.

Foto-Übung: Das nonverbale Wörterbuch – Mimik ⊠

Material:
Arbeitsblatt: Nonverbale Kommunikation – Nonverbales Wörterbuch – Mimik (**M3A10**), Mobiltelefon-Kamera oder digitale Fotokamera, evtl. Computer mit dem Programm PowerPoint

Beschreibung:
Die Grundidee des Nonverbalen Wörterbuchs besteht darin, dass jeder Teilnehmer in visueller Form die typischsten nonverbalen Ausdrucksformen zur Verfügung hat. Jeder Teilnehmer soll einige Fotos anfertigt, auf denen er selbst oder eine ihm vertraute Person diese Körperhaltung einnimmt. Dann werden die Fotografien auf die Arbeitsblätter: Nonverbales Wörterbuch (**M3A10**) geklebt und mit einem Kommentar beschriftet. Am Schluss des Moduls »Nonverbale Kommunikation« können entweder die Arbeitsblätter aller Teilnehmer für alle Teilnehmer kopiert oder alle Fotos gesammelt, in eine PowerPoint-Präsentation eingefügt und dann für alle Gruppenmitglieder ausgedruckt werden.

Foto-Übung: Fotoalbum – Mimik

Material:
Mobiltelefon-Kamera oder digitale Fotokamera, evtl. Computer mit dem Programm PowerPoint

Beschreibung:
Die Grundidee des Fotoalbums besteht darin, dass jeder Teilnehmer in visueller Form die typischsten nonverbalen Ausdrucksformen zur Verfügung hat. In der Halbgruppe fotografieren die Therapeuten die Teilnehmer, während diese verschiedene mimische Ausdrücke zeigen. Die Therapeuten stellen anschließend z. B. mithilfe von PowerPoint ein Fotoalbum zusammen, indem man sieht, wie die Mimik bei unterschiedlichen Menschen wirken. Wichtig ist, dass nur gut/passend wirkende mimische Ausdrücke abgebildet wird. Das Album kann elektronisch an alle Teilnehmer verschickt und/oder ausgedruckt verteilt werden. So sieht auch das weitere Umfeld, was gearbeitet wurde.

Übung: Nonverbale Kommunikation – Reiseerzählung – Mimik ⊠

Material:
Arbeitsblatt: Nonverbale Kommunikation – Reiseerzählung (**M3A12**)

Beschreibung:
Die Reiseerzählung, die anekdotisch einen Italien-Urlaub in der Ich-Form schildert, besteht aus kurzen Sätzen, die jeweils eine kleine Situation beschreiben, bei welcher unter anderem Mimik etwas dramatisch eingesetzt werden kann. Am Ende dieses letzten Moduls sollen die Teilnehmer die Geschichte dramatisch erzählen oder vorlesen und dabei alle Mittel der Körpersprache nutzen. Zum jetzigen Zeitpunkt sollen sich die Teilnehmer bei dieser Übung ganz auf die Mimik konzentrieren. Die Reiseerzählung soll möglichst umgangssprachlich, also nicht wortwörtlich erzählt werden. Daher liegt sie in einer standarddeutschen und einer schweizerdeutschen Fassung vor, da die Syntax so unterschiedlich ist, dass vielen Teilnehmern die Simultanübersetzung schwerfällt.

Das zugehörige Arbeitsblatt wird im DIN-A3-Format kopiert, damit beide Seiten nebeneinander Platz haben und die Teilnehmer ihre Notizen parallel zum Text notieren können. Bei den Notizen soll für jedes der drei nonverbalen Merkmale (Gestik, Mimik, Stimme) eine andere Farbe benutzt werden. So können die entsprechenden Wörter im Text farblich unterstrichen werden.

In der Halbgruppe liest immer ein Teilnehmer einen Satz und schlägt vor, ob und was man mimisch darstellen kann bzw. setzt die Mimik direkt ein. Der Therapeut strukturiert durch Fragen: Gibt es ein Wort zu betonen (= Augenbrauen hoch)? Gibt es einen gefühlsmäßigen Kommentar (Gefühls-Mimik)? Gibt es einen mimischen Kommentar, zum Beispiel dass man etwas doof findet (= Augenverdrehen)? Die zuhörenden Teilnehmer folgen der Erzählung und versuchen dabei, die Mimik direkt nachzuahmen. In der einfacheren Variante liest der Therapeut den Text Satz für Satz vor und schlägt passende Mimik vor. Dabei zeigt er auf oder lässt die Gruppe erarbeiten, welche zusätzliche Bedeutung dem Satz dadurch gegeben wird. Die Teilnehmer sollen versuchen, die Mimik direkt nachzuahmen.

Es wird darauf hingewiesen, dass es nicht nur eine richtige Mimik gibt, sondern viele passende Varianten. Sie sollen merken, dass die Aussage je nach Mimik eine andere Bedeutung bekommt oder vom Erzählenden anders erlebt wurde beziehungsweise interpretiert wird: Zum Beispiel kann mimisch angedeutet werden, ob man es ok und vielleicht sogar aufregend findet, morgens bereits vor 5 Uhr loszufahren (3. Satz) oder ob man diese Idee der Bezugspersonen ganz schön blöd findet. Im Besonderen die Gefühlslage und die Meinung des Erzählenden in Bezug auf das Ereignis werden so klar. Als Trainingsaufgaben können die Teilnehmer nochmals die Mimik vertiefen und auf dem Arbeitsblatt die Notizen ergänzen.

Übung: Befindlichkeitsrunde mit mimischem Ausdruck

Material:
Kärtchen: Nonverbale Kommunikation-Hinweiskarten (**M3M15**), evtl. Handspiegel

Beschreibung:
Nachdem der Einsatz und die Bedeutung von Mimik besprochen wurden, werden die Teilnehmer jeweils vor der Befindlichkeitsrunde darauf aufmerksam gemacht, dass sie ihre Aussagen mimisch begleiten sollen. Die Hinweiskarte ›Mimik‹ (**M3M15**) kann jeweils als Prompt abgegeben werden. Wenn die Mimik fehlt oder ungenau ist, werden die Teilnehmer gebeten – zum Beispiel auch mithilfe eines Handspiegels – ihre Sätze zum Befinden zu wiederholen. Die Therapeuten können zudem mimische Vorschläge demonstrieren. Bei dieser Übung, die wöchentlich stattfindet, bietet sich für die Therapeuten eine gute Gelegenheit, den mimischen Ausdruck durch Rückmeldungen zu präzisieren.

Diskussion & Übung: Mimik & Ironie – Sarkasmus – Zynismus

Material:
Infoblatt: Nonverbale Kommunikation – Mimik (**M3I6**), evtl. Unterlagen aus dem KOMPASS-F-Praxishandbuch (Jenny et al. 2019)

Beschreibung:
Das Thema wird in der Gruppe für Fortgeschrittene ausführlich besprochen. Viele Teilnehmer unterscheiden die Begriffe Ironie, Sarkasmus und Zynismus nicht korrekt, was zumindest unter Schweizer Jugendlichen und Erwachsenen auch der Fall ist. Es soll daher kurz auf die Unterscheidung eingegangen werden. Dann werden in Anlehnung an das Infoblatt (M3I6) die mimischen Ironie-Signale besprochen. Es soll betont werden, dass Ironie ohne Einsatz der mimischen und stimmlichen Signale, nicht als Ironie verstanden werden. Ohne Signale geht es nur, wenn die beiden Gesprächspartner einander sehr gut kennen und somit wissen, dass die Aussage ironisch gemeint ist.

6.8 Nonverbale Kommunikation: Stimme

Dass auch die Stimme eine wichtige Rolle in der Kommunikation spielt und es nicht nur darauf ankommt, *was* man sagt, sondern auch, *wie* man es sagt, wird in dieser Einheit verdeutlicht. Hier kann auch auf das 1. Modul »Emotionen« Bezug genommen werden, in dem über die emotionalen Informationen der Stimme gesprochen wird.

6.8.1 Informationsblätter

Infoblatt: Nonverbale Kommunikation – Stimme ⊠

Material:
Kopien des Infoblatts für die Teilnehmenden (**M3I7**), Folie des Infoblatts, Hellraumprojektor

Beschreibung:
Die Rolle der Stimme für die nonverbale Kommunikation wird besprochen, und es wird darauf verwiesen, dass diese manchmal eine ergänzende Information zum Gesagten geben kann (z. B. Ironie) und manchmal auch nur das Verbalisierte unterstreicht. Analog den anderen Infoblättern zur Nonverbalen Kommunikation werden auch hier verschiedene Arten aufgelistet, wie die eigene Stimme eingesetzt werden kann. Zudem wird erläutert, in welchen Situationen welches Verhalten passend beziehungsweise unpassend ist. Die Video-Übungen in Kapitel 6.8.3 eignen sich, um in das Infoblatt einzuführen und es zu besprechen.
  Dieses Infoblatt zu lesen, eignet sich als Trainingsaufgabe.

Beispiele:

- Tonfall
- Betonung
- Lautstärke
- Stimmlage
- Sprechtempo
- Sprechpausen
- Aussprache

6.8.2 Arbeits- und Protokollblätter

Arbeitsblatt: Nonverbale Kommunikation – Stimme ⊠

Material:
Kopien des Arbeitsblatts für die Teilnehmenden (**M3A11**), Folie des Arbeitsblatts, Hellraumprojektor, Infoblatt: Nonverbale Kommunikation – Stimme (**M3I7**)

Beschreibung:
Dieses Arbeitsblatt kann als eine Parallelform des zuvor beschriebenen Informationsblatts gesehen werden. Der Text ist derselbe, es hat sich jedoch eine vorgegebene Anzahl an Fehlern eingeschlichen, die es nun zu finden gilt. Durch den Fehlertext sollen die Teilnehmer dazu angehalten werden, die Informationen genau zu lesen und bei Unsicherheit nochmals auf dem Infoblatt nachzusehen.

Arbeitsblatt: Nonverbale Kommunikation – Reiseerzählung ⊠

Material:
Kopien des Arbeitsblatts für die Teilnehmenden (**M3A12**), Folie des Arbeitsblatts, Hellraumprojektor, alle Infoblätter: Nonverbale Kommunikation (**M3I3–M3I7**)

Beschreibung:
Die Reiseerzählung, die anekdotisch einen Italien-Urlaub in der Ich-Form schildert, besteht aus kurzen Sätzen, die jeweils eine kleine Situation beschreiben, bei wel-

cher unter anderem Stimme etwas dramatisch eingesetzt werden kann. Am Ende dieses letzten Moduls sollen die Teilnehmer die Geschichte dramatisch erzählen oder vorlesen und dabei alle Mittel der Körpersprache nutzen. Zum jetzigen Zeitpunkt sollen sich die Teilnehmer bei dieser Übung ganz auf die Stimme konzentrieren.

Das zugehörige Arbeitsblatt wird im DIN-A3-Format kopiert, damit beide Seiten nebeneinander Platz haben und die Teilnehmer ihre Notizen parallel zum Text notieren können. Bei den Notizen soll für jedes der drei nonverbalen Merkmale (Gestik, Mimik, Stimme) eine andere Farbe benutzt werden.

6.8.3 Übungen und Spiele

Video-Übung: Small Talk und nonverbale Kommunikation – Stimme

Material:
Video: Small Talk, Videoabspielgerät, Infoblatt: Nonverbale Kommunikation – Stimme (**M3I7**)

Beschreibung:
Zuerst wird das Beispiel-Video, in welchem die beiden Therapeuten Small Talk machen, im Plenum angeschaut, danach die Angaben des Infoblatts mit den Beobachtungen in Verbindung gebracht.

Video-Übung: Small Talk und nonverbale Kommunikation – Eigene Stimme

Material:
Video: Small Talk – Trainingsparcours oder Snack-Pause, Videoabspielgerät, Infoblatt: Nonverbale Kommunikation – Stimme (**M3I7**)

Beschreibung:
In der Halbgruppe wird von jedem Teilnehmer eine kurze Videosequenz, welche im Rahmen des Trainingsparcours oder während einer Snack-Pause entstanden ist, angeschaut. Es geht vor allem um die Selbstwahrnehmung der eigenen Stimme und die Beobachtung, wie die unterschiedlichen Sprechtechniken auf die Zuhörer wirken.

Da die Stimme etwas sehr Persönliches ist, werden die Rückmeldungen besonders sorgfältig formuliert. Der eine oder andere Teilnehmer wird eine Idee davon entwickeln, was er vielleicht bei seiner Sprechweise ändern könnte (z. B. lauter oder langsamer sprechen, deutlicher artikulieren, die Prosodie verstärken). An dieser Stelle wird betont, dass man seine Stimme nicht einfach so wie die Gestik verändern kann, und es das Ziel ist, jedem bewusst zu machen, wie seine Stimme wirkt und welche Interpretationen sie gegebenenfalls beim Gegenüber wachruft.

Übung: Nonverbale Kommunikation – Stimme – Betonungen

Material:
Kärtchen: Nonverbale Kommunikation – Stimme – Betonungen (**M3M12**), Infoblatt: Nonverbale Kommunikation – Stimme (**M3I7**), Folie des Infoblatts, Hellraumprojektor

Beschreibung:
Diese Übung, die einer Übung im Modul »Emotionen« entspricht, eignet sich zur Einführung in die Thematik, da zuerst nur die Betonung und noch nicht die Prosodie eines Satzes verändert wird. Die Teilnehmer sollen dabei beobachten, wie sich je nach Betonung die Bedeutung verändert.

Die Teilnehmer sollen den Satz mit der Betonung lesen und dann mit »sondern …« ergänzen: z. B. »Ich denke nicht, dass Paul das Buch verloren hat, ein anderer denkt das.«

Beispiel:
Der Satz »Ich denke nicht, dass Paul mein Buch verloren hat«, wird mit verschiedenen Betonungen gelesen.

Übung: Nonverbale Kommunikation – Stimmlich interpretierte Sätze

Material:
Kärtchen: Nonverbale Kommunikation – Stimmlich interpretierte Sätze (**M3M13**), Infoblatt: Nonverbale Kommunikation – Stimme (**M3I7**), Folie des Infoblatts, Hellraumprojektor

Beschreibung:
Im Plenum oder in Halbgruppen werden die Sätze der Übungskärtchen gelesen und gleichzeitig mittels unterschiedlicher Stimmmodulationen deren Bedeutung (graduell) verändert. Es handelt sich um dieselben Kärtchen wie bei den mimisch-interpretierten Sätzen (▸ Kap. 6.7.3). In einem zweiten Durchgang können die Sätze mit der passenden Mimik und Gestik unterstrichen werden, sodass alle drei nonverbalen Elemente integriert werden.

Beispiel:
Ich finde Ahmed sehr sympathisch.
→ Zeige stimmlich: Du findest ihn nett.
→ Zeige stimmlich: Du findest ihn blöd.

Übung: Nonverbale Kommunikation – Reiseerzählung – Stimme ⊠

Material:
Arbeitsblatt: Nonverbale Kommunikation – Reiseerzählung (**M3A12**)

Beschreibung:
Die Reiseerzählung, die anekdotisch einen Italien-Urlaub in der Ich-Form schildert, besteht aus kurzen Sätzen, die jeweils eine kleine Situation beschreiben, bei welcher unter anderem Stimme etwas dramatisch eingesetzt werden kann. Am Ende dieses letzten Moduls sollen die Teilnehmer die Geschichte dramatisch erzählen oder vorlesen und dabei alle Mittel der Körpersprache nutzen. Zum jetzigen Zeitpunkt sollen sich die Teilnehmer bei dieser Übung ganz auf die Stimme konzentrieren. Die Reiseerzählung soll möglichst umgangssprachlich, also nicht wortwörtlich erzählt werden. Daher liegt sie in einer standarddeutschen und einer schweizerdeutschen Fassung vor, da die Syntax so unterschiedlich ist, dass vielen Teilnehmern die Simultanübersetzung schwerfällt.

Das zugehörige Arbeitsblatt wird im DIN-A3-Format kopiert, damit beide Seiten nebeneinander Platz haben und die Teilnehmer ihre Notizen parallel zum Text notieren können. Bei den Notizen soll für jedes der drei nonverbalen Merkmale (Gestik, Mimik, Stimme) eine andere Farbe benutzt werden. So können die entsprechenden Wörter im Text farblich unterstrichen werden. Bei Stimme sollen v. a. die Wörter unterstrichen werden, die betont werden. Zudem soll das Sprechtempo passend zum Inhalt am Zeilenanfang mit Pfeilen (↑, ↓) angezeigt werden. Außerdem können mit senkrechten Strichen Textstellen markiert werden, an denen eine kleine dramatische Pause eingefügt werden kann.

In der Halbgruppe liest immer ein Teilnehmer einen Satz und schlägt vor, was und wie man ihn stimmlich darstellen kann bzw. setzt die stimmlichen Gestaltungselemente direkt ein. Der Therapeut kann durch Fragen strukturieren: Was sind die wichtigen Wörter, die Du betonen möchtest? Soll etwas lauter oder leiser bzw. etwas schnell oder langsamer gesprochen werden? Gibt es einen Ort, wo man eine Pause machen sollte? Gibt es ein Gefühl, dass stimmlich wiedergegeben werden sollte? In der einfacheren Variante liest der Therapeut den Text Satz für Satz vor und schlägt passend eine stimmliche Ausgestaltung vor. Dabei zeigt er auf oder lässt die Gruppe erarbeiten, welche zusätzliche Bedeutung dem Satz dadurch gegeben wird. Die Teilnehmer sollen versuchen, die stimmliche Darstellung direkt nachzuahmen.

Es wird darauf hingewiesen, dass es nicht nur eine richtige stimmliche Ausgestaltung gibt, sondern viele passende Varianten. Sie sollen merken, dass die Aussage je nach Stimme eine andere Bedeutung bekommt oder vom Erzählenden anders erlebt wurde beziehungsweise interpretiert wird: Zum Beispiel kann stimmlich angedeutet werden, ob man es O.K. und vielleicht sogar aufregend findet, morgens bereits vor 5 Uhr loszufahren (3. Satz) oder ob man diese Idee der Eltern ganz schön blöd findet. Im Besonderen die Gefühlslage und die Meinung des Erzählenden in Bezug auf das Ereignis werden so klar. Im Weiteren soll auf das Sprechtempo geachtet werden: Wenn es lange dauert (z. B. Sätze 4, 7), eine gemütliche Stimmung herrscht (z. B. Satz 9) oder beruhigt wird (z. B. Satz 24) wird langsam gesprochen, wenn es hektisch zu und her ging (z. B. Sätze 8, 13, 22–23) kann schneller gesprochen werden. Diese Tempo- wie auch Lautstärke-Hinweise können zum Beispiel mit entsprechenden Pfeilen markiert werden. Als Trainingsaufgaben können die Teilnehmer nochmals die stimmlichen Merkmale vertiefen und auf dem Arbeitsblatt die Notizen ergänzen.

Übung: Befindlichkeitsrunde mit stimmlichem Ausdruck

Material:
keines

Beschreibung:
Nachdem der Einsatz und die Bedeutung der Stimme besprochen wurden, werden die Teilnehmer jeweils vor der Befindlichkeitsrunde darauf aufmerksam gemacht, dass sie ihre Aussagen stimmlich bewusst gestalten sollen. Die Teilnehmer werden gegebenenfalls gebeten, ihre Sätze zum Befinden zu wiederholen, wenn sie zu monoton oder sonst unangemessen klingen. Die Therapeuten können Vorschläge (v. a. Pausen, Betonungen, Geschwindigkeit, Tonfall) demonstrieren. Diese wöchentlich stattfindende Übung bietet dem Therapeuten eine gute Gelegenheit, um den Teilnehmern ein individuelles Feedback mit Veränderungsvorschlägen zu geben.

Diskussion & Übung: Stimme & Ironie – Sarkasmus – Zynismus

Material:
Infoblatt: Nonverbale Kommunikation – Stimme (**M3I7**), evtl. Unterlagen aus dem KOMPASS-F-Praxishandbuch (Jenny et al. 2019)

Beschreibung:
Das Thema wird in der Gruppe für Fortgeschrittene ausführlich besprochen. Viele Teilnehmer unterscheiden die Begriffe Ironie, Sarkasmus und Zynismus nicht korrekt, was zumindest unter Schweizer Jugendlichen und Erwachsenen ohne eine Autismus-Spektrum-Störung auch der Fall ist. Es soll daher kurz auf die Unterscheidung eingegangen werden. Dann werden in Anlehnung an das Infoblatt (**M3I6**) die stimmlichen Ironie-Signale besprochen. Es soll betont werden, dass Ironie ohne Einsatz der mimischen und stimmlichen Signale, nicht als Ironie verstanden werden. Ohne Signale geht es nur, wenn die beiden Gesprächspartner einander sehr gut kennen und somit wissen, dass die Aussage ironisch gemeint ist.

6.9 Nonverbale Kommunikation: Zusammenfügen aller Elemente

In der vorliegenden Einheit geht es darum, die einzeln eingeübten Verhaltensweisen zu einem Ganzen zusammenzufügen.

6.9.1 Informationsblätter

Infoblatt: Nonverbale Kommunikation – Nähe-Distanz & Körperhaltung

Material:
Kopien des Infoblatts für die Teilnehmenden (**M3I3**), Folie des Infoblatts, Hellraumprojektor

Beschreibung:
Das Infoblatt kann hier als Erinnerungsstütze dienen (▶ Kap. 6.4.1).

Infoblatt: Nonverbale Kommunikation – Gestik

Material:
Kopien des Infoblatts für die Teilnehmenden (**M3I4**), Folie des Infoblatts, Hellraumprojektor

Beschreibung:
Das Infoblatt kann hier als Erinnerungsstütze dienen (▶ Kap. 6.5.1).

Infoblatt: Nonverbale Kommunikation – Blickkontakt

Material:
Kopien des Infoblatts für die Teilnehmenden (**M3I5**), Folie des Infoblatts, Hellraumprojektor

Beschreibung:
Das Infoblatt kann hier als Erinnerungsstütze dienen (▶ Kap. 6.7.1).

Infoblatt: Nonverbale Kommunikation – Mimik

Material:
Kopien des Infoblatts für die Teilnehmenden (**M3I6**), Folie des Infoblatts, Hellraumprojektor

Beschreibung:
Das Infoblatt kann hier als Erinnerungsstütze dienen (▶ Kap. 6.7.1).

Infoblatt: Nonverbale Kommunikation – Stimme

Material:
Kopien des Infoblatts für die Teilnehmenden (**M3I7**), Folie des Infoblatts, Hellraumprojektor

Beschreibung
Das Infoblatt kann hier als Erinnerungsstütze dienen (▶ Kap. 6.8.1).

6.9.2 Arbeits- und Protokollblätter

Arbeitsblatt: Nonverbale Kommunikation – Einsatz aller Elemente ⊠

Material:
Kopien des Arbeitsblatts für die Teilnehmenden (**M3A13**), Folie des Arbeitsblatts, Hellraumprojektor

Beschreibung:
Dieses Arbeitsblatt[4] wird erst gegen Ende des Moduls eingesetzt, wenn die einzelnen nonverbalen Kommunikationsmittel bereits besprochen wurden. Die Teilnehmer sollen erkennen, dass identische verbale Sätze je nach den nonverbalen Zusatzinformationen eine unterschiedliche Bedeutung erhalten. Auf dem Arbeitsblatt befinden sich drei Beispiel-Situationen. Die Aufgabe besteht darin, mithilfe der Informationsblätter die passenden Beschreibungen zu Körperhaltung, Gestik, Blickkontakt, Mimik, Sprechtempo, Lautstärke und Stimmlage/Tonfall zu ermitteln und aufzuschreiben. Die Sätze wurden bereits im Rahmen der Übungen zur mimischen (▶ Kap. 6.7.3) und stimmlichen (▶ Kap. 6.8.3) Interpretation besprochen. Die erste und gegebenenfalls auch die dritte Aufgabe des Arbeitsblatts werden im Plenum vorgespielt, diskutiert und ausgefüllt. Die weiteren Übungssätze werden als abschließende Trainingsaufgabe zu Hause ausgefüllt.

Beispiel:
»Wo ist Stefan?«
Bedeutung: Stefan ist zu spät dran. Ich bin ungeduldig. Wir müssen gleich weg.
Mimik: *zusammengekniffene Lippen, verengte Augen (siehe Gefühl »ärgerlich«)*
Blick: *umherschauend, auf die Uhr schauend, zur Türe/Straße schauend*
Gestik: *mit den Fingern trommeln, evtl. auf den Tisch hauen*
Körperhaltung: *unruhig, ständig in Bewegung*
Lautstärke: *laut*
Sprechtempo: *langsam*
Stimmlage/Tonfall: *fest, deutlich, ärgerlich, ungeduldig, fordernd*

Arbeitsblatt: Nonverbale Kommunikation – Reiseerzählung ⊠

Material:
Kopien des Arbeitsblatts für die Teilnehmenden (**M3A12**), Folie des Arbeitsblatts, Hellraumprojektor, alle Infoblätter: Nonverbale Kommunikation (**M3I3–M3I7**)

---

4 Arbeitsblatt in Anlehnung an Häußler et al. (2003).

Beschreibung:
Die Reiseerzählung, die anekdotisch einen Italien-Urlaub in der Ich-Form schildert, besteht aus kurzen Sätzen, die jeweils eine kleine Situation beschreiben, bei welcher unter anderem Stimme etwas dramatisch eingesetzt werden kann. Am Ende dieses letzten Moduls sollen die Teilnehmer die Geschichte dramatisch erzählen oder vorlesen und dabei alle Mittel der Körpersprache nutzen. Zum jetzigen Zeitpunkt sollen sich die Teilnehmer bei dieser Übung ganz auf die Stimme konzentrieren.

Das zugehörige Arbeitsblatt wird im DIN-A3-Format kopiert, damit beide Seiten nebeneinander Platz haben und die Teilnehmer ihre Notizen parallel zum Text notieren können. Bei den Notizen soll für jedes der drei nonverbalen Merkmale (Gestik, Mimik, Stimme) eine andere Farbe benutzt werden.

Die Übung verläuft in drei Phasen, die sich über das ganze Modul »Nonverbale Kommunikation« erstreckt.

1. Wenn die nonverbalen Merkmale Gestik (▶ Kap. 6.5.2), Mimik (▶ Kap. 6.7.2) und Stimme (▶ Kap. 6.8.2) besprochen und geübt wurden, wurde bereits mit diesem Arbeitsblatt gearbeitet.
2. Sobald alle nonverbalen Merkmale besprochen sind, sollen die Teilnehmer den Text als Trainingsaufgaben nochmals als Ganzes üben und dabei auf alle nonverbalen Merkmale achten. Die Erzählung soll zu Hause mimisch, gestisch und stimmlich vor einem Spiegel oder der Familie als Publikum eingeübt werden. Die Bezugspersonen dürfen durchaus mit Rat zur Seite stehen. Hinweise zu ihrer dramatischen Darstellung haben die Teilnehmer bereits in der 1. Phase auf dem Blatt notiert und dienen nun als Erinnerungsstütze.
3. Am Schluss wird die Erzählung in einer KOMPASS-Sitzung in der Halbgruppe mit allen nonverbalen Kommunikationsmitteln dramatisch vorgetragen (▶ Kap. 6.9.3 Übung).

Beobachtungsprotokoll Bezugspersonen: Nonverbale Kommunikation – Einsatz aller Elemente ⊠

Material:
Kopien des Protokollblatts für die Teilnehmenden (**M3P8**), Folie des Protokollblatts, Hellraumprojektor, alle Informationsblätter: Nonverbale Kommunikation (**M3I3–M3I7**)

Beschreibung:
Die Bezugspersonen sollen nach dem Durchlesen aller Informationsblätter: Nonverbale Kommunikation täglich das Verhalten ihrer Tochter/ihres Sohnes auf einer Skala von 1–10 einschätzen. Es geht darum festzustellen, ob die Körpersprache insgesamt variabel und der Situation angepasst ist.

6.9.3 Übungen und Spiele

Video: Einsatz aller nonverbalen Elemente – Einführung

Material:
Film z. B. Shrek, Mr. Bean, Werbespots

Beschreibung:
Man kann eine Filmsequenz oder einen passenden Werbespot zu Beginn dieses letzten Unterthemas anschauen, um aufzuzeigen, wie alle nonverbalen Elemente ineinandergreifen und eine ganze Botschaft geben.

Übung: Befindlichkeitsrunde mit nonverbalem Ausdruck

Material:
Kärtchen: Nonverbaler Kommunikation – Hinweiskarten (**M3M15**), Kärtchen: Einführung – Regulierungskarten (**EM13**)

Beschreibung:
Je nachdem, welche nonverbalen Elemente bereits besprochen wurden und als Einzelelement bereits gut gezeigt werden, werden die Teilnehmer jeweils vor der Befindlichkeitsrunde darauf aufmerksam gemacht, dass sie ihre Aussagen nonverbal begleiten sollen. Die Hinweiskarten (**M3M15**) zu den bereits besprochenen Merkmalen können jeweils als Prompt abgegeben werden. Bei dieser Übung, die wöchentlich stattfindet, bietet sich für die Therapeuten eine gute Gelegenheit, den nonverbalen Ausdruck durch Rückmeldungen zu präzisieren. Es kann gut sein, dass einzelne Teilnehmer erst Einzelmerkmale üben, während andere bereits auf eine Kombination von Elementen achten können.

Übung: Nonverbale Kommunikation – Witze erzählen

Material:
Kärtchen: Nonverbale Kommunikation – Witze (**M3M14**)

Beschreibung:
Witze erzählen zu können, stellt eine wichtige soziale Kompetenz gerade auch für männliche Jugendliche und junge Erwachsene dar. Menschen mit Autismus-Spektrum-Störungen weisen aber oft einen Humor auf, der nicht den gängigen Erwartungen entspricht, sodass sie auch als humorlos gelten. Witze sollten zudem, damit sie ihre Wirkung entfalten, nicht einfach erzählt, sondern inszeniert werden. Es geht um die Steuerung der Aufmerksamkeit der Zuhörenden via Blickkontakt und Mimik, die richtigen Betonungen, dramatische Pausen und die jeweils passende Gestik. In dieser Übung können die Teilnehmer in kurzen Sequenzen (Witz) alle ihre nonverbalen Kompetenzen verdichtet einsetzen. Zudem lernen sie so Witze, die sie auch in ihrer Freizeit einsetzen können. Es wird immer wieder betont, dass ein Witz

demselben Hörerkreis nicht zwei Mal erzählt werden darf. Außerdem soll der Witz innerlich kurz vorbereitet (mental erzählt) werden, damit die Pointe sitzt. In der Fortsetzungsgruppe KOMPASS-F (Jenny et al. 2019), die nicht Teil dieser Publikation ist, nimmt das Thema Witze und Humor größeren Raum ein.

Die Teilnehmer können selbst einen Witz oder mehrere notieren, die sie eventuell als Trainingsaufgabe in der Familie und im Bekanntenkreis sammeln. Es stehen aber auch Witze (**M3M14**) zur Verfügung. Die Teilnehmenden bereiten sich vor, indem sie den Witz durchlesen, gegebenenfalls Verständnisfragen (Pointe) mit den Therapeuten klären, und sich dann Randnotizen zur Mimik und Gestik machen, wichtige, zu betonende Wörter unterstreichen und Stellen für »dramatische« Pausen markieren.

Übung: Nonverbale Kommunikation – Reiseerzählung

Material:
Arbeitsblatt: Nonverbale Kommunikation – Reiseerzählung (**M3A12**), Folie des Arbeitsblatts, Hellraumprojektor

Beschreibung:
Die Reiseerzählung – die anekdotische Beschreibung eines Italien-Urlaubs in der Ich-Form – besteht aus kurzen Sätzen, die jeweils eine kleine Situation beschreiben, bei welcher Mimik, Gestik und Stimme etwas theatralisch eingesetzt werden können. Ziel ist es, dass die Teilnehmer die Geschichte dramatisch erzählen oder vorlesen und dabei alle Mittel der Körpersprache nutzen. Wenn sie dabei auch noch die Körperhaltung etwas variieren, haben sie alle Bereiche der nonverbalen Kommunikation integriert. Die Erzählung soll im Stehen präsentiert werden, da dies zu mehr Bewegung einlädt und verleitet. Die Teilnehmer sollen ihr entsprechendes Arbeitsblatt mit ihren Notizen nutzen.

Die Übung wird in der Halbgruppe durchgeführt und verläuft in drei Phasen.

1. Jeder Teilnehmer erhält einen Abschnitt der Reiseerzählung zugeteilt und kann sich nochmals still anhand seiner Notizen vorbereiten.
2. Nun trägt jeder Teilnehmer seinen Abschnitt dramatisch mit allen oder den geübten nonverbalen Kommunikationsmitteln vor.
3. Jeder Zuhörende bekommt ein Merkmal (z. B. Gestik, Mimik/Blickkontakt, Stimme, Körperhaltung) zugeteilt, auf das er besonders achten und zu dem er sich anschließend äußern soll. Nach der Präsentation geben die Zuhörenden ein Feedback, was gut gemacht wurde und was noch verbessert werden könnte. Wichtig ist hier, dass sehr viel konkret gelobt wird, da diese Art der Erzählung vielen Teilnehmern unnatürlich oder wie Theaterspielen vorkommt.

Spiel: Interaktions- & Kommunikationsspiel

Material:
Zur Auswahl beispielsweise: 2 weiche, kleine Wurfbälle, 2 weiche Prell-Bälle, 1 Pingpong-Ball, 1 Sitzball, 4 Seile, 1 Ballon, 1 Reif, 1 Federballschläger, 1 fernge-

steuertes Auto, Token (z. B. Mühle- oder Legosteine, gegebenenfalls auch Smarties) und für jeden Teilnehmer einen durchsichtigen Plastikbecher

Beschreibung:
Dieses Spiel eignet sich gut für die Abschlussstunde des KOMPASS-Trainings oder deren Vorbereitung. Bei der Übung geht es darum, verbale und nonverbale Kommunikation zu integrieren. Die Teilnehmer sollen in Halbgruppen in einer einigermaßen natürlichen Situation eine Diskussion führen und dabei spontan auch nonverbal kommunizieren. Inhaltlich soll es darum gehen, eine Stafette zu planen, die anschließend auch durchgeführt wird. Die Materialien eignen sich dazu, sie mit Gesten beschreibend zu begleiten. Der Therapeut legt während der Planungsdiskussion Token in die vor den Teilnehmern stehenden Plastikbecher, sobald nonverbale Kommunikation beobachtet wird, um diese sofort zu verstärken und die Aufmerksamkeit darauf zu lenken. Erfahrungsgemäß nimmt der Einsatz nonverbaler Kommunikation auf diese Weise schnell zu, sodass genügend Token vorhanden sein müssen.

Das Material sollte so beschaffen sein, dass es verschiedene, auch kreative Einsatzmöglichkeiten bietet. Idealerweise finden sich durchaus ungewöhnliche Gegenstände (z. B. ferngesteuertes Auto) darunter. Manche Materialien stehen beiden Halbgruppen zur Verfügung, andere sind jeweils nur in der einen zur Hand. Es sollen keinesfalls alle Materialien eingesetzt werden.

Die Übung verläuft in vier Phasen. Den Therapeuten obliegt eine vielfältige Aufgabe: Zum einen verteilen sie während der ersten bis dritten Phase, also während der Gruppendiskussionen, Token für jegliche Art von nonverbaler Kommunikation (Gesten, expressive Mimik, stimmliche Informationen und Wechsel von Körperhaltungen). Zum anderen müssen sie die Diskussion in Gang halten und der Gruppe helfen, innerhalb eines akzeptablen Zeitrahmens eine Stafette zu planen.

1. Im Plenum oder bereits in der Halbgruppe wird zuerst über die wesentlichen Merkmale einer Stafette diskutiert: Es braucht Regeln und sogenannte Posten. Die Anzahl der Posten wird auf drei begrenzt, kann aber je nach Zeitrahmen auch anders festgelegt werden.
2. Anschließend wird in Halbgruppen jeweils eine Stafette mit drei Posten erfunden und organisiert. Zuerst sollen die Teilnehmer frei mit den Materialien hantieren und sie erforschen. Sie können einander verschiedene, kreative und konventionelle Möglichkeiten des Einsatzes bei einem Posten zeigen. Die Therapeuten können dabei durchaus auch helfend eingreifen und witzige Einsatzmöglichkeiten aufzeigen, da Menschen mit einer autistischen Störung oft wenig kreativ sind.
3. Nun müssen die Mitglieder der Halbgruppe sich entscheiden, welche Posten auf welche Art in die Stafette aufgenommen werden sollen. Bei der Entscheidungsfindung können die Therapeuten den Prozess steuern, da nicht alle Teilnehmer mit den entsprechenden Konventionen vertraut sind (Trainingsinhalt der KOMPASS-Gruppe für Fortgeschrittene).
4. Man trifft sich wieder im Plenum und geht, je nach Raumgröße, gegebenenfalls in einen anderen Gebäudeteil (Korridore sind gut geeignet). Sollte der Raum groß genug sein, können alle sechs Posten aufgebaut und hintereinander durchlaufen

werden. Ansonsten wird zuerst der eine Posten aufgestellt und absolviert, dann der andere. Wenn dieser Teil als Gruppenwettbewerb durchgeführt wird, kann die Zeit jedes Spielers gestoppt und dann als Mannschaft addiert werden. Bei der Stafette ist es ganz wichtig, dass die Teilnehmer, zum Beispiel durch das Vorbild der Therapeuten, dazu verleitet oder auch explizit aufgefordert werden, (zumindest) ihre Mannschaftskollegen anzufeuern. Es soll ein Mannschaftsgeist entstehen. Diese letzte Phase kann gegebenenfalls, je nach Zeitrahmen, auch in der nachfolgenden Stunde durchgeführt werden.

Es gibt einen individuellen Gewinner – denjenigen, der am meisten Token verdient hat. Als Mannschaftswettbewerb kann die Stafette zudem zu einem kollektiven Gewinner führen.

Video: Einsatz aller nonverbaler Elemente

Material:
Film z. B. Shrek, Mr. Bean, Werbespots

Beschreibung:
Mit den Teilnehmern wird eine Filmsequenz angesehen. Danach spult man zurück und analysiert ihn schrittweise mit den Teilnehmern. Indem immer wieder auf Pause gestellt wird, sodass man ein ›Still‹ sieht, kann gezeigt werden, wie das Blickverhalten, die Mimik, Gestik, Körperhaltung und Stimme dem Zuschauer etwas über das Innenleben der Protagonisten erzählt. Da viele gerne Filme anschauen, eignet sich diese Übung als Abschlussübung z. B. vor Ferien oder dem Gruppenende.

6.10 Verzeichnis der Übungen in Kapitel 6

Infoblatt: Nonverbale Kommunikation – Der erste Eindruck &
Höfliches Verhalten ⊠ 208
Arbeitsblatt: Nonverbale Kommunikation – Der erste Eindruck &
Höfliches Verhalten ⊠ 208
Beobachtungsprotokoll: Nonverbale Kommunikation – Höfliches
Verhalten ⊠ 209
Arbeitsblatt: Nonverbale Kommunikation – Interprtation des ersten
Eindrucks ⊠ 209
Übung: Der erste Eindruck – Beobachten 210
Übung: Der erste Eindruck 211
Übung: Der erste Eindruck – Gruppenmitglieder 211
Diskussion: Höfliches vs. Unhöfliches Verhalten 212
Rollenspiel: Höfliches Verhalten 212

6.10 Verzeichnis der Übungen in Kapitel 6

Rollenspiel: Kurzsituationen zu (un)höflichem Verhalten 213
Rollenspiel: Was kommt gut an – Was nicht? 213
Video-Übung: Kurzsituationen zu (un)höflichem Verhalten ⊳ 213
Infoblatt: Nonverbale Kommunikation – Übersicht ⊳ 214
Video-Übung: z. B. Mr. Bean beim Zahnarzt 215
Infoblatt: Nonverbale Kommunikation – Nähe-Distanz & Körperhaltung ⊳ 215
Arbeitsblatt: Nonverbale Kommunikation – Nähe-Distanz & Körperhaltungen ⊳ 216
Arbeitsblatt: Nonverbale Kommunikation – Nonverbales Wörterbuch – Körperhaltungen ⊳ 216
Beobachtungsprotokoll: Nonverbale Kommunikation – Körperhaltungen ⊳ 217
Übungsprotokoll: Nonverbale Kommunikation – Körperhaltungen ⊳ 217
Übung: Körperhaltungen im Stehen 217
Theorie & Übung: Körperhaltungen im Stehen 219
Übung: Körperhaltungen im Sitzen 219
Theorie & Übung: Körperhaltungen im Sitzen 220
Brettspiel: Körperhaltungen darstellen 220
Theorie: Nähe-Distanz 221
Übung: Nähe-Distanz 221
Theorie: Privatsphäre 221
Übung: Privatsphäre 222
Foto-Übung: Das nonverbale Wörterbuch – Körperhaltungen ⊳ 224
Foto-Übung: Fotoalbum – Körperhaltungen 224
Übung: Befindlichkeitsrunde mit passenden Körperhaltungen 225
Infoblatt: Nonverbale Kommunikation – Gestik ⊳ 225
Arbeitsblatt: Nonverbale Kommunikation – Gestik ⊳ 226
Arbeitsblatt: Nonverbale Kommunikation – Gestik Patomimen Ratespiel ⊳ 227
Arbeitsblatt: Nonverbale Kommunikation – Nonverbales Wörterbuch – Gestik ⊳ 227
Arbeitsblatt: Nonverbale Kommunikation – Reiseerzählung ⊳ 227
Beobachtungsprotokoll Teilnehmer: Nonverbale Kommunikation – Gestik ⊳ 228
Beobachtungsprotokoll Bezugspersonen: Nonverbale Kommunikation – Gestik ⊳ 228
Video-Übung: Small Talk und nonverbale Kommunikation – Gestik 228
Video-Übung: Small Talk und nonverbale Kommunikation – Eigene Gestik 228
Theorie & Übung: Instrumentelle & konventionelle Gestik 229
Theorie & Übung: Beschreibende Gestik 229
Partnerübung: Nonverbale Kommunikation ist Zusatzinformation 229
Mannschaftsspiel: Pantomime 230
Übung: Pantomime mit bildlicher Darstellung 230
Spiel: Nonverbale Kommunikation – Gestische Handlungsaufträge 231
Foto-Übung: Das nonverbale Wörterbuch – Gestik ⊳ 231
Theorie & Übung: Emotionale Gestik 232
Foto-Übung: Fotoalbum – Gestik 232

6 Modul 3: Nonverbale Kommunikation

Übung: Nonverbale Kommunikation – Reiseerzählung – Gestik ⊠	232
Übung: Kongruente und dissonante Gestik	233
Übung: Befindlichkeitsrunde mit gestischem Ausdruck	234
Infoblatt: Nonverbale Kommunikation – Blickverhalten ⊠	234
Arbeitsblatt: Nonverbale Kommunikation – Blickverhalten ⊠	235
Theorie & Diskussion: Blickkontakt	235
Übung: Befindlichkeitsrunde mit Blickkontakt	236
Infoblatt: Nonverbale Kommunikation – Mimik ⊠	237
Arbeitsblatt: Nonverbale Kommunikation – Mimik ⊠	237
Arbeitsblatt: Nonverbale Kommunikation – Nonverbales Wörterbuch – Mimik ⊠	238
Arbeitsblatt: Nonverbale Kommunikation – Reiseerzählung ⊠	238
Beobachtungsprotokoll Teilnehmer: Nonverbale Kommunikation – Mimik ⊠	238
Beobachtungsprotokoll Bezugspersonen: Nonverbale Kommunikation – Mimik ⊠	239
Video-Übung: Small Talk und nonverbale Kommunikation – Mimik	239
Video-Übung: Small Talk und nonverbale Kommunikation – Eigene Mimik	239
Übung: Nonverbale Kommunikation – Mimisch interpretierte Sätze	239
Foto-Übung: Das nonverbale Wörterbuch – Mimik ⊠	240
Foto-Übung: Fotoalbum – Mimik	240
Übung: Nonverbale Kommunikation – Reiseerzählung – Mimik ⊠	241
Übung: Befindlichkeitsrunde mit mimischem Ausdruck	241
Diskussion & Übung: Mimik & Ironie – Sarkasmus – Zynismus	242
Infoblatt: Nonverbale Kommunikation – Stimme ⊠	242
Arbeitsblatt: Nonverbale Kommunikation – Stimme ⊠	243
Arbeitsblatt: Nonverbale Kommunikation – Reiseerzählung ⊠	243
Video-Übung: Small Talk und nonverbale Kommunikation – Stimme	244
Video-Übung: Small Talk und nonverbale Kommunikation – Eigene Stimme	244
Übung: Nonverbale Kommunikation – Stimme – Betonungen	245
Übung: Nonverbale Kommunikation – Stimmlich interpretierte Sätze	245
Übung: Nonverbale Kommunikation – Reiseerzählung – Stimme ⊠	245
Übung: Befindlichkeitsrunde mit stimmlichem Ausdruck	247
Diskussion & Übung: Stimme & Ironie – Sarkasmus – Zynismus	247
Infoblatt: Nonverbale Kommunikation – Nähe-Distanz & Körperhaltung	248
Infoblatt: Nonverbale Kommunikation – Gestik	248
Infoblatt: Nonverbale Kommunikation – Blickkontakt	248
Infoblatt: Nonverbale Kommunikation – Mimik	248
Infoblatt: Nonverbale Kommunikation – Stimme	248
Arbeitsblatt: Nonverbale Kommunikation – Einsatz aller Elemente ⊠	249
Arbeitsblatt: Nonverbale Kommunikation – Reiseerzählung ⊠	249
Beobachtungsprotokoll Bezugspersonen: Nonverbale Kommunikation – Einsatz aller Elemente ⊠	250
Video: Einsatz aller nonverbalen Elemente – Einführung	251
Übung: Befindlichkeitsrunde mit nonverbalem Ausdruck	251

Übung: Nonverbale Kommunikation – Witze erzählen 251
Übung: Nonverbale Kommunikation – Reiseerzählung 252
Spiel: Interaktions- & Kommunikationsspiel 252
Video: Einsatz aller nonverbaler Elemente 254

7 Evaluation

> »Das KOMPASS-Training war für N. sehr wertvoll, es war der einzige Ort wo er gern hinging und sich nicht verstellen musste. Er konnte sich selber sein. N. hat Kollegen gefunden und gemerkt, dass er nicht der einzige ist, der vom Asperger-Syndrom betroffen ist. Er hat auf allen Ebenen profitiert, sozial, Selbstreflexion, Selbständigkeit, Wahrnehmung der Wirkung auf andere. Die Treffen sind ihm sehr wichtig, jetzt wo die Therapie beendet wurde, sind es die Freizeit-Treffen, Klettern, Grillnachmittag! Danke für die tolle Unterstützung.« Notiz einer Mutter

Im Folgenden wird nicht nur die Evaluation des KOMPASS-Basistrainings, das in diesem Praxishandbuch präsentiert wird, dargestellt, sondern auch die Daten zum KOMPASS-Training für Fortgeschrittene (KOMPASS-F), das andere Themen umfasst, weitere soziale Fertigkeiten aufbaut und in einem eigenen Praxishandbuch (Jenny et al., 2019) dargestellt ist. Die KOMPASS-Evaluation, die bereits im Praxishandbuch zu KOMPASS-F publiziert ist, umfasst beide Trainings gemeinsam.

7.1 Fragestellungen der KOMPASS-Evaluation

Die acht Monate dauernde KOMPASS-Basisgruppe (Interventionsgruppe IG-N = 108) wurde mit einer Warte-Kontrollgruppe (WG-N = 65) über acht Monate verglichen, wobei die Wartegruppe mit einer Standardbehandlung (»treatment as usual«) betreut wurde. Nicht alle Teilnehmer der Interventionsgruppe (KOMPASS-Basis) haben an der Wartegruppe teilgenommen (▶ Kap. 7.3.4). Bei KOMPASS-F (Fortgeschrittenengruppe FG-N = 52) stellte die Katamnesegruppe derjeniger, die nach dem Basistraining die Fortsetzungsgruppe nicht besucht haben, die Kontrollgruppe (KG-N = 63) dar, die ab dem Messzeitpunkt nur noch »treatment as usual« hat. Die Probanden beider Gruppentrainings (KatIG-N = 63 bzw. KatFG-N = 52) wurden ein Jahr nach Therapieende nachuntersucht, um die Langzeit-Effekte des Trainings zu überprüfen. Zudem wurden auch Teilnehmer externer KOMPASS-Basisgruppen (EG-N = 35) untersucht, um die Tauglichkeit dieses Praxishandbuchs zu prüfen. Schließlich wurde mittels einer Suche nach Prädiktoren überprüft, ob KOMPASS sich für eine spezifische Subpopulation von Teilnehmern (z. B. Altersgruppe, Geschlecht, Zugehörigkeit zu einem bestimmten Intelligenzbereich) besser als für andere geeignet hat.

7.1 Fragestellungen der KOMPASS-Evaluation

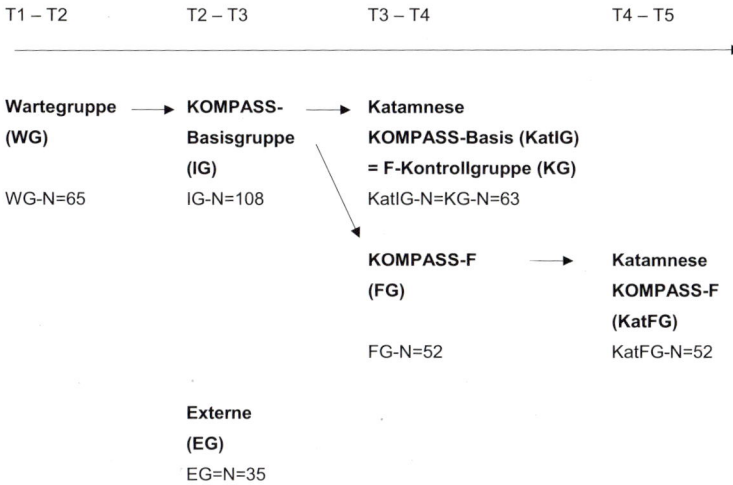

Abb. 7.1: Übersicht über das Evaluationsprojekt
Anmerkungen: WG = Wartegruppe, IG = Interventionsgruppe (KOMPASS-Basistraining), FG = Fortgeschrittenengruppe, KG = Kontrollgruppe, KatIG = Katamnesegruppe der Interventionsgruppe, KatFG = Katamnesegruppe der Fortgeschrittenengruppe, EG = Externe Gruppe

KOMPASS (Basistraining) und KOMPASS-F (Fortgeschrittenentraining) wurden durch eine Verlaufsuntersuchung mit einer einjährigen Katamnese evaluiert. Im Falle der KOMPASS-Basisgruppe wurde ein Vergleich mit einer Wartegruppe und im Falle der KOMPASS-Fortgeschrittenengruppe der Vergleich mit der nicht weiterbehandelten Basistraining-Katamnesegruppe als Kontrollgruppe vorgenommen. Zudem wurde das Basistraining auch mit einer externen Gruppe, in der die Therapeutinnen nur das Praxishandbuch (Jenny et al. 2011) nutzten und nicht durch die Hauptautorin supervidiert wurden, verglichen. Mit der Evaluation sollen anhand der Angaben vor allem der Eltern und der Ausbilder (u. a. Lehrpersonen), aber auch der Therapeuten und Probanden folgende Fragen beantwortet werden:

1. *Wartegruppenvergleich*: Zeigen die Teilnehmer der KOMPASS-Basisgruppen eine Reduktion der autistischen Symptomatik und eine Verbesserung der sozialen Kompetenzen? Sind diese Verbesserung größer als diejenigen der Probanden der Wartegruppe?
2. *Kontrollgruppenvergleich*: Zeigen die Teilnehmer der KOMPASS-F-Gruppen eine Reduktion der autistischen Symptomatik und eine Verbesserung der sozialen Kompetenzen? Sind diese Verbesserung größer als diejenigen der Kontroll-Probanden, die KOMPASS-F nicht besucht haben, sondern entweder gar nicht weiter oder bei 21 % der Probanden lediglich standardmäßig behandelt wurden?
3. *Angaben von Aussenstehenden*: Zur Beantwortung der beiden ersten Fragestellungen wurden lediglich Elternangaben beigezogen. Beobachten Aussenstehende wie Lehrpersonen und Ausbilder eine Verbesserung durch das KOMPASS-Basis- bzw. das KOMPASS-F-Training?

4. *Angaben der Therapeuten*: Welche Veränderungen im sozialen Gruppenverhalten der Teilnehmer beobachten die Therapeuten selbst?
5. *Testdiagnostische Ergebnisse*: Lassen sich die Veränderungen auch in einem testdiagnostischen Verfahren, das einen zentralen Aspekt des Basistrainings (FEFA) bzw. des Fotgeschrittenentrainings (MASC) erfasst, abbilden?
6. *Generalisierung & Katamnesen*: Wie sehen die Verläufe der KOMPASS-Basis- und der Fortsetzungsgruppe aus? Sind die allfälligen Verbesserungen nachhaltig und jeweils zwölf Monate nach Gruppenende von KOMPASS und KOMPASS-F stabil geblieben, haben sie sich reduziert, oder wurden sie sogar deutlicher? Konnten die Teilnehmer der beiden Gruppentrainings das Gelernte im Alltag generalisieren?
7. *Praxishandbuch*: Hat sich das Praxishandbuch zum KOMPASS-Basistraining als tauglich erwiesen? Können Teilnehmer externer Gruppen (N = 35), in denen nur mit dem Praxishandbuch gearbeitet wird, ähnliche Verbesserungen aufweisen wie die Probanden, die unter der Aufsicht der Erstautorin Bettina Jenny und in den ersten Jahren auch des Zweiautors Philippe Goetschel behandelt worden sind?
8. *Moderatoren*: Unterscheiden sich Probanden, die größere und geringere/keine Verbesserungen erreicht haben, durch spezifische Faktoren? Eignen sich KOMPASS und KOMPASS-F für bestimmte Probandenpopulationen besser als für andere?

KOMPASS und KOMPASS-F wurden als Ergänzung des bestehenden therapeutischen Angebotes im klinischen Alltag entwickelt und durchgeführt. Entsprechend wurden die Therapieleistungen wie bei jedem anderen klinischen Angebot den Krankenkassen der Teilnehmer oder der Invaliden Versicherung, sofern bei einem Teilnehmer eine entsprechende Verfügung vorlag, verrechnet. Die Teilnehmer wurden für das Gruppentherapieangebot angemeldet, es wurden keine Probanden gezielt für die Evaluation rekrutiert. Die Evaluation der Trainings fand an einer reinen Behandlungspopulation und als Nebenprodukt der Therapie statt und war nicht das primäre Ziel. Entsprechend besteht das Gruppenangebot auch nach Abschluss der Evaluation unverändert weiter. Daher wurde auch nie ein Projektantrag gestellt, der einer Ethikkommission unterbreitet worden wäre, und es flossen keine externen Projektgelder. Die Projektteilnahme führte zu keiner materiellen Entschädigung. Die Teilnehmer erhielten lediglich einen kleinen Snack, wie es in der Klinik für Kinder- und Jugendpsychiatrie bei Gruppentherapien üblich ist. Die Evaluation wurde überwiegend in der Freizeit der Autoren abgewickelt. Lediglich ein größerer Teil der Dateneingabe erfolgte durch studentische Hilfskräfte, die durch die Klinik für Kinderpsychiatrie und Psychotherapie bezahlt wuden.

7.2 Datenerhebung

Instrumente zur Evaluation und Katamnese-Beurteilung
Die Evaluation bezieht sich auf Daten aus unterschiedlichen Quellen, die für die KOMPASS-Basisgruppe seit November 2006 und für die Fortsetzungsgruppe seit

2008 erhoben wurden. Die Eltern waren die Hauptinformationsquelle und füllten den Screening-Fragebogen *Child Behavior Checklist* (CBCL, Arbeitsgruppe Deutsche Child Behavior Checklist 1998), die Autismus spezifischen Fragebogen *Marburger Beurteilungsskala zum Asperger-Syndrom* (MBAS, Kamp-Becker und Remschmidt 2006) und seit 2007 die *Skala zur Erfassung sozialer Reaktivität* (SRS, Bölte et al. 2008, deutsche Übersetzung der Social Responsiveness Scale von Constantino und Gruber 2005), zur Erfassung der spezifischen Gruppenfertigkeiten den *Fragebogen zur Erfassung des Gruppenverhaltens* (FEG, Bölte 2005a) sowie als Einschätzung der Therapiezufriedenheit den *Therapiebeurteilungsfragebogen* (FBB, Mattejat und Remschmidt 1999) aus. Während Eltern ihre Töchter und Söhne über verschiedene soziale Kontexte hinweg und seit langer Zeit kennen, können Ausbilder die Verhaltensweisen der Schüler und Auszubildenden im Wissen um die normale kindliche Entwicklung und im Vergleich zu den Gleichaltrigen einschätzen (Macintosh et al. 2006). Die Angaben der Lehrpersonen stellen mit dem FEG und seit 2007 auch dem *Teachers Report Fragebogen* (TRF, Arbeitsgruppe Deutsche Child Behavior Checklist 1993) und der SRS eine unabhängige Quelle dar. Auch die Therapeuten äußerten sich zum Verhalten in der Gruppe mittels des FEG und der *Checkliste zur Beurteilung von Gruppenfertigkeiten* (CBG, Bölte 2005b), wobei ihre Daten lediglich für einen einfachen Prä-Post-Vergleich dienen können und natürlich einen Bias aufweisen. Die Teilnehmer schätzten lediglich ihre Behandlungszufriedenheit mit dem FBB und in der Fortsetzungsgruppe KOMPASS-F im FEG ihre Gruppenkompetenzen ein. Die Fragebogen zur Verlaufsuntersuchung wurden jeweils per Post verschickt. Im Abstand von drei bis vier Wochen wurden die Eltern und Ausbilder bis zu drei Mal per E-Mail an die Abgabe der Fragebogen erinnert.

Eine testpsychologische Evaluation fand ab 2009 im Basistraining mittels des *Frankfurter Test und Training zur Erkennung fazialen Affekts* (FEFA, Bölte et al. 2003) und im Training für Fortgeschrittene mittels *Movie for the Assessment of Social Cognition* (MASC, Dziobek et al. 2006) statt.

Tab. 7.1: Übersicht über die verwendeten Fragebogen zur Verlaufsdiagnostik pro Quelle

	Prä				Post				Katamnese	
	E	Lp/A	K	Th	E	Lp/A	K	Th	E	Lp/A
MBAS	X				X				X	
SRS	X	X			X	X			X	X
FEG	X	X	X*	X	X	X	X*	X	X	X
CBG				X				X		
CBCL/TRF	X	X			X	X			X	X
FBB							X	X		
FEFA/MASC			X				X			

Anmerkungen: E = Eltern, Lp/A = Lehrpersonen/Ausbilder, K = KOMPASS-Teilnehmer, Th = Therapeuten, * = nur KOMPASS-F

MBAS	Marburger Beurteilungsskala zum Asperger-Syndrom (Kamp-Becker et al. 2006)
SRS	Skala zur Erfassung sozialer Reaktivität (Bölte et al. 2008)
FEG	Fragebogen zur Erfassung des Gruppenverhaltens (Bölte 2005a)
CBG	Checkliste zur Beurteilung von Gruppenfertigkeiten (Bölte 2005b)
CBCL	Child Behavior Checklist (Arbeitsgruppe Deutsche Child Behavior Checklist 1998)
TRF	Teachers Report Fragebogen (Arbeitsgruppe Deutsche Child Behavior Checklist 1993)
FBB	Therapiebeurteilungsfragebogen (Mattejat et al. 1999)
FEFA	Frankfurter Test und Training zur Erkennung fazialen Affekts (Bölte et. al. 2003)
MASC	Movie for the Assessment of Social Cognition (Dziobek et al. 2006)

Um die Einheitlichkeit der Stichprobe zu gewährleisten, wurde darauf geachtet, dass bei allen Teilnehmern Daten von folgenden Verfahren zur Verfügung standen oder entsprechend vor Gruppenbeginn erhoben wurden: *Autism Diagnostic Observation Schedule* (ADOS, Rühl, Bölte et al. 2004) Modul 3, *Fragebogen zur Sozialen Kommunikation* (FSK, Bölte und Poustka 2006a; früher deutsche Fassung des SCQ von Rutter et al. 2003) und/oder *Asperger-Syndrom Screening Fragebogen* (ASSF, Ehlers et al. 1999, deutsche Bearbeitung Steinhausen 2010).

Untersuchungsinstrumente
Die *Marburger Beurteilungsskala zum Asperger-Syndrom* (MBAS) von Kamp-Becker und Remschmidt (2006) ist ein Screening-Instrument zur Identifikation autistischer Störungen auf hohem Funktionsniveau, insbesondere des Asperger-Syndroms, und gibt Cut-off-Werte an. Die MBAS wird von den Eltern ausgefüllt und beinhaltet 37 Items zu aktuellen Verhaltensbeschreibungen und 14 Items zu früheren Verhaltensauffälligkeiten im 4. und 5. Lebensjahr, die in die Post-Versionen unverändert aus der Prä-Version übernommen wurden. Die MBAS ist ein symptomorientierter Fragebogen, sodass sinkende Werte eine Verringerung der autistischen Symptomatik bedeuten. Die Auswertung der MBAS erfolgt über die Bildung einer Gesamtsumme und der Berechnung der Summenwerte aus vier Skalen: 1. Theory of Mind, Kontakt- und Spielverhalten, 2. Geteilte Aufmerksamkeit und Freude, Mimik, Gestik, 3. Stereotypes und situationsinadäquates Verhalten sowie 4. Auffälliger Sprachstil, Sonderinteressen, Motorik. Sowohl für die Gesamtsumme als auch für die vier Skalen finden sich Cut-off-Werte.

Die *Skala zur Erfassung Sozialer Reaktivität* (SRS) von Bölte und Poustka (2008) wird von Eltern oder weiteren Bezugspersonen wie Lehrpersonen ausgefüllt und umfasst 65 Items zu sozialen, kommunikativen und rigiden Verhaltensweisen bei Kindern im Sinne einer dimensionalen Diagnostik von sozialer Kompetenz. Die SRS ist eine normierte Defizitskala, bei der sinkende Werte eine Verringerung der autistischen Auffälligkeiten bedeuten. Bei der Auswertung der SRS, die über eine Summierung der Rohwerte erfolgt, kann der Gesamtwert wie auch die Faktoren 1. Soziale Bewusstheit, 2. Soziale Kognition, 3. Soziale Kommunikation, 4. Soziale Motivation und 5. Autistische Manierismen zu einer Normstichprobe in Bezug gesetzt werden. Zudem kann der Gesamtwert mit einer autistischen Population verglichen werden.

Die *Child Behavior Checklist* (CBCL) bzw. die *Teacher's Report Form* (TRF) ist ein von Achenbach (1991a, 1991b) entwickelter normierter Eltern- bzw. Lehrerfragebogen und stellt eines der am häufigsten eingesetzten Screeningverfahren in der Kinder- und Jugendpsychopathologie dar. Der Fragebogen umfasst 118 Items zu den gängigen kinder- und jugendpsychiatrischen Verhaltensauffälligkeiten, die zu acht Problemskalen zusammengefasst werden: 1. Sozialer Rückzug, 2. Somatische Beschwerden, 3. Angst/Depressivität, 4. Soziale Probleme, 5. Schizoid/zwanghaftes Verhalten, 6. Aufmerksamkeitsstörungen, 7. Aggressives Verhalten und 8. Delinquentes Verhalten. Die CBCL ist eine an psychopathologischen Auffälligkeiten orientierte Skala, sodass eine Abnahme der Werte eine Verbesserung der Symptomatik bedeutet.

Der *Fragebogen zur Erfassung des Gruppenverhaltens* (FEG) von Bölte (2005a) wurde in Absprache mit dem Autor von Jenny und Goetschel überarbeitet. Es wurden zwei Items gestrichen, sodass nun 21 Items vorliegen, und die Skalierung so verschoben, dass sich der Bereich der geringen Merkmalsausprägung von sozialem Verhalten besser differenziert: »Zeigt das Verhalten nicht oder selten« Stufe 0–2, »Zeigt das Verhalten so wie gleichaltrige« Stufe 3–4, »Zeigt das Verhalten öfters als Gleichaltrige« Stufe 5. Der FEG stellt eine Kompetenzskala dar, bei der steigende Werte höhere soziale Fertigkeiten anzeigen. Zudem wurde eine subjektive Veränderungsskala eingefügt: In der Post-Version wird nun bei jedem Item angegeben, ob das Verhalten häufiger (+1, +2), unverändert (0) oder seltener (-1, -2) gezeigt wird. Die Auswertung des FEG erfolgt sowohl bei der Erfassung des aktuellen Verhaltens (Range 0105) wie auch bei der Veränderungsbeurteilung (Range -42 bis +42) durch die Gesamtsumme aller Rohwerte.

Die *Checkliste zur Beurteilung von Gruppenfertigkeiten* (CBG) von Bölte (2005b) beinhaltet 19 Verhaltensbeschreibungen, die soziale Fertigkeiten in einer Gruppe beschreiben. Sie werden nach ihrem Auftreten eingeschätzt, und es wird unterschieden, ob das mit oder ohne Unterstützung gezeigt wird. Die so entstehenden drei Antwortalternativen können jeweils zweistufig eingeschätzt werden, sodass eine sechsstufige Skala von 0–5 entsteht: (»Zeigt das Verhalten nicht.« Stufe 0–1, »Zeigt das Verhalten mit Unterstützung« Stufe 2–3, »Zeigt das Verhalten« Stufe 4–5. Die CBG erfasst soziale Kompetenzen, bei der höhere Werte auch mehr soziale Fertigkeiten bedeuten. Die Auswertung der CBG erfolgt über einen einfachen Summenwert der Rohwerte (Range 0–95).

Der *Fragebogen zur Beurteilung der Behandlung* (FBB) von Mattejat und Remschmidt (1999) ist ein Instrument zur Behandlungsevaluation von Kindern und Jugendlichen ab zwölf Jahren und liegt in einer Eltern-, Jugendlichen- und Therapeutenversion vor, wobei letztere in diesem Projekt nicht eingesetzt wurde. Der Elternfragebogen besteht aus 21, der Jugendlichen-Fragebogen aus 20 Items zum Behandlungserfolg und Behandlungsverlauf. Beim FBB bedeuten hohe Werte eine größere Therapiezufriedenheit. Bei der Auswertung werden ein Gesamtwert sowie folgende Skalen, die auch Subskalen aufweisen, beobachtet, wobei die Werte im Schnitt zwischen 0 und 4 liegen können: Bei der Eltern-Version umfasst dies die Skalen 1. Erfolg der Behandlung mit 1a. Erfolg Patient, 1b. Erfolg Beziehung zum Patienten, 1c. Erfolg selbst und 1d. Erfolg Familienbeziehungen sowie 2. Verlauf der Behandlung. Bei der Jugendlichen-Version finden sich die Skalen 1. Erfolg der Behandlung mit 1a. Erfolg selbst und 1b. Erfolg Familienbeziehungen, 2. Beziehung zum Therapeuten und 3. Rahmenbedingungen der Behandlung.

Der *Frankfurter Test und das Training zur Erkennung fazialen Affekts* (FEFA, Bölte et al. 2003) dient der mimischen Emotionserkennung und umfasst einerseits ein Trainingsprogramm und andererseits sowohl ein Testprogramm mit Gesichtern als auch eines nur der Augenregion. Für die KOMPASS-Evaluation wurde nur das Programm mit den ganzen Gesichtern verwendet, das 50 Fotografien umfasst. Im Original ist es ein Computerprogramm, in dem die Fotografie rechts präsentiert ist, und in einer linken Spalte Buttons mit den sechs Grundemotionen Trauer, Freude, Ekel, Überraschung, Wut und Furcht und ein »Neutral«-Button präsentiert werden, die angeklickt werden können. Im Rahmen der KOMPASS-Evaluation wurde der FEFA als Gruppentest eingesetzt, wobei die Probanden in einem Mehrzweckraum der Klinik weit auseinander saßen und keine Möglichkeit hatten, die Lösungen der anderen Teilnehmer zu sehen. Die Computerseite wurde am Beamer präsentiert, und die Probanden kreuzten die Lösungen auf einem Protokollblatt an, auf dem die Begriffe der Buttons in Spalten als sieben Lösungsalternativen vorgegeben waren. Der Testleiter klickte immer die Lösung »Neutral« an, egal ob dies die korrekte oder falsche Lösungsvariante darstellte, um im Test weiterzukommen. Die Auswertung des FEFA erfolgt über einen einfachen Summenwert der Rohwerte (Range 0–50).

Der *Movie for the Assessment of Social Cognition* (MASC, Dziobek et al. 2006) ist ein rund 15 Minuten langer Film mit vier Protagonisten, die sich zu einem Abendessen treffen. Der Film wird alle 15–30 Sekunden gestoppt und so in 46 kurze Filmsequenzen eingeteilt wird. Nach jeder Filmsequenz wird via Power Point eine Frage zum sozialen Geschehen gestellt. Dabei geht es um die Gefühle, Gedanken und Absichten der Protagonisten. Dazu gibt es jeweils vier Antwortalternativen. Im Rahmen der KOMPASS-Evaluation wurde der MASC als Gruppentest eingesetzt, wobei die Probanden in einem Mehrzweckraum der Klinik weit auseinander saßen und keine Möglichkeit hatten, die Lösungen der anderen Teilnehmer zu sehen.

Die *Diagnostische Beobachtungsskala für Autistische Störungen* (*Autism Diagnostic Observation Schedule* ADOS, Rühl, Bölte et al. 2004) ist ein international anerkanntes standardisiertes Verfahren zur Beobachtung von qualitativen Auffälligkeiten der sozialen Interaktion und reziproken Kommunikation im Sinne einer autistischen Störung. Es werden gezielt spielerische Aktivitäten und Gespräche inszeniert. Anschließend wird das Verhalten des Probanden nach genauen Rating-Vorschriften eingeschätzt. Am Schluss entsteht ein Summenwert von, durch einen empirisch ermittelten Algorithmus ausgewählten, für Autismus spezifischen Auffälligkeiten. Das Modul 3 ist bei Kindern und Jugendlichen, die fließend sprechen, einsetzbar.

Fragebogen zur Sozialen Kommunikation (FSK, Bölte und Poustka 2006a; früher deutsche Fassung des SCQ von Rutter et al. 2003) erfasst die aktuelle und die frühere Symptomatik im Alter von 4–5 Jahren, wie sie für die Autismus-Diagnostik relevant ist. Die 40 Fragen, die zweiseitig gepolt sind, können nur mit Ja oder Nein beantwortet werden. Ein hoher Wert bedeutet eine hohe Belastung mit für Autismus typischen Symptomen. Die Auswertung des FSK erfolgt über einen einfachen Summenwert der Rohwerte. Für eine Autismus-Spektrum-Störung liegt der Cut-off bei RW = 15 und für Autismus bei RW = 16.

Der *Asperger-Syndrom Screening Fragebogen* (ASSF, Ehlers et al. 1999, deutsche Bearbeitung Steinhausen 2010) erfragt als Screening-Instrument die aktuelle, für Menschen mit einem Asperger-Syndrom spezifische Symptomatik und kann von Eltern oder Lehrpersonen/Ausbildern ausgefüllt werden. Die 27 Aussagen, die einseitig gepolt sind, können dreistufig-skaliert mit nein – etwas – ja kommentiert werden. Ein hoher Wert bedeutet eine hohe Belastung mit für Autismus typischen Symptomen. Die Auswertung des ASSF erfolgt über einen einfachen Summenwert der Rohwerte (Range 0–54). Der Cut-off liegt bei RW=17 (Posserud et al. 2009).

7.3 Vorgehensweise

Das KOMPASS-Projekt wurde neben der klinischen Alltagsarbeit durch die Erstautorin durchgeführt. Es ist kein primär wissenschaftliches Projekt, sondern ist aus der alltäglichen Arbeit entstanden. Somit konnten nicht alle wünschenswerten wissenschaftlichen Vorgaben (z. B. Randomisierung der Zuteilung in Interventions- und Kontrollgruppen, einheitliche Diagnosestellung) erfüllt werden.

7.3.1 Therapeutinnen und Therapeuten

Die Therapeuten der internen Therapiegruppen (IG und FG), die dem regulär angestellten Therapeuten-Team angehören und unterschiedliche psychotherapeutische Ausbildungen (personzentriert, verhaltenstherapeutisch, verhaltensanalytisch, systemisch) durchlaufen haben, wurden mittels ca. wöchentlichen Besprechungen durch die Erstautorin supervidiert, um die »KOMPASS-Treue«, also die Arbeit nach den Prinzipien des KOMPASS-Praxishandbuchs zu gewährleisten. Sie plante jeweils gemeinsam mit den Therapeuten die Gruppensitzungen auch derjenigen Gruppen, in denen sie selbst nicht als Therapeutinnen anwesend war. Alle Therapeuten der externen Gruppen (EG) arbeiteten ausschließlich mit dem Buch und erhielten keinerlei Supervision, da geprüft werden sollte, ob die Instruktionen und Materialien im Praxishandbuch ausreichend gut beschrieben sind und ob auch ohne Supervision durch die Erstautorin vergleichbare Effekte erreicht werden können.

7.3.2 Eingangsdiagnostik

Die Teilnehmer aus der Deutschschweiz wurden jeweils von ihren Eltern oder behandelnden Jugendpsychiatern und Psychotherapeuten für das KOMPASS-Sozialtraining angemeldet. Nach der Anmeldung fand ein Indikationsgespräch mit der Familie unter der Leitung eines Gruppentherapeuten statt. Dabei wurden unter anderem das Ausmaß der autistischen Symptomatik, das allgemeine Funktionsniveau, die Gruppenfähigkeit und das Sprachniveau, aber auch das Vorhandensein einer gewissen Eigenmotivation und möglicherweise vorhandener Ängste bezüglich des Gruppentrainings eingeschätzt. Die Abbruchrate konnte so geringgehalten werden (▶ Kap. 7.3.8). Die Mehrzahl der Teilnehmer wurde von der Klinik für Kinder- und Jugendpsychiatrie und Psychotherapie (ehemals Zentrum für Kinder- und Jugendpsychiatrie) in Zürich, wo auch das Gruppentraining stattfindet, diagnostiziert. Andere erhielten die Diagnose durch externe Jugend- und Erwachsenenpsychiater oder kinder- und jugendpsychiatrische Institutionen, die mit der Diagnosestellung einer Autismus-Spektrum-Störung vertraut sind.

Um die Einheitlichkeit der Stichprobe zu gewährleisten, wurde darauf geachtet, dass bei allen Teilnehmern Daten von folgenden Verfahren zur Verfügung standen oder entsprechend vor Gruppenbeginn noch erhoben wurden: ADOS, FSK und/oder ASSF (▶ Kap. 7.2). Die Angaben zum Intelligenzniveau wurden alten oder aktuellen kinderpsychiatrischen oder schulpsychologischen Berichten entnommen. Bei sechs Teilnehmern der IG und zehn Probanden der EG lag uns keine testpsychologische Intelligenzbestimmung vor: Bei diesen wurde der IQ aufgrund der ICD-10-Codierung Achse 3 auf 100 (Mittel von 85–114), 122 (Mittel von 115–129) eingeschätzt. Bei zwei Teilnehmenden lag je eine ältere Messung aus Kindertagen vor, die auf das Vorliegen einer geistigen Behinderung (IQ < 70) verwies, was dem klinischen Eindruck klar widersprach. Da aber beide Jugendlichen einen einfachen Schulabschluss besitzen, wurde der IQ klinisch auf IQ = 77 (Mittel von 70–84) geschätzt, was auch den jeweiligen ICD-Kodierungen auf der Achse 3 entsprach.

7.3.3 KOMPASS-Basistraining

In der Klinik für Kinder- und Jugendpsychiatrie und Psychotherapie in Zürich wurden seit 2005 21 KOMPASS-Basisgruppen durchgeführt. Da zu Beginn noch nicht alle Fragebogen (MBAS, SRS) vorhanden waren und das Praxishandbuch noch in den Anfängen seiner Entwicklung stand, wurden die Daten ab der 3. KOMPASS-Gruppe für das Evaluationsprojekt verwendet. Insgesamt flossen die Daten aus 13 KOMPASS-Basisgruppen mit 7–10 Teilnehmern bzw. einmal bei nur einer Therapeutin aus sechs Teilnehmenden ein.

Gesamthaft wurden die 13 evaluierten Basisgruppen durch sieben Therapeutinnen und zwei Therapeuten geleitet. Drei Mal waren die beiden Hauptautoren und sieben Mal die Erstautorin involviert. Vier Gruppen wurden durch ein Therapeutinnen-Team geleitet, das nicht in die Entwicklung von KOMPASS involviert war.

7.3.4 KOMPASS-F für Fortgeschrittene

Bisher wurden in der Klinik für Kinder- und Jugendpsychiatrie und Psychotherapie in Zürich zehn KOMPASS-F-Gruppen durchgeführt und davon acht mit jeweils 6–7 Teilnehmern evaluiert. Nicht alle Teilnehmer konnten nach dem Basistraining KOMPASS-F besuchen. Da wir fast immer zwei KOMPASS-Basisgruppen parallel durchführten, aber jeweils nur eine Gruppe für Fortgeschrittene, musste auch aus diesem Grund eine Auswahl getroffen werden. Zum einen gab es zu Beginn das entsprechende Praxishandbuch noch nicht, und der Zeitpunkt passte auch nicht allen motivierten Bewerbern. Zum anderen wurde aus den Bewerbern eine Auswahl derjenigen getroffen, bei denen die sozialen Basisfertigkeiten gemäß klinischer Einschätzung und mündlicher Aussagen der Teilnehmer und Eltern bereits ausreichend automatisiert waren. Einige wenige Probanden (N = 7) haben das KOMPASS-Basistraining abgeschlossen und sind nicht direkt in KOMPASS-F übergetreten, da das Training für Fortgeschrittene bei ihrem Abschluss des Basistrainings noch nicht angeboten wurde. Deren Daten erscheinen einmal in der Katamnese der Basis-Interventionsgruppe und einmal in der F-Gruppe. Alle evaluierten F-Gruppen wurden durch die beiden Hauptautoren, die das Praxishandbuch entwickelt und laufend ausgebaut haben, geleitet. Zudem besuchte ein Teilnehmer eine Basisgruppe, die nicht in die Evaluation einfloss, da noch nicht alle Fragebogen zur Verfügung standen, nahm aber später an einer KOMPASS-F-Gruppe teil.

7.3.5 Externe KOMPASS-Basisgruppen

Die externen Therapeuten arbeiteten ausschließlich mit dem Praxishandbuch und dem dazugehörenden Material. Es fand keine Supervision statt. In der Kinder- und Jugendpsychiatrischen Klinik der Psychiatrischen Universitätsklinik in Basel wurden zwei KOMPASS-Gruppen mit jeweils sieben bzw. sechs Teilnehmern und in der Kinder- und Jugendpsychiatrie der Psychiatrie Baselland in Liestal eine Gruppe mit sechs Teilnehmern durch den Zweitautor und eine Co-Therapeutin durchgeführt. In der Kinder- und Jugendpsychiatrie der Luzerner Psychiatrie werden regelmäßig KOMPASS-Gruppen unter der Leitung zweier interner Therapeuten angeboten. Bei den ersten drei Luzerner KOMPASS-Gruppen mit 4–6 Teilnehmern wurden Daten für die Evaluatiuon erhoben.

7.3.6 Missing Data

Die Stichprobengröße schwankt bei den verschiedenen Verfahren und Beurteilern erheblich.

- *Angaben der Lehrpersonen & Ausbilder*: Die Angaben der Schule und Ausbildung beziehen sich auf eine deutlich geringere Anzahl von Fragebogen, wofür viele Gründe angeführt werden können: Manche Teilnehmer waren in keiner Schule, Ausbildung und in keinem Beruf oder wurden nicht direkt von einem Ausbilder betreut (z. B. Studenten). Wieder andere Teilnehmer wollten die (neue) Schule/Ausbildungsstelle nicht über die Teilnahme informieren, da die Diagnose nicht offengelegt worden war. Einige Lehrpersonen konnten die Fragebogen nicht ausfüllen, da sie den Teilnehmern zu selten in sozialen Kontexten beobachten konnten. Zusammenfassend konnten in der Basisgruppe (Gesamt-IG-N = 108) bei T2 (Prä-IG) für N = 87 (81 %), bei T3 (Post-IG) für N = 80 (74 %) und T4 (Katamnese IG) für N = 52 (48 %) Fragebogen an die Schule oder die Ausbildungsstelle verschickt werden. In der Fortsetzungsgruppe (Gesamt-FG-N = 52) wurden bei T3 (Prä-FG) lediglich für N = 32 (62 %), bei T4 (Post-FG) für N = 31 (60 %) und T5 (Katamnese-FG) für N = 26 (50 %) Fragebogen an

aussenstehende Ausbilder verschickt. Von den an Lehrpersonen und Ausbilder verschickten Fragebogen kamen trotz wiederholter Bitten nicht alle zurück.
- *Elternangaben*: Für den Verlauf der Basisgruppe fehlen vereinzelt Fragebogen von den Eltern, die diese trotz mehrmaliger Aufforderung nicht zurückschickten. Groß wurde der Datenverlust dann bei der Katamnese.
- *Wartegruppe:* Da nicht alle Eltern der Wartegruppen-Probanden alle Fragebogen rechtzeitig zurückschicken, weist dieser Datensatz Lücken auf. Wenn bei Warteprobanden die Abklärung und Diagnosestellung weniger als zwölf Monate zurücklag, wurde auf die dazu erhobenen Fragebogen zurückgegriffen. Der MBAS (95 %) ist bei fast allen und die CBCL (88 %) bei den meisten vorhanden, bei einem Viertel der Probanden fehlt aber der SRS (75 %) und der FEG (77 %). Außerdem stand für die testpsychologische Evaluation des Basis-Trainings der FEFA (69 %) bei den ersten vier evaluierten KOMPASS-Gruppen noch nicht zur Verfügung.
- *Katamneseerhebung:* Bei den Elternangaben zur Katamnese der Basisgruppe (ohne KOMPASS-F) liegen von der MBAS noch 68 %, der SRS 67 %, dem FEG 70 % und der CBCL 67 % vor, was im Bereich der Erwartungen liegt. Bei der Nachuntersuchung zur Fortgeschrittenen-Gruppe sieht es noch besser aus, und die Eltern haben 83 % der MBAS, SRS und FEG sowie 79 % der CBCL zurückgeschickt.
- *SRS:* Der SRS stand in der ersten der evaluierten Gruppe noch nicht zur Verfügung, wodurch in der IG nur 94 % zur Verfügung standen. Dieser Fragebogen wurde von den Eltern auch nach der zum Katamnesezeitpunkt (67 %) am wenigsten zuverlässig ausgefüllt.
- *FEG:* Bei den FEGs der Teilnehmer der FG fehlt von einer Gruppe ein Satz Prä-Fragebogen (T3 N = 41 vs T4 N = 50).

7.3.7 Wartegruppe

Von Beginn an wurde eine Wartegruppe aus denjenigen Teilnehmern, die sich frühzeitig für eine Teilnahme beworben hatten, aufgebaut. Eltern, die sich einige Monate vor Gruppenbeginn gemeldet hatten, wurden gebeten, bereits die Verlaufsfragebogen auszufüllen. Wenn im Rahmen der Diagnosestellung Fragebogen eingesetzt worden waren, die auch für die KOMPASS-Evaluation verwendet wurden und nicht älter als zwölf Monate alt waren, wurden Kopien davon übernommen. Im Schnitt dauerte die Wartegruppe acht Monate, wobei die Range mit 5–13 Monaten eher breit war. Der breite Zeitraum ergab sich, da das Evaluationsprojekt im Rahmen der klinischen Arbeit durchgeführt wurde Dies entspricht also keiner gezielt randomisierten Zuteilung, auch wenn, mittels Zeitfaktors, der Zufall dennoch wirksam ist.

Die Probanden der Wartegruppe bekamen eine Standardbehandlung ('Treatment as usual'), die recht unterschiedlich je nach Verfügbarkeit der Ressourcen und Motivation des Probanden ausgefallen ist. In unserer Evaluation umfasste dies bei 60 % eine Psychotherapie und bei 32 % (zusätzlich) eine medikamentöse Behandlung.

7.3.8 Dropout

Im Verlaufe der gesamten KOMPASS-Evaluation gab es in den Basisgruppen neun (8 %) und in der Fortgeschrittenengruppe zwei Dropouts (4 %). Fünf Jugendliche traten nach dem 1.–8. Termin der Basisgruppe (im Durchschnitt vier Termine) wegen fehlender Motivation aus. Sechs Teilnehmer der Basis- und Fortgeschrittenengruppe, von denen vier zuvor stationär behandelt worden sind, waren bereits vor Gruppenbeginn in einer persönlichen Krise und benötigten mehr Unterstützung, sodass es bei dreien zu einem stationären Eintritt kam. Sie verließen die Gruppe nach 1–18 Terminen (im Durchschnitt nach zwölf Terminen).

7.3.9 Gruppentherapiedauer

Da KOMPASS kein festes Manual mit vorgeschriebener Sitzungsanzahl darstellt, sondern eine Materialsammlung beinhaltet, mit der die Themen bearbeitet werden, dauert auch nicht jede Gruppentherapie gleich lange. Das Ziel war immer eine möglichst hohe Sitzungszahl in der Zeit zwischen der letzten Oktoberwoche/ersten Novemberwoche (nach den Herbstferien) und der zweiten Juli-Woche (vor den Sommerferien). Dennoch kam es je nach Wochentag zu mehr oder weniger Ausfällen durch Feier- und Ferientage oder nicht einkalkulierte Anlässe (z. B. unbeabsichtigte Abwesenheit beider Therapeuten). Die 14 KOMPASS-Basistrainings, die in die Evaluation eingeflossen sind, dauerten im Schnitt 28.8 Termine (Range 22–32), die KOMPASS-F-Trainings umfassten im Schnitt 25 Termine (Range 21–28).

7.4 Bemerkungen zur Stichprobe

Die Stichprobendaten unterscheiden sich in einigen Merkmalen in den verschiedenen Unterstichproben (Warte-, Interventions-, Kontroll-/Basis-Katamnese- und Fortgeschrittenengruppe), da das Alter wie auch allfällige Veränderungen der Ausbildungssituation und des Vorliegens einer psychotherapeutischen und medikamentösen Behandlung zum jeweiligen Untersuchungszeitpunkt angepasst wurde. Die anderen Daten, also auch der Aspekt der Komorbiditäten, entsprechen dem Stand bei T2 zu Beginn des KOMPASS-Basistrainings.

7.4.1 Komorbiditäten

Die Angaben zur Komorbidität sind wie folgt definiert:

- Ja: Der Teilnehmer hat gemäß ICD-10 auf Achse 1 mindestens eine weitere psychiatrische Diagnose. Es können auch mehrere Komorbiditäten vorliegen. Diagnosen auf der Achse 2 wurden nicht berücksichtigt.

- Nein: Der Teilnehmer hat keine weitere psychiatrische Diagnose.
- Die Diagnosen wurden wie folgt zusammengefasst:
  ADHS & Impulskontrollstörung: Aufmerksamkeitsstörung mit/ohne Hyperaktivität (F90.0/F98.8), Störungen der Impulskontrolle (F63)
  Depression: Depression (F32, F33), Angst & depressive Störung (F41.2), Anpassungsstörung (F43.2), sonstige emotionale Störung des Kindesalters (F93),
  Angst- & Zwangsstörung: Angststörung (F41.1), Soziale Phobie (F40.1), elektiver Mutismus (F94.0), Zwangsstörung (F42)
  Essstörung (F50)
  Sonstiges: z. B. Schizophrenie (F20)

7.4.2 Medikation

Bei Teilnehmern, die bereits vor Beginn der Gruppentherapie medikamentös (v. a. Methylphenidat) behandelt wurden, wurde diese Unterstützung auch während des Gruppentrainings weitergeführt, sodass im untersuchten Zeitraum keine Änderung der Medikation stattfand. Der Anteil der medikamentös behandelten Probanden wurde im Katamnese-Zeitraum nicht mehr kontrolliert.

7.4.3 Psychotherapie

Die Angaben zur Psychotherapie sind wie folgt definiert:

- Ja: Der Proband besucht regelmäßig 2–4x/Monat eine psychologische oder psychiatrische Psychotherapie.
- Nein: Der Proband besucht keine regelmäßige psychologische oder psychiatrische Psychotherapie. Es kann aber sein, dass er unregelmäßig Termine (≤ 1x/Monat) mit einem Psychotherapeuten oder Psychiater im Rahmen der medikamentösen Behandlung wahrnimmt oder gelegentlich Themen zur aktuellen schulischen, beruflichen oder familiären Situation oder des psychischen Befindens (v. a. bei komorbider Depression) bespricht.

7.4.4 Schule und Ausbildung

Die Angaben zur Schule und Ausbildung sind wie folgt definiert:

- Regelschule: Die Schüler besuchen während den neun Jahren der Schulpflicht eine öffentliche oder private Schule in einer normal großen Klasse von etwa 20–25 Schülern.
- Kleinklasse: Die Schüler besuchen eine öffentliche oder private Schule mit Kleinklassen von 3–12 Schülern. Die Kleinklassen der öffentlichen Sonderschulen sowie der öffentlichen heilpädagogischen Schule, die von zwei Probanden besucht wurde, werden von Heilpädagogen unterrichtet.

- weiterführende Schule: Die Schüler und Studenten haben die Schulpflicht von mind. neun Jahren absolviert und besuchen nun das 10. Schuljahr zur Berufsvorbereitung, die letzten Klassen des Gymnasiums oder studieren an einer Universität/Hochschule.
- Berufsausbildung: Der Proband ist in einer beruflichen Ausbildung (Lehre), die 2–4 Jahre dauert, oder in einer sogenannten Vor-Lehre, die auf eine bestimmte berufliche Ausbildung vorbereitet. Manche sind auf dem 1. Arbeitsmarkt, manche werden dort von der Invalidenversicherung (entspricht der Lebenshilfe in Deutschland) durch einen Job-Coach unterstützt und andere absolvieren die Ausbildung im geschützten 2. Arbeitsmarkt.
- arbeitslos/ohne Ausbildung: Diese Probanden haben aktuell keine berufliche Tagesstruktur, da sie nach der Schulpflicht noch keinen Ausbildungsplatz gefunden haben, oder nach der Ausbildung arbeitslos sind und keine weiterführende Schule besuchen.

7.4.5 Sozioökonomischer Status

Der sozioökonomische Status der Familien wurde wie folgt definiert:

- Hoch: Zumindest der haupterwerbende Elternteil hat eine höhere Ausbildung wie die Matura/Abitur, Fachhochschule oder Universität abgeschlossen und übt einen entsprechenden Beruf aus.
- Mittel: Zumindest der haupterwerbende Elternteil hat eine zwei- bis vierjährige Lehre (in der Schweiz Kombination einer praktischen und theoretischen Ausbildung) besucht und ist entsprechend angestellt.
- Niedrig: Zumindest der haupterwerbende Elternteil geht einer einfachen Arbeit nach und hat keine Ausbildung oder Lehre abgeschlossen.

7.4.6 Nationalität

Die Angaben zur Nationalität sind wie folgt definiert:

- Schweizer: Die Teilnehmer sind durch Geburt oder Einbürgerung Schweizer.
- Ausländer: Die Teilnehmer besitzen das Aufenthaltsrecht.

7.5 Statistische Modelle

Um die Wirkung des KOMPASS-Basis- und KOMPASS-F-Trainings zu erfassen, wurden Fragebögen von Eltern, Lehrern und Jugendlichen longitudinal, d. h. zu mehreren Zeitpunkten erhoben (▶ Kap. 7.2, ▶ Tab. 7.1). Diese Daten ermöglichen eine Einschätzung der Entwicklung der Teilnehmer vor und nach der Intervention (Prä bzw.

Post Interventionsgruppe) gegenüber einem Zeitraum ohne KOMPASS-Training (Prä bzw. Post Kontrollgruppe), jeweils für das Basis- sowie das Fortsetzungstraining. Als Kontrollgruppen dienen die Wartegruppe bzw. die Katamnese der Basisgruppe. Dieser Versuchsaufbau entspricht einem sogenannt mehrfaktoriellen Design, mit den Faktoren Training und Zeitpunkt, mit Messwiederholung (Bortz und Schuster 2011). Um die Zunahme der Kompetenzen durch das KOMPASS-Training zu erfassen, wurde ein gemischtes Modell für lineare Effekte (linear mixed effect model) mittels des Softwarepackets nlme (3.1–131) der Statistiksoftware R 3.3.3 (www.r-project.org) berechnet (Pinheiro und Bates 2006). Dieses Modell enthält die fixierten Effekte der untersuchten Faktoren (Training × Zeitpunkt) und reduziert gleichzeitig den Einfluss von Störgrößen. Dieselbe Analyse wurde zum Vergleich der Externen-Basisgruppe mit der Internen-Basisgruppe angewendet. Für die Unterskalen und Therapeutenangaben wurde ein einfacheres gemischtes Modell mit nur Prä- und Post-Vergleichen berechnet. Alle paarweisen Vergleiche der Modelle wurden durch korrigierte Post-hoc Tests auf statistische Signifikanz überprüft und Effektstärken werden berichtet.

7.6 Vergleich der KOMPASS-Basisgruppe mit der Warte-Kontrollgruppe

Stichprobe
Die Stichprobe der Basis-Interventionsgruppe (IG) stellte die Gesamtstichprobe von 108 Jugendlichen und jungen Erwachsenen dar, die an der KOMPASS-Evaluation teilgenommen hatten. Die Wartegruppe (WG), die Katamnesegruppe nach dem Basis-Training (KG) und die KOMPASS-F Fortgeschrittenengruppe (FG) bildeten Teilstichproben. Lediglich die Gruppe der externen Probanden (EG), die extern das KOMPASS-Basistraining besucht hatten, waren nicht in der IG enthalten.

Tab. 7.2: KOMPASS-Basisgruppe: Stichprobendaten der Interventions- und der Warte-Kontrollgruppe

	Warte-Kontrollgruppe (WG)	Basis-Interventions-gruppe (IG)	WG vs IG
N (WG/IG)	65	108	
Alter			
Mittelwert (SD)	14.9 (1.8)	15.6 (1.9)	$t = -2.3$
Range	11.1–21.9	11.9–22.9	$p = .02*$
Geschlecht			
männlich	47 (72 %)	81 (75 %)	$\chi2 = .05$
weiblich	18 (28 %)	27 (25 %)	$p = .83$

7.6 Vergleich der KOMPASS-Basisgruppe mit der Warte-Kontrollgruppe

Tab. 7.2: KOMPASS-Basisgruppe: Stichprobendaten der Interventions- und der Warte-Kontrollgruppe – Fortsetzung

	Warte-Kontroll-gruppe (WG)	Basis-Interventions-gruppe (IG)	WG vs IG
Diagnose			
Asperger-Syndrom	53 (82 %)	85 (79 %)	$\chi^2 = .71$
Atypischer Autismus	11 (17 %)	19 (17 %)	$p = .70$
Frühkindlicher Autismus	1 (1 %)	4 (4 %)	
ADOS-Gesamtwert (SD)	9.4 (3.6)	9.5 (3.6)	$t = -.21$, $p = .84$
ASSF-Gesamtwert (SD) N = 57/93	26.5 (7.8)	25.8 (7.5)	$t = .57$, $p = .57$
FSK-Gesamtwert (SD) N = 38/61	20.4 (5.1)	21.6 (7.0)	$t = -1.03$, $p = .31$
Komorbiditäten			
Nein	37 (47 %)	45 (42 %)	$\chi^2 = 3.2$
Ja	28 (43 %)	63 (58 %)	$p = .07$
ADHS & Impulskontrollstörung	21 (32 %)	35 (32 %)	
Depressive Störung	3 (5 %)	11 (10 %)	
Angst- & Zwangsstörung	0 (0 %)	5 (5 %)	
Essstörung	3 (5 %)	5 (5 %)	
Störung schulischer Fertigkeiten	5 (8 %)	14 (13 %)	
Sonstiges	1 (2 %)	4 (4 %)	
Medikation			
Nein	44 (68 %)	74 (69 %)	$\chi^2 = 0.02$
Ja	21 (32 %)	34 (31 %)	$p = .89$
Zusätzliche Psychotherapie 1)			
Nein	26 (40 %)	106 (98 %)	$\chi^2 = 65.2$
Ja	39 (60 %)	2 (2 %)	$p = <.001$
Intelligenz			
Mittelwert (SD)	108.0 (15.2)	105.3 (17.3)	$t = 1.1$
Range	77-145	72-145	$p = .29$

Tab. 7.2: KOMPASS-Basisgruppe: Stichprobendaten der Interventions- und der Warte-Kontrollgruppe – Fortsetzung

	Warte-Kontroll-gruppe (WG)	Basis-Interventions-gruppe (IG)	WG vs IG
IQ < 85	3 (4.6 %)	11 (10.2 %)	
IQ 85–114	39 (60.0 %)	67 (62.0 %)	
IQ > 114	3 (35.4 %)	30 (27.8 %)	
Schule/Ausbildung			
Regelklasse (öffentliche Schule)	27 (26 %)	26 (24 %)	$\chi2 = 7.0$
Heilpädagogische Kleinklasse	23 (41 %)	51 (47 %)	$p = .14$
Weiterführende Schule	9 (17 %)	14 (13 %)	
Berufsausbildung	3 (11 %)	10 (9 %)	
arbeitslos, ohne Ausbildung	3 (5 %)	7 (7 %)	
Sozioökonomischer Status			
hoch	17 (26 %)	28 (26 %)	$\chi2 = .01$
mittel	36 (55 %)	60 (56 %)	$p = .99$
niedrig	12 (19 %)	20 (18 %)	
Nationalität			
Schweizer	52 (80 %)	84 (78 %)	$\chi2 = 2.5$
Ausländer	13 (20 %)	24 (22 %)	$p = .29$

AS = Asperger-Syndrom, AA = Atypischer Autismus, HFA = High-Functioning-Autismus, ADHS = Aufmerksamkeits-Defizit-Hyperaktivitäts-Störung; SD = Standardabweichung, p = Signifikanz, * = $p \leq .05$; t = T-Test, $\chi2$ = Chi-Quadrat-Test.

Die IG und die WG unterschieden sich nur in wenigen der erhobenen Werte signifikant. Die Wartegruppe war entsprechend des Erhebungszeitpunktes von im Schnitt acht Monaten vor Interventionsbeginn jünger.

Die autistische Beeinträchtigung gem. ADOS lag sowohl in der IG als auch der WG im Schnitt über RW = 9, der im Modul 3 den klinische Cut-off für Autismus darstellt. Auch der ASSF (IG- bzw. WG-RW = 26 > Cut-off = 17) und der FSK (IG-RW = 22 bzw. WG-RW = 21 > Cut-off = 16) lagen über den jeweiligen kritischen Werten für Asperger-Syndrom bzw. Autismus. Rund ein Drittel der Teilnehmer, bei denen eine medikamentöse Unterstützung parallel zur Gruppentherapie stattfand, wurden mit Methylphenidat gegen Aufmerksamkeitsprobleme und Schwierigkeiten der exekutiven Funktionen behandelt. Während KOMPASS besuchten nur zwei Probanden (2 %) parallel dazu eine regelmäßige Psychotherapie. In der WG waren dies hingegen mit 60 % signifikant mehr, da sie während der Wartezeit noch behandelt wurden, wie es üblich ist. Ein Viertel der Teilnehmer besuchte die öffentliche

Schule in einer Regelklasse. Fast die Hälfte wurde in einer öffentlichen oder privaten Kleinklasse mit heilpädagogischer Unterstützung beschult, was weit über dem Zürcher Durchschnitt lag (Kanton Zürich 2018). Gut drei Viertel der Teilnehmer besaßen den Schweizer Pass, waren also per Geburt oder Einbürgerung Schweizer, was in etwa der Ausländerrate in der Schweiz entspricht.

Ergebnisse

Tab. 7.3: Vergleich KOMPASS-Basis mit der Wartegruppe – Übersicht über die Ergebnisse der Elternangaben

	Mittelwert				Interaktionseffekt
N-T3/N-T4	WG-T1/IG-T2	WG-T2/IG-T3	p	ES	p
MBAS					
WG-N = 62/62	102.8 (24.3)	106.4 (20.8)	-.12	-.16	< .001***
IG-N = 106/108	106.5 (18.8)	96.8 (19.5)	< .001***	*.51*	
SRS					
WG-N = 49/49	95.6 (22.9)	96.9 (21.1)	-.96	-.03	.001***
IG-N = 100/100	95.8 (22.4)	80.4 (22.4)	< .001***	*.70*	
FEG					
WG-N = 50/49	41.9 (15.5)	43.4 (15.8)	.74	.10	.001***
IG-N = 106/108	45.1 (14.4)	53.1 (14.0)	< .001***	*.57*	
CBCL					
WG-N = 57	58.1 (25.6)	55.0 (22.7)	.42	.13	.04*
IG-N = 108/107	53.5 (22.2)	44.9 (21.3)	< .001***	.39	

Anmerkungen: WG = Warte-Kontrollgruppe, IG = Basis-Interventionsgruppe; T1 = Erster Messzeitpunkt (Prä-WG), T2 = zweiter Messzeitpunkt (Post-WG = Prä-IG), T3 = Dritter Messzeitpunkt (Post-IG); p = Signifikanz des Mittelwertunterschiedes, * = p ≤ .05, *** = p ≤ .001; ES = Effektstärken: Kleine Effektstärken (ES = 0.2-0.5) sind normal, mittlere (ES = 0.5-0.8) kursiv gedruckt.

Bei Beginn der Warte- bzw. Behandlungszeit unterschieden sich die Werte zwischen der WG und der IG nicht signifikant (MBAS: p = .10; SRS: p = .99; FEG: p = .67; CBCL: p = .65). In der Wartezeit (T1–T2) hatte in der Beobachtung der Eltern die autistische Symptomatik gemäß MBAS und SRS sogar minimal, aber nicht signifikant zugenommen. Auch die sozialen Gruppenkompetenzen (FEG) und die allgemeine Psychopathologie (CBCL) blieben in der Wartezeit auf demselben Niveau. Somit hatten die Probanden aus der Wartezeit keine Verbesserung gezeigt (ES = -.16-.13). Während der Behandlungszeit hatten hingegen in der IG die autistische Symptomatik in der MBAS (ES = .51) und im SRS (ES = .70) wie auch die allgemeine Psychopathologie in der CBCL (ES = .39) in der Wahrnehmung der Eltern hoch signifikant abgenommen. Die sozialen Kompetenzen hatten während der Intervention im FEG (ES = .57) hoch signifikant zugenommen, was sich auch in der Veränderungsskala des FEG (FEG-V) mit RW = +10.9 (6.9) bestätigte. Der Gesamtwert des MBAS fiel von RW = 106.5 auf RW = 96.8, also unter den klinischen Cut-Off-Wert von RW = 103. Wenn jemand einen kritischen Wert unterschreitet, heißt das nicht, dass er keine Diagnose (mehr) hat, sondern lediglich, dass die Symptombelastung etwas geringer ist als diejenige bei den meisten Menschen mit einem Asperger-Syndrom. Der Interaktionseffekt war ebenfalls (hoch) signifikant und zeigte, dass die Intervention mit KOMPASS der Wartezeit deutlich überlegen war.

7.7 Vergleich der KOMPASS-F-Gruppe mit der Katamnesegruppe des Basistrainings (Kontrollgruppe)

Da nicht alle Teilnehmer des KOMPASS-Basistrainings KOMPASS-F besucht hatten, konnten diejenigen Probanden, die direkt in die Katamnesegruppe (KatIG) weitergeführt wurden, als Kontrollgruppe (KG), die lediglich eine Standardbetreuung erhalten hat, dienen. Die Kontrollgruppe zur Fortgeschrittenengruppe (KG) entsprach also der Katamnesegruppe I (▶ Kap. 7.11) des Basistrainings (KatIG), die kein Kompass-F absolviert hat. So wurde überprüft, ob KOMPASS-F gegenüber dem Basistraining allein einen Zusatzeffekt bewirkt. Das wichtigste Kriterium, dass Teilnehmer an KOMPASS-F für Fortgeschrittene teilnehmen konnten, war neben der Motivation und den zeitlich-geografischen Voraussetzungen der Grad, zu dem die sozialen Basis-Fertigkeiten gemäß klinischem Eindruck und Angaben der Teilnehmer und derer Eltern bereits automatisiert waren.

Stichprobe

Tab. 7.4: KOMPASS-Fortgeschrittenengruppe: Stichprobendaten der KOMPASS-Fortgeschrittenen- (FG) und der Kontrollgruppe (KG)

	Kontrollgruppe (KG)	Fortgeschrittenen-gruppe (FG)	KG vs FG
N 1) KG/FG	62	52	
Alter			
Mittelwert (SD)	16.2 (1.5)	17.0 (2.2)	t = -2.2
Range	12.9-19.6	13.1-23.9	p = .03**

7.7 Vergleich der KOMPASS-F-Gruppe mit der Katamnesegruppe

Tab. 7.4: KOMPASS-Fortgeschrittenengruppe: Stichprobendaten der KOMPASS-Fortgeschrittenen- (FG) und der Kontrollgruppe (KG) – Fortsetzung

	Kontrollgruppe (KG)	Fortgeschrittenen-gruppe (FG)	KG vs FG
Geschlecht			
männlich	49 (79 %)	37 (71 %)	$\chi2 = .57$
weiblich	13 (21 %)	15 (29 %)	$p = .45$
Diagnose			
Asperger-Syndrom	46 (74 %)	43 (83 %)	$\chi2 = 27$
Atypischer Autismus	12 (19 %)	9 (17 %)	$p < .001***$
Frühkindlicher Autismus	4 (6 %)	0 (0 %)	
ADOS-Gesamtwert (SD)	9.8 (3.8)	9.0 (3.3)	$t = 1.4$, $p = .17$
ASSF-Gesamtwert (SD) N = 49/50	25.5 (7.0)	25.9 (7.9)	$t = -.25$, $p = .81$
FSK-Gesamtwert (SD) N = 35/31	22.2 (8.0)	20.5 (5.2)	$t = 1.0$, $p = .30$
Komorbiditäten			
Nein	29 (47 %)	20 (38 %)	$\chi2 = .64$
Ja	33 (53 %)	32 (62 %)	$p = .43$
ADHS &Impulskontrollstörung	17 (27 %)	17 (33 %)	
Depressive Störung	2 (3 %)	7 (13 %)	
Angst- & Zwangsstörung	2 (3 %)	4 (8 %)	
Essstörung	3 (5 %)	2 (4 %)	
Störung schulischer Fertigkeiten	10 (16 %)	5 (10 %)	
Sonstiges	3 (5 %)	1 (2 %)	
Medikation			
Nein	43 (69 %)	33 (64 %)	$\chi2 = 0.55$
Ja	19 (31 %)	19 (36 %)	$p = .46$
Zusätzliche Psychotherapie		1)	
Nein	49 (79 %)	50 (96 %)	$\chi2 = 12.5$
Ja	13 (21 %)	2 (4 %)	$p < .001***$

Tab. 7.4: KOMPASS-Fortgeschrittenengruppe: Stichprobendaten der KOMPASS-Fortgeschrittenen- (FG) und der Kontrollgruppe (KG) – Fortsetzung

	Kontrollgruppe (KG)	Fortgeschrittenen-gruppe (FG)	KG vs FG
Intelligenz			
Mittelwert (SD)	101.2 (16.8)	109.8 (14.0)	t = -2.9
Range	72–145	82–140	p < .01**
IQ < 85	10 (16 %)	1 (2 %)	
IQ 85–114	40 (65 %)	32 (62 %)	
IQ > 114	12 (19 %)	19 (36 %)	
Schule/Ausbildung			
Regelklasse (öffentliche Schule)	10 (16 %)	2 (4 %)	χ^2 = 12.3
Heilpädagogische Kleinklasse	16 (25 %)	13 (25 %)	p = .02*
Weiterführende Schule	15 (24 %)	23 (44 %)	
Berufsausbildung	22 (35 %)	11 (21 %)	
arbeitslos, ohne Ausbildung	0 (0 %)	3 (6 %)	
Sozioökonomischer Status			
hoch	16 (26 %)	14 (27 %)	χ^2 = .24
mittel	33 (52 %)	29 (56 %)	p = .89
niedrig	13 (21 %)	9 (17 %)	
Nationalität			
Schweizer	44 (71 %)	46 (88 %)	χ^2 = 4.2
Ausländer	18 (29 %)	6 (12 %)	p = .04*

AS = Asperger-Syndrom, AA = Atypischer Autismus, HFA = High-Functioning-Autismus, ADHS = Aufmerksamkeits-Defizit-Hyperaktivitäts-Störung; SD = Standardabweichung, p = Signifikanz, * = p ≤ .05, **; t = T-Test, X2 = Chi-Quadrat-Test (Schätzwerte für Zellen mit weniger als fünf Beobachtungen); 1) In diesem Vergleich beträgt die Summe der KG- und FG-Stichprobengröße (N = 115) mehr als die Teilnehmeranzahl der IG (N = 108), da sieben Teilnehmer sowohl in der KG als auch der FG auftauchen, da sie KOMPASS-F nicht unmittelbar nach Ende der Basisgruppe besucht haben.

Die FG unterschied sich in einigen Parametern von der KG. Die etwas älteren Teilnehmer (im Schnitt 17.0 Jahre), die über mehr kognitive Ressourcen und gemäß Diagnosegruppe etwas weniger stark beeinträchtigt waren, erfüllten die Kriterien für eine Teilnahme an KOMPASS-F offenbar besser. Im Bereich der autistischen Symptomatik (ADOS, ASSF und FSK) zeigten sich keine signifikanten Unterschiede. Während sich die Rate von rund einem Drittel der medikamentös behandelten Probanden nicht unterschied, wurden signifikant mehr Probanden der KG einzeltherapeutisch begleitet, wobei der prozentuale Anteil nach der Gruppenbehandlung (21 %) lediglich einen Drittel desjenigen vor der Gruppentherapie in der Wartezeit (60 %) betrug. In der FG nahmen praktisch nur noch Teilnehmer mit einer mindestens durchschnittlichen Grundintelligenz und kaum mehr Jugendliche mit einer Lernbehinderung teil. Dies ist nachvollziehbar, da das Tempo, mit dem die neuen F-Themen behandelt wurden, deutlich höher als in der Basisgruppe war und noch mehr gelesen und geschrieben werden musste. Die Verteilung der verschiedenen Ausbildungsformen unterschied sich signifikant: In der FG besuchten mehr Teilnehmer eine weiterführende Schule, in der KG mehr eine Berufsausbildung. Gemäß Erfahrung hing dies primär mit der zeitlichen Verfügbarkeit zusammen, da viele Probanden, die einen längeren Anfahrtsweg hatten, es abends nach der Arbeit nicht rechtzeitig schafften, das KOMPASS-F-Gruppentraining zu besuchen.

Ergebnisse

Tab. 7.5: Vergleich der KOMPASS-Fortgeschrittenen- (FG) mit der Kontrollgruppe (KG) – Übersicht über die Ergebnisse der Elternangaben

N-T3/N-T4	Mittelwert				Interaktionseffekt
	T3	T4	p	ES	p
MBAS					
KG-N = 62/42	98.3 (21.3)	95.3 (22.0)	.14	.14	.05*
FG-N = 52/51	95.3 (16.4)	85.9 (18.5)	< .001***	.54	
SRS					
KG-N = 54/41	80.1 (24.5)	76.0 (23.7)	.27	.17	.02*
FG-N = 52/49	81.3 (19.6)	69.1 (20.6)	< .001***	.61	
FEG					
KG-N = 62/43	52.4 (15.5)	52.7 (14.5)	.97	.02	.04*
FG-N = 52/50	53.5 (12.8)	60.2 (12.3)	.002**	.53	
CBCL					
KG-N = 61/41	46.7 (22.3)	42.3 (23.9)	.11	.19	
FG-N = 52/51	42.1 (20.0)	34.0 (17.6)	.005**	.43	.57

Anmerkungen: FG = Fortsetzungsgruppe, KG = Kontrollgruppe/IG-Katamnesegruppe; T3 = Dritter Messzeitpunkt (Post-IG = Prä-FG); T4 = Vierter Messzeitpunkt (Katamnese-IG = Post-FG); p = Signifikanz des Mittelwertunterschiedes, ** = $p \leq .01$, *** = $p \leq .001$; ES = Effektstärken: Zufriedenstellende Effektstärken (ES = 0.2-0.5) sind normal, mittlere (ES = 0.5-0.8) kursiv gedruckt.

Beim Zeitpunkt T3 nach dem Basis-Training (IG-Post/KG-Prä bzw. IG-Post/FG-Prä) unterschieden sich die KOMPASS-F-Gruppe (FG) und die Kontrollgruppe (KG) nicht signifikant (MBAS: p = .08; SRS: p = .99; FEG: p = .97; CBCL: p = .40). Danach nahmen sie aber teilweise einen unterschiedlichen Verlauf. In der KG, also während der Katamnesezeit zur Basisgruppe, stabilisierte sich die autistische Symptomatik gemäß MBAS und SRS auf dem erreichten Niveau bzw. nahm sogar noch weiter leicht ab und blieb im MBAS entsprechend mit RW = 95.0 unter dem klinischen kritischen Wert von RW = 103. Die sozialen Gruppenfertigkeiten (FEG) konsolidierten sich ebenfalls auf dem im Basistraining erreichten höheren Niveau. Die allgemeine Psychopathologie nahm nochmals etwas, aber nicht signifikant ab. In der FG hingegen zeigte sich eine weitere hoch signifikante Symptomabnahme bei den autistischen Verhaltensweisen (MBAS-ES = .54, SRS-ES = .61) und der allgemeinen Psychopathologie (CBCL-ES = .43), während die sozialen Gruppenfertigkeiten (FEG-ES = .53) signifikant weiter zunahmen, wie auch die Veränderungsskala des FEG (FEG-V) mit RW = +12.1 (6.9) zeigte. So zeigte sich im Interaktionseffekt, dass KOMPASS-F bei den Teilnehmern einen zusätzlichen Gewinn bewirkte: Der Interaktionseffekt war im Bereich der autistischen Sympromatik (MBAS), der sozialen Reaktivität (SRS) und den sozialen Fertigkeiten (FEG) signifikant, bei der allgemeinen Psychopathologie (CBCL) hingegen nicht, was daran lag, dass auch in der KG erfreulicherweise eine verzögerte, aber nicht signifikante Symptomabnahme zu beobachten war.

7.8 Angaben von Aussenstehenden: Lehrpersonen und Ausbilder

Um zu prüfen, ob die Teilnehmer das in den KOMPASS-Trainings Gelernte in neue Situationen transferieren konnten, wurden auch die Lehrpersonen und Ausbilder der Teilnehmer befragt, sofern welche zur Verfügung standen und auch bereit waren, am Projekt teilzunehmen. Die Datenmenge war signifikant kleiner als diejenige der Elternangaben, wie im Kapitel zu den Missing Data beschrieben worden ist (▶ Kap. 7.3.6). Obwohl die Stichprobe der Ausbilder weniger und N = 74–88 (81 % der Elternangaben) umfasste, unterschied sie sich in keinem der erhobenen Merkmale signifikant.

Ergebnisse
Die Ausbilder beobachteten gemäß SRS zwar deskriptiv eine Symptomabnahme, die v.a. bei KOMPASS-F mit RW = -9 deutlich war, doch diese wurde knapp nicht signifikant (jeweils p = .06). Eine Aufschlüsselung der Unterskalen zeigt einen etwas differenzierteren Befund (▶ Kap. 7.13). Im Basistraining nahmen sie aber eine hoch signifikante Zunahme der Gruppenfertigkeiten (IG-FEG-ES = .50) wahr, die sich während des Trainings für Fortgeschrittene stabilisierte. Die Abnahme der allgemeinen Psychopathologie im TRF während beider Trainings war nicht signifikant. Die

Katamneseuntersuchung zum F-Training (▶ Kap. 7.12) zeigte, dass der Transfer der neuen sozialen Fertigkeiten etwas mehr Zeit benötigte und erst ein Jahr später beobachtbar war.

Die Lehrer und Ausbilder gaben auch in der Veränderungsversion des FEG (FEG-V) an, dass sie relativ zum Beginn des Basistrainings (N = 68) mit RW = +8.0 (6.5) einen Kompetenzzuwachs beobachteten. Die relative Veränderung war mit RW = +6.1 (6.0) während KOMPASS-F (N = 30) kleiner.

Tab. 7.6: Angaben von Außenstehenden zu den Veränderungen während des KOMPASS-Basis- (IG) und KOMPASS-Fortgeschrittenentrainings (FG) – Übersicht über die Angaben der Ausbilder

	Mittelwert		IG T2–T3 FG T3–T4	
	IG-T2 FG-T3	IG-T3 FG-T4	p	ES
SRS				
IG = 74/63	77.5 (27.1)	73.6 (28.9)	.06	.14
FG = 30/30	75.5 (26.1)	66.4 (25.6)	.06	.35
FEG				
IG = 88/74	45.7 (14.5)	53.5 (16.6)	< .001***	*.50*
FG = 33/30	54.9 (15.8)	54.6 (12.9)	**.95**	.02
TRF				
IG = 75/65	40.4 (23.9)	37.4 (23.6)	.38	.14
FG = 32/32	36.7 (26.5)	30.5 (19.7)	.14	.26

Anmerkungen: IG = Basis-Interventionsgruppe, FG = Fortsetzungsgruppe, T2 = zweiter Messzeitpunkt (Prä-IG), T3 = Dritter Messzeitpunkt (Post-IG = Prä-FG); T4 = Vierter Messzeitpunkt (Post-FG); p = Signifikanz des Mittelwertunterschiedes, *** = p ≤ .001; ES = Effektstärken: Kleine Effektstärken (ES = 0.2-0.5) sind normal, mittlere (ES = 0.5-0.8) kursiv gedruckt.

7.9 Angaben der Teilnehmer (KOMPASS-F)

Lediglich im KOMPASS-F-Training für Fortgeschrittene füllten die Teilnehmer selbst einen Fragebogen aus, wie sie ihre sozialen Gruppenkompetenzen und deren Veränderung einschätzten. Diese hatten signifikant zugenommen.

Die Teilnehmer des KOMPASS-F-Trainings nahmen eine signifikante Zunahme ihres sozialen Verhaltens in der Gruppe wahr. Auch in der Veränderungsskala des

FEG (FEG-V, N = 49) gaben sie mit RW = +11.1 (4.7) an, dass sie eine deutliche Verbesserung beobachten.

Tab. 7.7: Übersicht über die Ergebnisse (Mittelwerte) des Fragebogens FEG vor und nach dem KOMPASS-F-Training

FG-N-Prä = 1 FG-N-Post = 50	Mittelwerte			
	T3	T4	p	ES
FEG	60.8 (14.7)	66.7 (14.5)	< .001***	.41

Anmerkungen: FG = Fortsetzungsgruppe, T3 = Dritter Messzeitpunkt (Prä-FG); T4 = Vierter Messzeitpunkt (Post-FG), p = Signifikanz des Mittelwertunterschiedes, *** = p ≤ .001; ES = Effektstärken: Kleine Effektstärken (ES = 0.2–0.5) sind normal gedruckt.

7.10 Angaben der Therapeuten

Da die Therapeuten die Teilnehmer in einer realen sozialen Situation, sowohl in strukturierterem als auch unstrukturierterem Rahmen, beobachten konnten, wurde auch deren Einschätzung erhoben.

Tab. 7.8: Übersicht über die Ergebnisse (Mittelwerte) der Fragebogen FEG und CBG vor und nach dem KOMPASS-F-Training

	Mittelwerte			
	IG T2 FG T3	IG T3 FG T4	p	ES
FEG				
IG-N = 108	34.5 (14.9)	54.8 (13.9)	< .001***	**1.41**
FG-N = 52	57.7 (12.1)	60.9 (13.3)	.07	.25
CBG				
IG-N = 108	43.8 (12.9)	67.5 (14.2)	< .001***	**1.74**
FG-N = 52	72.9 (10.7)	70.0 (12.1)	.09	-.25

Anmerkungen: IG = Basis-Interventionsgruppe, FG = Fortsetzungsgruppe, T2 = zweiter Messzeitpunkt (Prä-IG), T3 = Dritter Messzeitpunkt (Post-IG = Prä-FG); T4 = Vierter Messzeitpunkt (Post-FG); p = Signifikanz des Mittelwertunterschiedes, *** = p ≤ .001; ES = Effektstärken: Kleine Effektstärken (ES = 0.2–0.5) sind normal, große (ES > 0.8) fett gedruckt.

Die Angaben der Therapeuten zu Beginn des KOMPASS-Trainings (IG-Prä) müssen mit Vorsicht interpretiert werden, da sie die Teilnehmer zum Zeitpunkt der Einschätzung erst seit vier Gruppensitzungen kannten. Während der Basisgruppe beobachteten die Therapeuten eine hoch signifikante Zunahme der sozialen Kompetenzen und der Gruppenfertigkeiten, danach stabilisierten sich die Werte während der Fortgeschrittenengruppe. In der Fortsetzungsgruppe zeigte sich im FEG kein signifikanter Zusatzeffekt. Dies könnte an einem Deckeneffekt liegen, da bereits nach der Basisgruppe ein sehr hoher Wert erreicht wurde: Wenn ein Teilnehmer in allen Items einen Wert (3 oder 4) von »zeigt das Verhalten so wie andere Gleichaltrige« erreicht, würde dies einem Wert von 63–84 bedeuten. Somit zeigten die Teilnehmer im Schnitt Verhaltensweisen wie sie fast typisch für Gleichaltrige im Gruppenkontext waren. Ein ähnlicher Effekt zeigte sich bei den Gruppenfertigkeiten, wie sie der CBG erfasste: Wenn dort alle Items mit »Zeigt das Verhalten« (Wert 4–5) angegeben werden, würde man 76–95 Gesamtpunkte erreichen. Somit lagen die Gruppenteilnehmer im Schnitt nahe daran.

Der deutliche Zuwachs an Gruppenkompetenzen während des Basistrainings zeigte sich bei den Therapeutenangaben auch in der Veränderungsskala des FEG (FEG-V) mit RW = +13.3 (5.1). Auch wenn während KOMPASS-F keine weitere signifikante Veränderung in der absoluten Version mehr beobachtet werden konnte, beschrieben die Therapeuten relativ mit RW = +11.1 (4.7) doch noch einen großen Zuwachs an Gruppenfertigkeiten, was die These mit dem Deckeneffekt unterstützt.

7.11 Katamnese der KOMPASS-Basisgruppe

Es stellte sich die Frage, wie gut die Teilnehmer das in den KOMPASS-Trainings Gelernte über ein ganzes Jahr hinweg automatisieren und generalisieren konnten. Beobachtungen der Eltern und Lehrpersonen/Ausbilder konnten zwölf Monate nach Trainingsende hierzu beigezogen werden. Die Angaben zur Stichprobe der Katamnese der Basisgruppe (KatIG) finden sich in Kapitel 7.6, diejenigen zur Stichprobe der Katamnese der Fortgeschrittenengruppe (KatFG) in Kapitel 7.7.

Die Katamnese der Basisgruppe kann auf zwei Arten betrachtet werden: Entweder werden alle ehemaligen Teilnehmer betrachtet (Katamnese I) oder man fokussiert auf diejenigen, die nicht noch das KOMPASS-F-Training besucht haben (Katamnese II). Beide Vorgehensweisen haben ihre Berechtigung. Üblicherweise kann man nicht über ein ganzes Jahr hinweg kontrollieren, welche Form der Förderung und Therapie Gruppenprobanden nach der untersuchten Therapiephase erhalten. Dies spricht dafür, alle Probanden miteinzubeziehen. Um aber abschätzen zu können, welchen Einfluss diejenigen Probanden, die nochmals acht Monate Gruppentraining (KOMPASS-F) besucht haben, auf das Ergebnis haben, wird die Katamnese II ohne sie gerechnet. Dies bedeutet aber einen bedeutsamen Verlust an Probanden auf weniger als die Hälfte bei den Elternangaben und sogar weniger als einen Drittel bei den Angaben der Ausbildner, was die Aussagekraft schmälert.

Zuerst wird die Katamnese I aller Teilnehmer des KOMPASS-Basistrainings angeschaut.

7 Evaluation

Tab. 7.9.1: Überblick über die Katamnese I der KOMPASS-Basisgruppe (IG) sowie der Vergleich bei Beginn von KOMPASS (T2) zur Katamnese (T4)

		Mittelwert (SD)	T3–T4 p	ES	T2–T4 p	ES
MBAS Eltern IG-N=106	T2	106.5 (18.8)			<.001***	.83
IG-N=108	T3	96.8 (19.5)	<.001***	.32		
KatIG-N=86	T4	90.4 (20.6)				
SRS Eltern IG-N=100	T2	95.8 (22.4)			<.001***	*1.06*
IG-N=100	T3	80.4 (22.4)	<.001***	.37		
KatIG-N=83	T4	72.1 (22.4)				
Ausbilder IG-N=74	T2	77.5 (27.1)			.01**	.33
IG-N=63	T3	73.6 (28.9)	.40	.18		
KatIG-N=45	T4	68.5 (27.02)				
FEG Eltern IG-N=106	T2	45.1 (14.4)			<.001***	*.85*
IG-N=108	T3	53.1 (14.0)	.02*	.27		
KatIG-N=86	T4	57.0 (13.7)				
Ausbilder IG-N=88	T2	45.7 (14.5)			.01**	.47
IG-N=74	T3	53.5 (16.6)	-.62	-.08		
KatIG-N=48	T4	52.26 (13.2)				
CBCL Eltern IG-N=108	T2	53.5 (22.2)			.001***	.71
IG-N=107	T3	44.9 (21.3)	<.001***	.33		
KatIG-N=85	T4	39.0 (21.1)				
TRF Ausbilder IG-N=75	T2	40.4 (23.9)			.17	.27
IG-N=65	T3	37.4 (23.6)	.57	.14		
KatIG-N=50	T4	34.2 (21.5)				

Anmerkungen: FG = Fortsetzungsgruppe, Kat = Katamnese; T3 = Dritter Messzeitpunkt (Post-IG); T4 = Vierter Messzeitpunkt (Katamnese-IG=Post-FG), T5 = Fünfter Messzeitpunkt (Katamnese-FG); p = Signifikanz des Mittelwertunterschiedes, * = p ≤ .05, ** = p ≤ .01, *** = p ≤ .001; ES = Effektstärken: Kleine Effektstärken (ES = 0.2–0.5) sind normal, mittlere (ES = 0.5–0.8), große (ES > 0.8) kursiv gedruckt.

7.11 Katamnese der KOMPASS-Basisgruppe

Wenn ein Jahr nach Ende des Basistrainings alle Probanden betrachtet wurden, zeigte sich gemäß Angaben der Eltern eine hoch signifikante Symptomreduktion (MBAS, SRS, CBCL) und Verbesserungen in den sozialen Kompetenzen (FEG). In allen Bereichen zeigte sich sogar nach Trainingsende eine weitere (hoch) signifikante Verbesserung. Auch ein Jahr nach Interventionsende blieb die autistische Symptomatik in der MBAS unter dem kritischen Wert (Cut-off = 103). Im Bereich der autistischen Symptome und sozialen Kompetenzen zeigte der Vergleich ein Jahr nach Behandlungsende (T4) zur Situation bei Behandlungsbeginn (T2) eine hoch signifikante Veränderung mit hohen Effektstärken (ES = .83-1.06) sowie in der allgemeinen Psychopathologie mittlere Effektstärken (CBCL-ES = .71). Diese Ergebnisse verweisen auf eine nachhaltige Veränderung durch das KOMPASS-Training.

In der Wahrnehmung der Lehrer und Ausbilder, bei denen nur noch bei zwei Dritteln oder im TRF sogar weniger der Probanden Daten zur Verfügung stehen, zeigte sich in der Katamnesezeit im Vergleich zur Situation vor der Basisgruppe bei der autistischen Symptomatik wie auch bei den sozialen Kompetenzen eine signifikante Verbesserung, während in der allgemeinen Psychopathologie keine nachhaltige Veränderung beobachtet wurde. Hierbei ist zudem zu beachten, dass die Ausbilder bereits vor Therapiebeginn bedeutend weniger Symptome als die Eltern beobachteten. Schüler und Lehrlinge mit einer Autismus-Spektrum-Störung zeigen demnach einen Teil ihrer im SRS erfassten Symptome nicht in der Schule und am Ausbildungsplatz. Zudem beobachten die Ausbilder vielleicht auch das Verhalten nicht so genau oder haben nicht ausreichend Gelegenheit (unstrukturierte Situationen) dazu. Während der Katamnesezeit nehmen die autistischen Verhaltensweisen und die allgemeine Psychopathologie weiter, wenn auch nicht signifikant ab, sodass von einer guten Stabilisierung des Trainingserfolgs ausgegangen werden kann.

Für die Berechnungen der Katamnese II der Basisgruppe wurden nur diejenigen Probanden beigezogen, die nicht direkt anschließend das KOMPASS-F-Training besucht hatten.

Tab. 7.9.2: Überblick über die Katamnese II der KOMPASS-Basisgruppe (IG) sowie der Vergleich bei Beginn von KOMPASS (T2) zur Katamnese (T4)

		Mittelwert (SD)	T3–T4		T2–T4	
			p	ES	p	ES
MBAS Eltern						
IG-N = 106	T2	106.5 (18.9)			< .001***	.57
IG-N = 109	T3	96.8 (19.5)	.17	.07		
KatIG-N = 42	T4	95.3 (22.0)				
SRS Eltern						
IG-N = 100	T2	95.8 (22.4)			< .001***	.87
IG-N = 100	T3	80.4 (22.4)	.14	.20		
KatIG-N = 41	T4	76.0 (23.7)				

Tab. 7.9.2: Überblick über die Katamnese II der KOMPASS-Basisgruppe (IG) sowie der Vergleich bei Beginn von KOMPASS (T2) zur Katamnese (T4) – Fortsetzung

		Mittelwert	T3–T4		T2–T4	
		(SD)	p	ES	p	ES
SRS Ausbilder						
IG-N = 74	T2	77.5 (27.1)			.77	.06
IG-N = 63	T3	73.6 (28.9)	-.96	-.08		
KatIG-N = 19	T4	75.8 (29.5)				
FEG Eltern						
IG-N = 106	T2	45.1 (14.4)			<.001***	*.53*
IG-N = 108	T3	53.1 (14.0)	.87	.03		
KatIG-N = 43	T4	52.7 (14.2)				
FEG Ausbilder						
IG-N = 88	T2	45.7 (14.5)			.25	.28
IG-N = 74	T3	53.5 (16.6)	-.39	-.24		
KatIG-N = 23	T4	49.6 (13.0)				
CBCL Eltern						
IG-N = 108	T2	53.5 (22.2)			.001***	*.49*
IG-N = 107	T3	44.9 (21.3)	.22	.12		
KatIG-N = 41	T4	42.3 (23.9)				
TRF Ausbilder						
IG-N = 75	T2	40.4 (23.9)			-.61	-.05
IG-N = 65	T3	37.4 (23.6)	-.33	-.18		
KatIG-N = 23	T4	41.6 (24.7)				

Anmerkungen: FG = Fortsetzungsgruppe, Kat = Katamnese; T3 = Dritter Messzeitpunkt (Post-IG); T4 = Vierter Messzeitpunkt (Katamnese-IG = Post-FG), T5 = Fünfter Messzeitpunkt (Katamnese-FG); p = Signifikanz des Mittelwertunterschiedes, * = p ≤ .05, ** = p ≤ .01, *** = p ≤ .001; ES = Effektstärken: Kleine Effektstärken (ES = 0.2-0.5) sind normal, mittlere (ES = 0.5-0.8) kursiv gedruckt.

Während der Katamnesezeit zur KOMPASS-Basisgruppe stabilisierten sich gemäß Angaben der Eltern die während der Basisgruppe erworbene Symptomreduktion (MBAS, SRS, CBCL) und die Verbesserungen in den sozialen Kompetenzen (FEG) auch bei denjenigen Teilnehmern, die nicht das F-Training besucht haben. Deskriptiv, aber nicht signifikant zeigte sich in fast allen Bereichen sogar eine weitere Verbesserung. Bei der MBAS blieb die autistische Symptomatik auch ein Jahr nach Interventionsende unter dem kritischen Wert (Cut-off = 103). Der Vergleich ein Jahr nach Behandlungsende (T4) zur Situation bei Behandlungsbeginn (T2) zeigte eine hoch signifikante Veränderung mit mittleren (ES = .49-.57) bis sogar bei der sozialen Reaktivität (SRS-ES = .87) hohen Effektstärken, was auf eine nachhaltige Wirksamkeit des KOMPASS-Trainings verweist.

Wenn nur die Teilnehmer betrachtet wurden, die nicht auch das Fortsetzungstraining besucht hatten, standen nur noch bei knapp oder weniger als einem Drittel der Probanden Daten zur Verfügung. In der Wahrnehmung der Lehrer und Ausbilder zeigte sich in allen Verfahren eine leichte Verschlechterung während der Katamnesezeit. Die Symptomatik fiel aber beim SRS nicht unter das Ausgangsniveau zu Trainingsbeginn, und auch die sozialen Fertigkeiten waren im FEG immer noch höher als vor KOMPASS.

Der Vergleich der beiden Katamneseberechnungen I und II zeigte, dass diejenigen Probanden, die nochmals acht Monate KOMPASS-F besucht haben, bei den Elternangaben weniger ausschlaggebend als bei den Angaben der Ausbilder waren.

7.12 Katamnese der KOMPASS-F-Gruppe

Tab. 7.10: Überblick über die Katamnese der KOMPASS-Fortgeschrittenengruppe (FG) sowie der Vergleich bei Beginn von KOMPASS-F (T3) zur Katamnese (T5)

		Mittelwert	T4–T5		T3–T5	
		(SD)	P	ES	P	ES
MBAS Eltern						
FG-N = 52	T3	95.3 (16.4)			<.001***	.49
FG-N = 51	T4	85.9 (18.5)	.69	-.04		
KatFG-N = 38	T5	86.6 (19.8)				
SRS Eltern						
FG-N = 52	T3	81.3 (19.6)			<.001***	.66
FG-N = 49	T4	69.1 (20.6)	.99	.07		
KatFG-N = 38	T5	67.4 (23.1)				
Ausbilder						
FG-N = 30	T3	75.5 (26.1)			<.001***	.85
FG-N = 30	T4	66.4 (25.7)	.04*	.51		
KatFG-N = 21	T5	53.0 (27.1)				

Tab. 7.10: Überblick über die Katamnese der KOMPASS-Fortgeschrittenengruppe (FG) sowie der Vergleich bei Beginn von KOMPASS-F (T3) zur Katamnese (T5) – Fortsetzung

		Mittelwert (SD)	T4–T5 P	T4–T5 ES	T3–T5 P	T3–T5 ES
FEG Eltern						
FG-N = 52	T3	53.5 (12.8)			<.001***	.55
FG-N = 50	T4	60.2 (12.3)	.94	-.04		
KatFG-N = 38	T5	60.7 (13.6)				
Ausbilder						
FG-N = 33	T3	54.9 (15.8)			.03*	.65
FG-N = 30	T4	54.6 (12.9)	.04*	.75		
KatFG-N = 21	T5	65.1 (15.4)				
CBCL Eltern						
FG-N = 52	T3	42.1 (20.0)			<.01**	.43
FG-N = 51	T4	34.0 (17.6)	.99	.03		
KatFG-N = 38	T5	33.5 (20.5)				
TRF Ausbilder						
FG-N = 32	T3	36.7 (26.5)			<.01**	.71
FG-N = 32	T4	30.5 (19.7)	.21	.55		
KatFG-N = 21	T5	20.2 (17.0)				

Anmerkungen: FG = Fortsetzungsgruppe, Kat = Katamnese; T3 = Dritter Messzeitpunkt (Post-IG); T4 = Vierter Messzeitpunkt (Katamnese-IG = Post-FG), T5 = Fünfter Messzeitpunkt (Katamnese-FG); p = Signifikanz des Mittelwertunterschiedes, * = p ≤ .05, ** = p ≤ .01, *** = p ≤ .001; ES = Effektstärken: Zufriedenstellende Effektstärken (ES = 0.2–0.5) sind normal, mittlere (ES = 0.5–0.8) kursiv gedruckt.

In der Beobachtung der Eltern konnten die Teilnehmer von KOMPASS-F ihre Zunahme an sozialen Kompetenzen (FEG), die Abnahme der autistischen Symptomatik (MBAS, SRS) wie auch die Reduktion der allgemeinen Psychopathologie (CBCL) auch ein Jahr nach Gruppenende (T5) aufrechterhalten. Die autistischen Verhaltensweisen (RW = 87) blieben klar unter dem kritischen Wert der MBAS (Cut-off = 103). Die Verbesserung erreichte im Vergleich zum Beginn des Fortgeschrittenentrainings (T3) hohe Signifikanzen und mehrheitlich mittlere Effektstärken (ES = .43–.66).

Die Lehrer und Ausbilder beobachteten in der Katamnesezeit der KOMPASS-F-Gruppe (T5), bei der nur noch für zwei Drittel der Probanden Daten zur Verfügung stehen, eine signifikante Abnahme der autistischen Symptomatik (SRS-ES = .51), die sich besonders in der Unterskala der sozialen Kommunikation (p = .03, ES = .49) zeigte, und eine signifikante Zunahme der sozialen Fertigkeiten (FEG-ES = .71), während sich die allgemeine Psychopathologie lediglich deskriptiv um einen Drittel verringerte (TRF-ES = .55). Der Vergleich zur Situation vor Trainingsbeginn (T3) zeigte in allen Bereichen signifikante Verbesserungen, die im SRS mit ES = .85 mit hohen sowie im FEG (ES = .65) und im TRF (ES = .71) mit mittleren Effektstärken zu Buche schlugen. Im Bereich der sozialen Reaktivität waren es vor allem die soziale Kommunikation (p < .001, ES = .81), soziale Motivation (p < .001, ES = .90) und die autistischen Manierismen (p < .001, ES = .83), die signifikant abgenommen hatten. Bei der Psychopathologie wurden vor allem Verbesserungen in den Unterskalen Externalisierung (p = .05, ES = .43) und Internalisierung (p = .006, ES = .84) sowie den Faktoren Sozialer Rückzug (p = .05, ES = .60), soziale Probleme (p = .05, ES = .48), zwanghaftes Verhalten (p = .02, ES = .66) Angst und Depressivität (p = .01, ES = .82) und delinquentes Verhalten (p = .001, ES = .77) angegeben.

Da die Effekte während des F-Trainings (▶ Tab. 7.9.2) geringer als diejenigen in der Katamnesezeit waren, konnte daraus geschlossen werden, dass die Generalisierung der neuen sozialen Kompetenzen länger dauerte, bis sie außerhalb durch Lehrpersonen und Ausbilder beobachtbar waren. Zudem schienen erst die komplexeren sozialen Fertigkeiten, die im Fortgeschrittenen-Training aufgebaut wurden, für den Abbau der autistischen Symptomatik im schulischen und beruflichen Alltagsleben relevant zu sein, wie der Vergleich mit dem Verlauf im Basistraining (▶ Tab. 7.6) zeigte.

7.13 Verlauf der KOMPASS-Basis- und Fortgeschrittenengruppe mit Unterskalen

Im Folgenden wird der Gesamtverlauf der aktiven KOMPASS-Zeiten differenziert durch die Unterskalen dargestellt. Die Angaben zur Stichprobe der Verlaufsuntersuchung der Basisgruppe (IG) finden sich in Kapitel 7.6, diejenige von KOMPASS-F in Kapitel 7.7. Die Stichprobengrößen werden aus Gründen der Übersichtlichkeit im Text jeweils nicht angegeben, sie variieren mit dem Zeitpunkt und dem Beurteiler. Die entsprechenden N finden sich in den Tabellen 7.3, 7.5, 7.6, 7.7, 7.8 und 7.9.

Die Elternangaben ergaben ein sehr einheitliches Bild. Sie beobachteten sowohl nach dem Basistraining als auch nach der Fortgeschrittenengruppe eine hoch signifikante Abnahme (p < .001) der autistischen Symptomatik, die alle Unterbereiche der MBAS und SRS gleichermaßen betrafen. Mittlere Effektstärken wurden nicht nur in den Gesamtwerten, sondern auch den Bereichen der Theory-of Mind & des Kontaktverhaltens (MBAS ES = .54 bzw. ES = .53), soziale Kommunikation (SRS ES = .77 bzw. ES = .53), soziale Motivation (SRS-Basistraining ES = .63) und autistische Manierismen (SRS-Fortgeschrittenentraining ES = .56) erreicht. Auch die

Zunahme der sozialen Fertigkeiten war in beiden Trainings bedeutsam (FEG p = .001 bzw. p = .002). In der CBCL zeigte sich in beiden Interventionszeiten eine hoch signifikante Abnahme der allgemeinen Psychopathologie (p < .001) und zwar im externalisierenden (p = .001) wie auch internalisierenden (p = .001) Bereich. Die Verbesserungen zeigten sich besonders in den Bereichen sozialer Rückzug (p < .001) und soziale Probleme (p < .001 bzw. p = .01), die wohl nahe mit dem Training verknüft sind. Aber auch die Bereiche Angst & Depressivität (p = .01 bzw. p = .02), zwanghaftes Verhalten (p = .001 bzw. p = .02), aggressives Verhalten (p < .001 bzw. p = .01) und Aufmerksamkeitsprobleme (p < .001) zeigten eine geringere Symptombelastung, was auf ein allgemein verbessertes Wohlbefinden verwies.

Die Angaben der Lehrer und Ausbilder, die auf einer bedeutend geringeren Probandenanzahl beruhten, zeigten nur punktuelle Effekte direkt nach den Trainings, da die Generalisierung wohl mehr Zeit brauchte, wie die Katamnesen (▶ Kap. 7.11 und ▶ Kap. 7.12) gezeigt hatten. Nach dem Basistraining beobachteten die Ausbilder vor allem im SRS eine verbesserte soziale Bewusstheit (p = .05) und weniger autistische Manierismen (p = .04) sowie nach KOMPASS-F eine verbesserte soziale Motivation (p = .01) und soziale Kommunikation (p = .03). Nach dem Basistraining erkannten sie deutlich mehr soziale Kompetenzen (FEG p < .001). Bei der allgemeinen Psychopathologie (TRF) nahmen die Ausbilder schon zu Beginn 20 % weniger Schwierigkeiten wahr als die Eltern. Nach dem Fortgeschrittenentraining berichteten sie von signifikant weniger externalisierenden Verhaltensweisen (p = .03).

7.13 Verlauf der KOMPASS-Basis- und Fortgeschrittenengruppe mit Unterskalen

Tab. 7.11: Verlauf der Basis-Interventionsgruppe und der Fortgeschrittenengruppe – Übersicht über alle Beurteiler und alle Unterskalen

T2–T4 Mittelwert (SD)	Basisgruppe				Fortgeschrittenengruppe			
	T2	T3	p	ES	T3	T4	p	ES
MBAS Eltern								
Gesamtwert	106.5 (18.8)	96.8 (19.5)	<.001***	.51	95.3 (16.4)	85.9 (18.5)	<.001***	.54
Theory of Mind, Kontaktverhalten	43.0 (7.6)	38.9 (7.7)	<.001***	.54	38.9 (6.5)	35.2 (7.4)	<.001***	.53
Geteilte Freude, Mimik, Gestik	24.6 (7.1)	23.4 (6.8)	<.001***	.18	22.7 (6.4)	21.4 (7.1)	<.001***	.20
Situationsinadäquates Verhalten	20.4 (6.0)	18.1 (6.3)	<.001***	.38	17.3 (5.8)	14.7 (5.8)	<.001***	.46
Sprachstil, Sonderinteressen	16.4 (5.1)	14.6 (5.0)	<.001***	.34	14.5 (4.5)	13.0 (5.9)	<.001***	.29
SRS Eltern								
Gesamtwert	96.2 (22.6)	80.4 (22.4)	<.001***	.68	81.3 (19.6)	69.1 (20.6)	<.001***	.61
Soziale Bewusstheit	11.4 (3.4)	9.9 (3.6)	<.001***	.41	10.4 (3.2)	9.2 (2.9)	<.001***	.41
Soziale Kognition	17.2 (5.6)	14.6 (5.3)	<.001***	.45	13.9 (4.8)	12.0 (4.6)	<.001***	.42
Soziale Kommunikation	35.1 (8.3)	28.6 (8.1)	<.001***	.77	29.2 (7.6)	24.9 (8.3)	<.001***	.53
Soziale Motivation	18.3 (5.1)	15.1 (4.9)	<.001***	.63	15.4 (4.7)	13.2 (4.7)	<.001***	.46
Autistische Manierismen	16.1 (6.8)	13.8 (5.7)	<.001***	.36	14.0 (5.3)	11.1 (4.7)	<.001***	.56

Tab. 7.11: Verlauf der Basis-Interventionsgruppe und der Fortgeschrittenengruppe – Übersicht über alle Beurteiler und alle Unterskalen – Fortsetzung

T2–T4 Mittelwert (SD)	Basisgruppe				Fortgeschrittenengruppe			
	T2	T3	p	ES	T3	T4	p	ES
SRS Ausbildung								
Gesamtwert	77.7 (26.9)	73.6 (28.9)	.06	.14	75.5 (26.1)	66.4 (25.7)	.06	.35
Soziale Bewusstheit	9.4 (3.3)	8.8 (3.9)	.05*	.17	8.4 (3.7)	7.7 (3.1)	.47	.21
Soziale Kognition	14.2 (5.7)	13.7 (16.1)	.25	.08	13.6 (6.1)	12.4 (5.4)	.45	.21
Soziale Kommunikation	29.6 (10.6)	27.9 (11.8)	.14	.15	28.6 (10.7)	24.5 (9.3)	.03*	.41
Soziale Motivation	13.9 (6.0)	13.2 (6.0)	.19	.10	14.3 (5.6)	12.0 (5.8)	.01**	.40
Autistische Manierismen	12.0 (6.4)	11.2 (6.0)	.04*	.13	11.9 (6.0)	10.9 (6.1)	.29	.17
FEG Eltern								
Gesamtwert	45.1 (14.4)	53.1 (14.0)	<.001***	.57	53.5 (12.8)	60.2 (12.3)	.002**	.53
FEG Ausbildung								
Gesamtwert	45.7 (14.5)	53.5 (16.6)	<.001***	.50	54.9 (15.8)	54.6 (12.9)	.95	.02
FEG Teilnehmer								
Gesamtwert	–	–	–	–	60.8 (14.7)	66.7 (14.5)	<.001***	.41
FEG Therapeuten								
Gesamtwert	34.5 (14.9)	54.8 (13.9)	<.001***	1.4	57.7 (12.1)	60.9 (13.3)	.07	.25

7.13 Verlauf der KOMPASS-Basis- und Fortgeschrittenengruppe mit Unterskalen

Tab. 7.11: Verlauf der Basis-Interventionsgruppe und der Fortgeschrittenengruppe – Übersicht über alle Beurteiler und alle Unterskalen – Fortsetzung

	Basisgruppe				Fortgeschrittenengruppe			
T2–T4 Mittelwert (SD)	T2	T3	p	ES	T3	T4	p	ES
CBG Therapeuten								
Gesamtwert	43.8 (12.9)	67.5 (14.2)	<.001***	1.7	72.9 (10.7)	70.0 (12.1)	.09	-.25
CBCL Eltern								
Gesamtwert	53.5 (22.2)	44.9 (21.3)	<.001***	.39	42.1 (20.0)	34.0 (17.6)	<.001***	.43
Externalisierende Störung	12.6 (8.7)	10.6 (7.6)	<.001***	.24	9.0 (6.2)	7.0 (4.8)	<.001***	.37
Internalisierende Störung	17.9 (8.6)	15.8 (8.4)	<.001***	.24	15.6 (8.0)	13.1 (7.5)	<.001***	.33
Sozialer Rückzug	7.5 (3.0)	6.7 (3.1)	<.001***	.27	7.0 (3.2)	5.7 (2.9)	<.001***	.43
Soziale Probleme	7.1 (2.9)	5.7 (2.7)	<.001***	.49	5.4 (2.9)	4.6 (2.9)	.01**	.30
Angst/Depressivität	8.5 (5.5)	7.6 (5.4)	.01**	.18	7.4 (5.2)	6.2 (4.9)	.02*	.23
Zwanghaftes Verhalten	2.5 (2.1)	2.0 (1.9)	<.001***	.24	2.1 (2.2)	1.5 (2.2)	.02*	.27
Aufmerksamkeitsprobleme	8.4 (3.7)	6.9 (3.6)	<.001***	.40	6.8 (3.6)	5.4 (3.5)	<.001***	.42
Aggressives Verhalten	9.6 (7.0)	8.0 (6.2)	<.001***	.24	6.5 (5.0)	5.0 (3.7)	.01**	.35
Somatische Beschwerden	2.4 (2.8)	2.1 (2.5)	.07	.12	1.8 (2.1)	1.7 (2.7)	.51	.06
Delinquentes Verhalten	3.0 (2.2)	2.6 (2.0)	.02*	.19	2.5 (2.0)	2.0 (1.6)	.03*	.29

Tab. 7.11: Verlauf der Basis-Interventionsgruppe und der Fortgeschrittenengruppe – Übersicht über alle Beurteiler und alle Unterskalen – Fortsetzung

T2–T4 Mittelwert (SD)	Basisgruppe				Fortgeschrittenengruppe			
	T2	T3	p	ES	T3	T4	p	ES
TRF Ausbildung								
Gesamtwert	40.4 (23.9)	37.4 (23.6)	.38	.13	36.6 (26.5)	30.5 (19.7)	.14	.26
Externalisierende Störung	7.6 (7.6)	6.8 (8.1)	.56	.10	6.9 (8.7)	4.6 (5.2)	.03*	.33
Internalisierend	19.9 (8.6)	13.3 (9.0)	.62	.07	13.2 (8.7)	11.2 (8.5)	.24	.23
Sozialer Rückzug	6.4 (3.8)	5.8 (3.6)	.16	.16	5.7 (3.7)	5.2 (3.3)	.41	.15
Soziale Probleme	5.9 (5.0)	5.2 (4.4)	.22	.15	4.9 (4.6)	3.9 (3.8)	.17	.25
Angst/Depressivität	6.3 (5.2)	6.1 (5.2)	.83	.04	6.2 (4.8)	5.0 (5.5)	.28	.23
Zwanghaftes Verhalten	2.3 (2.2)	1.8 (2.0)	.10	.21	1.8 (2.0)	1.3 (1.6)	.11	.32
Aufmerksamkeitsprobleme	11.2 (7.7)	10.7 (7.0)	.60	.07	9.9 (7.3)	9.6 (6.8)	.75	.05
Aggressives Verhalten	6.8 (6.9)	6.0 (7.0)	.44	.12	5.7 (7.5)	4.1 (4.8)	.09	.25
Somatische Beschwerden	1.0 (1.8)	1.2 (1.8)	.23	-.07	1.1 (1.8)	1.0 (1.6)	.59	.07
Delinquentes Verhalten	1.4 (1.6)	1.4 (1.8)	.87	.04	1.6 (2.1)	0.9 (1.2)	.03*	.39

Anmerkungen: T2 = Zweiter Messzeitpunkt (Post-IG); T3 = Dritter Messzeitpunkt (Post-IG = PräFG); T4 = Vierter Messzeitpunkt (Katamnese-IG = Post-FG), T5 = Fünfter Messzeitpunkt (Katamnese-FG); p = Signifikanz des Mittelwertunterschiedes, * = p ≤ .05, ** = p ≤ .01, *** = p ≤ .001; ES = Effektstärken: Kleine Effektstärken (ES = 0.2–0.5) sind normal, mittlere (ES = 0.5–0.8) kursiv und große (ES > 0.8) **fett** gedruckt.

7.14 Testpsychologische Verlaufsergebnisse

Im Rahmen der KOMPASS-Evaluation wurde der Frage nachgegangen, ob sich die Veränderungen auch in einem testdiagnostischen Verfahren, das einen zentralen Aspekt des Basistrainings (FEFA) bzw. des Fortsetzungstrainings (MASC) erfasste, abbilden liessen.

Tab. 7.12: Übersicht über die Ergebnisse (Mittelwerte) der Testergebnisse vor und nach dem KOMPASS-Basistraining

	Mittelwerte			
	T2	T3	p	ES
FEFA N = 74	35.8 (5.6)	40.7 (4.5)	< .001***	**.97**

Anmerkungen: IG = Basis-Interventionsgruppe; T2 = zweiter Messzeitpunkt (Prä-IG), T3 = Dritter Messzeitpunkt (Post-IG); p = Signifikanz des Mittelwertunterschiedes, *** = p ≤ .001; ES = Effektstärken: Große Effektstärken (ES > 0.8) sind fett gedruckt. Der FEFA steht von 69 % der Teilnehmer zur Verfügung.

Während des Basis-Trainings konnten die Teilnehmer ihre Fertigkeit der Emotionserkennung, wie sie im FEFA-Test ermittelt wurde, hoch signifikant steigern, was sich auch in der hohen Effektstärke (ES = .97) abbildete.

Tab. 7.13: Übersicht über die Ergebnisse (Mittelwerte) der Testergebnisse vor und nach dem KOMPASS-Fortgeschrittenentraining

	Mittelwerte			
	T3	T4	p	ES
MASC N = 45	28.8 (6.1)	32.9 (6.0)	< .001***	*.68*

Anmerkungen: FG = Fortsetzungsgruppe, T3 = Dritter Messzeitpunkt (Prä-FG); T4 = Vierter Messzeitpunkt (Post-FG); p = Signifikanz des Mittelwertunterschiedes, *** = p ≤ .001; ES = Effektstärken: Mittlere Effektstärken (ES = 0.5-0.8) sind kursiv gedruckt. Der MASC steht von 87 % der Teilnehmer zur Verfügung.

Im Fortgeschrittenen-Training verfeinerten die Probanden ihre soziale Kognition, die durch den MASC erhoben wurde, ihn hohem Maße (ES = .68).

7.15 Vergleich der internen KOMPASS-Basisgruppen mit den externen Gruppen

Stichprobe
Das KOMPASS-Basistraining wurde auch in externen kinder- und jugendpsychiatrischen Kliniken in Luzern, Basel-Stadt und Baselland im ambulanten Setting durchgeführt (▶ Kap. 7.3.5), um zu prüfen, ob das Praxishandbuch tauglich ist und zu vergleichbaren Ergebnissen führt.

Tab. 7.14: Stichprobendaten der internen Basis-Interventions- (IG) und der externen Basisgruppe (EG)

	Basis-Interventionsgruppe (IG)	Externe Basisgruppe (EG)	IG vs EG
N	108	35	
Alter			
Mittelwert (SD)	15.6 (1.9)	15.0 (2.5)	t = 1.3
Range	11.9–22.9	10.7–24.0	p = .18
Geschlecht			
männlich	81 (75 %)	32 (91 %)	$\chi^2 = 4.1$
weiblich	27 (25 %)	3 (9 %)	p = .04*
Diagnose			
Asperger-Syndrom	85 (79 %)	30 (86 %)	$\chi^2 = 19.0$
Atypischer Autismus	19 (17 %)	3 (9 %)	p < .01**
Frühkindlicher Autismus	4 (4 %)	2 (6 %)	
ADOS-Gesamtwert (SD)	9.5 (3.6)	10.9 (3.3)	t = -2.2, p = .03*
Komorbiditäten			
Nein	45 (42 %)	13 (37 %)	$\chi^2 = .05$
Ja	63 (58 %)	20 (57 %)	p = .82
Unbekannt	-	2 (6 %)	
ADHS &Impulskontrollstörung	35 (32 %)	6 (17 %)	
Depressive Störung	11 (10 %)	2 (6 %)	
Angst- & Zwangsstörung	5 (5 %)	2 (6 %)	

7.15 Vergleich der internen KOMPASS-Basisgruppen mit den externen Gruppen

Tab. 7.14: Stichprobendaten der internen Basis-Interventions- (IG) und der externen Basisgruppe (EG) – Fortsetzung

	Basis-Interventionsgruppe (IG)	Externe Basisgruppe (EG)	IG vs EG
Essstörung	5 (5 %)	0 (0 %)	
Störung schulischer Fertigkeiten	14 (13 %)	3 (9 %)	
Sonstiges	4 (4 %)	3 (9 %)	
Medikation			
Nein	74 (69 %)	30 (86 %)	$\chi^2 = 4.2$
Ja	34 (31 %)	4 (11 %)	$p = .04*$
Keine Angaben	-	1 (3 %)	
Zusätzliche Psychotherapie			
Nein	106 (98 %)	17 (48 %)	$\chi^2 = 7.2$
Ja	2 (2 %)	3 (9 %)	$p < .01**$
Keine Angaben	-	15 (43 %)	
Intelligenz			
Mittelwert (SD)	104.6 (17.0)	98.0 (11.9)	$t = 2.9$
Range	72–145	74–122	$p < .01**$
IQ < 85	11 (10 %)	3 (9 %)	
IQ 85-114	67 (62 %)	29 (83 %)	
IQ > 114	30 (28 %)	3 (9 %)	
Schule/Ausbildung			
Regelklasse (öffentliche Schule)	26 (24 %)	14 (40 %)	$\chi^2 = 18.0$
Heilpädagog. Kleinklasse	51 (47 %)	14 (40 %)	$p < .01**$
Weiterführende Schule	14 (13 %)	2 (6 %)	
Berufsausbildung	10 (9 %)	5 (14 %)	
arbeitslos, ohne Ausbildung	7 (7 %)	0	
Sozioökonomischer Status			
hoch	28 (26 %)	3 (9 %)	$\chi^2 = 4.3$
mittel	60 (56 %)	20 (57 %)	$p = .12$
niedrig	20 (18 %)	2 (6 %)	

Tab. 7.14: Stichprobendaten der internen Basis-Interventions- (IG) und der externen Basisgruppe (EG) – Fortsetzung

	Basis-Interventionsgruppe (IG)	Externe Basisgruppe (EG)	IG vs EG
Nationalität			
Schweizer	84 (78 %)	26 (74 %)	t = 5.3
Ausländer	24 (22 %)	9 (26 %)	p = .02*

AS = Asperger-Syndrom, AA = Atypischer Autismus, HFA = High-Functioning-Autismus, ADHS = Aufmerksamkeits-Defizit-Hyperaktivitäts-Störung; SD = Standardabweichung, p = Signifikanz, * = p ≤ .05; t = T-Test, X2 = Chi-Quadrat-Test

Die interne Stichprobe (IG) war zwar grundsätzlich mit der externen (EG) vergleichbar, auch wenn sich mehrere signifikante Abweichungen ergaben. In der EG gab es signifikant weniger Mädchen und junge Frauen, und die große Mehrheit der Teilnehmer der EG hatte ein Asperger-Syndrom, während die Diagnose des Atypischen Autismus deutlich weniger häufig als in der IG vorkam. Die EG war gemäß ADOS schwerer beeinträchtigt. In beiden Gruppen wiesen mehr als die Hälfte der Teilnehmer mindestens eine Komorbidität auf, wobei dies in der IG bei doppelt so vielen Probanden eine Aufmerksamkeits- und Impulskontrollstörung war. In der EG wiederum wurden signifikant weniger Teilnehmer zusätzlich medikamentös behandelt. Der Unterschied bei der Psychotherapie war irrelevant, da er durch die hohe Quote an fehlenden Angaben bei der EG zustande kam. Auf der Ebene der sozialen Integration war die IG schwerer belastet, wie die höhere Quoten der nicht in der Regelklasse beschulbaren Teilnehmer und der Jugendlichen ohne Ausbildungsplatz zeigten. Die EG war kognitiv homogener als die IG: In der IG waren es mehr überdurchschnittlich intelligente Teilnehmer und entsprechend auch mehr Gymnasiasten und Studierende, was auch mit dem Standort der Hochschulen zu tun hatte.

Ergebnisse

Tab. 7.15: Vergleich internen KOMPASS-Basis (IG) mit der externen KOMPASS-Basisgruppe (EG) Übersicht über die Ergebnisse (Mittelwerte) der Elternangaben

	Mittelwert				Interaktionseffekt	
	T2	T3	p	ES	p	
MBAS						
IG-N = 106	106.5 (18.8)	96.8 (19.5)	<.001***	.51	.13	
EG-N = 34	114.6 (19.6)	106.9 (22.9)	.01**	.36		

Tab. 7.15: Vergleich internen KOMPASS-Basis (IG) mit der externen KOMPASS-Basisgruppe (EG) Übersicht über die Ergebnisse (Mittelwerte) der Elternangaben – Fortsetzung

	Mittelwert				Interaktionseffekt	
	T2	T3	p	ES		p
SRS						
IG-N = 101	96.2 (22.6)	80.4 (22.4)	<.001**	.70		.75
EG-N = 34	99.3 (24.6)	86.1 (26.9)	<.001***	.52		
FEG						
IG-N = 106	45.0 (14.4)	53.1 (14.0)	<.001***	.57		.48
EG-N = 35	45.1 (16.8)	51.1 (14.5)	.01**	.38		
CBCL						
IG-N = 108	53.5 (22.2)	44.9 (21.3)	<.001***	.39		.79
EG-N = 35	47.4 (21.0)	37.9 (17.9)	.004**	.48		

Anmerkungen: IG = Interne Basis-Interventionsgruppe, EG = Externe Basis-Interventionsgruppe; T2 = zweiter Messzeitpunkt (Prä), T = Dritter Messzeitpunkt (Post); p = Signifikanz des Mittelwertunterschiedes, ** = p ≤ .01, *** = p ≤ .001; ES = Effektstärken: Kleine Effektstärken (ES = 0.2-0.5) sind normal, mittlere (ES = 0.5-0.8) kursiv gedruckt.

Die Ausgangswerte der Probanden aus der IG und der EG waren vergleichbar. Beim Zeitpunkt T2 unterschieden sich die beiden Gruppen nicht signifikant (MBAS: p = .29; SRS: p = .88; FEG: p > .99; CBCL: p = .42). Danach zeigten sie einen vergleichbaren, parallelen Verlauf. Auch in der EG nahmen die autistische Symptomatik (MBAS und SRS) und die allgemeine Psychopathologie (CBCL) signifikant ab und die sozialen Gruppenfertigkeiten (FEG) signifikant zu. Es fand sich kein Interaktionseffekt, was aufzeigt, dass lediglich durch die Benutzung des Handbuchs in einer externen KOMPASS-Basisgruppe ein vergleichbar guter Effekt erzielt werden konnte wie durch Gruppen, die von der Erstautorin geleitet oder supervidiert wurden.

7.16 Moderierende Faktoren

Es stellte sich die Frage, ob KOMPASS bei einer bestimmten Untergruppe von Jugendlichen und jungen Erwachsenen mit einer Autismus-Spektrum-Störung eine bessere Wirksamkeit als bei einer anderen zeigte. Es wurden für das KOMPASS-Basistraining wie auch KOMPASS-F sowohl bei den Einschätzungen der Eltern, Ausbildern und Teilnehmern als auch in allen Fragebogen keine Effekte in Bezug auf die Zugehörigkeit zu einer Altersgruppe, dem Geschlecht oder das kognitive Funktionsniveau (Intelligenz) gefunden. Auch eine komorbide Aufmerksamkeitstörung mit Hyperaktivität stellte keinen den Erfolg moderierenden Faktor dar. Der einzige signifikante Moderator stellte der Prä-Wert dar: Je höher die Symptomatik in den Fragebogen MBAS, SRS und CBCL bzw. je geringer die sozialen Kompetenzen im FEG waren, desto größer waren die Fortschritte. Gerade Teilnehmer mit einer hohen Symptombelastung und geringeren sozialen Ressourcen profitierten also mehr von der KOMPASS-Behandlung.

7.17 Behandlungszufriedenheit

Die Zufriedenheit mit der Therapie wurde mittels des FBBs erhoben, der früher in der Klinik zur Messung der Behandlungszufriedenheit eingesetzt wurde. Er eignet sich nicht spezifisch für das Gruppensetting und die Behandlung von Menschen mit einer Autismus-Spektrum-Störung.

Tab. 7.16: Übersicht über die Ergebnisse (Mittelwerte) der Therapiezufriedenheit bei T2 nach dem KOMPASS-Basis- (IG) und bei T3 dem KOMPASS-F-Training (FG)

	IG		FG	
	Eltern N=107	Teilnehmer N=100	Eltern N=46	Teilnehmer N=51
Gesamtwert	3.3 (0.4)	3.0 (0.6)	3.5 (0.3)	3.1 (0.5)
Behandlungserfolg	2.6 (0.6)	2.7 (0.8)	3.0 (0.7)	2.7 (0.7)
Beziehung zum Therapeuten	-	3.2 (0.6)	-	3.3 (0.5)
Persönliche Entwicklung	2.2 (1.0)	2.9 (0.7)	2.6 (0.9)	2.9 (0.7)
Familienbeziehungen	2.6 (0.9)	1.8 (1.3)	3.0 (0.9)	1.9 (1.0)
Beziehung zu Tochter/Sohn	2.8 (0.8)	-	3.1 (0.7)	-
Behandlungsverlauf	3.7 (0.4)	-	3.8 (0.2)	-
Zufriedenheit mit den Rahmenbedingungen	-	3.0 (0.6)	-	3.2 (0.6)

Die Teilnehmer und die Eltern waren sowohl mit dem KOMPASS-Basistraining als auch KOMPASS-F durchschnittlich zufrieden, wie der Gesamtwert zeigt (Marburger-Referenzstichprobe im Manual des FBB). Die Zufriedenheit der Eltern war unter anderem durch die durchschnittliche bis im F-Training sogar überdurchschnittliche Zufriedenheit bei der Skala ›Behandlungsverlauf‹ bedingt, die bei den Teilnehmern nicht erhoben wird. Die Teilnehmer erlebten die Beziehung zu den beiden Therapeuten als gut bis sogar überdurchschnittlich bei KOMPASS-F, was angesichts der störungsspezifischen Schwierigkeiten, ein Beziehungsangebot zu erkennen und wahrzunehmen, besonders positiv war. Sie waren mit ihrer persönlichen Entwicklung zufrieden. Auch die Rahmenbedingungen des Trainings waren für die Teilnehmer gut. Dass KOMPASS nicht auf eine Verbesserung der Familienbeziehungen abzielte, zeigte die entsprechende Unterskala, die sowohl durch die Teilnehmer als auch bei den Eltern als (klar) unterdurchschnittlich eingeschätzt wurde. In den Augen der Eltern verbesserte sich die Beziehung zu ihrer Tochter bzw. ihrem Sohn im Basistraining noch nicht zufriedenstellend, im F-Training dann schon.

7.18 Zusammenfassung der Ergebnisse

Sowohl die KOMPASS-Basisgruppe als auch KOMPASS-F-Gruppe für Fortgeschrittene zeigt nach Beobachtung der Eltern im Vergleich zu jeweiligen Kontrollgruppen eine gute Wirksamkeit in Bezug auf die Reduktion der autistischen Verhaltensweisen und der allgemeinen Psychopathologie als auch auf die Verbesserung der Gruppenkompetenzen. Im Verlauf sinkt die autistische Symptomatik in allen Bereichen immer weiter ab und die sozialen Kompetenzen nehmen zu. Auch ein Jahr nach Ende des Basis- bzw. des Fortgeschrittenentrainings sind die Verbesserungen deutlich sichtbar. Teilnehmer, die nach dem Basistraining noch KOMPASS-F besucht haben, zeigen einen zusätzlichen Gewinn daraus. Die Zunahme der sozialen Fertigkeiten lässt sich auch durch testpsychologische Verfahren zeigen. Die Teilnehmer von KOMPASS-F nehmen bei sich selbst eine deutliche Zunahme der sozialen Gruppenfertigkeiten wahr. Die Therapeuten beobachten eine klare Steigerung der sozialen Fertigkeiten und Gruppenkompetenzen während des KOMPASS-Basistrainings, sodass die Teilnehmer dann die entsprechenden Verhaltensweisen mehr oder minder gleich häufig wie Gleichaltrige ohne eine autistische Beeinträchtigung zeigen. Entsprechend ist während KOMPASS-F kaum mehr eine Steigerung möglich und es wird auch keine bedeutsame Verbesserung mehr beobachtet. Die Lehrer und Ausbilder hingegen beobachten zwar während der Basisgruppe eine deutliche Zunahme der Gruppenfertigkeiten, eine verbesserte soziale Bewusstheit und weniger autistische Manierismen sowie eine, wenn auch nicht signifikante Verbesserung der allgemeinen sozialen Reaktivität, doch diese Verbesserungen sind zumindest in der Probandengruppe, die nicht noch KOMPASS-F besucht, nicht nachhaltig. Während des Fortgeschrittenentrainings hingegen und erst recht nach einem Jahr später zeigen sich signifikante Verringerungen der autistischen Symptomatik generell, eine Verbesserung der sozialen Kommunikation und Motivation im Besonderen, eine signifikante Reduktion der allgemeinen Psychopathologie wie auch eine Zunahme der sozialen Kompetenzen. Das Praxishandbuch hat sich als tauglich erwiesen und ermöglicht externen Therapeuten vergleichbare Effekte. Die Teilnehmer und Eltern sind mit der Behandlung zufrieden.

7.19 Diskussion

7.19.1 Wirksamkeit

Die *Wirksamkeit* des KOMPASS-Training für eine Behandlungspopulation, die nicht gezielt für das Projekt rekrutiert worden war, konnte im Gruppensetting aufgezeigt werden. Obwohl die Stichprobe sehr heterogen war, was zu einer Aufweichung von Behandlungseffekten führen kann (Choque Olsson et al. 2017), wurden klare Interventionseffekte gefunden. Dabei zeigen sowohl Teilnehmer, die nur das Basistraining besucht haben, als auch diejenigen, die noch KOMPASS-F angehängt haben, einen bedeutsamen Gewinn aus ihrem Einsatz im Vergleich zu einer Warte- bzw. Kontrollgruppe, in denen keine signifikante Veränderung stattfand, sondern deskriptiv sogar eine Verschlechterung der autistischen Symptomatik beobachtet wurde. Die Teilnehmer und Familien sind mit dem Therapiemodell und der Behandlung zufrieden. Die Teilnehmer, Eltern und Therapeuten berichten von einer deutlich beobachtbaren und auch nach einem Jahr unverändert großen Veränderung des Verhaltens, die zu einer besser sozialen Integration führe. Die Elternangaben zeigen eine signifikante Abnahme der autistischen Symptomatik, eine bedeutsame Reduktion der allgemeinen Psychopathologie wie auch eine klare Zunahme der sozialen Kompetenzen, die signifikant über denjenigen in der Warte- und der Kontrollgruppe liegen. Die Lehrpersonen und Ausbildern beschreiben einen deutlich geringeren Behandlungserfolg. Sie nehmen vor allem in der Basisgruppe einen signifikanten Anstieg der sozialen Fertigkeiten und als Trend in beiden Gruppen eine knapp nicht signifikant verbesserte soziale Reaktivität wahr. Die Nachuntersuchung ein Jahr nach Ende des Basistrainings zeigt in der Beobachtung der Ausbildner im Vergleich zu Trainingsbeginn nur dann eine signifikante Verbesserung, wenn alle Probanden miteinbezogen werden, also auch diejenigen, die anschliessend KOMPASS-F besucht haben. Auch ein Jahr nach Therapieende des Fortgeschrittenentrainings zeigen sich signifikante Effekte, die darauf verweisen, dass das F-Training nachhaltig war. Zumindest für den SRS finden sich Hinweise, dass Eltern- und Lehrerurteil generell nur eine geringe Korrelation aufweisen (Reszka et al. 2014, zit nach Freitag et al. 2016), da Lehrer nicht dieselben Verhaltensweisen wie die Eltern beobachten (können). Auch die Teilnehmer und Therapeuten beobachteten hoch signifikante Verbesserungen. Die Überprüfung der Therapieeffekte mit einer externen Behandlungsgruppe ergab gleich gute Effekte, was darauf hinweist, dass sich das Praxishandbuch bewährt hat.

Die Ergebnisse von KOMPASS lassen sich v. a. mit den im Kapitel 1.8.1 beschriebenen Gruppeninterventionen vergleichen, wobei zu beachten ist, dass KOMPASS etwa doppelt so lange wie die anderen Gruppeninterventionen dauert und an einer Behandlungspopulation und nicht an einer für die Evaluation rekrutierten Population, wie zum Beispiel bei SOSTA (Freitag et al. 2016) und KONTAKT-S (Choque Olsson et al. 2017) untersucht wurde. Eine große Verlaufsuntersuchung zu SOSTA (Freitag et al. 2016) mit N = 209 zeigt in den Elternangaben des SRS eine signifikante Symptomreduktion im Gesamtwert und in allen Subskalen außer bei den autistischen Manierismen sowohl in der Interventions- als auch der Kontrollgruppe, wobei der Interaktionseffekt signifikant zugunsten der Gruppentherapie ist. Die Effektstärke des SRS-Gesamtwertes (ES = .35) und der Subskalen (ES = .11–36) sind klein und geringer als beim KOMPASS-Basistraining (ES = .39–.70) und bei KOMPASS-F (ES = .43–61). Neben den Effektstärken lassen sich auch die Symptomreduktion auf Rohwertebene im SRS vergleichen: Bei SOSTA wurde im Therapieverlauf eine Reduktion um RW = -13 Rohwerte und im Vergleich zur Nachuntersuchung RW = -15 gefunden. Dem stehen im KOMPASS-Basistraining RW = -16 bzw. RW = -20/-24 (KatamneseI/Katamnese II) und bei KOMPASS-F RW = -13 bzw. RW = -14 gegenüber. Zudem zeigt sich beim SOSTA-Vergleich zur Nachuntersuchung im Gesamtwert des SDQ (Rothenberger et al. 2008) (ES = .34), dass die Probanden der Interventionsgruppe signifikant weniger Verhaltensprobleme zeigten. Keine Veränderung wurde in den SDQ-Faktoren der Probleme mit Gleichaltrigen und in der CBCL-Skala ›ängstlich-depressive Verhaltensweisen‹ beobachtet. In den Lehrerangaben wurden im SRS und SDQ keine signifikanten Therapieeffekte gegenüber der Kontrollgruppe weder während der Intervention noch im Vergleich zur Nachuntersuchung gefunden. Bei KOMPASS ist kein Vergleich der Lehrerangaben mit der jeweiligen Warte- bzw. Kontrollgruppe möglich, da diese nur während der Intervention erhoben wurden. In der Selbstbeurteilung zeigte sich kein Therapieeffekt im DIKJ (Stiensmeier-Pelster et al. 2000).

Die Pilotstudie von KONTAKT (Herbrecht et al. 2009) mit N = 17 verwendete als Elterneinschätzung ein adaptiertes Elterninterview zu Autismus (PIA-CV-mini, Bölte 2005c), in dem sich lediglich die Subskala Interaktion signifikant verbesserte, die Social Competence Scale (SKS, Bölte 2005d), die sich knapp nicht signifikant veränderte, und den Familien-Belastungs-Fragebogen (FaBel, Ravens-Sieberer et al. 2001), in dem keine bedeutsame Veränderung festgehalten werden konnte. Die Lehrer (N = 5) beobachteten im FEG (Bölte 2005a) keine signifikante Verbesserung bei den sozialen Kompetenzen, was auch die hohen Effektstärken als irrelevant erscheinen lassen. Als Expertenrating wurde die Diagnosecheckliste (DCL) für tiefgreifende Entwicklungsstörungen (Döpfner und Lehmkuhl 2000), die sich eng an den ICD-10-Kriterien orientiert, und die Global Assessment of Functioning Scale (GAS, Endicott et al. 1976) eingesetzt, und dabei konnte in beiden eine signifikante Symptomabnahme festgestellt werden. In der CBG (Bölte 2005b), die später auch bei KOMPASS verwendet wurde, zeigt sich keine signifikante Zunahme an sozialen Kompetenzen. Der Vergleich zur KOMPASS, wo die Therapeuten zumindest im Basistraining eine signifikante Zunahme beobachten konnten, eignet sich insofern nicht, da bei KONTAKT ein Expertenrating durch den CBG vorliegt, während es bei KOMPASS die Therapeuten waren.

Eine große, randomisiert kontrollierte Evaluationsstudie haben Choque Olsson et al. (2017) mit einer schwedischen und standardisierten Fassung von KONTAKT-S durchgeführt. Gemäß Elternangaben nahm die autistische Symptomatik im SRS sowohl in der KONTAKT-S-Gruppe (N = 150, RW = -9) als auch der Kontrollgruppe (N = 146, RW = -6) im Unterschied zu KOMPASS lediglich deskriptiv und nicht signifikant ab, und es wurde auch kein Interaktionseffekt zu Gunsten der Gruppentherapie gefunden (p=.13, ES=.13). Wenn lediglich die jugendlichen Teilnehmer (N=124) angeschaut wurden, zeigte sich ein signifikanter Interaktionseffekt zugunsten der Gruppentherapie sowohl nach Therapieende (p = .01, ES = 32) als auch in der Nachuntersuchung (p = .02, ES = .33), auch wenn die Effektstärken gering waren und der Effekt durch die höheren Symptomwerte der Jugendlichen gegenüber den Kindern vor Interventionsbeginn zustande kommt. Ein ähnliches Muster zeigte sich, wenn die Gruppen nach Geschlecht aufgetrennt wurden: Im Unterschied zu den männlichen Probanden wurde bei den Mädchen (N = 88) ein signifikanter Interaktionseffekt (p = .02, ES = .40) zugunsten der Gruppenbehandlung bei Interventionsende, nicht aber bei der Nachuntersuchung gefunden. Die Katamneseuntersuchung nach drei Monaten zeigt bei KONTAKT-S (Choque Olsson et al. 2017) gemäß Eltern im Vergleich zur Situation vor Trainingsbeginn eine Symptomreduktion im SRS der Interventionsgruppe und der Kontrollgruppe, aber knapp keinen Interaktionseffekt, sodass die Gruppentherapie nur deskriptiv besser abschnitt. Die Lehrerangaben zeigen in der Interventionsgruppe keinerlei Veränderung während des Trainings oder im Vergleich zur Katamnese und auch die Symptomreduktion in der Kontrollgruppe ist nur deskriptiv. Es wurde zudem kein Interaktionseffekt bei Gruppenende oder drei Monate später gefunden.

In der Verlaufsuntersuchung zu TOMTASS (Biscaldi et al. 2016) wurde durch die Eltern (N = 38) in einem Prä-Post-Vergleich in der SRS eine signifikante Symptomabnahme mit mittleren Effektstärke (p < .001, ES = .63) berichtet, wobei die Ergebnisse durch das Fehlen einer Kontrollgruppe schwierig einzuordnen sind. Zudem weisen Untersuchungen mit kleiner Probandenzahl größere Effektstärken auf, was auf eine mögliche Überschätzung verweist (Freitag et al. 2016). Außerdem beobachteten die Eltern eine leichte, aber nicht signifikante Verbesserung (p = .06) im Inventar zur Erfassung der Lebensqualität bei Kindern und Jugendlichen (ILK, Mattejat und Remschmidt 2006), während das Selbsturteil des ILK keine Verbesserung zeigt. Die selbst zusammengestellte »Veränderungs-Version« zum ILK zeigt jedoch im Selbsturteil (p = .003) und Elternurteil (p = .005) eine positive Veränderung. Der Videoanalyse-Vergleich (Stunde 2–4 vs Stunde 21–23) durch in Bezug auf den Zeitpunkt verblindeten Ratern, zeigte im Gesamtwert keine Zunahme an beobachteten sozialen Verhaltensweisen.

Die erste Evaluation des 12–14-Wochen dauernden PEERS-Programms erfolgte durch Laugeson et al. (2009) mit N = 33 13–17-Jährigen und die zweite durch Frankel et al. (2010) mit N = 68 von im Durchschnitt 8 ½-jährigen Kindern durch den Vergleich mit einer randomisierten Wartegruppe. In verschiedenen Verfahren zu sozialen Fertigkeiten, dem sozialen Wissen und der Qualität von Freundschaften erwies sich in den Elternangaben die Interventions- der Wartegruppe überlegen. Die Teilnehmer beobachteten einen signifikanten Zuwachs an Popularität und weniger Einsamkeit. Laugeson et al. (2012) replizierten die Ergebnisse mit N = 28 Jugendlichen im Alter von 12–17 Jahren (Durchschnitt 15 Jahre) mit einem Vergleich zu einer nicht-randomisierten Wartegruppe und fanden auch gemäß Elternangaben eine signifikante Reduktion der autistischen Symptomatik bzw. im SRS eine Verbesserung der sozialen Reaktivität (p < .01). In der Nachuntersuchung des PEERS-Programms drei Monate nach Behandlungsende von Frankel et al. (2010) hielten die Verbesserungen in den sozialen Freundschaftsfertigkeiten gemäß Elternangaben auch nach drei Monaten noch an, während die Teilnehmer und Lehrpersonen keinen signifikant nachhaltigen Effekt beobachten konnten. In der Nachuntersuchung von

Laugeson et al. (2012) waren gemäß Eltern die Verbesserungen in den Freundschaftsfertigkeiten und der sozialen Reaktivität im SRS (p < .01) nachhaltig und auch die Teilnehmer nahmen eine anhaltende Verbesserung ihres sozialen Wissens und ihrer Fertigkeiten, soziale Treffen zu bewältigen, wahr. PEERS wurde auch durch eine externe Gruppe, die unabhängig von den PEERS-Autoren sind, reevaluiert (Schohl et al. 2014). Die Ergebnisse sind in den Eltern- und Teilnehmerangaben vergleichbar: Es zeigt sich ein signifikanter Interaktionseffekt in den Elternangaben der Sozial- und Freundschaftskompetenzen wie auch der autistischen Symptomatik (p = .005) sowie bei den Jugendlichen im sozialen Wissen und den Freundschaftsfertigkeiten zugunsten der Intervention gegenüber der Wartegruppe. Die Lehrpersonen beobachten jedoch nur eine Verbesserung der allgemeinen Verhaltensauffälligkeiten, nicht jedoch der sozialen Kompetenzen und der autistischen Symptomatik. Laugeson et al. (2014) implementierten das PEERS-Programm in einer Privatschule für Schüler mit einer Autismus-Spektrum-Störung, wo es durch die Lehrpersonen durchgeführt wurde. Die N = 73 Jugendlichen wurden gegen eine aktive Kontrollgruppe, deren Probanden in anderen Schulen ein anderes soziales Kompetenztraining erhielten, verglichen. Die Lehrer bzw. Therapeuten beobachteten eine signifikante Abnahme der autistischen Symptomatik im SRS (p = .004, ES = .63) und die Jugendlichen eine signifikante Zunahme ihres sozialen Wissens und ihrer sozialen Aktivitäten (Verabredungen).

Eine amerikanische Metaanalyse Reichow et al. (2012) über fünf kontrollierte und randomisierte Studien zur Wirksamkeit von Gruppentherapien bei Kindern und Jugendlichen mit ASS und mindestens durchschnittlicher Intelligenz mit gesamthaft N = 196 Probanden im Alter von 6–21 Jahren (mehrheitlich 7–12 Jahre) zeigt folgende Effekte: Die sozialen Kompetenzen (ES = .47, p = .003) und die Qualität der Freundschaften (ES = .41, p = .04) verbessern sich gemäß Elternangaben signifikant und zeigen mittlere Effektstärken, während sich bei der Emotionserkennung (ES = .34, p = .34), die in zwei Studien erfasst wurde, und der sozialen Kommunikation (ES = .05, p = .89), die in einer Untersuchung verglichen wurde, kein signifikanter Unterschied zur Kontrollgruppe zeigte. Zudem erhoben zwei Studien Daten zur Lebensqualität, die eine signifikante Abnahme von Einsamkeitsgefühlen (ES = .66) berichteten, während sich kein Effekt in Bezug auf Depression bei den Probanden oder deren Eltern zeigten. Die Autoren bleiben aufgrund der geringen Studienanzahl und der ausschließlich auf Elternangaben beruhenden, also nicht verblindeten Informationen in ihrer Interpretation vorsichtig und sprechen von einer gewissen Wirksamkeit von Gruppentherapien zur Verbesserung der sozialen Kompetenzen. Reichow et al. (2012) weisen darauf hin, dass die in ihrer Metaanalyse berechnet Effektstärken für Gruppentherapien bei Kindern und Jugendlichen mit einer Autismus-Spektrum-Störung im hochfunktionalen Bereich von ES = .47, etwas unterhalb der Effektstärken für Psychotherapie von Kindern und Jugendlichen (ES = .63 von Burlingame et al. 2003) und unterhalb von Gruppentherapien für Kinder und Jugendliche (ES = .61 von Hoag et al. 1997) liegt. Bei KOMPASS wurde dieser Wert in den Elternangaben sowohl für die Basisgruppe (ES = .39–.70) als auch die Fortgeschrittenengruppe (ES = .43–.61) erreicht und mehrheitlich übertroffen.

Um *Generalisierungseffekte* zu erfassen, eignet sich das Einholen von *Fremdangaben*, was bei KOMPASS über das Einholen von Informationen der Lehrpersonen und

Ausbildern geschehen ist. Die Lehrer und Ausbilder beobachteten während des Basistrainings eine hoch signifikante Zunahme im Bereich der Gruppenkompetenzen sowie im SRS eine signifikant verbesserte soziale Bewusstheit und weniger autistische Manierismen (p = .04). Die allgemeine soziale Reaktivität (SRS-Gesamtwert) zeigte lediglich einen nicht signifikanten Trend, der sich auch in der F-Gruppe wiederholte. Im F-Training beobachteten die Ausbilder zudem in der SRS eine signifikant verbesserte soziale Motivation und soziale Kommunikation sowie in der CBCL eine signifikante Abnahme der externalisierenden Verhaltensweisen. Bei der SOSTA-Evaluation (Freitag et al., 2016) erreichen die Lehrerangaben das Signifikanzniveau sowohl bei der Untersuchung nach der Intervention (p = .14), ES = .23) als auch im Vergleich zur Katamnese (p = .40, ES = 0.13) nicht, auch wenn sie deskriptiv eine bessere Generalisierung der Erfolge der Interventions- als der Kontrollprobanden zeigen. Bei KONTAKT (Herbrecht et al. 2009) waren die Lehrerangaben mit N = 5 nicht aussagekräftig. In der zweiten Untersuchung KONTAKT-S (Choque Olsson et al. 2017) beobachteten die Lehrpersonen weder bei Interventionsende (p = .11, ES = -0.22) noch bei der Nachuntersuchung (p = .18, ES = -0.21) einen signifikanten Behandlungserfolg. In der PEERS-Untersuchungen von Laugeson et al. (2009), Frankel et al. (2010) und Laugeson et al. (2012) zeigte sich in den Lehrerangaben kein Interaktionseffekt beim Vergleich der Interventions- mit der randomisierten Wartegruppe. Die Replikationsstudie von Schohl et al. (2014) hingegen fand signifikante Verbesserungen in der Wahrnehmung der Lehrpersonen. Da Lehrerangaben nach Freitag et al. (2016) eine tiefe Interrater-Reliabilität aufweisen, die Rücklaufquote generell tief ist und die Lehrpersonen oft während der Verlaufsuntersuchung wechseln, eignen sie sich weniger, um eine Hauptaussage über Behandlungseffekte zu machen.

Die Vorstellung, dass soziale Kompetenztrainings für Kinder mit ASS, die in der Schule stattfinden, wirksamer sind und v. a. bessere Generalisierungseffekte zeigen, wird durch die Meta-Analyse von Bellini et al. (2007) widerlegt. Die von ihnen untersuchten 55 Trainings (N = 157 Kinder und Jugendliche), die zwischen 1986 und 2005 peer review publiziert worden sind, wurden im Einzel- oder Gruppensetting in der Schule durchgeführt. Sie zeigen nur minimale Behandlungseffekte. Die Generalisierung wie auch der längerfristige Effekt werden als tief eingeschätzt. Die Untersuchung von Laugeson et al. (2014), in der das PEERS-Programm in der Schule durchgeführt und mit einer aktiven Kontrollgruppe untersucht wurde, zeigt mit umgekehrten Vorzeichen, dass auch dann Generalisierungsprobleme im Alltag bestehen. Die Lehrer, die auch die Therapeuten waren, berichteten von einer signifikant besseren Symptomreduktion im SRS bei der PEERS- im Vergleich zu den aktiven Kontrollprobanden (p = .01, ES = .63). Die Eltern, die in diesem Fall die unabhängigen Rater darstellten und wie sonst die Lehrer eine geringe Antwortrate (23 %) zeigten, füllten u. a. einen Angstfragebogen aus, in dem sie eine knapp nicht signifikante Reduktion der sozialen Ängstlichkeit festhielten. In den anderen Verfahren zeigte sich keine Veränderung.

Die *Generalisierung des Behandlungserfolgs* kann auch durch eine *Nachuntersuchung* erfolgen. KOMPASS weist mit zwölf Monaten eine überdurchschnittlich lange Katamnese-Dauer auf. In der Wahrnehmung der Eltern halten alle Verbesserungen auch ein Jahr nach Ende der Intervention, sei es das Basistraining oder KOMPASS-F, an. Bei den Lehrpersonen und Ausbildern zeigt sich vor allem beim KOMPASS-F-Training ein signifikanter Langzeiteffekt, dann aber in allen Bereichen. Wenn beim Basistraining alle Probanden, also inklusive der späteren KOMPASS-F-Teilnehmer, miteinbezogen werden, zeigt sich auch bei den Angaben der Ausbilder eine signifikante Abnahme der autistischen Symptomatik und eine Zunahme der sozialen Kompetenzen. Offenbar braucht die Generalisierung etwas Zeit, und die Verbesserungen werden daher während der F-Katamnesezeit besonders deutlich. Die Nachhaltigkeit des Trainingseffekts bei SOSTA (Freitag et al. 2016) ist zumindest kurzfristig gesichert. Die Katamnese-Untersuchung zeigt, dass gemäß Eltern die Trainingseffekte über drei Monate hinweg gehalten werden konnten und weiterhin signifikant besser als diejenigen der Kontrollgruppe sind (p = .02, ES = .34). Auch die Katamneseuntersuchung nach drei Monaten von KONTAKT-S (Choque Olsson et al. 2017) zeigt gemäß Eltern, nicht aber gemäß Lehrpersonen im Vergleich zur Situation vor Trainingsbeginn eine Symptomreduktion im SRS der Interventionsgruppe (RW = -11) und der Kontrollgruppe (RW = -6), aber knapp keinen Interaktionseffekt (p = .08, ES = .16), sodass die Gruppentherapie nur deskriptiv besser abschnitt. In der Nachuntersuchung des PEERS-Programms (Frankel et al. 2010) hielten die Verbesserungen in den sozialen Freundschaftsfertigkeiten gemäß Elternangaben auch nach drei Monaten noch an, während die Teilnehmer und Lehrpersonen keinen signifikant nachhaltigen Effekt beobachten konnten. Mandelberg et al. (2014) führten eine Katamnese-Untersuchung 1–5 Jahre nach Ende des PEERS-Trainings bei N = 82 Jugendlichen, die früher einmal PEERS besucht hatten, durch. Dies ist die längste uns bekannte Katamneseuntersuchung. Die Reduktion der autistischen Symptomatik gem. den Elternangaben im SRS (p > .001) wie auch die Zunahme der sozialen Kompetenzen waren hoch signifikant nachhaltig.

Die Meta-Analyse von Reichow und Volkmar (2010) zu sozialen Kompetenztrainings für das Einzelsetting untersucht 66 Studien, die zwischen 2001 und 2008 publiziert wurden. Daraus geht hervor, dass die Generalisierung aus dem Klinikalltag oder der Forschungseinrichtung in den Alltag und die Schule eine Herausforderung darstellt. Die Wirksamkeit sozialer Kompetenztrainings nachzuweisen ist nach Gresham et al. (2001, zit. nach Elder et al. 2006) insbesondere daher schwierig, da es oftmals an der Generalisierung und Aufrechterhaltung der Kompetenzen mangelt. Da soziale Defizite der Kinder und Jugendlichen mit einer Autismus-Spektrum-Störung mit dem Alter nicht ab-, sondern zunehmen (Howlin 2000), ist es bereits ein positiver Effekt, wenn die während einer Intervention verbesserten sozialen Kompetenzen in einer Nachuntersuchung stabil bleiben.

Die Suche nach *Prädiktoren*, die den Behandlungserfolg moderieren, ergibt bei verschiedenen Studien ein uneinheitliches Bild. Bei KOMPASS wurde sowohl für das Basistraining als auch die Fortgeschrittenengruppe lediglich ein Prädiktor gefunden: Probanden, die gemäß Elternangaben zu Beginn des Basistrainings (T2) höhere Symptomwerte aufwiesen, profitierten mehr vom Training. Dieser Befund wurde schon mehrfach beobachtet (z. B. Freitag et al. 2016; Chang et al. 2014) und lässt sich auch teilweise durch ein Artefakt erklären, da Probanden mit höheren Werten mehr Spielraum für Veränderungen aufweisen. Weder Alter, intellektuelles Niveau und Geschlecht noch eine komorbide Aufmerksamkeitsstörung hatten einen signifikanten Einfluss auf das Ergebnis. Diese Befunde stehen im Kontrast zu denjenigen von Choque Olsson et al. (2017), die bei der 2. KONTAKT-Evaluation sowohl einen Alters- als auch Geschlechtereffekt gefunden haben, weil Jugendliche und weibliche Probanden mehr vom Training profitierten als Kinder und männliche Probanden. Demgegenüber profitierten aber in der KONTAKT-Pilotstudie (Herbrecht et al. 2009) die Teilnehmer der Kinder-Gruppen mehr als diejenigen der Jugendlichen-Gruppen. In der SOSTA-Evaluation (Freitag et al. 2016) wurde eine Verbindung zwischen höherem IQ und besserem Therapieerfolg gefunden. Im Unterschied dazu zeigte sich in der KONTAKT-Pilotstudie (Herbrecht et al. 2009) ein Zusammenhang zwischen geringerer Intelligenz und Therapieerfolg.

Eine Untersuchung (Chang et al. 2014) mit 60 Jugendlichen, die mit dem PEERS-Programm behandelt wurden, zeigt, dass eine deutlichere Verbesserung der sozialen Kompetenzen sowohl mit einem höheren Ausgangswert bei den von den Eltern berichteten sozialen Kompetenzen als auch einem gemäß Einschätzung der jugendlichen Teilnehmer tiefen sozialen Funktionsniveau korreliert. Zudem profitieren Jugendliche, die gemäß Eltern ein höheres Verantwortungsgefühl und eine bessere Selbstkontrolle aufweisen, mehr von der Behandlung. Die Autoren schließen, dass das PEERS-Programm demnach bei denjenigen Jugendlichen mit einigen grundlegenden sozialen Fertigkeiten, der Einsicht in ihre sozialen Defizite und somit einer höheren Lernmotivation sowie einer besseren Selbstbeherrschung und der Bereitschaft, Autoritätspersonen zu respektieren und mit ihnen zu kommunizieren, erfolgreicher ist.

7.19.2 Das KOMPASS-Konzept

KOMPASS wurde gezielt für Jugendliche und junge Erwachsene mit einer Autismus-Spektrum-Störung im gut funktionierenden Spektrum entwickelt, wie es u. a. Rao et al. (2008) fordern. Das KOMPASS-Training mit den beiden Teilen des Basis- und Fortgeschrittenentrainings umfasst alle der von Krasny et al. (2003) und Remschmidt et al. (2006) formulierten emotionalen, sozialen und kommunikativen Zielkompetenzen für Sozialtrainings (mit Ausnahme der konkreten Emotionsregulation) und geht auch darüber hinaus, indem weitaus komplexere Fertigkeiten (z. B. Argumentieren, Formulieren von Komplimenten oder sozialen Lüge) vermittelt und geübt werden.

Die *Dauer der evaluierten KOMPASS-Gruppentherapie* ist mit acht Monaten bzw. für die Basisgruppe im Schnitt 28,8 Termine (Range 22–32) und die Fortgeschrittenengruppe im Schnitt 25 Termine (Range 21–28) länger als die meisten evaluierten Gruppentherapien. Lediglich die Pilotstudie (N = 17) von KONTAKT (Herbrecht et al. 2009) umfasste auch eine etwas längere Therapiedauer von zwei Jugendlichengruppen mit 15–17 Terminen à 90 Minuten, wobei die eine Gruppe bereits früher über eine längere Zeit gruppentherapeutisch mit KONTAKT behandelt worden war, und einer Kindergruppe mit 29 stündigen Terminen. Nach der Evaluation des zwölf Wochen dauernden KONTAKT-S-Trainings, das nur einen geringen Zusatzeffekt zur Standardbehandlung aufzeigen konnte, schreiben Choque Olsson et al. (2017), dass es wohl eine längere Therapiedauer benötige. Sie ergänzen, dass die Dauer von 3–4 Monaten bei den meisten Gruppentherapieprogrammen zur Verbesserung der sozialen Kompetenzen weit weniger zeitintensiv als die meisten anderen Interventionsformen für Menschen mit einer Autismus-Spektrum-Störung sei.

Die *Sitzungsdauer* von 90 Minuten scheint für die anvisierte Altersgruppe zu passen. Die Untersuchung von Choque Olsson et al. (2017) zu KONTAKT-S zeigt den Einfluss der Therapiedosis auf: Für die Kindergruppen, die lediglich zwölf Mal 60 Minuten dauerten, zeigte sich keine signifikante Veränderung im Verlauf oder im Vergleich zu einer nur standardmäßig behandelten Probandengruppe. Die Probanden der Jugendlichengruppen, die zwölf Mal 90 Minuten behandelt wurden, zeigte eine signifikante Symptomabnahme während der Gruppentherapie und eine bessere Wirksamkeit als die Vergleichsgruppe.

Im *Einzelsetting* wurde KOMPASS nicht systematisch evaluiert. Doch viele Therapeuten nutzen die Materialien in den Einzeltherapien und berichten von einer guten Anwendbarkeit und einer deutlichen Verhaltensverbesserung bei den Klienten.

KOMPASS stellt im Unterschied zu SOSTA (Freitag et al. 2016) und KONTAKT-S (Choque Olsson et al. 2017) kein durchstrukturiertes Trainingsprogramm dar, sondern das *Praxishandbuch* umfasst thematisch geordnet eine Vielzahl von Übungen und theoretischen Erklärungen, aus denen die Therapeuten diejenigen herausgreifen, die für ihre Gruppe gerade nützlich sind. Oft stehen mehr Übungen zur Verfügung als man üblicherweise benötigt, um die Fertigkeit zu erläutern und einzuüben. Dieses Modell entspricht demjenigen von KONTAKT (Herbrecht et al. 2008) und TOMTASS (Paschke-Müller et al. 2013).

7.19.3 Untersuchungsdesign

Zur Evaluation von KOMPASS wurde das vorliegende naturalistische Untersuchungsdesign gewählt, da es im klinischen Alltag machbar zu sein schien und den Vorteil hat, dass es den Alltag valide abbildet. Zunächst ging es um das Angebot einer Gruppentherapie und dann auch um die Prüfung deren Wirksamkeit. Bei der Untersuchung der Wirksamkeit wollten wir eine Situation schaffen, die möglichst nahe am klinischen Alltag ist, um die Generalisierbarkeit der Ergebnisse aufzuzeigen und die Praktikabilität der Praxismaterialien und des KOMPASS-Ansatzes zu prüfen. Dies führte zu vielen kleinen und großen Kompromissen. Eine bedeutsame Einschränkung ist die fehlende Randomisierung der Vergleichsgruppe, wie es Freitag et al. (2016) bei SOSTA, Choque Olsson et al. (2017) bei KONTAKT-S und verschiedene Autoren bei PEERS (Laugeson et al. 2009; Frankel et al. 2010; Schohl et al. 2014) gemacht haben.

KOMPASS wurde aus verschiedenen *Beurteilerperspektiven* evaluiert, was mehrheitlich auch dem Vorgehen anderer Wirksamkeitsstudien entspricht (u. a. Freitag et al. 2016; Choque Olsson et al. 2017). Da die Eltern die Hauptinformantengruppe darstellen, muss der Effekt der sozialen Erwünschtheit bedacht werden. Bei der KOMPASS-Evaluation standen keine verblindeten Quellen zur Verfügung, wie es zum Beispiel die Lehrpersonen bei der SOSTA-Evaluation (Freitag et al. 2016) und der KONTAKT-Evaluation (Choque Olsson et al. 2017) darstellten. Daher kann ein Rater-Bias vor allem bei den Eltern, aber auch den Ausbildern nicht ausgeschlossen werden. Aufgrund fehlender personeller und finanzieller Ressourcen kam es nicht infrage, einzelne Gruppensequenzen durch *externe Rater* beurteilen zu lassen, wie es zum Beispiel Herbrecht et al. (2009) für die KONTAKT-Pilotstudie und Biscaldi et al. (2016) für die TOMTASS-Evaluation gemacht haben. Choque Olsson et al. (2017) schlagen angesichts der geringen Responder-Rate vor, nicht Lehrpersonen als verblindete Beurteiler zu nutzen, sondern Videoaufnahmen von Gruppensitzungen zu machen und einschätzen zu lassen. Auch wenn der Gedanke dahinter nachvollziehbar ist, so ist die Validität solcher Aussagen doch stark eingeschränkt. Im Grunde ist es gleichgültig, ob die Teilnehmer im Gruppensettting Blickkontakt, nonverbale Kommunikation und aktives Zuhören zeigen, Komplimente und soziale Lügen, Freundschaftssignale aussenden und Small Talk oder sogar Streitgespräche führen können. Sie müssen das Gelernte in ihren jeweiligen Alltag generalisieren. Das können nur Eltern und Ausbilder beobachten. In unserer klinischen Erfahrung ist es sogar in hohem Maße so, dass das erlernte Verhalten recht schnell innerhalb der Gruppentherapie gezeigt wird, es aber viel länger dauert, bis es auch außerhalb eingesetzt wird.

Nicht ideal ist auch der Einsatz einer *Wartegruppe*, die nicht alle Interventionsprobanden umfasst, sondern eher zufällig nur diejenigen, die sich rechtzeitig angemeldet haben. Wir wollten keinesfalls einen Jugendlichen oder jungen Erwachsenen, der sich für die KOMPASS-Teilnahme bewarb und als geeignet erschien, wegen des Evaluationsprojektes mehr als ein Jahr lang auf eine Teilnahme warten lassen, nur damit er eine Wartephase durchlaufen konnte. Somit wurden diejenigen Probanden, die mehr als fünf Monate und weniger als zwölf Monate vor KOMPASS-Beginn angemeldet wurden, in die Wartegruppe aufgenommen. Auch Laugeson et al. (2012) teilte die Teilnehmer nicht gezielt randomisiert in eine Warte- und eine Interventionsgruppe ein, sondern nutzte den Zeitfaktor, indem die ersten Anmeldungen der Wartegruppe zugeordnet wurden, was doch eine gewisse Zufälligkeit ergab. KOMPASS wurde mit keiner aktiven Kontrollgruppe verglichen, sondern die Wartegruppe erhielt die Behandlung, die üblich war und zur Verfügung stand. Unseres Wissens nach einzigartig ist die Evaluation von Laugeson et al. (2014), die ein in der Privatschule implementiertes PEERS-Programm mit einer aktiven Kontrollgruppe verglichen, die ein anderes, für Jugendliche mit einem Asperger-Syndrom entwickelte Sozialtraining erhielten.

Die *Kontrollgruppe für KOMPASS-F* besteht aus den Teilnehmern der Basisgruppe, die nicht das Fortgeschrittenentraining besuchten. Auch bei der Evaluation von KOMPASS-F war keine Randomisierung möglich, da alle Teilnehmer, die weiterfahren wollten und zeitlich konnten sowie das Gelernte bereits ausreichend automatisiert hatten, teilnehmen konnten, während die anderen in die Katamnese-Gruppe des Basistrainings kamen.

Die KOMPASS-Evaluation umfasst wohl eine der längsten *Katamnesezeiträume*, die je für soziale Kompetenztrainings für Jugendliche mit einer Autismus-Spektrum-Störung untersucht wurden. Bei jedem sozialen Kompetenztraining ist die Frage zentral, ob die erlernten Fertigkeiten auch längerfristig aufrechterhalten werden können. Bisher finden sich erst wenige Studien zur Wirksamkeit von Interventionsprogrammen, welche die sozialen Kompetenzen von Jugendlichen verbessern und auch noch längerfristige Effekte nach Ende der Behandlung untersuchen

(Rao et al, 2008; White et al. 2007). Unterdessen finden sich einige Untersuchungen zu längerfristigen Effekten von Trainings bei Primarschulkindern, aber erst sehr wenige bei Jugendlichen (Jenny 2010; Mandelberg et al. 2014), die oft auch nur kurze Katamnesezeiten von sechs Wochen (Herbrecht et al., 2009; Sofronoff et al., 2007) bis gut drei Monaten (White, 2010, zit. nach Mandelberg et al., 2014; Laugeson et al., 2012; Freitag et al., 2016; Choque Olsson et al., 2017) umfassen. Die Untersuchung von Mandelberg et al. (2014) zum PEERS-Programm (Training für Jugendliche und Eltern gemeinsam) umfasst eine Nachuntersuchung nach 1–5 Jahren (im Schnitt 29 Monate) und zeigt, dass die meisten Fertigkeiten zur Pflege von Freundschaften auch nach längerer Zeit noch festgestellt werden konnten.

Bei KOMPASS wurde lediglich in der Fortgeschrittenengruppe eine *Selbstbeurteilung* der Probanden eingeholt, da dann ihre Introspektionsfähigkeit als dafür ausreichend erachtet wurde. Sie beobachteten eine Zunahme ihrer sozialen Gruppenfertigkeiten. In den beiden großen Untersuchungen von Freitag et al. (2016) und Choque Olsson et al. (2017), mit denen die KOMPASS-Evaluation schwerpunktmäßig verglichen wird, wurde keine Selbstbeurteilung der Probanden erhoben, bei der TOMTASS-Untersuchung von Biscaldi et al. (2016) hingegen schon, auch wenn dort keine Verbesserung der Lebensqualität gefunden wurde. Die Untersuchung von Gillberg et al. (2010) an N = 100 Männern mit Asperger-Syndrom zeigt auf, dass die Probanden zu einem gewissen Maß ihre mit der Diagnose einhergehenden Probleme wahrnehmen. Dennoch unterscheidet sich die selbst- und Fremdbeurteilung durch die Eltern in drei von sieben Bereichen signifikant: Sie erkennen Interaktionsprobleme mit Gleichaltrigen, Schwierigkeiten mit sozialen Signalen und Probleme und Auffälligkeiten in Bezug auf ihre eingeschränkten Interessen weniger.

Bei der Evaluation von KOMPASS wurden verschiedene *Untersuchungsinstrumente* eingesetzt. Die MBAS und SRS sind verbreitete diagnostische Verfahren, die ursprünglich nicht zur Abbildung von Veränderungen entwickelt wurden. Die MBAS mit der breiten Einschätzungsskala hat sich aber als durchaus veränderungssensibel erwiesen, auch wenn die 13 diagnostischen Items konstant gehalten werden müssen. Die SRS, die ursprünglich als Screening-Fragebogen für die Autismus-Diagnostik entwickelt worden ist, hat sich aber nicht nur bei KOMPASS als geeignet erweisen, um Veränderungen im sozialen Funktionieren von Kindern und Jugendlichen abzubilden (Tse et al. 2007; Lopata et al. 2008; DeRosier 2011; Laugeson et al. 2012, Schohl et al. 2014; Vaughan et al. 2013; Laugeson et al. 2014; Biscaldi et al. 2016; Choque Olsson et al. 2017). Die CBCL und TRF sind in der Forschung weit verbreitete Instrumente, um Veränderungen der allgemeinen Psychopathologie abzubilden und wurden teilweise auch in anderen Untersuchungen (z. B. Freitag et al. 2016) eingesetzt. Der FEG und CBG sind wenig verbreitete Instrumente, wurden aber gezielt zur Evaluation eines anderen Gruppentrainings (KONTAKT von Herbrecht et al. 2008) entwickelt und bilden nicht Auffälligkeiten, sondern vorhandene Gruppenkompetenzen ab. Grundsätzlich wurden im Vergleich zu anderen Wirksamkeitsstudien recht viele Instrumente eingesetzt.

Das KOMPASS-Basistraining wurde mit einer kleinen Stichprobe (N = 35) auch an einer *externen Population* überprüft. Bei Studien, die nur an einer und derjenigen Fachstelle, die das Therapieprogramm entwickelt hat, durchgeführt werden, besteht die Gefahr, Therapieeffekte zu überschätzen (Munder et al. 2013, zit. nach Freitag et al. 2016). Diesem Problem versuchte KOMPASS zumindest im Basistraining zu begegnen. Die 2. KONTAKT-S-Untersuchung von Choque Olsson et al. (2017) und die PEERS-Reevaluation von Schohl et al. (2014) sind gute Beispiele für eine Überprüfung an einer externen Stichprobe.

Die KOMPASS-Evaluation musste wie andere Wirksamkeitsstudien unvollständige Datensätze (»*Missing Data*«) in Kauf nehmen. Am größten ist der Datenverlust bei den Ausbildern, wobei diese Datenquelle bei einem Viertel der Basis-Probanden und einem Drittel der Fortgeschrittenen-Probanden von Anfang an und noch deutlicher während der Katamnese gar nicht zur Verfügung standen. Es wurden aber in der Gesamt-Stichprobe alle erhobenen Merkmale zwischen den Elternangaben und denjenigen der Lehrer und Ausbilder verglichen und keine signifikanten Unterschiede ($p = .51-.99$) gefunden: Die deskriptiv, aber klar nicht signifikant größten Unterschiede fanden sich bei der Verteilung der Schule und Ausbildung ($p = .14$), indem die Ausbilder-Stichprobe etwas mehr Kleinklassenschüler und kaum Teilnehmer ohne Ausbildung enthielt, sowie beim Alter ($p = .16$), da es in der Ausbilder-Stichprobe tendenziell weniger ältere Jugendliche und junge Erwachsene gab. Bei der Evaluation von KONTAKT-S (Choque Olsson et al. (2017) lagen beim Zeitpunkt nach der Intervention bei 22 % der Eltern und 51 % der Lehrpersonen sowie zum Katamnesezeitpunkt bei 29 % der Eltern und 61 % der ehemaligen Teilnehmer keine vollständigen Datensätze vor. Beim Vergleich der Stichprobendaten der Probanden mit und ohne mit Lehrerangaben fanden sie drei signifikante Unterschiede: Die Angaben der intelligenteren und älteren Probanden fehlten häufiger und sie hatten mehr Probanden in der Lehrer-Stichprobe mit höherer Symptombelastung vor Therapiebeginn. Das Problem der fehlenden Lehrerangaben kennen auch andere Wirksamkeitsstudien, die Lehrpersonen als Datenquelle nutzen (Laugeson et al. 2009; Laugeson et al. 2012; Schohl et al. 2014; Freitag et al. 2016). Dies scheint nicht an den überlasteten Lehrern zu liegen, sondern am Ausmaß, wie stark der Beurteiler involviert ist: In der Evaluation des PEERS-Programm, das in einer Schule durch Lehrpersonen durchgeführt wurde (Laugeson et al. 2014) sank dafür die Antwortrate der Eltern auf 23 %.

7.19.4 Stichprobe

Die Stichprobe war eine Behandlungspopulation wie sie in der Alltagsversorgung entsteht und wurde nicht gezielt für die Studie rekrutiert, wie zum Beispiel zur SOSTA-Evaluation von Freitag et al. (2016). Niemand erhielt eine zusätzliche Belohnung für die Evaluation, wie zum Beispiel zur Evaluation von KONTAKT-S durch Choque Olsson et al. (2017). Choque Olsson et al. (2017) schreiben, dass ihre Verlaufsstudie die erste sei, welche die Wirksamkeit eines Gruppentrainings der sozialen Kompetenzen in der psychiatrischen Alltagsversorgung untersuchen. Demnach gehen wir davon aus, dass mit der KOMPASS-Evaluation die zweite entsprechende Studie vorliegt.

Die KOMPASS-*Stichprobengröße* von $N = 108$ im Basistraining und $N = 52$ in der Fortgeschrittenengruppe sind zwar deutlich größer als diejenigen in vielen frühen Untersuchungen (Jenny 2010) und auch viel größer als diejenigen der deutschsprachigen Gruppentrainings TOMTASS (Biscaldi et al. 2016), GATE (Gawronski et al. 2012), FASTER (Ebert et al. 2013) sowie der Untersuchungen zum PEERS-Programm, bei dem die Größe zwischen N = 28 (Laugeson et al. 2012) und N = 73 (Laugeson et al. 2014) schwanken. Sie ist jedoch klar geringer als die KONTAKT-S-Untersuchung (Choque Olsson et al. 2017) und in der Interventionsgruppe vergleichbar mit derjenigen zu SOSTA (Freitag et al. 2016), die aber eine doppelt so große und zudem randomisierte Kontrollgruppe aufweist.

Eine *Geschlechterverteilung* von gut 3 : 1 bedeutet einen verhältnismäßig hohen Mädchen-/Frauen-Anteil in der Stichprobe, der sonst nur noch in der KONTAKT-S-Evaluation von Choque Olsson et al. (2017), die mit 30 % ebenfalls einen hohen Anteil von Probandinnen untersucht haben, erreicht wird. In der SOSTA-Untersuchung lag er bei tiefen 3,5 %. Der Anteil der Mädchen schwankte in den verschiedenen Evaluationen des PEERS-Programm mit einem mehrheitlich tiefen Anteil zwischen 12 % (Laugeson et al. 2014) und 18 % (Laugeson et al. 2012), und die Replikationsstudie (Schohl et al. 2014) wies mit 21 % eine 1 : 4 Verteilung auf. So können die KOMPASS-Ergebnisse auch für diese sonst eher selten untersuchte Gruppe als gültig betrachtet werden. Dass das Geschlecht keinen moderierenden Faktor darstellt, unterstützt diese These.

Die *Diagnoseverteilung* zeigt, dass sich KOMPASS primär für Menschen mit Asperger-Syndrom und anderen autistischen Beeinträchtigungen im hoch-funktionalen Bereich eignet. Während bei KOMPASS rund 80 % ein Asperger-Syndrom aufweisen, waren es bei der Untersuchung von KONTAKT-S (Choque Olsson et al. 2017) rund 60 % und zusätzlich rund 30 % hoch-funktionale Probanden mit einer Pervasive Developmental Disorder Not Otherwise Specified. Die SOSTA-Stichprobe (Freitag et al. 2016) weist nur rund 50 % Asperger-Probanden und eine recht hohe Quote von fast einem Viertel mit frühkindlichem Autismus auf. Bei den PEERS-Evaluationen (Laugeson et al. 2009 bzw. Laugeson et al. 2012) liegt der Wert der Probanden mit frühkindlichem Autismus deutlich höher (70 % bzw. 50 %). Der hohe Prozentsatz von frühkindlichem Autismus kann bei den Studien, welche die diagnostischen Kriterien des DSM-IV anwenden, auch dadurch erklärt werden, dass immer dann, wenn sowohl die diagnostischen Kriterien für das Asperger-Syndrom als auch für frühkindlichen Autismus erfüllt sind, die Diagnose frühkindlicher Autismus vergeben wird. Die hohe Symptombelastung der KOMPASS-Stichprobe zeigt sich auch im durchschnittlichen Wert des ADOS, der auf dem kritischen Wert für Autismus und klar über demjenigen für das autistische Spektrum liegt, der oft bei Kindern und Jugendlichen mit einem Asperger-Syndrom zur Anwendung kommt. Auch die Symptombelastung gemäß ASSF und FSK liegen klar über den respektiven Cut-off-Werten. Diejenige im ASSF (Basisgruppen-/Fortgeschrittenengruppe-RW = 26) ist vergleichbar mit demjenigen der PEERS-Untersuchung von Frankel et al. (2010).

Die Rate der Probanden, die mindestens eine *Komorbidität* aufweist, ist bei KOMPASS mit 58 % in der Basisgruppe und 67 % in der Fortgeschrittenengruppe recht hoch und vergleichbar mit derjenigen der SOSTA-Population (Freitag et al. 2016) von 60 %. Bei KOMPASS haben 32–33 % eine diagnostizierte Aufmerksamkeitsstörung mit oder ohne Hyperaktivität, wobei die Quote in Wirklichkeit wohl noch höher ist, da viele Kliniker korrekterweise gemäß ICD-10-Kodiervorschriften zusätzlich zu einer autistischen Störung keine komorbide Aufmerksamkeitsstörung diagnostizieren, auch wenn gleichzeitig die Diagnosekriterien für eine Aufmerksamkeitsstörung erfüllt sind. Bei PEERS (Laugeson et al. 2012) liegt der Prozentsatz mit 25 % tiefer, bei SOSTA mit 42 % höher, und bei KONTAKT-S (Choque Olsson et al. 2017) ist sie mit 77 % sogar doppelt so hoch. Antshel et al. (2011) untersucht den Einfluss von komorbiden Erkrankungen auf den Behandlungserfolg von einem Sozialen Kompetenztraining mit paralleler Elterngruppe, das auf dem Programm von Solomon et al. (2004) beruht, bei N = 83 Kindern mit einer Autismus-Spektrum-Störung. Während komorbide Angststörungen den Erfolg nicht beeinträchtigen, beeinflusst komorbides ADHS den Erfolg negativ. Angststörungen lassen sich ganz allgemein sehr gut in Gruppentrainings behandeln, während sich bei Kindern mit ADHS auch ohne ASS soziale Kompetenztrainings als wenig wirksam erwiesen haben (Antshel et al. 2012).

Ein Drittel der KOMPASS-Teilnehmer hatten parallel zur Gruppenintervention auch eine *medikamentöse Behandlung*. Bei den PEERS-Evaluationen lag der Prozentsatz der medikamentös behandelten Probanden zum Teil tiefer (21 % Laugeson et al. 2008) und zum Teil deutlich höher (64 % Schohl et al. 2014). Auch in der SOSTA-Untersuchung (Freitag et al. 2016) ist der Anteil mit rund 50 % hoch. Aus den Angaben von Choque Olsson et al. (2017) zu KONTAKT-S lässt sich der Prozentsatz aufgrund der mehrfach-Medikationen nicht genau berechnen, er liegt aber sicher über 50 %, da bereit 53 % mit Stimulantien behandelt werden

Relevant ist auch die Frage, ob ein bedeutsamer Anteil der Probanden neben der Gruppenintervention eine *zusätzliche Einzeltherapie* besucht haben. Neben der Gruppenintervention wurden lediglich 2–4 % der KOMPASS-Teilnehmer zusätzlich einzeltherapeutisch begleitet, um vor allem eine depressive Symptomatik aufzufangen. Bei der KONTAKT-S-Studie (Choque Olsson et al. 2017) lag die Quote mit 3 % individueller Therapie vergleichbar tief, wobei 23 % der Eltern parallel zu KONTAKT noch eine Psychoedukation bekamen. In den Vergleichsgruppen wurden mehr Probanden im Sinne einer Standardbehandlung individuell psychotherapeutisch betreut und erhielten elterliche Psychoedukation: Bei KOMPASS waren dies 60 % in der Wartegruppe zum Basistraining und 21 % in der Kontrollgruppe zum Fortgeschrittenentraining. In der KONTAKT-S-Evaluation (Choque Olsson et al. 2017) waren dies bei 18 % der Probanden Einzeltherapie oder Beratung, bei 29 % elterliche Psychoedukation und bei 6 % weitere Maßnahmen.

Die *Beschulungsform* über verschiedene Studien hinweg zu vergleichen, ist angesichts der unterschiedlichen Schulsysteme schwierig. Bei KOMPASS besuchten N = 91 die Volksschule oder eine weiterführende Schule. Davon besuchten weniger als die Hälfte (44 %) eine Regelklasse. Die Beschulungsform kann mit einigen PEERS-Untersuchungen verglichen werden: Mindestens mehr als die Hälfte der Probanden (52 % Laugeson et al. 2009) besuchten eine Regelklasse, meistens waren es aber deutlich mehr (75 % Laugeson et al. 2012; 86 % Schohl et al. 2014; 91 % Frankel et al. 2010). Die anderen Gruppenevaluationen machen keine entsprechenden Angaben.

Die *Drop-Out-Rate* war bei KOMPASS mit 8 % im Basis- und 4 % im Fortgeschrittenen-Training gering und deutlich kleiner als bei KONTAKT-S (Choque Olsson et al. 2017) mit 15 %. Die meisten Untersuchungen berichten nicht darüber.

Die KOMPASS-Evaluation umfasst als eine der wenigen Wirksamkeitsstudien zu sozialen Kompetenztrainings bei Probanden mit einer Autismus-Spektrum-Störung auch eine *externe Gruppe*. In der externen Gruppe wurde das Basistraining unabhängig von der Klinik für Kinder- und Jugendpsychiatrie und Psychotherapie in Zürich, an der KOMPASS entwickelt, durchgeführt und evaluiert. Die Replizierung von Interventionseffekten ist eine Voraussetzung dafür, dass eine Behandlungsmethode als »gut etabliert« (well established) gilt (Chambless et al. 1998). Wie Schohl et al. (2014) ausführen ist es wichtig, Untersuchungsergebnisse mit einem unabhängigen Untersucherteam zu replizieren, um aufzuzeigen, dass der Therapieerfolg unabhängig von der vorhandenen Stichprobe, dem klinischen Setting und der Auswahl der Therapeuten ist. Dadurch kann die Validität und Generalisierbarkeit der Befunde erhöht werden. Nach unserem Wissen wurde dies bisher außer beim englischsprachigen PEERS-Programm (Laugeson et al. 2010) und dem schwedischen KONTAKT-S (Choque Olsson et al. 2017) noch kaum gemacht.

7.20 Limitationen und Stärken

Bei der KOMPASS-Evaluation stand wie in den meisten Wirksamkeitsuntersuchungen von Gruppentherapie im Bereich der Autismus-Spektrum-Störung *keine aktive Kontrollgruppe* zur Verfügung, auch wenn dies wünschenswert wäre, da die KOMPASS-Gruppe aus Mangel an Gruppen-Angeboten entwickelt wurde. Somit kann aber auch nicht ausgeschlossen werden, dass die Teilnahme an einer Gruppe mit Jugendlichen und jungen Erwachsenen mit ähnlichen Schwierigkeiten die beobachteten Effekte verursacht. Als überzeugte Gruppentherapeuten sind wir sogar sicher, dass die Tatsache, Menschen mit einer ähnlichen Denkstruktur und einer ähnlichen Lebenssituation zu treffen, einen kraftvollen Wirkfaktor darstellt. Wir gehen aber auch davon aus, dass sich dieser vor allem auf die Gruppenmotivation und das Interesse, das Gelernte anzuwenden, zeigt und weniger im konkreten Lernzuwachs an konkreten sozialen und sozusagen störungsspezifischen Kompetenzen. Choque Olsson et al. (2017), die auch eine qualitative Studie der Probanden mit guten Therapieeffekten durchführen konnten, gehen zumindest für ihr KONTAKT-Programm davon aus, dass bestimmte Therapieelemente mehr zur Wirksamkeit beitragen als das Gruppensetting ansich. Von den vorgestellten Gruppenprogrammen wurde lediglich PEERS mit einer nicht randomisierten, aber aktiven Kontrollgruppe (anderes soziales Gruppentraining für Jugendliche mit Asperger-Syndrom) verglichen und konnte seine Überlegenheit zeigen (Laugeson et al. 2014).

Eine bedeutsame Einschränkung ist die *fehlende Randomisierung* der Zuteilung zur Wartegruppe der Basisgruppe und der Kontrollgruppe zum KOMPASS-F-Training. Der Zeitfaktor bzw. Anmeldezeitpunkt zum Training, der für die Zuteilung zur Wartegruppe eine gewisse Zufälligkeit einbringt, reicht im Prinzip nicht dafür aus. Zudem kann in unserem Wartegruppenmodell die Katamnese nicht mit derjenigen einer Kontrollgruppe verglichen werden, was wichtig wäre, um die Befunde zu den Langzeiteffekten zu überprüfen.

Da KOMPASS mit einer Behandlungspopulation untersucht wurde und keine weiteren personellen und finanziellen Ressourcen zur Verfügung standen, konnten nicht alle Teilnehmer nach einem einheitlichen Standard nochmals diagnostiziert werden. Die *Diagnosen* wurden direkt von den Abklärungsstellen übernommen. Die meisten Diagnosestellungen stammen aus der eigenen Klinik und von anderen anerkannten Autismus-Fachstellen. Einige wenige wurden durch Kinder- und Jugendpsychiater gestellt, die als Autismus-Experten gelten und seit vielen Jahren Menschen mit einer Autismus-Spektrum-Störung behandeln.

Bei der KOMPASS-Evaluation standen keine *verblindeten Quellen* zur Verfügung, was vor allem für den Vergleich des Basistrainings mit der Wartegruppe bzw. des KOMPASS-F-Trainings mit der Kontrollgruppe entscheidend gewesen wäre. Daher kann ein Rater-Bias vor allem bei den Eltern, aber auch den Ausbildern nicht ausgeschlossen werden. Die Therapeuten, deren Angaben lediglich für einen Prä-Post-Vergleich der beiden Trainings verwendet wurden, unterliegen auch einem Rater-Bias.

Die klar *eingeschränkte Datenlage der Lehrpersonen und Ausbilder* beeinflusst die Validität ihrer Angaben negativ. Es wäre aber unethisch gewesen, Probanden, bei denen keine Lehrpersonen oder Ausbilder zur Verfügung standen, sowie Teilnehmer, die ihre Diagnose gegenüber der Schule oder Ausbildungsstelle nicht offenlegen wollten, von der Teilnahme an der Gruppentherapie auszuschließen. Zudem konnten keine Angaben der Lehrpersonen und Ausbilder während der Wartezeit erhoben werden, sodass für diese keine Interaktionseffekte mit einer nicht-behandelten Population berechnet werden konnten. Außerdem haben wir bisher die Stichprobenangaben derjenigen Probanden mit und derjenigen ohne Angaben der Ausbilder nicht überprüft.

Angesichts der geringen *Dropout-Rate* von 8 % im Basistraining und 4 % im F-Training wurden die Probanden nicht mit denjenigen, welche die KOMPASS-Trainings abgeschlossen haben, verglichen. Gemäß klinischem Eindruck war bei denjenigen, welche das Training während der ersten paar Termine verließen, nicht nur die Motivation geringer, sondern bei einigen war auch die Angstsymptomatik höher. Die späten Dropouts zeigten im klinischen Eindruck deutliche erhöhte Depressionswerte und vereinzelt auch Suizidalität.

Bei Evaluationsstudien geht es auch um Zentren- und Trainer-Effekte, die bei KOMPASS nicht klar herausgearbeitet werden können. Bei KOMPASS fand kein Training der Therapeuten statt, sondern die Trainingsstunden wurden in meist wöchentlichen Supervisionsstunden unter Leitung der Erstautorin des Praxishandbuchs geplant, teilweise auch durchgeführt und nachbesprochen. Beim Vergleich der internen Basisgruppe (IG) mit den externen Basisgruppen (EG) ging es zum einen um die Praktikabilität des KOMPASS-Praxishandbuchs (Basistraining) und zum anderen um die Frage, ob auch Therapeuten ohne Supervision durch die Erstautorin vergleichbare Effekte erzielen, was nachgewiesen werden konnte.

Da mit der KOMPASS-Evaluation ein normales klinisches Therapieangebot evaluiert wurde, wurde nie ein Projektantrag gestellt, der einer *Ethikkommission* vorgelegt worden ist. Die Eltern und Teilnehmer waren vom ersten Kennenlerntermin an darüber informiert, dass sie und mit ihrem Einverständnis und demjenigen der Teilnehmer Ausbilder in bestimmten Abständen Fragebogen zugeschickt bekommen werden, die der Evaluation des neuen Angebotes dienen. Wenn Eltern die Fragebogen nicht hätten ausfüllen wollen, hätte die Tochter/der Sohn dennoch an KOMPASS teilnehmen können. Keine der Eltern teilte uns je mit, dass sie wünschen, dass die Daten zu ihren Töchtern und Söhnen nicht mehr für die Evaluation verwendet werden sollen.

Bei KOMPASS wurden mögliche *negative Effekte* (adverse effects) nicht systematisch erhoben. Die Eltern und Teilnehmer konnten jeder Zeit Feedbacks geben. Zudem fand mit jedem Teilnehmer und seinen Eltern ein Auswertungsgespräch statt, dass explizit auch nach Rückmeldungen zu KOMPASS und allfälligen negativen Entwicklungen fragte.

Das Kriterium der *externen Validität* ist für die Frage nach der Generalisierbarkeit der Untersuchungsergebnisse sehr bedeutsam (Jonsson et al. 2015). Die KOMPASS-Evaluation erfüllt nicht alle Kriterien, die Jonsson et al. (2015) in einer Checkliste zusammengestellt haben, um die externe Validität prüfen und einschätzen zu können.

Als *Ausblick* wäre es sicher wünschenswert, wenn die vorliegenden sehr positiven Ergebnisse, aufgrund der genannten Limitationen, in einer hochsystematischen klinischen Studie repliziert werden könnten. Auch sind prospektive Langzeitstudien immer besonders aufschlussreich.

Es gibt jedoch durchaus auch Aspekte, die als *Stärken* aufgefasst werden können. Eine Stärke der Evaluation ist das prospektive Beobachtungsdesgin mit einem langen Katamnesezeitraum von zwölf Monaten. Eine weitere Stärke ist das naturalistische Design, in dem nicht nur ein bestimmter Patientenmix in die Evaluation aufgenommen wurde, was in vielen klinischen Studien dazu führt, dass das Patientenkollektiv nicht mehr repräsentativ ist. Nachteile von klinischen Studien sind oft Patienten, die nur eine maximal mittelgradige Symptomatik zeigen, da sich sonst eine Randomisierung verbieten würde, und die wenig oder keine Komorbiditäten aufweisen. Eine Selektion kann auch durch höhere Entschädigungen in klinischen Studien entstehen. In der vorliegenden Evaluation sehen wir eine typische und aufgrund der Fallzahl unserer Meinung nach auch eine durchaus repräsentative klinische Inanspruchnahmepopulation. Eine weitere Stärke der Evaluation ist, dass neben dem eigenen Zentrum, weitere Zentren das Manual eingesetzt und vergleichbare Ergebnisse beobachtet haben.

Literatur

Achenbach, T. M. (1991a). Manual for the Child Behavior Checklist/4-18 and 1991 Profile. Burlington: University of Vermont, Department of Psychiatry.
Achenbach, T. M. (1991b). Manual for the Teacher's Report Form and 1991 Profile. Burlington: University of Vermont Department of Psychiatry.
American Psychiatric Association (1994). Diagnostic and Statistical Manual of Mental Disorders, 4th Edition (DSM-IV). Washington, DC: American Psychiatric Association.
Angermeyer, M.C., Kilian R., Matschinger, H. (2000). WHOQOL-100 und WHOQOL-BREF Handbuch für die deutsche Version der WHO Instrumente zur Erfassung der Lebensqualität. Göttingen: Hogrefe.
Antshel, K.M., Polacek, C., McMahon, M., Dygert, K., Spenceley, L., Dygert, L., Miller, L., Faisal, F. (2011). Comorbid ADHD and anxiety affect social skills group intervention Efficacy in Children with autism sepcrum disorders. Journal of Developmental & Behavioral Pediatrics 32 (6), 439–446.
Arbeitsgruppe Deutsche Child Behavior Checklist (1993). Lehrerfragebogen über das Verhalten von Kindern und Jugendlichen; deutsche Bearbeitung der Teacher's Report Form der Child Behavior Checklist (TRF). Einführung und Anleitung zur Handauswertung, bearbeitet von M. Döpfner, P. Melchers. Köln: Arbeitsgruppe Kinder-, Jugend- und Familiendiagnostik.
Arbeitsgruppe Deutsche Child Behavior Checklist (1998). Elternfragebogen über das Verhalten von Kindern und Jugendlichen; deutsche Bearbeitung der Child Behavior Checklist (CBCL/4-18). Einführung und Anleitung zur Handauswertung. 2. Auflage mit deutschen Normen, bearbeitet von M. Döpfner, J. Plück, S. Bölte, P. Melchers, K. Heim. Köln: Arbeitsgruppe Kinder-, Jugend- und Familiendiagnostik.
Astington, J. (1991). Intention in the child's theory of mind. In D. Frye, C. Moore (Eds.), Children's theories of mind: Mental states and social understanding. Hillsdale: Lawrence Erlbaum Associates.
Attwood, T. (2000). Strategies for improving the social interaction of children with Asperger Syndrome. Autism, 4, 85–100.
Attwood, T. (2018). Strategies to reduce the bullying of young children with Asperger Syndrome. Minds & Hearts, 1–16.
Baird, G., Sininoff, E., Pickles, A., Chandler, S. Loucas, T., Meldrum, D., Charman, T. (2006). Prevalence of Disorders of the Autism Spectrum in a Population Cohort of Children in South Thames: the Special Needs and Autism Project (SNAP). The Lancet, 368, 210–215.
Baker, J. (2003). Social Skills Training for Children and Adolescents with Asperger Syndrome and Social-Communication Problems. London: Jessica Kingsley.
Baker, J. (o.J.). Social Skills Training for Children with Asperger Syndrome, High Functioning Autism, and Related Social Communication Disorders: A Manual for Practitioners. Somerset, NJ: probably unpublished manuscript.
Barnhill, G. P. (2002). Designing social skills interventions for students with Asperger syndrome. National Association of School Psychologists Communique, 31, 3.
Baron-Cohen, S. (2001). Theory of Mind in Normal Development and Autism. Prisme, 34, 174–183.
Baron-Cohen, S. (2003). Mind Reading: The Interactive Guide to Emotions. London: Jessica Kingsley Publishers.
Baron-Cohen, S. (2004). The cognitive neuroscience of autism. Journal of Neurology, Neurosurgery and Psychiatry, 75, 945–948.

Baron-Cohen, S. (2006). Two New Theories of Autism: Hyper-Systemizing and Assortative Mating [Online]. Available: http://adc.bmjjournals.com.
Baron-Cohen, S. (2009). Autism: the empathizing–systemizing (E-S) theory. Annals of the New York Academy of Sciences, 1156(1), 68–80.
Baron-Cohen, S., Golan, O. Wheelwright, S., Hill, J. J. (2004). Mind reading: The interactive guide to emotions. London: Jessica Kingsley.
Baron-Cohen, S., Klin, A. (2006). What's so Special About Asperger Syndrome? Brain and Cognition, 61, 1–4.
Baron-Cohen, S., Leslie, A., Frith, U. (1985). Does the Autistic Child Have a Theory of Mind? Cognition, 21, 37–46.
Baron-Cohen, S., Spitz, A., Cross, P. (1993). Can Children with Autism Recognize Surprise? Cognition and Emotion, 7, 507–516.
Baron-Cohen, S., Wheelwright, S., Hill, J., Raste, Y., Plumb, I. (2001). The »Reading the Mind in the Eyes« Test Revised Version: A Study with Normal Adults, and Adults with Asperger Syndrome or High-Functioning Autism. Journal of Child Psychology and Psychiatry, 42, 241–251.
Barry, T., Grofer Klinger, L., Lee, J., Palardy, N., Gilmore, T., Bodin, D. (2003). Examining the Effectiveness of an Outpatient Clinic-Based Social Skills Group for High Functioning Children with Autism. Journal of Autism and Developmental Disorders, 33 (6), 685–701.
Bauminger, N. (2002). The Facilitation of Socio-Emotional Understanding and Social Interaction in High-Functioning Children with Autism: Intervention Outcomes. Journal of Autism and Developmental Disorders, 32 (4), 283–298.
Bauminger, N. (2006). Brief-Report: Group Social-Multimodal Intervention for HFASD. Journal of Autism and Developmental Disorders, 37 (8), 1605–1615.
Bauminger, N., Kasari, C. (2000). Loneliness and Friendship in High-Functioning Children with Autism. Child Development, 71 (2), 447–456.
Bauminger, N., Solomon, M., Aviezer, A., Heung, K., Brown, J., Rogers, S. J. (2008). Friendship in High Functioning Children with Autism Spectrum Disorder: Mixed and Non-mixed Dyads. Journal of Autism and Developmental Disorders, 38, 1211–1229.
Beaumont, R. B., Sofronoff, K. (2008). A New Computerised Advanced Theory of Mind Measure for Children with Asperger Syndrome: The ATOMIC. Journal of Autism and Developmental Disorders, 38, 249–260.
Beelmann, A., Schneider, N. (2003). Wirksamkeit von Psychotherapie bei Kindern und Jugendlichen. Eine Übersicht und Meta-Analyse zum Bestand und zu Ergebnissen der deutschsprachigen Effektivitätsforschung. Zeitschrift für Klinische Psychologie und Psychotherapie, 32 (2), 129–143.
Behr, M. (1989). Pädagogisches Handeln und Kinderpsychotherapie: Wesensgrundlagen einer an der Person des Kindes und der Person des Pädagogen orientierten Erziehung. In M. Behr, F., Petermann, W. M. Pfeiffer & C. Seewald (Hrsg.), Personzentrierte Psychologie und Psychotherapie, Band 1. Salzburg: Otto Müller Verlag.
Behr, M. (2009). Die interaktionelle Therapeut-Klient-Beziehung in der Spieltherapie – Das Prinzip Interaktionsresonanz. In M. Behr, D. Hölldampf, D. Hüsson (Hrsg.), Psychotherapie mit Kindern und Jugendlichen: Personzentrierte Methoden und interaktionelle Behandlungskonzepte (S. 37–58). Göttingen: Hogrefe.
Behr, M., Hölldampf, D., Hüsson, D. (Hrsg.) (2008). Psychotherapie mit Kindern und Jugendlichen: Personzentrierte Methoden und interaktionelle Behandlungskonzepte. Göttingen: Hogrefe.
Beidel, D. C., Turner, S. M., Morris, T. L. (2000). Behavioral treatment of childhood social phobia. Journal of Consulting and Clinical Psychology, 68, 1072–1080.
Bellini, S., Peters, J.K., Benner, L., Hopf, A. (2007). A meta-analysis of school-based social skills interventions for children with autism spectrum disorders. Remedial and Special Education, 28 (3), 153–162.
Ben Shalom, D., Mostofsky, S. H., Hazlett, R. L., Goldberg, M. C., Landa, R. J. Faran, Y., McLeod, D. R., Hoehn-Saric, R. (2006). Normal Physiological Emotions but Differences in Expression of Conscious Feelings in Children with High Functioning Autism. Journal of Autism and Developmental Disorders, 36 (3), 395–400.

Bennett, T., Szatmari, P., Bryson, S., Volden, J., Zwaigenbaum, L., Vaccarella, L., Duku, E., Boyle, M. (2008). Differentiating Autism and Asperger Syndrome on the Basis of Language Delay or Impairment. Journal of Autism and Developmental Disorders, 38, 616–625.

Berger, H. J., Aerts, F. H., van Spaendock, K. P., et al. (2003). Central coherence and cognitive shifting in relation to social improvement in high-functioning young adults with autism. Journal of clinical and experimental neuropsychology, 25, 502–511.

Bieber, J. (1994). Learning disabilities and social skills with Richard Lavoie: Last one picked, first once picked on. Washington D.C.: Public Broadcasting Service.

Biscaldi, M., Paschke-Müller, M., Rauh R., Schaller, U. (2016). Evaluation des Freiburger TOMTASS – Ein soziales Kompetenztraining mit Schwerpunkt auf Theory of Mind für Kinder und Jugendliche mit hochfunktionalen Autismus-Spektrum-Störungen. Zeitschrift für Psychiatrie, Psychologie und Psychotherapie, 64, 269–275.

Boeck-Singelmann, C., Ehlers, B., Hensel, T., Kemper, F., Monden-Engelhardt, C. (Hrsg.) (2002). Personzentrierte Psychotherapie mit Kindern und Jugendlichen, Bd. 1 und 2. Göttingen: Hogrefe.

Bölte, S. (2005a). Fragebogen zur Erfassung des Gruppenverhaltens (FEG). J. W. Goethe Universität Frankfurt/M. (zu beziehen ueber info@kind.ki.se).

Bölte, S. (2005b). Checkliste zur Beurteilung von Gruppenfertigkeiten (CBG). J. W. Goethe Universität Frankfurt/M. (zu beziehen ueber info@kind.ki.se).

Bölte, S. (2005c). Eltern-Kurzinterview zur Erfassung autistischen Verhaltens (PIA-CV-mini). (zu beziehen ueber info@kind.ki.se).

Bölte, S. (2005d) Soziale Kompetenzskala (SKS). (zu beziehen ueber info@kind.ki.se).

Bölte, S., Poustka, F. (2006). Fragebogen zur Sozialen Kommunikation (FSK). Deutsche Fassung des Social Communication Questionnaire (SCQ). Göttingen: Hogrefe.

Bölte, S. (2010). Diagnostik der Autismus-Spektrum-Störungen. In H.-C. Steinhausen, R. Gundelfinger (Hrsg.), Diagnose und Therapie von Autismus-Spektrum-Störungen: Grundlagen und Praxis Stuttgart: Kohlhammer. S. 81–102.

Bölte, S., Feineis-Matthews, S., Poustka, F. (2003). Frankfurter Test und Training des Erkennens von faszialem Affekt FEFA: Computerprogramm. Frankfurt: Klinik für Psychiatrie und Psychotherapie des Kindes- und Jugendalters.

Bölte, S., Herbrecht, E., Poustka, F. (2007). What is the True Prevalence of Autism Spectrum Disorders? The German Journal of Psychiatry, 10, 53–54.

Bölte, S., Poustka, F. (2008). Skala zur Erfassung sozialer Reaktivität (SRS). Göttingen: Hogrefe.

Bölte, S., Rühl, D., Schmötzer, G., Poustka, F. (2006). Diagnostisches Interview für Autismus-Revidiert ADI-R: Deutsche Fassung des Autism Diagnostic Interview – Revised von Michael Rutter, Ann Le Couteur und Catherine Lord. Göttingen: Hogrefe.

Bortz, J., Schuster, C. (2011). Statistik für Human-und Sozialwissenschaftler: Limitierte Sonderausgabe. Springer-Verlag.

Botroff, V., Bartak, L., Langford, P., Page, M., Tonge, B. (1995). Social Cognitive Skills and Implications for Social Skills Trainings in Adolescents with Autism. Paper presented at the 1995 National Autism Conference. Flinders University, Adelaide, Australia.

Bratton, S. C., Ray, D., Rhine, T., Jones, L. (2005). The Efficacy of Play Therapy With Children: A Meta-Analytic Review of Treatment Outcomes. Professional Psychology: Research and Practice, 36 (4), 376–390.

Bruning, N., Konrad, K., Herpertz-Dahlmann, B. (2005). Bedeutung und Ergebnisse der Theory of Mind-Forschung für den Autismus und andere psychiatrische Erkrankungen. Zeitschrift für Kinder- und Jugendpsychiatrie und Psychotherapie, 33 (2), 77–88.

Burlingame, G., Fuhriman, A., Mosier, J. (2003). The differential effectiveness of group psychotherapy: A meta-analytic perspective. Group dynamics: Theory, Research, and Practice, 7 (1), 3–12.

Casey, R. J., Berman, J. S. (1985). The outcome of psychotherapy with children. Psychological Bulletin, 98, 388–400.

Castelli, F., Frith, C., Happé, F., Frith, U. (2002). Autism, Asperger Syndrome and Brain Mechanisms for the Attribution of Mental States to Animated Shapes. Brain, 125, 1839–1849.

Ceponiene, R., Lepisto, T., Shestakova, A., Vanhala, R., Alku, P., Naatanen, R., Yaguchi, K. (2003). Speech-sound-selective auditory impairment in children with autism: they can

perceive but do not attend. Proceedings of the National Academy of Sciences of the United States of America, 100, 5567–5572.
Chakrabarti, S., Fombonne, E. (2001). Pervasive developmental disorders in preschool children. The Journal of the American Medical Association, 285, 3093–3099.
Chambless, D. L., Baker, M.J., Baucom, D.H., Beuler, L.E., Calhoun, K.S., Crits-Christoph, P. et al (1998). Update on empirically validated therapies, II: The Clinical Psychologist, 51 (1), 3–16.
Chang, Y., Laugeson, E.A., Gantman, A., Ellingsen, R., Frankel, F., Dillon, A.R. (2014). Predicting tretament success in social skills training for adolescents with autism spectrum disorders: The UCLA Program for the Education and Enrichment of Relationals Skills. Autism, 18 (4), 467–470.
Choque Olsson, N., Flygare, O., Coco, C., Görling, A., Råde, A. et al. (2017). Social Skills Training for Children and Adolescents with Autism Spectrum Disorder: A Randomized Controlled Trial. Journal of the American Academy of Child and Adolescent Psychiatry, 56 (7), 585–592.
Colgan, S. E., Lanter, E., McComish, C., Watson, L. R., Crais, E. R., Baranek, G. T. (2006). Analysis of social interaction gestures in infants with autism. Child Neuropsychology, 12, 307–319.
Colle, L., Baron-Cohen, S., Hill., J. (2006). Do children with autism have a theory of mind? A non-verbal Test of autism vs. specific language impairment. Journal of Autism and Developmental Disorders, 37, 716–723.
Colle, L., Baron-Cohen, S., Wheelwright, S., van der Lely, H. (2007). Narrative Discourse in Adults with High-functioning Autism or Asperger Syndrome. Journal of Autism and Developmental Disorders. Springer Verlag Online.
Constantino, J. N., Gruber, C. P. (2005). The Social Responsiveness Scale (SRS) Manual. Los Angeles: Western Psychological Services.
Cornish, U., Ross, F. (2004). Social Skills Training for Adolescents with General Moderate Learning Difficulties. London: Jessica Kingsley.
Csoti, M. (2003). Social Awareness Skills for Children, 2. Auflage. London: Jessica Kingsley.
Dakin, S., Frith, U. (2005). Vagaries of visual perception in autism. Neuron, 48, 497–507.
Dawson, G. (2008). Early behavioral intervention, brain plasticity, and the prevention of autism spectrum disorder. Development and Psychopathology, 20, 775–803.
Dawson, G., Webb, S. J., McPartland, J. (2005). Understanding the nature of face processing impairment in autism: insights from behavioral and electrophysiological studies. Developmental Neuropsychology, 27, 403–424.
DeRosier, M.E., Swick, D.C., Ornstein Davis, N., Sturtz McMillen, J., Matthews, R. (2011). The efficacy of a social skills group intervention for improving social behaviors in children with high functioning autism spectrum disorders. Journal of Autism and Developmental Disorders, 21, 1033–1043.
Döpfner, M., Lehmkuhl, G. (2000). Diagnosecheckliste (DCL) für Tiefgreifende Entwicklungsstörungen (TES). Diagnostik-System für psychische Störungen im Kindes- und Jugendalter nach ICD-10/DSM-IV (DISYPS-KJ). Göttingen: Hogrefe.
Dunlop, A. W., Knott, F., MacKay, T. (2002). Developing Social Interaction and Understanding in Individuals with Autism. [Online]. Available: http://www.strath.ac.uk/autism-ncas/siup.html
Dziobek, I., Fleck, S., Kalbe, E., Rogers, K., Hassenstab, J., Brand, M., Kessler, J., Woike, J. K., Wolf, O. T., Convit, A. (2006). Introducing MASC: A Movie for the Assessment of Social Cognition. Journal of Autism and Developmental Disorders, 36, 623–636.
Ebert, D., Fangmeier, T., Lichtblau, A., Peters, J. (2013). Asperger-Autismus und hochfunktionaler Autismus bei Erwachsenen. Das Therapiemanual der Freiburger Autismus-Studiengruppe. Göttingen: Hogrefe.
Egan, G. J., Brown, R. T., Goonan, L., Goonan, B. T., Celano, M. (1998). The Development of Decoding of Emotions in Children with Externalizing Behavioral Disturbances and Their Normally Developing Peers. Archives of Child Neurology, 13, 383–396.
Ehlers, S., Gillberg, C., Wing, L. (1999). A screening questionnaire for Asperger syndrome and other high-functioning autism spectrum disorders in school age children. Journal of Autism and Developmental Disorders, 29 (2), 129–141.

Ekman, P., Friesen, W., Ellsworth, P. (1972). Emotion in the human face: Guidelines for research and an integration of findings. New York: Pergamon Press.
Elder, L.M., Caterino, L.C., Chao, J., Shacknai, D., De Simone, G. (2006). The efficacy of social skills treatment for children with asperger syndrome. Education and treatment of children, 29, 635–663.
Endicott, J., Spitzer, R.L., Fleiss, J.L., Cohen, J. (1976). The global assessment scale. A procedure for measuring overall severity of psychiatric disturbance. Archives of General Psychiatry, 33, 766–771.
Engström, I., Ekström, L., Emilsson, B. (2003). Psychosocial functioning in a group of Swedish adults with Asperger syndrome of high-functioning autism. Autism, 7 (1), 99–110.
Fombonne, E. (2005). Epidemiology of Autistic Disorder and Other Pervasive Developmental Disorders. Journal of Clinical Psychiatry, 66 (suppl 10), 3–8.
Frankel, F., Myatt, R., Sugar, C., Whitham, C., Gorospe, C.M., Laugeson, E. (2010). A randomized controlled study of parent-assisted children's friendship training with children having autism spectrum disorders. Journal of Autism and Developmental Disorders, 40, 827–842.
Freitag, C. M. (2007). The Genetics of Autistic Disorders and its Clinical Relevance: A Review of the Literature. Molecular Psychiatry, 12, 2–22.
Freitag, C. (2009). Neuropsychologische Diagnostik bei autistischen Störungen. Kindheit und Entwicklung, 18 (2), 73–82.
Freitag, C. (2010). Genetik autistischer Störungen. In H.-C. Steinhausen, R. Gundelfinger (Hrsg.), Diagnose und Therapie von Autismus-Spektrum-Störungen: Grundlagen und Praxis (S. 103–118). Stuttgart: Kohlhammer.
Freitag, C. M., Konrad, C., Häberlen, M., Kleser, C., von Gonthard, A., Reith, W., Troje, N. F., Krick, C. (2008). Perception of biological motion in autism spectrum disorders. Neurophysiologia, 46, 1480–1494.
Freitag, C., Jensen, K., Elsuni, L., Sachse, M., Herpertz-Dahlmann, B. et al. (2016). Group-based cognitive behavioural psychotherapy for children and adolescents with ASD: the randomized, multicentre, controlled SOSTA-net trial. Journal of Child Psychology and Psychiatry, 57 (5), 596–605.
Freitag, C., Kleser, C., von Gonthard, A. (2006). Imitation and language abilities in adoles-cents with Autism Spectrum Disorder withour language delay. European Child and Adolescent Psychiatry, 15, 282–291.
Frith, U. (1989). Autism: explaining the enigma. Oxford: Basil Blackwell.
Frith, U. (2001). Mind Blindness and the Brain in Autism. Neuron, 20, 969–979.
Frith, U., Happé, F. (1994). Autism: Beyond »Theory of Mind«. Cognition, 50, 115–132.
Frith, U., Happé, F., Siddons, F. (1994). Autism and Theory of Mind in Everyday Life. Social Development, 3 (2), 108–124.
Gantman, A., Kapp, S. K., Orenski, K., Laugeson, E.A. (2012). Social Skills Training for Young Adults with High-Functioning Autism Spectrum Disorders: A Randomizes Controlled Pilot Study. Journal of Autism and Developmental Disorders, 42, 1094–1103.
Gawronski, A., Pfeiffer, K., Vogeley, K. (2012). Hochfunktionaler Autismus im Erwachsenenalter: Verhaltens-therapeutisches Gruppenmanual. Beltz.
Geest, J. N. van der, Kemner, C., Camfferman, G., Verbaten, M. N., van Engeland, H. (2002). Looking at images with human figures: Comparison between autistisc and normal children. Journal of Autism and Developmental Disorders, 32, 69–75.
Gevers, C., Clifford, P., Mager, M., Boer, F. (2006). Brief Report: A Theory-of-Mind-based Social-Cognition Training Program for School-Aged Children with pervasive Developmental Disorders: An Open Study of its Effectiveness. Journal of Autism and Developmental Disorders, 36 (4), 567–571.
Ghaziuddin, M., Weidmer-Mikhail, E., Ghadziuddin, N. (1998). Comorbidity of Asperger syndrome: A preliminary report. Journal of Intellectual Disability Research, 42, 279–283.
Ghaziuddin, M, Ghaziuddin, N., Greden, J. (2002). Depression in persons with autism: Implications for research and clinical care. Journal of Autism and Developmental Disorders, 32, 299–306.

Ghaziuddin, M., Mountain-Kimchi, K. (2004). Defining the intellectual profile of Asperger Syndrome: comparison with High-Functioning Autism. Journal of Autism and Developmental Disorders, 34, 279–284.
Gillberg, C. (2002). A Guide to Asperger Syndrome. Cambridge: University Press.
Gillberg, C., Billstedt, E., Cederlund, M. (2010). Autismus und Asperger-Syndrom über die Lebensspanne. In H.-C. Steinhausen, R. Gundelfinger (Hrsg.), Diagnose und Therapie von Autismus-Spektrum-Störungen: Grundlagen und Praxis (S. 119–134). Stuttgart: Kohlhammer.
Gillberg, I. C., Gillberg, C. (1989). Asperger Syndrome – Some Epidemiological Considerations: A Research Note. Journal of Child Psychology and Psychiatry, 30, 631–638.
Golan, O., Baron-Cohen, S. (2006). Systematizing empathy: Teaching adults with Asperger syndrome of high-functioning autism to recognize complex emotions using interactive multimedia. Development and Psychopathology, 18, 591–617.
Golan, O., Baron-Cohen, S. (2010). Systematisches Training zum Erkennen von Emotionen bei Erwachsenen mit Autismus-Spektrum-Störungen. In H.-C. Steinhausen, R. Gundelfinger (Hrsg.), Diagnose und Therapie von Autismus-Spektrum-Störungen: Grundlagen und Praxis (S. 103–118). Stuttgart: Kohlhammer.
Golan, O., Baron-Cohen, S., Hill, J. (2006a). The Cambridge Mindreading (CAM) Face-Voice Battery: Testing Complex Emotion Recognition in Adults with and without Asperger Syndrome, Journal of Autism and Developmental Disorders, 36 (2), 169–183.
Golan, O., Baron-Cohen, S., Hill, J., Rutherford, M. (2006b). The »Reading the Mind in the Voice« Test-Revised: A Study of Complex Emotion Recognition in Adults with and Without Autism Spectrum Conditions. Journal of Autism and Developmental Disorders, 37, 1096–1106.
Goldstein, A. P., Mc Ginnis, E. (2000). Skillstreaming the adolescent: New strategies and perspectives for teaching prosocial skills. Champaign: Research Press.
Goldstein, S., Schwebach, A. J. (2004). The comorbidity of pervasive developmental disorder and attention deficit hyperactivity disorder: Results of a retrospective chart review. Journal of Autism and Developmental Disorders, 34, 329–339.
Gomot, M., Belmonte, M. K., Bullomore, E. T., Bernard, F. A., Baron-Cohen, S. (2008). Brain hyper-reactivity to auditory novel targets in children with high-functioning autism. Brain, 131, 2479–2488.
Gray, C. (1994a). The new social story book. Arlington: Future Horizons.
Gray, C. (1994b). Comic strip conversations. Arlington: Future Horizons.
Gray, C. (1998). Social stories and comic strip conversations with students with Asperger syndrome and high functioning autism. In E. Shopler, G. B. Mesibov, L. J. Kunce (Eds.), Asperger syndrome or high functioning autism. New York: Plenum Press.
Greimel, E., Herpertz-Dahlmann, B., Konrad, K. (2009). Befunde zum menschlichen Spiegelneuronensystem bei Autismus: Eine kritische Übersicht funktioneller Bildgebungsstudien. Kindheit und Entwicklung, 18 (2), 62–72.
Gresham, F. M., Sugai, G., Horner, R. H. (2001). Interpreting outcomes of social skills training for students with high-incidence disabilities. Exceptional Children, 67, 331–344.
Grossmann, J. B., Klin, A., Carter, A. S., Volkmar, F. R. (2000). Verbal Bias in Recognition of Facial Emotions in Children with Asperger's Syndrome. Journal of Child Psychology and Psychiatry, 41, 369–379.
Gutstein, S. E., Burgess, A. F., Montfort, K. (2007). Evaluation of the Relationship Development Intervention Program. Autism, 11, 397–411.
Gutstein, S. E., Sheeley, R. K. (2002). Relationship Development Intervention with Children, Adolescents and Adults: Social and Emotional Development Activities for Asperger Syndrome, Autism, PDD and NLD. London: Jessica Kingsley.
Haar, R., Zauner, J., Zech, P. (1979). Gruppentherapie und Gruppenarbeit bei Kindern und Jugendlichen. In A. Heigl-Evers (Hrsg.), Die Psychologie des 20. Jahrhunderts. Band VIII: Lewin und die Folgen. Zürich: Kindler.
Hadwin, J., Baron-Cohen, S., Howlin, P., Hill, K. (1996). Can we teach children with autism to understand emotions, belief or pretense? Development and Psychopathology, 8, 345–365.

Happé, F. (1995). The Role of Age and Verbal Ability in the Theory of Mind Task Performance of Subjects with Autism. Child Development, 66, 843–855.
Happé, F. (1997). Autism: Understanding the Mind, Fitting Together the Pieces [Online]. Available: http://www.mindship.com/happe.html
Happé, F., Briskmann, J., Frith, U. (2001). Exploring the Cognitive Phenotype of Autism: Weak »Central Coherence« in Parents and Siblings of Children with Autism. I. Experimental Tests. Journal of Child Psychology and Psychiatry, 44, 543–551.
Happé, F., Frith, U. (2006). The Weak Coherence Account: Detail-focused Cognitive Style in Autism Spectrum Disorders. Journal of Autism and Developmental Disorders, 36 (1), 5–25.
Häußler, A. (2005). Der TEACCH Ansatz zur Förderung von Menschen mit Autismus: Einführung in Theorie und Praxis. Borgmann Media.
Häußler, A., Happel, C., Tuckermann, A., Altgassen, M., Adl-Amini, K. (2003). SOKO Autismus – Gruppenangebot zur Förderung sozialer Kompetenzen bei Menschen mit Autismus: Erfahrungsbericht und Praxishilfen. Dortmund: verlag modernes lernen.
Hautzinger, M., Keller, F., Kühner, C. (2006). Das Beck Depressionsinventar, Revision (BDI 2). Frankfurt a. M.: Harcourt.
Heavey, L., Phillips, W. Baron-Cohen, S., Rutter, M. (2000). The Awkward Moments Test: A Naturalistic Measure of Social Understanding in Autism. Journal of Autism and Developmental Disorders, 30 (3), 225–236.
Heekerens, H. P. (1996). Wirksamkeit der personzentrierten Kinder- und Jugendlichen-Psychotherapie. In C. Boeck-Singelmann, B. Ehlers, T. Hensel, F. Kemper, Ch. Monden-Engelhardt (Hrsg.), Personzentrierte Psychotherapie mit Kindern und Jugendlichen. Göttingen: Hogrefe. S. 141–151.
Herbrecht, E., Bölte, S., Poustka, F. (2008). KONTAKT: Frankfurter Kommunikations- und soziales Interaktions-Gruppentraining bei Autismus-Spektrum-Störungen. Göttingen: Hogrefe.
Herbrecht, E., Poustka, F., Birnkammer, S., Duketis, E., Schlitt, S., Schmötzer, G., Bölte, S. (2009). Pilot evaluation of the Frankfurt Social Skills Training for children and adolescents with autism spectrum disorder. European Child and Adolescent Psychiatry, 18 (6), 327–335.
Hoag, M. J., Burlingame, G. M. (1997). Child and adolescent group psychotherapy: a narrative review of effectiveness and the case for meta-analysis. Journal of Child and Adolescent Group Therapy, 7 (2), 51–68.
Hobson, R. P. (1986). The autistic child's appraisal of expressions of emotions. Journal of Child Psychology and Psychiatry, 27, 321–342.
Hobson, R. P., Ouston, J., Lee, A. (1988). Emotion recognition in autism: Coordinating faces and voices. Psychological Medicin, 18, 911–923.
Hölldampf, D., Behr, M. (2008). Wirksamkeit personzentrierter Kinder- und Jugendpsychotherapie. In M. Behr, D. Hölldampf, D. Hüsson (Hrsg.), Psychotherapie mit Kindern und Jugendlichen: Personzentrierte Methoden und interaktionelle Behandlungskonzepte. Göttingen: Hogrefe.
Howlin, P. (2000). Outcome in Adult Life for more Able Individuals with Autism or Asperger Syndrome. Autism, 4 (1), 63–83
Howlin, P., Baron-Cohen, S., Hadwin, J. (1999). Teaching Children with Autism to Mind-Read: A Practical Guide. Chichester: John Wiley & Sons.
Howlin, P., Goode, S. (1998). Outcome in adult life for people with autism, asperger syndrome. In F. R. Volkmar (Ed.), Autism and pervasive development disorders. New York: Cambridge University Press.
Jenny, B. (2010). Gruppentrainings für Jugendliche mit Autismus-Spektrum-Störungen. In H.-C. Steinhausen, R. Gundelfinger (Hrsg.), Diagnose und Therapie von Autismus-Spektrum-Störungen: Grundlagen und Praxis (S. 185–220). Stuttgart: Kohlhammer.
Jenny, B. (2011). KOMPASS – Personzentriertes Kompetenztraining in der Gruppe für Jugendliche mit Autismus-Spektrum-Störungen am Beispiel der Module »Nonverbale Kommunikation« und »Small Talk«. In Katsivelaris, M., Naderer, G., Papula, I., Reisel, B., Wakolbinger, C. (Hrsg.), Die Erlebnis- und Erfahrungswelt unserer Kinder. Tagungsband der 3. Internationalen Fachtagung für klienten-/personenzentrierte Kinder- und Jugendlichenpsychotherapie am 24. und 25. April in Wien (S. 281–324). Norderstedt: Books on Demand GmbH.

Jenny, B., Goetschel, Ph., Käppler, C., Samson, B., Steinhausen, H. C. (2006). Personzentrierte Gruppentherapie mit Kindern: Konzept, Vorgehen und Evaluation. Person, 2, 93–107.
Jenny, B., Goetschel, Ph., Schneebeli, M., Köpfli, S., Walitza, S. (2019). KOMPASS-F: Zürcher Kompetenztraining für Fortgeschrittene für Jugendliche und junge Erwachsene mit einer Autismus-Spektrum-Störung. Stuttgart: Kohlhammer.
Jenny, B., Käppler, C. (2008). Gruppentherapie – Konzept, Vorgehen und Evaluation einer Gruppenbehandlung bei Kindern mit sozialen und emotionalen Problemen. In M. Behr, D. Hölldampf, D. Hüsson (Hrsg.), Psychotherapie mit Kindern und Jugendlichen – Personzentrierte Methoden und interaktionelle Behandlungskonzepte (S. 101–120). Göttingen: Hogrefe.
Jenny, B., Schär, C. (2010). Personzentrierte Gruppenpsychotherapie für Jugendliche mit Autismus-Spektrum-Störungen – das KOMPASS-Training. Person, 14 (1), 5–20.
Jolliffe, T., Baron-Cohen, S. (2001). A test of central coherence theory: Can adults with high-functioning autism of Asperger syndrome integrate objects in context? Visual Cognition, 8, 67–101.
Jones, Ch., D., Schwartz, I. S. (2009). When Asking Questions is not Enough: An Observational Study of Social Communication Differences in High Functioning Children with Autism. Journal of Autism and Developmental Disorders, 39, 432–443.
Jonsson, U., Choque Olsson, N., Bölte, S. (2015). Can findings from randomized controlled trials of social skills training in autism spectrum disorder be generalized? The neglected dimension of external validity. Autism, 20 (3), 295–305.
Jungbauer, J., Meyers, N. (2008). Belastungen und Unterstützungsbedarf von Eltern autistischer Kinder. Praxis der Kinderpsychologie und Kinderpsychiatrie, 57, 521–535.
Kaland, N., Callesen, K., Möller-Nielsen, A., Mortensen, E. L., Smith, L. (2008). Performance of Children and Adolescents with Asperger Syndrome of High-Functioning Autism on Advanced Theory of Mind Tasks. Journal of Autism and Developmental Disorders, 38, 1112–1123.
Kaland, N., Möller-Nielsen, A., Callesen, K., Mortensen, E. L., Gottlieb, D., Smith, L. (2002). A new ›advanced‹ test of theory of mind: evidence from children and adolescents with Asperger Syndrome. Journal of Child Psychology and Psychiatry, 43 (4), 517–528.
Kamp-Becker, I., Remschmidt, H. (2006). Die Marburger-Beurteilungsskala zum Asperger-Syndrom. In H. Remschmidt, I. Kamp-Becker (Hrsg.), Das Asperger-Syndrom (S. 242–254). Berlin: Springer.
Kiker Painter, K. (2006). Social Skills Groups for Children and Adolescents with Asperger's Syndrome: Step-by-Step Program. London: Jessica Kingsley.
Klin, A. (1991). Young autistic childrens' listening preferences in regard to speech: A possible characterization of the symptom of social withdrawal. Journal of Autism and Developmental Disorders, 21, 29–42.
Klin, A. (2000). Attribution of Social Meaning to Ambiguous Visual Stimuli in Higher-Functioning Autism and Asperger Syndrome: The Social Attribution Task. Journal of Child Psychology and Psychiatry, 7, 831–846.
Klin, A., Jones, W., Schultz, R., Volkmar, F. (2003). The Enactive Mind, or from Actions to Cognition: Lessons from Autism. Philosophical Transactions of the Royal Society, 358, 345–360.
Klin, A., Pauls, D., Schultz, R., Volkmar, F. (2005). Three Diagnostic Approaches to Asperger Syndrome: Implications for Research. Journal of Autism and Developmental Disorders, 35, 1127–1140.
Knickmeyer, R. C., Wheelwright, S., Baron-Cohen, S. B. (2008). Sex-Typical Play: Masculinization/Defeminization in Girls with an Autism Spectrum Condition. Journal of Autism and Developmental Disorders, 38, 1028–1035.
Knott, F., Dunlop, A. W., MacKay, T. (2006). Living with ASD. Autism, 10 (6), 609–617.
Koning, C., Magill-Evans, J. (2001). Social and Language Skills in Adolescent Boys with Asperger Syndrome. Autism, 5 (1), 23–36.
Korunka, C. (1992). Das Menschenbild. In P. Frenzel, P. Schmid, M. Winkler (Hrsg.), Handbuch der personzentrierten Psychotherapie (S. 71–82). Köln: Edition Humanistische Psychologie.

Koyama, T., Tachimori, H., Osada, H., Takeda, T., Kurita, H. (2007). Cognitive and symptom profiles in Asperger's syndrome and high-functioning autism. Psychiatry and Clinical Neurosciences, 61, 99–104.
Krasny, L., Williams, B., Provencal, S., Ozonoff, S. (2003). Social skills interventions for the autism spectrum: essential ingredients and a model curriculum. Child and Adolescent Psychiatric Clinics, 12, 107–122.
Laugeson, E.A., Frankel, F. (Hrsg.) (2010). The PEERS treatment manual. New York: Routledge.
Laugeson, E.A., Ellingsen, R., Sanderson, J., Tucci, L., Bates, S. (2014). The ABC's of teaching social skills to adolescents with autism spectrum disorder in the classroom: the UCLA PEERS Program. Journal of Autism and Developmental Disorders, 44(9), 2244–56.
Laugeson, E.A., Frankel, F., Gantman, A., Dillon, A.R., Mogil, C. (2012). Evidence-based social skills training for adolescents with autism spectrum disorders: The UCLA PEERS program. Journal of Autism and Developmental Disorders, 42, 1025–1036.
Laugeson, E.A., Frankel, F., Mogil, C., Dillon, A.R. (2009). Parent-assisted social skills training to improve friendships in teens with autism spectrum disorders. Journal of Autism and Developmental Disorders, 39, 596–606.
Lepisto, T., Sakallio, S., Nieminen-von Wendt, T., Alku, P., Naatanen, R., Kujala, T. (2006). Auditory perception and attention as reflected by the brain event-related potentials in children with Asperger syndrome. Clinical Neurophysiology, 117, 2161–2171.
Lietaer, G. (2001). Being Genuine as a Therapist: Congruence and Transparency. In G. Wyatt (Ed.), Rogers' Therapeutic Conditions: Evolution, Theory and Practice. Vol. 1: Congruence. (S. 36–54) Ross-on-Wye: PCCS Books.
Lietaer, G., Keil, W. (2002). Klientenzentrierte Gruppenpsychotherapie. In W. Keil, G. Stumm (Hrsg), Die vielen Gesichter der personzentrierten Psychotherapie. Wien: Springer. S. 295–317.
Lincoln, A. J., Allen, M., Kilman, A. (1995). The assessment and interpretation of intellectual abilities in people with autism. In E. Schopler, G. Mesibov (Eds.), Learning and cognition in autism. New York: Plenum. S. 89–117.
Lindner, J. L., Rosén, L. A. (2006). Decoding of Emotion through Facial Expression, Prosody and Verbal Content in Children and Adolescents with Asperger's Syndrome. Journal of Autism and Developmental Disorders, 36, 769–777.
Little, L. (2001). Peer Victimization of Children with Asperger-Syndrome Disorders. Journal of the American Academy of Child and Adolescent Psychiatry, 40 (9), 995–996.
Lopata, C., Thomeer, M. L., Volker, M. A., Nida, R. E. (2006). Effectiveness of a Cognitive-Behavioral Treatment on the Social Behaviors of Children with Asperger's Disorder. Focus on Autism and Other Developmental Disabilities, 21, 237–244.
Lopata, Ch., Thomeer, M. L., Volker, M. A., Nida, R. E., Lee, G. K. (2008). Effektiveness of a Manualized Summer Social Treatment Program for High-Functioning Children with Autism Spectrum Disorder. Journal of Autism and Developmental Disorders, 38, 890–904.
Lord, C., Risi, S., Lambrecht, L., Cook, E. H., Leventhal, B., DiLavore, P. C., Pickles, A., Rutter, M. (2000). The ADOS-G (Autism Diagnostic Observation Schedule-Generic): A Standard Measure of Social-Communication Deficits Associated with Autism Spectrum Disorders. Journal of Autism and Developmental Disorders, 30, 205–223.
Lord, C., Rutter, M. DiLavore, P., Risi, S. (2001). Autism Diagnostic Observation Schedule (ADOS). Los Angeles, CA: Western Psychological Services.
Loukusa, S., Leinonen, E., Kuusikko, S., Jussila, K., Mattila, M., Ryder, N., Ebeling, H., Moilanen, I. (2007). Use of context in pragmatic language comprehension by children with Asperger Syndrome or High-functioning Autism. Journal of Autism and Developmental Disorders, 37, 1049–1059.
Loveland, K., Landry, S. H. (1986). Joint attention and language in autism and developmental language delay. Journal of Autism and Developmental Disorders, 16, 335–349.
Macintosh, K., Dissanayake, C. (2006). Social Skills and Problem Behaviours in School Aged Children with High-Functioning Autism and Asperger's Disorder. Journal of Autism and Developmental Disorders, 36 (8), 1065–1076.
Mandelberg, J., Laugeson, E.A., Cunningham, T.D., Ellingsen, R., Bates, S., Frankel, F. (2014). Log-term outcomes for parent-assisted Social skills Training for Adolescents with autism

spectrum disorders: The UCLA PEERS Program. Journal of Mental Health Research in Intellectual Disabilities, 7, 45–73.
Manjiviona, J., Prior, M. (1999). Neuropsychological profiles of children with Asperger syndrome and autism. Autism, 3, 327–356.
Marriage, K. J., Gordon, V., Brand, L. (1995). A social skills group for boys with Asperger's syndrome. Australian and New Zealand Journal of Psychiatry, 29, 58–62.
Marshallsay, N. (2006). Handbuch: Körpersprache. Erftstadt: area verlag.
Matschnig, M. (2009). Körpersprache: Verräterische Gesten und wirkungsvolle Signale. 4. Auflage. München: Gräfe und Unzer Verlag.
Matson, J. L., Swiezy, N. (1994). Social skills training with autistic children. In J. L. Matson (Ed.), Autism in children and adults: Etiology, assessment, intervention (S. 241–260). Pacific Growe, CA: Brooks/Cole.
Mattejat, F., Remschmidt, H. (1999). Fragebogen zur Beurteilung der Behandlung (FBB). Manual. Göttingen: Hogrefe.
Mattejat, F., Remschmidt, H. (2006). ILK – Inventar zur Erfassung der Lebensqualität bei Kindern und Jugendlichen. Bern: Huber.
Mazurek, M.O. (2014). Loneliness, friendship, and well-being in adults with autism spectrum disorders. Autism, 18 (3), 223–232.
McGinnis, E., Goldstein, A. P. (1997). Skillstreaming the Elementary School Child: New Strategies and Perspectives for Teaching Prosocial Skills (Rev. ed.). Champaign, IL: Research Press.
McIntosh, D. N., Reichmann-Decker, A., Winkielman, P., Wilbarger, J. (2006). When the social mirror breaks: deficits in automatic, but not voluntary, mimicry of emotional facial expressions in autism. Developmental Science, 9 (3), 295–302.
McRoberts, C., Burlingame, G. M., Hoag, M. J. (1998). Comparative efficacy of individual and group psychotherapy: a meta-analytic perspective. Group Dynamics: Theory Research and Practice, 2, 101–117.
Mesibov, G. (1984). Social Skills Training with Verbal Autistic Adolescents and Adults: A Program Model. Journal of Autism and Developmental Disorders, 14 (4), 395–404.
Mesibov, G. B., Lord, C. (1993). Some thoughts on social skills training for children, adolescents and adults with autism. Unveröffentlichtes Material: Supplemental readings in autism for TEACCH training. Chapel Hill.
Mitterhuber, B., Wolschlager, H. (2001). Differenzielle Krankheitslehre der Klientzentrierten Therapie. In P. Frenzel, W. W. Keil, P. F. Schmid, N. Stölzl (Hrsg.), Klienten-/Personzentrierte Psychotherapie; Kontexte, Konzepte, Konkretisierungen; Bibliothek Psychotherapie Band 8. Wien: Facultas Universitäts-Verlag.
Müller, C. (2008). Wahrnehmung bei Autismus: Stärken, Probleme und Förderung. Zeitschrift für Heilpädagogik, 10, 379–388.
Munder, T., Brutsch, O., Leonhart, R., Gerger, H., Barth, J. (2013). Researcher allegiance in psychotherapy outcome research: An overview of reviews. Clinical Psychology Reviews, 33, 501–511.
Mundy, P., Sigman, M., Kasari, C. (1990). A longitudinal study of joint attention and language development in autistic children. Journal of Autism and Developmental Disorders, 20, 115–128.
Navarro, J. (2010, 18. Auflage 2016). Menschen lesen: Ein FBI-Agent erklärt, wie man Körpersprache entschlüsselt. MVG Mordene Verlags Gesellschaft.
Osterling, J. A., Dawson, G., Munson, J. A. (2002). Early recognition of 1-year-old infants with autism spectrum disorder versus mental retardation. Development and Psychology, 14, 239–251.
Otto, J. H., Euler, H. A., Mandl, H. (Hrsg.) (2000). Emotionspsychologie. Ein Handbuch. Beltz: Weinheim.
Ozonoff, S., Miller, J. (1995). Teaching Theory of mind: A new approach to social skills training for individuals with autism. Journal of Autism and Developmental Disorders, 25, 415–433.
Ozonoff, S., Rogers, S. J., Pennington, B. F. (1991a). Asperger's Syndrome: Evidence of an Empirical Distinction from High Functioning Autism. Journal of Child Psychology and Psychiatry, 32 (7), 1107–1122.

Ozonoff, S., Pennington, B. F., Rogers, S. J. (1991b). Executive Function Deficits in High-Functioning Autistic Individuals: Relationship to Theory of Mind. Journal of Child Psychology and Psychiatry, 32 (7), 1081–1105.

Paschke-Müller, M., Biscaldi, M., Rauh, R., Fleischhaker, C., Schulz, E. (2013). TOMTASS – Theory of Mind-Training bei Autismusspektrumstörungen. Berlin: Springer.

Patrick, N. (2012). Soziale Kompetenz für Jugendliche und Erwachsene mit Asperger-Syndrom. Tübingen: Dgvt-Verlag.

Pennington, B. F., Ozonoff, S. (1996). Executive Functions and Developmental Psychopathology. Journal of Child Psychology and Psychiatry, 37 (1), 51–87.

Petermann, F., Petermann, U. (Hrsg.) (2007). HAWIK-IV Hamburg-Wechsler-Intelligenztest für Kinder-IV: Manual. Übersetzung und Adaptation der WISC-IV von David Wechsler. Göttingen: Hogrefe.

Pinheiro, J., Bates, D. (2006). Mixed-effects models in S and S-PLUS: Springer Science & Business Media.

Posserud, M.B., Lundervold, A., Gillbger, C. (2009). Validation of the Autism Screeining Questionnaire in a Total Population Sample. Journal of Autism and Developmental Disorders, 39, 126–134.

Poustka, F., Bölte, S., Feineis-Matthews, S., Schmötzer, G. (2008). Leitfaden Kinder- und Jugendpsychotherapie: Autistische Störungen, 2. aktualisierte Auflage. Göttingen: Hogrefe.

Preißmann, C. (2009). Psychotherapie und Beratung bei Menschen mit Asperger-Syndrom: Konzepte für eine erfolgreiche Behandlung aus Betroffenen- und Therapeutensicht, 2. überarbeitete und erweiterte Auflage. Stuttgart: Kohlhammer.

Rao, P. A., Beidel, B. C., Murray, M. J. (2008). Social skills interventions for children with Asperger's syndrome or High functioning autism: A review and recommendations. Journal of Autism and Developmental Disorders, 38 (2), 353–61.

Ravens-Sieberer, U., Morfeld M., Stein, R., Reissmann, C., Bullinger, M., Thyen, U. (2001). Der Familien-Belastungs-Fragebogen (FaBel- Fragebogen) -Testung und Validierung der deutschen Version der Impact on Family Scale bei Familien mit behinderten Kindern. Zeitschrift für Psychotherapie, Psychosomatik und Medizinische Psychologie, 51, 1–10

Reichow, B., Volkmar, F. (2010). Social skills interventions for individuals with autism: Evaluation for evidence-based practices within a best evidence synthesis framework. Journal of Autism and Developmental Disorders, 40, 149–166.

Reichow, B., Steiner, A., Volkmar, F. (2012). Social Skills groups for people aged 6 to 21 with autism spectrum disorders (Asperger-Syndrom). Cochrane Database of Systematic Reviews, 7, 1–48.

Remschmidt, H., Kamp-Becker, I. (2006). Asperger-Syndrom. Heidelberg: Springer.

Remschmidt, H., Schmidt, M., Poustka, F. (Hrsg.) (2006). Multiaxiales Klassifikationsschema für psychische Störungen des Kindes- und Jugendalters nach ICD-10 der WHO. 5. Auflage. Bern: Huber.

Reszka, S.S., Boyd, B.A., McBee, M., Hume, K.A., Odom, S.L. (2014). Brief report: Concurrent validity of autism symptom severity measures. Journal of Autism and Developmental Disorders, 44, 466–470.

Roeyers, H., Warreyn, P. (2010). Frühe soziale-kommunikative Beeinträchtigungen bei Autismus-Spektrum-Störungen. In H.-C. Steinhausen, R. Gundelfinger (Hrsg.), Diagnose und Therapie von Autismus-Spektrum-Störungen: Grundlagen und Praxis (S. 44–80). Stuttgart: Kohlhammer.

Rogers, C. R. (1982). Meine Beschreibung einer personzentrierten Haltung. Zeitschrift für Personzentrierte Psychologie und Psychotherapie, 1, 75–77.

Rogers, C. R. (1988). Lernen in Freiheit. Zur inneren Reform von Schule und Universität. Frankfurt am Main: Fischer.

Rogers, S. (2000). Interventions That Facilitate Socialization in Children with Autism. Journal of Autism and Developmental Disorders, 30 (5), 399–409.

Rothenberger A, Becker A, Erhart M, Wille N., Ravens-Sieberer U (2008). Psychometric properties of the parent strengths and difficulties questionnaire in the general population of German children and adolescents: results of the BELLA study. European Child and Adolescent Psychiatry, 17, 99–105.

Rubin, E., Lennon, L. (2004). Challenges in social communication in Asperger syndrome and high-functioning autism. Topics in Language Disorder, 24, 271–285.

Rühl, D., Bölte, S., Feineis-Matthews, S., Poustka, F. (2004). Diagnostische Beobachtungsskala für Autistische Störungen (ADOS), Deutsche Fassung der Autism Diagnostic Observation Schedule: Manual. Göttingen: Hogrefe.

Rutter, M. (2005). Incidence of autism spectrum disorders: changes over time and their meaning. Acta Paediatrica, 94, 2–15.

Rutter, M., Bailey, A., Lord, C. (2003). SCQ: Social Communication Questionnaire. Los Angeles, CA: Western Psychological Services.

Saarni, C. (1999). The Development of Emotional Competence. New York: Guilford Press.

Schmid, P. F. (2008). Resonanz – Konfrontation – Austausch. Personzentrierte Psychotherapie als kokreativer Prozess des Miteinander und Einander-Gegenüber. Person, 12 (1), 22–34.

Schmidtchen, S. (1996). Neue Forschungsergebnisse zu Prozessen und Effekten der klientenzentrierten Kinderspieltherapie. In C. Boeck-Singelmann, B. Ehlers, T. Hensel, F. Kemper, Ch. Monden-Engelhardt (Hrsg.), Personzentrierte Psychotherapie mit Kindern und Jugendlichen (S. 99–139). Göttingen: Hogrefe.

Schmidtchen, S., Acke, H., Hennies, St. (1995). Heilende Kräfte im kindlichen Spiel: Prozessanalyse des Klientenverhaltens in der Kinderspieltherapie. GwG-Zeitschrift, 99, 15–23.

Schneebeli, S. (2009). Maturaarbeit: Verstehen und Verstanden werden – Mein Leben mit dem Aspergersyndrom. Kantonsschule Freudenberg: unveröffentlichte Maturaarbeit.

Schohl, K. A., Van Hecke, A. V., Meyer Carson, A., Dolan, B., Karts, J., Stevens, S. (2014). A Replication and Extension of the PEERS Intervention: Examining Effects on Social Skills and Social Anxiety in Adolescents with Autism Spectrum Disorder. Journal of Autism and Developmental Disorders, 44 (3), 532–545.

Schopler, E., Mesibov, G. B., Kunce, L. J.(Hrsg.) (1998). Asperger syndrome or high functioning autism? New York: Plenum Press.

Schütz, A., Sellin, I. (2006). Multidimensionale Selbstwertskala (MSWS). Göttingen: Hogrefe.

Schultz, R. T., Grelotti, D. J., Klin, A., Kleinman, J., Van der Gaag, C., Marois, R., Skudlarski, P. (2003). The Role of the Fusiform Face Area in Social Cognition: Implications for the Pathobiology of Autism. Philosophical Transactions of the Royal Society, 358, 415–427.

Shah, A., Frith, U. (1993). Why do autistic individuals show superior performance on the block design task? Journal of Child Psychology and Psychiatry, 34, 1351–1364.

Skuse, D. (2010). Mythen über Autismus. In H.-C. Steinhausen, R. Gundelfinger (Hrsg.), Diagnose und Therapie von Autismus-Spektrum-Störungen: Grundlagen und Praxis (S. 23–43). Stuttgart: Kohlhammer.

Sloman, L., Leef, J. (2004). Child social interaction and parental self-efficacy: Evaluating simultaneous groups for children with Asperger syndrome and their parents. In K. P. Stoddart (Ed.), Children, youth and adults with Asperger syndrome (S. 253–267). London: Jessica Kingsley Publishers.

Smith, T., Scahill, L., Dawson, G., Guthrie, D., Lord, C., Odom, S., Rogers, S., Wagner, A. (2007). Designing Research Studies on Psychosocial Interventions in Autism. Journal of Autism and Developmental Disorders, 37 (2), 354–366.

Sofronoff, K., Attwood, T., Hinton, S., Levon, I. (2007). A Randomized Controlled Trial of Cognitive Behavioural Intervention for Anger Management in Children Diagnosed with Asperger Syndrome. Journal of Autism and Developmental Disorders, 37 (7), 1203–1214.

Solomon, M., Goodlin-Jones, B., Anders, T. (2004). A Social Adjustment Enhancement Intervention for High Functioning Autism, Asperger's Syndrome, and Pervasive Developmental Disorder NOS. Journal of Autism and Developmental Disorders, 34 (6), 649–668.

Solomon, M., Goodlin-Jones, B., Anders, T. (2004). A Social Adjustment Enhancement Intervention for High Functioning Autism, Asperger's Syndrome, and Pervasive Developmental Disorder NOS. Journal of Autism and Developmental Disorders, 34 (6), 649–668.

Specht, F. (1993). Zu den Regeln des fachlichen Könnens in der psychosozialen Beratung von Kindern, Jugendlichen und Eltern. Praxis der Kinderpsychologie und Kinderpsychiatrie, 42, 113–124.

Steerneman, P., Jackson, S., Pelzer, H., Muris, P. (1996). Children with Social Handicaps: An Intervention Programme Using Theory of Mind Approach. Clinical Child Psychology and Psychiatry, 1, 251–263.
Steinhausen, H.-C. (2010). Asperger Syndrome Screening Fragebogen (ASSF). Deutsche autorisierte Übersetzung des Asperger Syndrome Screening Questionnaire (ASSQ) von S. Ehlers, C. Gillberg, L. Wing (1999). In: Steinhausen, H.-C. (Hrsg.), Psychische Störungen bei Kindern und Jugendlichen. Lehrbuch der Kinder- und Jugendpsychiatrie und -psychotherapie. 7. Auflage. München: Elsevier, Urban und Fischer. [Online]. Available: www.kjpd.zh.ch/internet/gd/fachpersonen/praxismat.html
Stiensmeier-Pelster, J., Braune-Krickau, M., Schürmann, M., Duda, K. (2000). Depressionsinventar für Kinder und Jugendliche. Göttingen: Hogrefe. Strohmer, J. (2007). Theory of Mind-Defizite bei Kindern und Jugendlichen mit autistischer Störung. Verarbeitung von »False Belief«-Aufgaben bei High-Functioning Autismus und Asperger-Syndrom. Unveröffentlichte Diplomarbeit, Albert-Ludwigs-Universität Freiburg.
Szatmari, P., Bartolucci, G., Bremner, R. (1989). Asperger's Syndrome and Autism: Comparison of Early History and Outcome. Developmental Medicine and Child Neurology, 31, 709–720.
Tewes, U., Rossmann, P., Schallberger, U. (Hrsg.) (2000). Hamburg-Wechsler-Intelligenztest für Kinder – III. Bern: Huber.
Tsai, L. Y. (1996). Brief Report: Comorbid Psychiatric Disorders of Autistic Disorder. Journal of Autism and Developmental Disorders, 26, 159–163.
Tse, J., Strulovitch, J., Tagalakis, V., Meng, L., Fombonne, E. (2007). Social Skills Training for Adolescents with Asperger Syndrome and High-Functioning Autism. Journal of Autism and Developmental Disorders, 37, 1960–1668.
Tucha, O., Lange, K. W. (2004). Turm von London (TL-D) – Deutsche Version. Göttingen: Hogrefe.
Vaughan van Hecke, A., Stevens, S., Carson, A., Karts, J., Dolan, B., Schohl, K., McKindles, R., Remmel, R., Brockmann, S. (2015). Measuring the plasticity of social approach: A randomized controlled trial of the effects of the PEERS Intervention on EEG asymmetry in adolescents with autism spectrum disorders. Journal of Autism and Developmental Disorders, 45, 316–335.
Vermeulen, P. (2002). Ich bin was Besonderes: Arbeitsmaterialien für Kinder und Jugendliche mit Autismus/Asperger Syndrom. Dortmund: verlag modernes lernen.
Verté, S., Geurts, H. M., Roeyers, H., Oosterlaan, J., Sergeant, J. (2006). Executive Functioning in Children with Autism Spectrum Disorder: Can We Differentiate Within the Spectrum? Journal of Autism and Developmental Disorders, 36 (3), 351–372.
Von Cramon, G., von Cramon, D. Y. (2000). Störungen der exekutiven Funktionen. In W. Sturm, M. Herrmann, C. W. Wallesch (Hrsg.), Lehrbuch der Klinischen Neuropsychologie. Lisse: Swets & Zeitlinger.
Wakolbinger, C. (2009). Die präsente Therapeutenperson – Authentizität als entscheidender Faktor in der personzentrierten Kinder- und Jugendpsychotherapie. In M. Behr, D. Hölldampf, D. Hüsson (Hrsg.), Psychotherapie mit Kindern und Jugendlichen: Personen-trierte Methoden und interaktionelle Behandlungskonzepte. Göttingen: Hogrefe. S. 59–77.
Watzlawick, P., Beavin, J. H., Jackson, D. D. (1969). Menschliche Kommunikation. Bern: Huber.
Wazana, A., Bresnahan, M., Kline, J. (2007). The autistic epidemic: fact or artifact? Journal of the American Academy of Child and Adolescent Psychiatry, 46 (6), 271–730.
Weinberger, S. (2001). Kindern spielend helfen – Eine personzentrierte Lern- und Praxisanleitung. Weinheim: Beltz.
Weiss, M J., Harris, S L. (2001). Teaching social skills to people with autism. Behavior Modification, 25 (5), 785–802.
Weisz, J. R., Weiss, B., Alicke, M. D., Klotz, M.L. (1987). Effectiveness of psychotherapy with children and adolescents: A meta-analysis for clinicians. Journal of Consulting and Clinical Psychology, 55, 542–549.
Weisz, J. R., Weiss, B., Han, S., Granger, D. A., Morton, T. (1995). Effects of Psychotherapy with Children and Adolescents: A Meta-Analysis of Treatment Outcome Studies. Journal of Consulting and Clinical Psychology, 55, 542–549.

Wetherby, A. M., Prutting, C. (1984). Profiles of Communicative and Cognitive-Social Abilities in Autistic Children. Journal of Speech and Hearing Research, 27, 364–377.
Wetherby, A. M., Woods, J., Allen, L., Cleary, J., Dickinson, H., Lord, C. (2004). Early indicators of autism spectrum disorders in the second year of life. Journal of Autism and Developmental Disorders, 34, 473–493.
White, S., Keonig, K., Scahill, L. (2007). Social Skills Development in Children with Autism Spectrum Disorders: A Review of the Intervention Research. Journal of Autism and Developmental Disorders, 37, 1858–1868.
Williams White, S., Keonig, K., Scahill, L. (2007). Social Skills Development in Children with Autism Spectrum Disorders: A Review of the Intervention Research. Journal of Autism and Developmental Disorders, 37, 1858–1868.
Williams, T. I. (1989). A Social Skills Group for Autistic Children. Journal of Autism and Developmental Disorders, 19 (1), 143–155.
Winner, M. (2002). Inside Out: What Makes the Person with Social-Cognitive Deficits Tick? London: Jessica Kingsley Publishers.
Winner, M. (2003). Thinking About You, Thinking About Me: Philosophy and Strategies for Facilitating the Development of Perspective Taking for Students with Social Cognitive Deficits. London: Jessica Kingsley Publishers.
Witkin, H. A., Oltmann, P. K., Raskin, E., Karp, S. (1971). A Manual for the Embedded Figures Test. California: Consulting Psychologist Press.
World Health Organisation WHO (Hrsg.) (1992). The ICD-10 Classification of Mental and Behavioural Disorders. Clinical Descriptions and Guidelines. Genf: WHO.
Zülow, Carola von (2009). Das Asperger-Syndrom – Personzentrierte Spieltherapie als sozial-emotionale Entwicklungsförderung. In M. Behr, D. Hölldampf, D. Hüsson (Hrsg.), Psychotherapie mit Kindern und Jugendlichen: Personzentrierte Methoden und interaktionelle Behandlungskonzepte (S. 285–316). Göttingen: Hogrefe.

Anhang
Übersicht der Materialien zum Download

Einführungsmodul E

EA1-Arbeitsblatt: Einführung – Steckbrief
EA2-Arbeitsblatt: Einführung – Die Mitglieder der KOMPASS-Gruppe
EA3-Arbeitsblatt: Einführung – Die Mitglieder der KOMPASS-Gruppe II
EM1-Merkblatt: Einführung – Trainingsaufgaben
EM2.1-Merkblatt: Einführung – Trainingsaufgaben – Belohnungspunkte
EM2.2-Merkblatt: Einführung – Trainingsaufgaben – Belohnungspunkte
EM3-Übersicht: Einführung –Trainingsaufgaben – Belohnungspunkte
EM4-Merkblatt: Einführung – Gruppenregeln & Gruppenvertrag
EM5-Merkblatt: Einführung – Videoaufnahmeerlaubnis
EM6-Material: Einführung – Kennenlernen – Thematische Fragen
EM7-Material: Einführung – Kennenlernen – Gemeinsamkeiten
EM8-Material: Einführung – Interviewfragen
EM9-Merkblatt: Einführung – KOMPASS-Gruppenkonzept: Kompetenztraining in der Gruppe für Jugendliche mit einer Autismus-Spektrum-Störung
EM10-Material: Einführung – Beispiel einer Stundenvorbereitung
EM11-Material: Einführung – Beispiel eines Trainingsaufgabenblatts
EM12-Material: Einführung – Piktogramme Trainingsablauf
EM13-Material: Einführung – Regulierungskarten

1. Modul: Emotionen M1

KOMPASS-Tondateien: Emotionen – Gefühle & Stimme-korrekte Sätze
KOMPASS-Tondateien: Emotionen – Gefühle & Stimme-korrekte Sätze
M1A1-Arbeitsblatt: Emotionen – Gefühle benennen
M1A2-Arbeitsblatt: Emotionen – Mimische Darstellung von Gefühlen
M1A3-Arbeitsblatt: Emotionen – Gefühle & Stimme
M1A4-Arbeitsblatt & Spiel: Emotionen – Gefühle & Stimme
M1A5-Arbeitsblatt: Emotionen – Gefühle & Situationen I
M1A6-Arbeitsblatt: Emotionen – Gefühle & Situationen II
M1A7-Arbeitsblatt: Emotionen – Gefühle in der Familie/Meine Gefühle – Deine Gefühle
M1A8-Arbeitsblatt: Emotionen – Typisches Reagieren auf Gefühle
M1I1-Infoblatt: Emotionen – Beschreibungen von Gefühlen
M1I2-Infoblatt: Emotionen – Mimische Darstellung von Gefühlen
M1I3-Infoblatt: Emotionen – Gefühle & Stimme
M1I4-Infoblatt: Emotionen – Typisches Reagieren auf Gefühle
M1M1-Material: Emotionen – Stimmungszeiger
M1M2-Material: Emotionen – Definitionen
M1M3-Material: Emotionen – Bildliche Darstellungen von Gefühlen
M1M4-Material: Emotionen – Computerprogramme
M1M5-Material: Emotionen – Gefühlsbegriffe
M1M6-Material: Emotionen – sich verändernde Gefühle

M1M7-Material: Emotionen – Situationen zu Gefühlsveränderungen
M1M8-Material: Emotionen – Sätze zur Erkennung von Informationen in der Stimme: Betonungen
M1M9-Material: Emotionen – Korrekte Sätze
M1M10-Material: Emotionen – Unsinnsätze
M1M11-Material: Emotionen – Stimmliche interpretierte Sätze
M1M12-Material: Emotionen – Situationen
M1M13-Material: Emotionen – Zeiger Typisches Reagieren auf Gefühle
M1P1-Beobachtungsprotokoll: Emotionen – Einsatz des Stimmungszeigers
M1P2-Protokollblatt: Emotionen – Computer-Training
M1P3-Protokollblatt: Emotionen – FEFA-Test
M1P4-Protokollblatt: Emotionen – Mimische Darstellung von Gefühlen
M1P5-Protokollblatt: Emotionen – CAM-Gesichter-Übung
M1P6-Protokollblatt: Emotionen – CAM-Stimme-Übung

2. Modul: Small Talk M2

KOMPASS-Video: Small Talk – 2er Small Talk
KOMPASS-Video: Telefongespräch
M2A1-Arbeitsblatt: Small Talk – Wie machen das meine Eltern?
M2A2-Arbeitsblatt: Small Talk – die Nähe-Distanz-Skala
M2A3-Arbeitsblatt: Small Talk – Einleitungssatz
M2A4-Arbeitsblatt: Small Talk – Antwortsatz & Kommentar
M2A5-Arbeitsblatt: Small Talk – Antwortsatz, Kommentar & Fortsetzungsfrage
M2A6-Arbeitsblatt: Small Talk – Vorbereitung: Gespräche mit Bekannten
M2A7-Arbeitsblatt: Small Talk – Vorbereitung: Gespräche mit Gruppenmitgliedern
M2A8-Arbeitsblatt: Small Talk – Vorbereitung Parcours – Themen
M2I1-Infoblatt: Small Talk – Hintergrund
M2I2-Infoblatt: Small Talk – Wozu nimmt man Kontakt auf?
M2I3-Infoblatt: Small Talk – Themen
M2I4-Infoblatt: Small Talk – Die Nähe-Distanz-Skala
M2I5-Infoblatt: Small Talk – Gesprächsablauf
M2I6-Infoblatt: Small Talk – Gesprächsgrafik
M2I7-Infoblatt: Small Talk – Traningsparcours – Gesprächsthemen
M2I8-Infoblatt: Telefongespräch – Gesprächsablauf
M2M1-Material: Small Talk – Gruppenbezeichnungen
M2M2-Material: Small Talk – Personenbezeichnungen
M2M3-Material: Small Talk – Situationen
M2M4-Material: Small Talk – Einleitungssätze
M2M5-Material: Small Talk – Kommentare
M2M6-Material: Small Talk – Fortsetzungsfragen
M2M7-Material: Small Talk – Brückenfloskeln
M2M8-Material: Small Talk – Trainingsparcours – Übersicht
M2M9-Material: Small Talk – Themen
M2M10-Material: Small Talk – Zeiger
M2M11-Material: Small Talk – Trainingsparcours – Postenbeschreibungen
M2M12-Material: Telefongespräch – Komplikationen
M2P1-Beobachtungsprotokoll: Small Talk – Themen
M2P2-Lernprotokoll: Small Talk – Themen
M2P3-Beobachtungsprotokoll: Small Talk – Begrüßung
M2P4-Spielprotokoll: Small Talk – Kommunikatives Dreieck
M2P5-Spielprotokoll: Small Talk – Brückenkommentare
M2P6-Feedbackprotokoll-Coach: Small Talk – Trainingsparcours

M2P7-Feedbackprotokoll-Gesprächspartner: Small Talk – Trainingsparcours – Besprochene Themen
M2P8-Feedbackprotokoll-Gesprächspartner: Small Talk – Trainingsparcours
M2P9-Beobachtungsprotokoll: Small Talk – Small Talk mit den Eltern
M2P10-Beobachtungsprotokoll: Small Talk – Small Talk mit Bekannten
M2P11-Beobachtungsprotokoll: Small Talk – Schriftliche Zusammenfassung der Feedbacks
M2P12-Protokollblatt: Telefongespräch

3. Modul: Nonverbale Kommunikation M3

M3A1-Arbeitsblatt: Nonverbale Kommunikation – Der erste Eindruck & Höfliches Verhalten
M3A2-Arbeitsblatt: Nonverbale Kommunikation – Interpretation des ersten Eindrucks
M3A3-Arbeitsblatt: Nonverbale Kommunikation – Nähe-Distanz & Körperhaltung
M3A4-Arbeitsblatt: Nonverbale Kommunikation – Nonverbales Wörterbuch – Körperhaltungen
M3A5-Arbeitsblatt: Nonverbale Kommunikation – Gestik
M3A6-Arbeitsblatt: Nonverbale Kommunikation – Gestik – Pantomimen Ratespiel
M3A7-Arbeitsblatt: Nonverbale Kommunikation – Nonverbales Wörterbuch – Gestik
M3A8-Arbeitsblatt: Nonverbale Kommunikation – Blickverhalten
M3A9-Arbeitsblatt: Nonverbale Kommunikation – Mimik
M3A10-Arbeitsblatt: Nonverbale Kommunikation – Nonverbales Wörterbuch – Mimik
M3A11-Arbeitsblatt: Nonverbale Kommunikation – Stimme
M3A12-Arbeitsblatt: Nonverbale Kommunikation – Reiseerzählung
M3A13-Arbeitsblatt: Nonverbale Kommunikation – Einsatz aller Elemente
M3I1-Infoblatt: Nonverbale Kommunikation – Der erste Eindruck & Höfliches Verhalten
M3I2-Infoblatt: Nonverbale Kommunikation – Übersicht
M3I3-Infoblatt: Nonverbale Kommunikation – Nähe-Distanz & Körperhaltung
M3I4-Infoblatt: Nonverbale Kommunikation – Gestik
M3I5-Infoblatt: Nonverbale Kommunikation – Blickverhalten
M3I6-Infoblatt: Nonverbale Kommunikation – Mimik
M3I7-Infoblatt: Nonverbale Kommunikation – Stimme
M3M1-Material: Nonverbale Kommunikation – Situationen & Höfliches Verhalten
M3M2-Material: Komplexe Kommunikation – Nähe-Distanz
M3M3-Material: Nonverbale Kommunikation – Nähe-Distanz&Privatsphäre
M3M4-M3M4-Material: Nonverbale Kommunikation – Körperhaltung im Stehen
M3M5-Material: Nonverbale Kommunikation – Körperhaltung im Sitzen
M3M6-Material: Nonverbale Kommunikation – instrumentelle & konventionelle Gestik
M3M7-Material: Nonverbale Kommunikation – beschreibende Gestik
M3M8-Material: Nonverbale Kommunikation – emotionale Gestik
M3M9-Material: Nonverbale Kommunikation – Pantomime
M3M10-Material: Nonverbale Kommunikation – Handlungsaufträge
M3M11-Material: Nonverbale Kommunikation – Mimisch interpretierte Sätze
M3M12-Material: Nonverbale Kommunikation – Stimme: Betonungen
M3M13-Material: Nonverbale Kommunikation – Stimmlich interpretierte Sätze
M3M14-Material: Nonverbale Kommunikation – Witze
M3M15-Material: Nonverbale Kommunikation – Hinweiskarten
M3P1-Beobachtungsprotokoll: Nonverbale Kommunikation – Höfliches Verhalten
M3P2-Beobachtungsprotokoll: Nonverbale Kommunikation – Körperhaltungen
M3P3-Übungsprotokoll: Nonverbale Kommunikation – Körperhaltungen
M3P4-Beobachtungsprotokoll Jugendlicher: Nonverbale Kommunikation – Gestik
M3P5-Beobachtungsprotokoll Eltern: Nonverbale Kommunikation – Gestik
M3P6-Beobachtungsprotokoll Jugendlicher: Nonverbale Kommunikation – Mimik
M3P7-Beobachtungsprotokoll Eltern: Nonverbale Kommunikation – Mimik
M3P8-Beobachtungsprotokoll Eltern: Nonverbale Kommunikation – Einsatz aller Elemente

Anhang: Übersicht der Materialien zum Download

Die Zusatzmaterialien[5] können Sie unter folgendem Link herunterladen
Link: https://dl.kohlhammer.de/978-3-17-037134-7

---

[5] Wichtiger urheberrechtlicher Hinweis: Alle zusätzlichen Materialien, die im Download-Bereich zur Verfügung gestellt werden, sind urheberrechtlich geschützt. Ihre Verwendung ist nur zum persönlichen und nichtgewerblichen Gebrauch erlaubt. Jede Verwendung außerhalb der engen Grenzen des Urheberrechts ist ohne Zustimmung des Verlags unzulässig und strafbar. Das gilt insbesondere für Vervielfältigungen, Übersetzungen, Mikroverfilmungen und für die Einspeicherung und Verarbeitung in elektronischen Systemen.